全国高职高专药品类专业国家卫生和计划生育委员会"十二五"规划教材

供药品经营与管理、药学专业用

临床药物治疗学

第 2 版

主　编　曹　红

副主编　梁　谷　吴争鸣　杜海凤

编　者（以姓氏笔画为序）

王敏进（淄博职业学院）

石少婷（山东省莱阳卫生学校）

刘晓颖（重庆医药高等专科学校）

杜海凤（青海卫生职业技术学院）

吴争鸣（盐城卫生职业技术学院）

宋　卉（广东食品药品职业学院）

宋　芸（山东医学高等专科学校）

张　健（长春医学高等专科学校）

曹　红（山东医学高等专科学校）

梁　谷（广西卫生管理干部学院）

人民卫生出版社

图书在版编目(CIP)数据

临床药物治疗学 / 曹红主编. —2 版. —北京：人民卫生
出版社，2014

ISBN 978-7-117-19533-1

Ⅰ. ①临… Ⅱ. ①曹… Ⅲ. ①药物疗法－高等职业教
育－教材 Ⅳ. ①R453

中国版本图书馆 CIP 数据核字(2014)第 171143 号

人卫社官网	www.pmph.com	出版物查询，在线购书
人卫医学网	www.ipmph.com	医学考试辅导，医学数 据库服务，医学教育资 源，大众健康资讯

临床药物治疗学
第 2 版

主　　编：曹　红
出版发行：人民卫生出版社（中继线 010-59780011）
地　　址：北京市朝阳区潘家园南里 19 号
邮　　编：100021
E - mail：pmph @ pmph.com
购书热线：010-59787592　010-59787584　010-65264830
印　　刷：中农印务有限公司
经　　销：新华书店
开　　本：787×1092　1/16　印张：25
字　　数：592 千字
版　　次：2009 年 1 月第 1 版　2014 年 9 月第 2 版
　　　　　2020 年 2 月第 2 版第 13 次印刷（总第 20 次印刷）
标准书号：ISBN 978-7-117-19533-1/R・19534
定　　价：42.00 元
打击盗版举报电话：010-59787491　E-mail：WQ @ pmph.com
（凡属印装质量问题请与本社市场营销中心联系退换）

全国高职高专药品类专业
国家卫生和计划生育委员会"十二五"规划教材

出 版 说 明

　　随着我国高等职业教育教学改革不断深入,办学规模不断扩大,高职教育的办学理念、教学模式正在发生深刻的变化。同时,随着《中国药典》《国家基本药物目录》《药品经营质量管理规范》等一系列重要法典法规的修订和相关政策、标准的颁布,对药学职业教育也提出了新的要求与任务。为使教材建设紧跟教学改革和行业发展的步伐,更好地实现"五个对接",在全国高等医药教材建设研究会、人民卫生出版社的组织规划下,全面启动了全国高职高专药品类专业第二轮规划教材的修订编写工作,经过充分的调研和准备,从2012年6月份开始,在全国范围内进行了主编、副主编和编者的遴选工作,共收到来自百余所包括高职高专院校、行业企业在内的900余位一线教师及工程技术与管理人员的申报资料,通过公开、公平、公正的遴选,并经征求多方面的意见,近600位优秀申报者被聘为主编、副主编、编者。在前期工作的基础上,分别于2012年7月份和10月份在北京召开了论证会议和主编人会议,成立了第二届全国高职高专药品类专业教材建设指导委员会,明确了第二轮规划教材的修订编写原则,讨论确定了该轮规划教材的具体品种,例如增加了可供药品类多个专业使用的《药学服务实务》《药品生物检定》,以及专供生物制药技术专业用的《生物化学及技术》《微生物学》,并对个别书名进行了调整,以更好地适应教学改革和满足教学需求。同时,根据高职高专药品类各专业的培养目标,进一步修订完善了各门课程的教学大纲,在此基础上编写了具有鲜明高职高专教育特色的教材,将于2013年8月由人民卫生出版社全面出版发行,以更好地满足新时期高职教学需求。
　　为适应现代高职高专人才培养的需要,本套教材在保持第一版教材特色的基础上,突出以下特点:
　　1. 准确定位,彰显特色　本套教材定位于高等职业教育药品类专业,既强调体现其职业性,增强各专业的针对性,又充分体现其高等教育性,区别于本科及中职教材,同时满足学生考取职业证书的需要。教材编写采取栏目设计,增加新颖性和可读性。
　　2. 科学整合,有机衔接　近年来,职业教育快速发展,在结合职业岗位的任职要求、整合课程、构建课程体系的基础上,本套教材的编写特别注重体现高职教育改革成果,教材内容的设置对接岗位,各教材之间有机衔接,避免重要知识点的遗漏和不必要的交叉重复。
　　3. 淡化理论,理实一体　目前,高等职业教育愈加注重对学生技能的培养,本套教材一方面既要给学生学习和掌握技能奠定必要、足够的理论基础,使学生具备一定的可持续发展的能力;同时,注意理论知识的把握程度,不一味强调理论知识的重要性、系统性和完整性。在淡化理论的同时根据实际工作岗位需求培养学生的实践技能,将实验实训类内容与主干教材贯穿在一起进行编写。

4. **针对岗位,课证融合** 本套教材中的专业课程,充分考虑学生考取相关职业资格证书的需要,与职业岗位证书相关的教材,其内容和实训项目的选取涵盖了相关的考试内容,力争做到课证融合,体现职业教育的特点,实现"双证书"培养。

5. **联系实际,突出案例** 本套教材加强了实际案例的内容,通过从药品生产到药品流通、使用等各环节引入的实际案例,使教材内容更加贴近实际岗位,让学生了解实际工作岗位的知识和技能需求,做到学有所用。

6. **优化模块,易教易学** 设计生动、活泼的教材栏目,在保持教材主体框架的基础上,通过栏目增加教材的信息量,也使教材更具可读性。其中既有利于教师教学使用的"课堂活动",也有便于学生了解相关知识背景和应用的"知识链接",还有便于学生自学的"难点释疑",而大量来自实际的"案例分析"更充分体现了教材的职业教育属性。同时,在每节后加设"点滴积累",帮助学生逐渐积累重要的知识内容。部分教材还结合本门课程的特点,增设了一些特色栏目。

7. **校企合作,优化团队** 现代职业教育倡导职业性、实际性和开放性,办好职业教育必须走校企合作、工学结合之路。此次第二轮教材的编写,我们不但从全国多所高职高专院校遴选了具有丰富教学经验的骨干教师充实了编者队伍,同时我们还从医院、制药企业遴选了一批具有丰富实践经验的能工巧匠作为编者甚至是副主编参加此套教材的编写,保障了一线工作岗位上先进技术、技能和实际案例融入教材的内容,体现职业教育特点。

8. **书盘互动,丰富资源** 随着现代技术手段的发展,教学手段也在不断更新。多种形式的教学资源有利于不同地区学校教学水平的提高,有利于学生的自学,国家也在投入资金建设各种形式的教学资源和资源共享课程。本套多种教材配有光盘,内容涉及操作录像、演示文稿、拓展练习、图片等多种形式的教学资源,丰富形象,供教师和学生使用。

本套教材的编写,得到了第二届全国高职高专药品类专业教材建设指导委员会的专家和来自全国近百所院校、二十余家企业行业的骨干教师和一线专家的支持和参与,在此对有关单位和个人表示衷心的感谢!并希望在教材出版后,通过各校的教学使用能获得更多的宝贵意见,以便不断修订完善,更好地满足教学的需要。

在本套教材修订编写之际,正值教育部开展"十二五"职业教育国家规划教材选题立项工作,本套教材符合教育部"十二五"国家规划教材立项条件,全部进行了申报。

全国高等医药教材建设研究会

人民卫生出版社

2013 年 7 月

附：全国高职高专药品类专业

国家卫生和计划生育委员会"十二五"规划教材

教 材 目 录

序号	教材名称	主编	适用专业
1	医药数理统计（第2版）	刘宝山	药学、药品经营与管理、药物制剂技术、生物制药技术、化学制药技术、中药制药技术
2	基础化学（第2版）*	傅春华 黄月君	药学、药品经营与管理、药物制剂技术、生物制药技术、化学制药技术、中药制药技术
3	无机化学（第2版）*	牛秀明 林 珍	药学、药品经营与管理、药物制剂技术、生物制药技术、化学制药技术、中药制药技术
4	分析化学（第2版）*	谢庆娟 李维斌	药学、药品经营与管理、药物制剂技术、生物制药技术、化学制药技术、中药制药技术、药品质量检测技术
5	有机化学（第2版）	刘 斌 陈任宏	药学、药品经营与管理、药物制剂技术、生物制药技术、化学制药技术、中药制药技术
6	生物化学（第2版）*	王易振 何旭辉	药学、药品经营与管理、药物制剂技术、化学制药技术、中药制药技术
7	生物化学及技术 *	李清秀	生物制药技术
8	药事管理与法规（第2版）*	杨世民	药学、中药、药品经营与管理、药物制剂技术、化学制药技术、生物制药技术、中药制药技术、医药营销、药品质量检测技术

序号	教材名称	主编	适用专业
9	公共关系基础(第2版)	秦东华	药学、药品经营与管理、药物制剂技术、生物制药技术、化学制药技术、中药制药技术、食品药品监督管理
10	医药应用文写作(第2版)	王劲松 刘 静	药学、药品经营与管理、药物制剂技术、生物制药技术、化学制药技术、中药制药技术
11	医药信息检索(第2版)*	陈 燕 李现红	药学、药品经营与管理、药物制剂技术、生物制药技术、化学制药技术、中药制药技术
12	人体解剖生理学(第2版)	贺 伟 吴金英	药学、药品经营与管理、药物制剂技术、生物制药技术、化学制药技术
13	病原生物与免疫学(第2版)	黄建林 段巧玲	药学、药品经营与管理、药物制剂技术、化学制药技术、中药制药技术
14	微生物学*	凌庆枝	生物制药技术
15	天然药物学(第2版)*	艾继周	药学
16	药理学(第2版)*	罗跃娥	药学、药品经营与管理
17	药剂学(第2版)	张琦岩	药学、药品经营与管理
18	药物分析(第2版)*	孙 莹 吕 洁	药学、药品经营与管理
19	药物化学(第2版)*	葛淑兰 惠 春	药学、药品经营与管理、药物制剂技术、化学制药技术
20	天然药物化学(第2版)*	吴剑峰 王 宁	药学、药物制剂技术
21	医院药学概要(第2版)*	张明淑 蔡晓虹	药学
22	中医药学概论(第2版)*	许兆亮 王明军	药品经营与管理、药物制剂技术、生物制药技术、药学
23	药品营销心理学(第2版)	丛 媛	药学、药品经营与管理
24	基础会计(第2版)	周凤莲	药品经营与管理、医疗保险实务、卫生财会统计、医药营销

序号	教材名称	主编	适用专业
25	临床医学概要（第2版）*	唐省三 郭 毅	药学、药品经营与管理
26	药品市场营销学（第2版）*	董国俊	药品经营与管理、药学、中药、药物制剂技术、中药制药技术、生物制药技术、药物分析技术、化学制药技术
27	临床药物治疗学（第2版）**	曹 红	药品经营与管理、药学
28	药品经营企业管理学基础 **	王树春	药品经营与管理、药学
29	药品经营质量管理 **	杨万波	药品经营与管理
30	药品储存与养护（第2版）*	徐世义	药品经营与管理、药学、中药、中药制药技术
31	药品经营管理法律实务（第2版）	李朝霞	药学、药品经营与管理、医药营销
32	实用物理化学 **；*	沈雪松	药物制剂技术、生物制药技术、化学制药技术
33	医学基础（第2版）	孙志军 刘 伟	药物制剂技术、生物制药技术、化学制药技术、中药制药技术
34	药品生产质量管理（第2版）	李 洪	药物制剂技术、化学制药技术、生物制药技术、中药制药技术
35	安全生产知识（第2版）	张之东	药物制剂技术、生物制药技术、化学制药技术、中药制药技术、药学
36	实用药物学基础（第2版）	丁 丰 李宏伟	药学、药品经营与管理、化学制药技术、药物制剂技术、生物制药技术
37	药物制剂技术（第2版）*	张健泓	药物制剂技术、生物制药技术、化学制药技术
38	药物检测技术（第2版）	王金香	药物制剂技术、化学制药技术、药品质量检测技术、药物分析技术
39	药物制剂设备（第2版）*	邓才彬 王 泽	药学、药物制剂技术、药剂设备制造与维护、制药设备管理与维护
40	药物制剂辅料与包装材料（第2版）	刘 葵	药学、药物制剂技术、中药制药技术

序号	教材名称	主编	适用专业
41	化工制图(第2版)★	孙安荣 朱国民	药物制剂技术、化学制药技术、生物制药技术、中药制药技术、制药设备管理与维护
42	化工制图绘图与识图训练(第2版)	孙安荣 朱国民	药物制剂技术、化学制药技术、生物制药技术、中药制药技术、制药设备管理与维护
43	药物合成反应(第2版)★	照那斯图	化学制药技术
44	制药过程原理及设备 **	印建和	化学制药技术
45	药物分离与纯化技术(第2版)	陈优生	化学制药技术、药学、生物制药技术
46	生物制药工艺学(第2版)	陈电容 朱照静	生物制药技术
47	生物药物检测技术 **	俞松林	生物制药技术
48	生物制药设备(第2版)★	罗合春	生物制药技术
49	生物药品 **;★	须 建	生物制药技术
50	生物工程概论 **	程 龙	生物制药技术
51	中医基本理论(第2版)	叶玉枝	中药制药技术、中药、现代中药技术
52	实用中药(第2版)	姚丽梅 黄丽萍	中药制药技术、中药、现代中药技术
53	方剂与中成药(第2版)	吴俊荣 马 波	中药制药技术、中药
54	中药鉴定技术(第2版)★	李炳生 张昌文	中药制药技术
55	中药药理学(第2版)★	宋光熠	药学、药品经营与管理、药物制剂技术、化学制药技术、生物制药技术、中药制药技术
56	中药化学实用技术(第2版)★	杨 红	中药制药技术
57	中药炮制技术(第2版)★	张中社	中药制药技术、中药
58	中药制药设备(第2版)	刘精婵	中药制药技术

序号	教材名称	主编	适用专业
59	中药制剂技术（第2版）★	汪小根 刘德军	中药制药技术、中药、中药鉴定与质量检测技术、现代中药技术
60	中药制剂检测技术（第2版）★	张钦德	中药制药技术、中药、药学
61	药学服务实务 *	秦红兵	药学、中药、药品经营与管理
62	药品生物检定技术 *;★	杨元娟	生物制药技术、药品质量检测技术、药学、药物制剂技术、中药制药技术
63	中药鉴定技能综合训练 **	刘 颖	中药制药技术
64	中药前处理技能综合训练 **	庄义修	中药制药技术
65	中药制剂生产技能综合训练 **	李 洪 易生富	中药制药技术
66	中药制剂检测技能训练 **	张钦德	中药制药技术

说明：本轮教材共61门主干教材，2门配套教材，4门综合实训教材。第一轮教材中涉及的部分实验实训教材的内容已编入主干教材。* 为第二轮新编教材；** 为第二轮未修订，仍然沿用第一轮规划教材；★为教材有配套光盘。

第二届全国高职高专药品类专业教育教材建设指导委员会

成 员 名 单

顾　问

张耀华　国家食品药品监督管理总局

名誉主任委员

姚文兵　中国药科大学

主任委员

严　振　广东食品药品职业学院

副主任委员

刘　斌　天津医学高等专科学校

邬瑞斌　中国药科大学高等职业技术学院

李爱玲　山东食品药品职业学院

李华荣　山西药科职业学院

艾继周　重庆医药高等专科学校

许莉勇　浙江医药高等专科学校

王　宁　山东医学高等专科学校

岳苓水　河北化工医药职业技术学院

昝雪峰　楚雄医药高等专科学校

冯维希　连云港中医药高等职业技术学校

刘　伟　长春医学高等专科学校

佘建华　安徽中医药高等专科学校

委 员

张　庆　济南护理职业学院

罗跃娥　天津医学高等专科学校

张健泓　广东食品药品职业学院

孙　莹　长春医学高等专科学校

于文国　河北化工医药职业技术学院

葛淑兰　山东医学高等专科学校

李群力　金华职业技术学院

杨元娟　重庆医药高等专科学校

于沙蔚　福建生物工程职业技术学院

陈海洋　湖南环境生物职业技术学院

毛小明　安庆医药高等专科学校

黄丽萍　安徽中医药高等专科学校

王玮瑛　黑龙江护理高等专科学校

邹浩军　无锡卫生高等职业技术学校

秦红兵　江苏盐城卫生职业技术学院

凌庆枝　浙江医药高等专科学校

王明军　厦门医学高等专科学校

倪　峰　福建卫生职业技术学院

郝晶晶　北京卫生职业学院

陈元元　西安天远医药有限公司

吴廼峰　天津天士力医药营销集团有限公司

罗兴洪　先声药业集团

前　言

　　为了贯彻《教育部关于"十二五"职业教育教材建设的若干意见》,适应新形势下全国高职高专药品类专业教育教学改革和发展的需要,坚持以培养高端技能型人才为核心,按照药品经营与管理、药学专业的培养目标,在全国高等医药教材建设研究会、人民卫生出版社的组织规划下,依据全国高职高专药品类专业第二轮规划教材(国家卫生和计划生育委员会"十二五"规划教材)的编写原则与要求,我们对《临床药物治疗学》进行了修订编写。

　　在修订编写中注重体现教材的高职高专职业教育特色,遵循技能型人才成长规律,同时注重体现教材"三基"(基本理论、基本知识、基本技能)、"五性"(思想性、科学性、先进性、启发性、适用性)、"三特定"(特定对象、特定要求、特定限制),遵循课程本身的基本规律和系统性,符合学生认知规律。本次修订突出了以下特点:

　　1. 对接职业标准,课证融合　根据新的职业标准,补充、调整、更新了教材内容。2013 年全国卫生专业技术资格考试(药学)的大纲和指导进行了重新编写,调整考查结构及内容,首次将《临床药物治疗学》纳入专业实践能力科目进行考查,本次修订及时与其有效衔接,同时与国家执业药师考试、医药商品购销员国家职业资格考试相关内容有效衔接,力求做到课证融合。

　　2. 对接岗位要求,强化技能　根据实际工作岗位对技能型人才的要求,编写中渗透职业岗位所需能力,贯穿教材始终,尤其实训内容的编写依托在零售药店、医院药房的真实工作过程,从而使学生具备在零售药店和医院药房岗位上工作的核心能力,且其内容保证与理论内容的衔接和照应,理实一体,强化技能。

　　3. 联系实际,突出案例　加强实际案例的内容,通过引导学生对特定案例的分析,将教材知识与具体患者的病情有机结合起来,努力提供给学生在解决药物治疗问题时的思路,促使其逐步形成和发展独立解决问题的技能,服务于药物治疗实践。

　　4. 整体优化,易教易学　依据现行版《中华人民共和国药典》、2012 年版《国家基本药物目录》，结合临床药物治疗的新进展，对教材主体内容进行了补充和丰富，具有时代特征；同时将穿插的模块优化为案例分析、知识链接、课堂活动、点滴积累等，更新和完善了其内容，增加了教材的实用性、可读性和信息量，同时有助于提高学生运用知识分析问题、解决问题和主动获取知识的能力，培养学生继续学习的能力。

由于现代医药科学的迅速发展，疾病的治疗方法、应用的治疗药物和药物治疗方案可能有所变化，因此在学习和参考本教材时要用发展的眼光看待书中的内容，在涉及具体药物的使用时，应以最新的国家法定标准或指南为指导，从多方面获取相关信息和资料。

本教材在修订过程中，得到了全国高职高专药品类专业教育教材建设指导委员会的指导，得到了各编者所在院校的大力支持，参考引用了国内外相关最新书籍和文献，在此一并表示诚挚谢意。

我们致力于提供一本适合教师教、学生学的切合教学实际的教材，但由于水平、能力和学识有限，在教材内容的取舍、编排等方面肯定有不妥和疏漏之处，恳请使用本教材的教师和同学给予批评指正，以便修订完善。

曹　红
2014 年 6 月

目　　录

临床药物治疗学实训

第一章 绪 论

第一节 临床药物治疗学的研究内容与主要任务

药物是指用于预防、治疗、诊断疾病,并规定有适应证或功能主治、用法用量的化学物质。药物治疗是通过应用药物消除或控制病因与致病因素,缓解或治愈疾病、预防疾病发生或复发,提高患者的生活质量,是临床治疗的重要手段。

临床药物治疗学(clinical pharmacotherapeutics)是研究药物预防、治疗疾病的理论和方法的一门综合性、应用性学科。临床药物治疗学主要是研究在临床药物治疗实践中如何合理选择和使用药物,主要任务是指导临床医师和药师根据疾病的病因和发病机制、患者的个体差异、药物的作用机制和特点,制定和实施合理的个体化药物治疗方案,并根据药物的治疗效果和不良反应及时评估和调整治疗方案,以获得最佳的治疗效果且承受最低的治疗风险。

临床药物治疗学的核心是合理用药(rational drug use)。由于药物的有限性(即药物品种和治疗效果的有限性)和疾病的无限性(即疾病种类和严重程度的无限性),使得对某一疾病没有统一的治疗方案,也不能简单地用疾病是否治愈作为用药是否合理的判断标准。理论上讲,合理用药是临床药物治疗效益与治疗风险的权衡过程,就是使药物治疗效益最大化,药物不良反应和可能的风险最小化。随着现代科学技术的发展、药物品种的增加及临床治疗水平的提高,合理用药的含义不断丰富。20世纪90年代以来,国际药学界对合理用药赋予了更科学、更完整的含义,即以当代药物和疾病的系统知识和理论为基础,安全、有效、经济、适当地使用药物。安全性是指药物在正常剂量下不会造成严重危害,是个相对的概念;有效性是指药物的治疗效果必须确切;经济性是指消耗最低的药物治疗成本、实现最佳的治疗效果,即达到最合理的效价比;适当性是指将适当的药物以适当的剂量、在适当的时间、经适当的途径,给适当的患者,使用适当的疗程,达到适当的治疗目标。合理用药的判断标准包括:①按药物的临床用药适应证选用药物,药物的药理作用能针对疾病的病因和病理生理改变;②所选用的药物对患者具备安全、有效、经济和适当四个方面的要素;③在明确遗传多态性与药物反应多态性的基础上,采用个体化给药方案,确定临床用药剂量、用法、疗程,药物调剂配伍恰当;④患者应无禁忌证,所用治疗药物对患者引发不良反应的可能性最低或易于控制、纠正;⑤患者对临床所用的药物具有良好的依从性。

第二节 临床药物治疗学的发展概况

药物治疗经历了从简单到复杂、从经验到科学的发展过程。从远古时代起,人类从生活实践和生产实践中积累了丰富的药物方面的知识和防病治病的经验,记载于本草学著作中,其中不少至今仍发挥着重要作用。但由于对药物的本质、机体的结构和功能、疾病的发展过程均缺乏科学的认识,使药物治疗长期处于经验主义阶段。19 世纪初,化学和生理学的发展使药理学成为一门现代科学,开始用实验方法研究药物对机体生理、生化功能的影响,许多传统药物的药理作用及其作用机制相继被证实或发现,药物治疗开始逐步向科学化方向发展,从具有治疗作用的植物中分离得到有效成分治疗疾病是这一阶段药物研究的突出成就。进入 20 世纪后,利用人工合成的化合物及改造天然有效成分的分子结构作为新的药物来源,发展新的、更有效的药物成为这个时期药物研究的突出特点,20 世纪 30 年代到 50 年代是新药发展的黄金时代。随着自然科学和新技术的发展,对药物作用机制的研究从宏观深入到微观,即从原来的系统、器官水平进入到分子水平。随着对药物认识的深入,逐步从过去对现象的经验描述提升到对本质的理性认识,药物治疗进一步向科学化方向发展。

临床药物治疗学是适应临床用药的需求发展起来的。自从磺胺药和青霉素问世以来,制药工业蓬勃发展,上市药物迅猛增长,为防病治病提供了有利条件,同时使合理选择药物、使用药物成为临床用药中日渐突出的问题;但另一方面,临床医师和药师只受过极其有限的药物治疗学训练,临床用药仍偏重于临床经验,缺乏可靠的科学指导;二者的矛盾使治疗用药不合理造成的危害成为全球性的社会问题,如病原微生物的耐药性、药物不良反应和药源性疾病、药物资源的浪费、政府和患者的用药经济负担不断加重等。现阶段我国多数医生对疾病的了解比较透彻,但对药物的结构特点、理化性质、作用机制、药动学等专业知识的掌握还不能满足临床合理用药的需求,需要药师的协助;药师对药物有较全面的了解,但对于千变万化的病情和千差万别的个体多态性,如何合理选用药物、实施个体化治疗,在医疗实践中还没有绝对的发言权。以上形势使得合理选择药物、合理使用药物成为临床用药的核心问题。临床药物治疗学系统地阐述药物治疗的基本理论和方法,其核心是合理用药,对临床用药实践有重要的指导意义,有助于提高医师和药师临床药物治疗的水平,保证患者得到合理的药物治疗。

20 世纪 70 年代末,以美国为代表的西方发达国家开始重视药物治疗学的研究与教学。1980 年美国为其药学博士开设药物治疗学课程;1980 年 8 月国际药理学联合会和英国药理学会在伦敦召开了第一届国际临床药理与治疗学会议,以后大约每隔 3～4 年召开一次;1981 年"Pharmacotherapy"杂志在美国创刊;1982 年世界卫生组织(WHO)成立了基本药物应用专家委员会,对临床合理应用基本药物提出了原则性指导意见;2004 年第八届国际临床药理与治疗学会议在澳大利亚召开,大会的宗旨是将基础药理与临床药理更密切地结合起来,为患者服务;1975 年美国出版了 Applied Therapeutics 一书,以后每 3～5 年更新再版,目前最新版为 2012 年的第 10 版,该书是世界上高水平的临床药物治疗学的经典教科书,目前不仅是美国等国家药学院临床药学教育的共用教科书,也是许多临床工作者实用的大型参考书。现代药物临床治疗学得到了广泛关注和快速发展。

临床药物治疗学诞生于经验医学，但发展到现在已不再是凭经验用药，与多学科的渗透格局逐渐形成，药理学、病理学、生理学、生物化学、分子生物学和临床医学等都是实施合理药物治疗的重要基础。药物流行病学、药物经济学、药物信息学、药物基因组学和循证医学的迅速发展为合理药物治疗提供科学依据。药物流行病学是应用流行病学的原理和方法，研究人群中药物的利用及其效应（疗效和不良反应）的科学，通过用药种类、数量、频度及药物费用分析了解药物的应用情况，通过药物的安全性评价、药品不良反应监察了解药物在人群中的作用，为临床合理用药提供依据。药物经济学是应用现代经济学的原理、方法和研究手段，结合流行病学、决策学、生物统计学等多学科的研究成果，研究医药领域有关药物资源利用的经济问题和经济规律及如何提高药物资源的配置和利用效率，以有限的药物资源实现健康状况最大改善的科学，将其应用于评价临床药物治疗方案的经济性，为临床合理用药提供科学依据。日新月异的药学信息学为药物治疗提供最前沿的治疗学信息，药学信息包含了药学领域所有的知识和数据，既包括与药物直接相关的信息如药物作用机制、药动学、药物不良反应、药物相互作用、药物经济学等，也包括与药物间接相关的信息如疾病变化、耐药性、生理病理状态等。药物基因组学是研究遗传变异与药物反应多态性关系的科学，将功能基因的信息应用于合理用药，利用药物基因组学的技术和方法增加药物治疗的有效性和安全性，实现个体化用药。循证医学即遵循证据的医学，是指主动地、明确地、审慎地应用目前最佳证据，为患者治疗作出决策，将其应用到临床药物治疗中，就是尽可能应用药物疗效和不良反应评价的证据，制定用药方案。

第三节 药物治疗过程与药物治疗效应

药物治疗过程是药物纠正疾病状态的全过程。它包括以下四个过程：①药剂学过程，指药物以不同形式的制剂，通过不同的给药途径，从给药部位进入体内的过程。此过程的关键是药物是否进入体内，涉及药物的生物利用度和患者的依从性。生物利用度是表示药物吸收的重要药动学参数，而药物制剂本身的质量直接影响生物利用度。②药动学过程，指进入体内的药物随血液循环分布到组织器官，到达作用部位，达到有效浓度并维持一定的作用时间。此过程的关键是药物是否到达作用部位，涉及药物的吸收、分布、代谢和排泄。③药效学过程，指药物到达靶器官或组织后，通过影响机体生理功能或生化过程而发挥药理作用。此过程的关键是药物是否产生了药理作用，涉及药物改变机体的理化性质等非特异性药物作用和作用于受体及影响酶、离子通道、代谢等特异性药物作用。④治疗学过程，指药物通过药理作用对病变部位或疾病的病理生理过程产生影响，从而产生治疗作用。

药物治疗的关键是药理作用是否转化为治疗效应。一般情况下，药物的药理作用可出现相应的治疗效应，但有时却不能取得满意的治疗效果。在选择治疗药物时，除掌握药物的药效学和药动学特点外，还应掌握影响药物效应的因素，包括药物、机体、疾病三个重要方面。在药物方面，除药物本身的生产质量、理化性质和药理作用特点外，给药剂量、剂型、途径、时间、次数和疗程以及联合用药、反复用药等都能影响药物疗效；在机体方面，患者的年龄、性别、个体遗传、心理因素等也都影响药物疗效；在疾病方面,除病因和病理变化外,疾病的分类、分型、病程和病情以及患者同时患有的其他疾病也都影响药物疗效。因此,在进行药物治疗时,需综合考虑药物、机体、疾病三个方面的因素,以合理用药为指导,实施个体化的药物治疗。

第四节 临床药物治疗学与药学服务

药学服务(pharmaceutical care,PC)的概念最初是由 Mikeal 在 1975 年提出,1990年美国的 Hepler CD 和 Strand LM 在《美国医院药学杂志》上对 PC 作了较全面的论述。1993 年,美国医院药师协会对 PC 的统一定义是:"药师的使命是提供 PC,PC 是提供与药物治疗有关的直接的、负责的服务,目的是获得改善患者生活质量的确定结果。"这些结果包括:治愈疾病、消除或减轻患者的症状、阻止或延缓疾病进程、预防疾病或症状的发生。药学服务在发达国家受到高度重视,已成为国际上的发展趋势。在多数发达国家的医疗机构,对疾病的药物治疗是由临床医生和药师共同负责的,医生关注分析疾病,药师关注合理用药。2002 年我国卫生部颁布了《医疗机构药事管理暂行规定》,首次提出在我国现有医疗机构中逐步建立临床药师制度,发展药学服务;2011 年 3 月 1日起施行的《医疗机构药事管理规定》要求:"二级以上医院应当设立药事管理与药物治疗学委员会,其他医疗机构应当成立药事管理与药物治疗学组,临床药师应当全职参与临床药物治疗工作,对患者进行用药教育,指导患者安全用药。"

药学服务的目的是提高接受药物治疗患者的生活质量,这就要求药师的工作要从以药品为中心转变为以患者为中心,药师不仅要提供安全有效的药物,还应提供安全有效的药物治疗,要在患者用药前、用药过程中和用药后提供药学服务。随着医学模式由原来的生物医学模式转变为生物 - 心理 - 社会模式、整体医学模式,认识到防治结合是疾病治疗的最佳方式,将预防工作渗透到干预疾病发生、发展和转归的过程中,因此,医疗卫生服务范畴也从医疗服务扩大到预防服务,从技术服务扩大到社会服务;服务范围从医院内扩大到医院外,从生理服务扩大到心理服务;服务对象从个体扩大到群体;医疗卫生服务的提供则由包括医、药、护、技等全体医务工作者的整个团队合作完成。相应地,药学服务的对象也不再局限于住院或门诊患者,服务内容也由关注治疗过程扩展到整个健康保健过程中,甚至公众终生,不仅服务于治疗性用药,而且服务于预防性用药,由此演绎出的全程化药学服务(integrated pharmaceutical care)就是在整个医疗卫生保健过程中,药师向患者及公众提供与药物使用有关的直接的、负责的服务,实现改善与提高人类生活质量的理想目标。全程化药学服务不是由每一位药师独立实施,更需要通过团队合作完成,并且在整个疾病的治疗过程中持续不断地进行合作,在患者出院后,由社区药房的药师负责患者的保健服务,使者无论何时何地均能得到需要的药学服务,因此,药学服务不仅是医院药师的责任,而且是全社会药师共同的责任。国务院新医改方案重点推进的五项改革中指出:"完善执业药师制度,零售药店必须按规定配备执业药师为患者提供购药咨询和用药指导,推进合理用药。"

实施全程化药学服务是药学事业发展的一个里程碑,也是社会发展的必然,是药学回归临床的标志。为了提供这种负责的全程化药学服务,就要求药师不但要掌握药学的基本知识、熟悉基础医学和临床医学的知识,并且要将这些知识转变成为患者制定个体化药物治疗方案和对患者合理用药的指导,而临床药物治疗学则是医学知识与药学知识的有机结合,因此是药师参与临床药物治疗活动和提供全程化药学服务的理论和方法基础。

（曹 红）

第二章　药物治疗的基本程序及其原则

药物治疗是临床上最常用、最基本的治疗手段。药物作用具有两重性，都有严格的适应证和一定的不良反应，如果用药不当，不但达不到治疗效果，而且会对机体造成危害，因此，临床采用药物治疗时，要根据疾病、机体和药物的特点权衡利弊，做到合理用药。患者只有在必要的情况下才需要使用药物，可用可不用时尽量不用，如高血压早期、糖尿病早期等，先考虑通过调整饮食、适度运动、戒除不良生活习惯等达到控制疾病的目的，当上述手段不能达到目的，而药物治疗又确实对患者有益时，才考虑使用药物治疗。有些疾病的药物治疗需要很长的疗程甚至要终生用药，在决定用药前更要慎重考虑。

第一节　药物治疗的基本程序

药物治疗的对象是患者，治疗的成功与否是药物 - 机体 - 疾病三者相互作用的结果。因此，对每一例患者的药物治疗，首先要根据患者的症状、体征及实验室检查结果做出正确的诊断，然后拟定治疗目标，从机体及疾病的实际出发选择合适的药物、剂量和疗程，开具处方并指导患者用药。在药物治疗过程中，要依照治疗目标检查治疗效果，当疗程结束时，如果达到治疗目标，可停止该药物治疗，否则需要对药物治疗过程的各环节进行检查并作出相应的调整。

一、明确诊断

正确诊断是正确治疗的开始。临床诊断可分为病因诊断、病理解剖诊断、症状诊断和病理生理诊断，需要综合分析各种临床信息才能确定，包括患者的主诉、详细的病史、体格检查、实验室检查和特殊检查等。任何疾病都有一个动态的发展过程，在疾病的不同阶段各有其需要及时处理的特殊问题。因而，明确诊断才能使治疗措施准确地针对疾病发生发展的关键环节，利于病情向好的方向转归。药物是疾病治疗的主要措施，在医生作出正确诊断的前提下，才可能对患者实施正确的药物治疗。

在临床工作中，有时某种疾病的诊断依据可能并不充分，而症状明显，治疗又是必需的，此时可依据现有的症状、体征和检查结果初步作出诊断以便进行药物治疗。例如，一位中年女性患者，有对称性关节僵硬、疼痛和炎症，晨起加重，无感染病史，可初步考虑诊断为类风湿关节炎。在没有其他禁忌证的前提下，可用阿司匹林对患者进行治疗，如症状能够很快得到明显改善，则有助于确定上述诊断。

当诊断完全不明时对患者盲目地进行对症治疗，有时会造成严重后果。例如，急性腹痛的患者如果病因未明，为了缓解疼痛而使用镇痛药治疗，则有可能掩盖病情，延误诊断，甚至有可能使急腹症病情恶化的临床表现变得不明显，导致弥漫性腹膜炎等严重后果。

二、确定治疗目标

治疗目标即疾病治疗预期达到的最终结果。治疗目标的确立不仅要从疾病的本身出发，更应分析患者的综合情况。例如，一般高血压患者用药后血压应降至140/90mmHg以下，而有糖尿病或肾病的高血压患者，降压目标则是130/80mmHg以下；同样诊断为乳腺癌，早期确定的治疗目标是消除肿瘤细胞以延长患者的生存期，晚期则致力于改善症状，提高患者的生存质量。

确定治疗目标时，应力求既能改善患者目前的病理生理状态，又能提高患者的远期生活质量。例如，控制血压是高血压治疗的首要目标，而严格控制血压的主要目的就是要有效地减少血管、心、脑、肾等器官的并发症并降低病死率；在确定妊娠妇女的治疗目标时不仅要考虑缓解患者疾病，还要考虑药物对胎儿的潜在危险；在治疗类风湿关节炎时，既要抑制炎症、缓解疼痛，又要尽可能延缓疾病的病程进展。治疗目标决定了药物治疗方案的复杂性，同时也决定了患者可能获得的最大疗效。

治疗目标的确定建立了医患双方对最终治疗结果的评估标准，实际上也是双方对治疗结果的期望。需要注意的是，患者对治疗结果的期待有时会与医药工作者确定的治疗目标有所不同，此时就可能使患者对医药工作者产生不信任感，从而影响患者对治疗的依从性。例如，急性腹痛的患者诊断未明时，家属可能希望立即止痛，而医生则需要在诊断明确后再用药。此时，要加强与患者的有效交流，使患者及其家属理解治疗目标确定的缘由，从而使他们接受正确的治疗方案。

三、确定治疗方案

治疗目标决定着治疗方案，一个治疗目标又往往有多个治疗方案，每个治疗方案中所采用的药物又可能有所不同，因此，在根据治疗目标制定治疗方案时，需要综合考虑患者的情况和药物的药理学特性，遵循安全、有效、经济、方便的原则选药，确定药物的剂量和疗程。例如，对类风湿关节炎患者，在确定治疗方案前有必要了解患者过去有无溃疡病史，是否用过阿司匹林，用时是否发生过不良反应，家族中是否有其他遗传相关性疾病患者，药费是否是一个特别重要的考虑因素等。基于这些信息，可从非甾体抗炎药中选择一个合适的药物。

确定给药方案时还要注意不能忽视药物在患者体内的药物代谢动力学。如果已知患者与药物消除有关的主要器官有疾病，会使药物的消除减慢，则用药剂量和用药间隔时间也要进行适当调整。如布洛芬的主要消除器官是肾脏，因此治疗前需评估患者的肾功能，若肾功能正常，则可依照布洛芬的半衰期（约2小时）给药，需每日用药3～4次，推荐剂量是200～400mg，每日3次。如果患者有肾功能减退，则应适当减少用药剂量，或选用缓释制剂以减少给药次数。

治疗方案确定以后，要为患者开具书写清楚、格式规范的处方，标志着药物治疗的开始。

四、开始治疗

药物治疗能否达到治疗目标，除了取决于治疗方案外，也不能忽视患者因素。因为再好的药物治疗方案，如果患者不依从治疗，药物就不能发挥预期的疗效，甚至会引起严重的不良反应。因此，临床医药工作者要指导患者用药，为其提供必要的信息，使其成为知情的治疗合作者，提高患者的依从性。例如，向患者解释药物将会怎样影响其疾病过程或症状、为什么要按时按量用药、用药后哪些不良反应常见和不影响继续用药（如头晕，只要不从事危险作业）、哪些反应即使轻微却必须引起高度重视（如服用有潜在骨髓抑制作用的药物后出现咽痛）、使用抗生素时为什么在症状缓解后不要立即停药、需要长期用药治疗时为什么要定期复查、出现哪些情况需要改变治疗方案（如发生胃肠道出血）及用药过程中出现哪些毒副反应需要立即就诊等。

五、评估和干预

药物治疗是否达到预期的治疗目标是决定继续、调整或是终止治疗方案的关键因素。治疗目标从客观上是用一些观测指标与毒性的观察终点来衡量的，因此，在治疗过程中要通过对这些指标和终点的监测来评估治疗效果，对治疗方案进行适度干预。对一个具体的患者来说，通常所说的首选药物和标准方案并不一定对其能够产生最佳的治疗效果，要实现个体化用药，优化治疗方案，目前最实用的方法是治疗 - 监测 - 治疗的反复尝试。

药物治疗监测需要回答两个基本问题：治疗是否达到预期效果和不良反应对药物治疗是否产生了影响。根据监测实施者的不同，可将监测分为两种方式：①被动监测：医药工作者要向患者解释出现治疗效果的表现，告知患者如果无效或出现不良反应时应如何做，由患者自己监测治疗效果；②主动监测：依据疾病类型、使用药物的药理作用、不良反应、疗程、处方药量等因素确定复诊时间，进行必要的指标检测，由医生评估治疗效果。

治疗有效：患者依从性好，按治疗方案要求用药后疾病已治愈，则治疗可停止；如疾病未愈或为慢性，治疗有效且无不良反应，或不良反应不影响治疗，可继续治疗；若出现了严重的不良反应，则应对治疗方案进行适当调整，如检查对患者的指导是否正确、调整所选择的药物与剂量、有无药物相互作用等因素。

治疗无效：按治疗方案用药后没有达到预期的效果，不论有无不良反应，均应对治疗过程重新审视，如诊断是否正确、治疗目标与治疗方案是否合理、药物剂量和疗程是否恰当、给予患者的指导是否正确、患者的依从性及对治疗的监测是否正确等。若能找到治疗失败的原因，则可提出相应的解决办法，否则应考虑停药，以免对机体造成不必要的损害，同时贻误治疗时机且浪费资源。

需要注意的是，有些药物（如β受体拮抗药、精神神经系统用药、糖皮质激素等）无论何种原因需要停止使用时，应切记需要逐渐减量后才能停药，否则易出现停药反跳或撤药综合征。

点 滴 积 累

药物治疗时需依程序进行，即明确诊断、确定治疗目标、确定治疗方案、开始治疗、评估和干预。

第二节　药物治疗方案的制定

在明确诊断和确定治疗目标后,需根据病情的轻重缓急和患者的实际情况,选择能够达到缓解症状、减轻痛苦或纠正病理过程,且不良反应少或轻微的药物给予治疗。

一、治疗药物的选择

目前,随着医药工业的发展,大量新药涌入临床,给医生、患者用药带来了很大困惑。不过,值得注意的是,在这些所谓新药中,真正作用方式全新和作用机制未知的药物却极少,绝大多数仍是现有药物的同类药。因此,在开始选择治疗药物时,应首先着眼于选择哪类药物而不是哪种药物。确定治疗药物的种类后,再根据每种药物的作用特点,选择符合治疗目标的药物。一般来说,治疗药物的选择应兼顾药物的有效性、安全性和经济性,此外也要考虑用药的方便性。

有效性是选择药物的首要标准,是药物用于临床,达到预期疗效的唯一保障,无效药物是没有临床应用价值的。药物能否发挥应有的效应,取决于药物浓度能否达到最低有效血药浓度。血药浓度的高低与用药剂量、药物剂型、给药途径、给药时间和间隔时间、联合用药、反复用药及机体的年龄、性别、个体差异、病理状态等因素有关,在选药时应予以考虑。理想的药物应具有较良好的药动学特性,采用简便的给药方案即可达到所需的治疗浓度。

安全性是药物治疗的前提。药物必须要经过临床前药理和毒理学评价以及临床试验,确定能够满足基本安全性要求后才得以进入临床。然而,追求绝对安全是不可能的,患者从药物治疗中获益的同时也必然会承担一定的风险。因此,医药工作者在为患者选药时必须权衡利弊,应给予患者利大于弊的药物,从而使患者承受最小的风险,获得最大的治疗效果。不同的疾病对药物安全性的要求(对风险的可接受程度)是不同的,取决于患者的获益程度。例如,普通感冒的治疗目的是减轻不适感觉,或许也能缩短自然病程,如果选择的药物有导致脱发的风险患者是不能接受的;而晚期肿瘤的治疗目的是延长患者的生存期,抗肿瘤药即使引起脱发甚至骨髓抑制也可被患者接受。

为了保证患者用药安全,选药时应注意以下几点:①药物的禁忌证。禁忌证是由药物的作用机制和患者的病理生理学特性所决定的,同一类药物作用机制相同,通常有相同的禁忌证。②配伍用药。一般不宜超过3~4种。过多的同类型或相似副作用的药物合用时,会加重不良反应,且药物之间可能产生相互作用,导致各药的作用强度发生改变。③特殊人群。如妊娠及哺乳期妇女、小儿、老年人、肝肾功能不全、过敏体质者等,因其生理、生化功能有异于一般人群或病理学变化影响着药动学和药效学,故为发生用药安全性问题的高风险人群,某些药物要禁用或慎用。

经济性是合理用药的基本要素。经济性并不意味着用药越少、越便宜越好,而是指消耗最小的成本,获得最大的效果。根据有效性和安全性的原则选择的药物可能超出了患者的支付能力,从而影响患者的依从性,所以在选择药物时,要考虑到治疗成本、患者的经济状况、医疗保险情况等。药物的治疗成本不应用单一的药费去衡量,应该注重的是治疗的总支出,即治疗总成本。因为有可能表面上支出了较高的药费(与低费用药物相比),却由于缩短了住院天数、避免或减轻不良反应等而减少相应的治疗费用,同时由于早日恢复工作而减少了工资损失,因此从整体上看治疗成本反而降低。显然这种药物虽然药费较高,但具有成本效果,也是值得选用的。

方便性是影响患者依从性的另一个重要因素。选药时,要根据患者的实际情况和疾病的特点选择合适的剂型,尽量简化给药方案以方便患者。例如,婴幼儿不会吞咽药片,宜选择冲剂、水剂或栓剂;采用缓释制剂或控释制剂可减少给药次数,不容易发生漏服现象。但是方便性又需要以保证治疗效果为前提。例如,沙丁胺醇气雾剂常用于控制急性支气管哮喘发作,但对小儿来说,常难以正确掌握吸入方法,故吸入剂量难以控制,因此虽然气雾剂用药方便,但为了保证用药安全有效,不如采用沙丁胺醇静脉滴注,通过调整滴速,既能及时缓解哮喘状态,又可减少不良反应的发生。

依照上述标准选择治疗药物时,可能会发现还有许多药物在这些方面都很相似,这时应优先选择质量可靠企业生产的药物及具有最满意的药动学特性的药物。

二、给药方案的制定

在根据病情和适应证选定最佳药物之后,要制定临床给药方案,通常是指确定药物剂型、给药途径、给药剂量、给药时间及给药间隔时间、疗程等,以维持有效血药浓度。

制定给药方案时,首先必须明确目标血药浓度范围。目标血药浓度范围一般为文献报道的安全有效范围,特殊患者可根据临床观察的药物有效性或毒性反应来确定。药物手册和药品说明书中推荐的标准剂量方案中的药物剂量大多数是能够保持有效血药浓度的平均剂量,一般是基于药物临床试验的研究结果制定的,属于群体模式化方案。由于多数情况下患者间的个体差异是有限的,故在初始治疗时,对安全、低毒的药物采用标准剂量方案获得预期疗效的概率是最大的。以下为两种常用的确定给药方案的方法:

1. 根据半衰期制定给药方案

(1)半衰期小于30分钟:维持药物有效治疗浓度有较大困难。治疗指数低的药物一般要静脉滴注给药;治疗指数高的药物也可分次给药,但维持量要随给药间隔时间的延长而增大,这样才能保证血药浓度始终高于最低有效浓度。如青霉素的半衰期约为30分钟,给药间隔时间为4~6小时,可用剂量为80万~2000万单位/日。

(2)半衰期在30分钟~8小时:主要考虑治疗指数和用药的方便性。治疗指数低的药物,每个半衰期给药1次,也可静脉滴注给药;治疗指数高的药物可每1~3个半衰期给药1次。

(3)半衰期在8~24小时:每个半衰期给药1次,如果需要立即达到稳态,可首剂加倍。

(4)半衰期大于24小时:每天给药1次较为方便,可提高患者对医嘱的依从性。如果需要立即达到治疗浓度,可首剂加倍。

2. 根据平均稳态血药浓度($\overline{C}_{ss}$)制定给药方案 通过调整给药剂量或给药间隔时间,以达到所需平均稳态血药浓度。此方案通常是选定平均稳态血药浓度和给药间隔时间而调整剂量。

按公式
$$\overline{C}_{ss} = \frac{F \cdot D}{K \cdot V_d \cdot \tau} = \frac{FD}{CL\tau}$$
式(2-1)

$$D = \frac{\overline{C}_{ss} \cdot CL \cdot \tau}{F}$$

式(2-1)中，K 为消除速率常数；V_d 为表观分布容积；CL 为清除率；F 为生物利用度；D 为给药剂量；τ 为给药间隔时间。

例1 某药的 $\overline{C}_{ss}$ 为 30μg/ml，F 为 0.375，CL 为 65ml/h，如每 8 小时给药一次，每次给药剂量应为多少？

$$D = \frac{\overline{C}_{ss} \cdot Cl \cdot \tau}{F} = \frac{30 \times 65 \times 8}{0.375} = 41.6mg$$

制定给药方案时，还要考虑有效血药浓度范围，如果有效血药浓度范围窄，且半衰期短，为了减少血药浓度的波动，可增加给药次数。

然而，有些药物如强心苷，治疗剂量与中毒量之间差距很小，每个人对其耐受性和体内消除速率又有所不同，故临床用药稍有不慎即容易产生中毒，甚至死亡。此外，有时由于患者脏器的病变，可影响到药物的正常吸收、分布、代谢和排泄，常规用药可能无效或产生中毒。因此，在制定给药方案时应注意个体化给药，要充分考虑到药物方面和机体方面因素对药物作用的影响。当不能完全确定患者的个体化因素时，先按常规剂量开始治疗，再对患者用药后的疗效和（或）血药浓度等指标进行评估，获得精确的个体数据，根据重新计算的给药剂量进行新一轮的治疗，必要时可对给药方案再次进行调整，直到获得满意的个体化给药方案。

三、给药方案的调整

在患者用药过程中，还需要针对药物产生的疗效、患者的耐受程度、出现的不良反应等对方案进行适当的调整，以期达到最佳治疗效果。

多数药物的血药浓度与药理效应具有良好的相关性。对大部分患者而言，在有效血药浓度范围内用药有效，且产生的不良反应也较轻。制定和调整给药方案的目标是将血药浓度水平维持在有效血药浓度范围内。达到这一目标需要考虑两方面因素，即药效学对血药浓度的影响和药动学对血药浓度的影响。

在药物治疗过程中，若采用标准剂量方案没有获得预期的效果，且临床诊断正确，药物的选择、患者依从性等方面没有问题，则可考虑该患者的药效学和（或）药动学特征与群体参数存在明显偏离，应调整标准剂量方案，实行个体化给药。下面介绍几种简便易行的方法：

1. 稳态一点法 按标准剂量给药，当血药浓度达到稳态时，采血测定血药浓度，若此浓度与目标浓度相差较大，可根据下式调整给药方案。

$$D' = D \times \frac{C'}{C} \qquad\qquad 式(2-2)$$

式(2-2)中，D 为原剂量；D' 为校正剂量；C 为测得浓度；C' 为目标浓度。

使用该公式时注意：①该公式适用于血药浓度与剂量成线性关系的药物；②必须在血药浓度达到稳态后才可采血。

此方法简单易行，但是对于半衰期长的药物需耗费较长时间。

例2 某药 $t_{1/2}$ 为 7 小时，每 8 小时用药一次，每次 100mg，两天后测该药血药浓度为 4μg/ml（该药最低有效浓度为 6μg/ml，最高血药浓度为 9μg/ml），试调整用药剂量。

解：该药 $t_{1/2}$ 为 7 小时，故两天后血药浓度可达稳态。

该药最低有效浓度为 6μg/ml，故设 $C' = 8$μg/ml，原剂量 $D = 100$mg × 3，测得浓度 $C = 4$μg/ml，则 $D' = 100 × 3 × 8/4 = 600$mg

若按每日 3 次给药，则每次剂量为：$600 ÷ 3 = 200$mg

故该患者可改为每 8 小时服药一次，每次 200mg。

2. 重复一点法　个体差异明显的药物，可根据其个体参数值来制定、调整给药方案。利用此法只需采血两次，即可得到与给药方案相关的两个重要参数：消除速率常数（K）和表观分布容积（V_d）。

方法：给予患者两次试验剂量，每次给药后在消除相的同一时间采血一次，准确测定两次血样的血药浓度，按下述公式计算 K 和 V_d。

$$K = \frac{\ln \dfrac{C_1}{C_2 - C_1}}{\tau} \qquad 式（2-3）$$

$$V_d = \frac{De^{-K\tau}}{C_1} \qquad 式（2-4）$$

式（2-3）和（2-4）中，C_1 为第一次所测血药浓度值；C_2 为第二次所测血药浓度值；D 为试验剂量；τ 为给药间隔时间。

使用该法时注意：①该法不能在血药浓度达到稳态时使用；②注意在消除相时采血；③血样测定必须准确，否则计算的参数误差较大。

例 3　给某患者静脉注射某药物的试验剂量 100mg，6 小时后采血，测得 C_1 为 1.65μg/ml，同时立即给予第二个试验剂量 100mg，6 小时后第二次采血，测得 C_2 为 2.5μg/ml，求 K 和 V_d。

解：$C_1 = 1.65$μg/ml，$C_2 = 2.5$μg/ml，$\tau = 6$h

$$K = \frac{\ln \dfrac{1.65}{2.5 - 1.65}}{6} = 0.111/h$$

$$V_d = \frac{100e^{-0.111×6}}{1.65} = 31.14L$$

求得该患者的 K 为 0.111/h，V_d 为 31.14L。

四、治疗药物监测

治疗药物监测（therapeutic drug monitoring，TDM）是通过测定血药浓度，结合临床药物治疗效果，探讨患者血药浓度与临床疗效及毒性反应之间的关系，从而对给药方案进行调整，达到理想药物治疗效果的一种方法。

TDM 的前提是药物的血药浓度与药理效应具有显著的相关性。临床上，TDM 主要适用于：①安全范围窄，毒性大且不易鉴别的药物，如地高辛、茶碱等；②呈非线性动力学特征的药物，如苯妥英钠、阿司匹林等；③肝肾功能障碍的患者使用主要经肝代谢、肾排泄的药物，如氨基糖苷类抗生素、利多卡因等；④新生儿及婴幼儿、老年人的药物排泄较慢，药动学参数易发生改变；⑤常规剂量下易出现毒性反应的药物；⑥药物联合应用时因相互作用而影响疗效的药物。临床治疗时常需要进行 TDM 的药物见表 2-1。

血样的采集时间与处理是决定 TDM 结果的重要因素。一般在药物的吸收、分布过程结束后再取血，可信度较高。在下一次给药前采血样，所测得的血药浓度接近于谷浓度，称偏谷浓度。采取血样后，一般立即分离血浆，测定血药浓度。若不能及时测定，需将血浆置于 −20℃ 以下冷冻保存，1 周内进行测定。测定血药浓度前，通常要将血样进行预处理，如抗凝、稀释、去蛋白、纯化、提取等。

表 2-1　临床治疗时常需进行 TDM 的药物

药物类别	代表药物	推荐取血时间	有效血药浓度	半衰期（$t_{1/2}$）
强心苷类	地高辛	药后 8～24h	0.8～2ng/ml	33～36h
	洋地黄毒苷	药后 8～24h	13～25ng/ml	5～7d
抗心律失常药	奎尼丁	谷浓度	2～5mg/L	5～7h
	利多卡因	药后 6～12h 或负荷量后 1h	1.5～5mg/L	1～2h
	普鲁卡因胺	谷浓度或负荷量后即刻或维持量后 2h	4～10mg/L	2.5～4h
	胺碘酮	谷浓度	0.5～1.5mg/L	13～60d
	丙吡胺	谷浓度	2～5mg/L	5～6h
	普罗帕酮	谷浓度	0.15～2mg/L	5～8h
抗癫痫药	卡马西平	谷浓度	4～12mg/L	10～65h
	苯巴比妥	谷浓度	10～40mg/L	50～144h
	氯硝西泮	谷浓度	13～90mg/L	26～49h
	乙琥胺	谷浓度	40～100mg/L	40～60h
	丙戊酸	谷浓度	50～100mg/L	7～10h
三环类抗抑郁药	阿米替林	谷浓度	0.1～0.25mg/L	17～40h
	丙米嗪	谷浓度	0.2～0.3mg/L	10～20h
抗躁狂药	碳酸锂	药后 12h	5.5～7mg/L	12～24h
抗精神病药	氟哌啶醇	谷浓度	5.2～15mg/L	21h
氨基糖苷类抗生素	庆大霉素	注射后 0.5～1h	2～10mg/L	2～3h
	妥布霉素	注射后 0.5～1h	2～10mg/L	1.9～2.2h
抗风湿药	水杨酸盐	药后 1～3h	25～300mg/L	2～3h
抗哮喘药	茶碱	谷浓度或负荷量后 0.5h	10～20mg/L	5～6h
免疫抑制剂	环孢素	注射后 0.5～1h	0.1～0.45mg/L	10～27h

点 滴 积 累

1. 治疗药物的选择应遵循有效性、安全性、经济性和方便性原则。

2. 给药方案在制定与调整时，应保持血药浓度在目标血药浓度范围，常根据半衰期和平均稳态血药浓度制定给药方案，调整方案时要注意药效学和药动学对血药浓度的影响，特殊情况下要进行治疗药物监测。

第三节 药物处方

处方是指有处方权的医师在对疾病的诊治过程中为患者开具的用药凭证,需要由药学专业技术人员审核、调配、核对后将药物发放给患者,标注用法,指导患者正确用药。处方作为医疗文书,具有经济上、技术上和法律上的意义。

一、处方结构

1. 前记 包括医疗机构的名称、处方编号、费别,医生需填写好患者姓名、性别、年龄、门诊或住院病历号、科别或病室床位号、处方日期、临床诊断等,并可添列专科要求的项目。

2. 正文 以 Rp 或 R(拉丁文 Recipe"请取"的缩写)标示,医生需清楚地书写药物的名称、剂型、规格、剂量和数量、用法。一个处方中如有多种药物,一般依主药、辅药的次序排列。每种药物一般占用两行,药名、剂量和数量为一行,用法为另一行。药物规格和用量应写明单个剂量乘以总数,用法应包括每次用药的剂量、每日用药的次数和给药途径。

3. 后记 有医师的签名和(或)加盖专用签章,药物金额以及审核、调配、核对、发药药师的签名或加盖专用签章。

二、处方书写规则

1. 每张处方限于一名患者的用药。

2. 书写处方时字迹要清楚,不得涂改;如需修改,应当在修改处签名并注明修改日期。

3. 患者一般情况、临床诊断填写清晰、完整,并与病历记载一致;患者年龄应当填写实足年龄,新生儿、婴幼儿写日、月龄,必要时要注明体重。

4. 药物名称应当使用药物通用名称,应当使用规范的中文名称书写,没有中文名称的可以使用规范的英文名称书写,医疗机构或者医师、药师不得自行编制药物缩写名称或者使用代号;药物剂量、规格、数量必须写清楚,小数中的小数点及有效零不能省略;药物用量、用法应当按照药品说明书规定的常规用量、用法使用,特殊情况需要超剂量使用时,应当注明原因并再次签名,药物用法可用规范的中文、英文、拉丁文或者缩写体书写,但不得使用"遵医嘱"、"自用"等含糊不清的字句。

5. 药物剂量与数量用阿拉伯数字书写。剂量应当使用法定计量单位:重量以克(g)、毫克(mg)、微克(μg)、纳克(ng)为单位;容量以升(L)、毫升(ml)为单位;国际单位(IU)、单位(U);中药饮片以克(g)为单位。片剂、丸剂、胶囊剂、颗粒剂分别以片、丸、粒、袋为单位;溶液剂以支、瓶为单位;软膏及乳膏剂以支、盒为单位;注射剂以支、瓶为单位,应当注明含量。

6. 西药和中成药可以分别开具处方,也可以开具一张处方,每一种药物应当另起一行,每张处方不得超过5种药物。

7. 中药饮片应当单独开具处方,一般应当按照"君、臣、佐、使"的顺序排列;调剂、煎煮的特殊要求注明在药物右上方,并加括号,如布包、先煎、后下等;对饮片的产地、炮制有特殊要求的,应当在药物名称之前写明。

8.病情危重急需用药时,应在处方上方注明"急"字样,以示需立即配方发药。

9.开写医用毒性药品、精神药品、麻醉药品时应使用专用处方笺。

10.开具处方后的空白处划一斜线以示处方完毕。

11.处方医师的签名式样和专用签章应当与院内药学部门留样备查的式样相一致,不得任意改动,否则应当重新登记留样备案。

三、处方格式

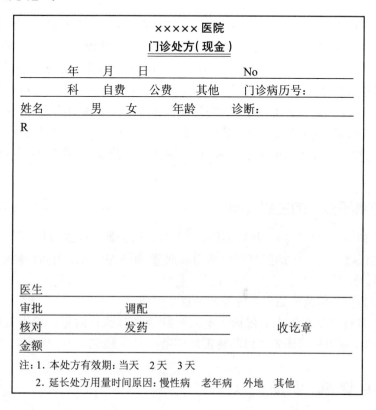

××××× 医院
门诊处方(现金)
年 月 日 No
科 自费 公费 其他 门诊病历号:
姓名 男 女 年龄 诊断:
R

医生
审批 调配
核对 发药 收讫章
金额
注:1.本处方有效期:当天 2天 3天
2.延长处方用量时间原因:慢性病 老年病 外地 其他

 知 识 链 接

处方药与非处方药

处方药是指必须凭有处方权的医生所开具的处方才能从正规药房或药店获取并需在医生监控或指导下才能使用的药物。

非处方药是不需凭医生处方,可直接从药房或药店购买的,而且不需在医生指导下就能安全使用的药品,英文缩写为OTC。非处方药均已列入《国家非处方药药品目录》,且其药品标签、使用说明书、内包装、外包装上都印有非处方药专有标识。非处方药专有标识图案为白色的OTC三个英文字母的组合,背景为椭圆形。背景又分为红色和绿色,红色用于甲类非处方药药品,绿色用于乙类非处方药药品和用作指南性标志。非处方药具有如下特点:应用安全、疗效确切、质量稳定、使用方便。

点 滴 积 累

处方由前记、正文、后记三部分组成,其中正文为处方的核心,以 Rp 或 R 标示,分列药物名称、剂型、规格、数量、用法用量。

第四节 患者的依从性和用药指导

患者的依从性是指患者对医师医嘱的执行程度,它是药物治疗有效性的基础。不遵守、执行医嘱的,称之为不依从,轻者贻误病情,导致药物预防治疗失败,重者会增加不良反应的发生率和加重不良反应。在影响药物治疗效果的诸多因素中,患者的不依从性越来越引起医药工作者的关注。不管是多么好的治疗方案,无论药物的选择和剂量有多么正确,如果患者不依从,药物治疗也将难以产生预期的效果。按方取药、依方用药,包括正确的剂量、恰当的用药时间和次数、规定的疗程等是执行医嘱的必经过程,在这一过程中任一环节出现不依从,偏离医生的用药要求,都会不同程度地影响治疗效果。

一、患者不依从的主要类型

1. 不按处方取药　如由于种种原因,患者擅自取舍处方中的药物。
2. 不按医嘱用药　包括擅自更改药物的剂量、用药的次数、用药途径或方法、用药时间或顺序、疗程等。
3. 不当的自行用药　如患者凭经验或直觉用药。
4. 重复就诊　如患者先后就诊于不同医院、科室,或同时正在使用其他药物而不告知就诊医生,导致相同或者相似药物重复使用。

课 堂 活 动

患者,男,53 岁,患有高血压病多年。某日突然头痛难忍,测得血压为 180/130mmHg,立即服用常备药物心痛定 20mg,十分钟后,担心血压太高会出问题,又加服了女儿新买回的拜心同 30mg。两个小时后突然晕倒,被家人送进医院。

1. 请分析患者晕倒的原因。
2. 你从该病例中获得哪些启示?
提示:心痛定和拜心同的主要成分均为硝苯地平。

二、患者不依从的主要原因

患者不依从概括起来说缘于两个方面原因:一是患者不理解医嘱而未执行,二是患者理解医嘱而不执行。主要与以下因素有关:

1. 医药人员因素　缺少与患者的沟通,对患者缺乏指导或提供的用药指导不清楚。在日常医疗工作中常因医药人员对患者联系和指导不力而使者出现不依从。如在用药过程中医药人员未向患者说明药物的作用、用法用量、不良反应及注意事项,则患者可能因自感疗效不佳而加大剂量,或出现不良反应而停用,也可能发生用药途径错误,如将栓剂口服或片剂当作栓剂用等。此外,医务人员在开具处方或书写标签时对用法说明不恰当,如"必要时服用"、"遵医嘱"、"同前"等均会使患者发生理解错误造成不依从。

2. 患者因素 患者因求治心切而盲目地超剂量用药、病情好转而中断用药、年迈残障或健忘而不能及时准确用药或重复用药、久病成医或相信他人经验而自行用药或停药、对医生缺乏信任而自行更改用药方案、担心药物不良反应或不良反应难以忍受、家庭经济拮据等。

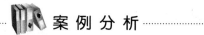 案 例 分 析

案例

患者,女,23岁。因鼻翼旁疖肿痛就医,在服用医生给开的乙酰螺旋霉素肠溶片时,为了加快药物吸收,疖尽早消退,将肠溶片掰开嚼碎服下。

分析

本例患者做法不可取。乙酰螺旋霉素为碱性药物,在小肠吸收。肠溶片表面有在胃内不易溶解的肠包衣,可保证药物进入小肠后才逐渐崩解、溶解吸收,防止药物在胃酸或胃蛋白酶的作用下降解而丧失或减弱活性,因而掰开嚼碎服下不能达到应有的治疗效果。

3. 疾病因素 如有些疾病本身症状不明显,或经过一段时间治疗后症状减轻或消失,患者缺少症状提醒而导致药物漏服。

4. 药物因素 如药片太大,使患者吞咽困难;药片太小,使一些患者(如视力和手指灵活性减退的老年人)拿、掰困难;制剂带有不良气味或颜色,使患者尤其是儿童不易接受等。

5. 药物治疗方案因素 复杂的给药方案如药物种类多、用药次数频、用药量各不相同、用药时间严格、疗程过长、用药方式不方便等,会增加患者的不依从性。

三、患者不依从的后果

患者的依从是临床药物治疗有效的基础。不依从的后果因不依从的程度不同而有差异,轻者贻误病情,可因血药浓度达不到有效浓度而导致药物防治失败;重者可因血药浓度超过中毒浓度而发生药物中毒,甚至需住院治疗。此外,患者不依从也将误导医药工作者对药物治疗结果做出错误的判断,误认为诊断有误或所采用的药物治疗无效,从而延误诊治,造成不必要的医疗浪费,甚至使患者承受更大的药物不良反应风险。

当药物治疗效果不佳时,医药工作者不要疏漏患者的依从性因素。临床上通常通过以下方法来评估患者的依从性:患者自报、服药时间记录、计数剩余药量、电子剂量监测、体液药物浓度测定,其评估结果的可信度依次递增。

四、提高患者依从性的措施

产生不依从的原因很多,改善患者的依从性应针对原因改进工作,可从以下几个方面着手:

1. 与患者建立良好的关系,赢得患者的信任与合作。医药人员要熟悉患者的心理,尊重患者的感受和观点,理解患者。

2. 简化治疗方案,提高调配水平。治疗方案复杂是造成患者不依从的主要原因之一,因此,治疗方案应尽可能地减少药品种类和用药次数,如减少一些非必需的药物、尽可能采用长效制剂或缓释制剂等。此外,药物的用法要简单、用量易掌握,以方便患者使用。

3. 加强对患者的用药指导。向患者提供用药指导能够使患者正确认识药物,以达到正确使用药物、发挥药物应有疗效的目的,尤其是对一些安全范围较窄、过早停用产生严重后果或需要长期使用的一些治疗慢性疾病的药物。在对患者进行用药指导时应根据患者的情况采用其容易接受的方式来提供有关药物的信息,应该以患者能理解的方式来进行,如使用亲切的语言、保持温和友善的态度、表现出应有的同情心等,从而使患者感到宽慰,对医药工作者产生信任感。用药指导的主要内容包括:

(1) 治疗目的:为什么要采用此药治疗;正确用药后何时会产生效果;用药后哪些症状可消失或改善;如果不用药或不能正确使用药物会出现什么情况等。

(2) 用法用量:怎样使用此药;用药的方法和技巧;何时使用此药;用量是多少;如何增减药量及用药的最大剂量;连续用药多长时间;必须按时用药。

用药方法不当是患者不依从中经常遇到的问题,尤其是一些新的或不甚普遍的剂型。如有些长效或缓释片剂必须整片吞服,不能嚼咬或掰半,否则就会失去缓释作用;口服液体制剂需要量取时应使用有刻度的量杯,汤匙(调羹)是一个模糊概念,不宜推荐;粉雾剂使用前应先用温水漱口,清除口腔异物(如有活动式义齿应取下,避免口腔内异物吸入气道),头直立,尽力呼气后将喷嘴对准口腔,用力揿压按钮喷雾,闭口咬紧,快速吸气,再屏气几秒钟,为保证药物吸入完全,可反复几次。

(3) 不良反应:预先告诉患者可能出现的不良反应和处理方法,有助于减少患者的不依从性。要告知患者用药后可能会出现哪些(主要的)不良反应;怎样识别药物的不良反应;不良反应会持续多久;不良反应的严重程度;出现后应采取何种措施;是否会影响到继续用药治疗等。

(4) 注意事项:说明用药的要求;如何贮藏药品及识别药品是否过期;用药期间的禁忌;是否需要复诊及何时复诊;复诊时需要向医生提供什么信息等。患者使用特殊药物时可向其提供各种形式的信息资料,但内容要简明扼要,易为患者理解,才能产生良好效果。

4. 经常督促、检查医嘱执行情况,及时了解、解除患者用药过程出现的问题,消除患者在用药过程中产生的顾虑,增加信任度。

点 滴 积 累

医药人员、患者、疾病、药物及治疗方案都可能是导致患者不依从的原因,从而影响药物治疗效果。医药人员要加强对患者的用药指导。

目 标 检 测

一、选择题

（一）单项选择题

1. 正确治疗的开始是（　　）

　　A. 正确诊断　　　　　　　　　　B. 确定治疗目标

　　C. 制定给药方案　　　　　　　　D. 书写处方

2. 选择药物的首要标准是（　　）

　　A. 有效性　　　　B. 安全性　　　　C. 经济性　　　　D. 方便性

3. 关于处方的书写，正确的是（　　）

　　A. 书写错误时只要改正即可

　　B. 药物名称应当使用大家熟悉的商品名

　　C. 开写医用毒性药品、精神药品、麻醉药品时应使用专用处方笺

　　D. 每位患者一次只能开一张处方

4. 安全用药不需要注意的是（　　）

　　A. 药物的禁忌证　　　　　　　　B. 配伍用药

　　C. 特殊人群用药　　　　　　　　D. 药物价格

5. 能够导致患者不依从的因素是（　　）

　　A. 医药人员对患者提供的用药指导过细

　　B. 患者不相信非医药人员的经验

　　C. 给药方案过于复杂

　　D. 制剂没有不良气味

6. 关于治疗药物监测的叙述，错误的是（　　）

　　A. 是达到理想药物治疗效果的一种方法

　　B. 临床药物治疗时必须要进行治疗药物监测

　　C. 血样的采集时间影响其结果

　　D. 血样的处理影响其结果

（二）多项选择题

1. 依给药方案治疗有效后，可进一步采取的措施是（　　）

　　A. 疾病治愈可停止治疗

　　B. 疾病未愈，但无不良反应，可继续治疗

　　C. 疾病未愈，出现严重不良反应，可继续治疗观察

　　D. 出现严重不良反应，需调整治疗方案

　　E. 长期使用普萘洛尔疾病治愈后要马上停药

2. 药物选择原则包括（　　）

　　A. 有效性　　　　　　　B. 安全性　　　　　　　C. 经济性

　　D. 方便性　　　　　　　E. 单一性

3. 给药方案是指确定（　　）

　　A. 药物剂量　　　　　　B. 给药途径　　　　　　C. 药物剂型

　　D. 给药时间　　　　　　E. 疗程

4. 能够影响患者依从性的因素有（　　）

A. 医药人员指导不当　　　　　　B. 患者求治心切

C. 疾病好转,缺乏症状提醒　　　D. 制剂有不良气味

E. 用药次数频率

二、问答题

1. 试述药物治疗的一般程序。

2. 试述治疗药物的选择原则。

3. 试述处方书写规则。

4. 试述患者不依从的后果及提高患者依从性的措施。

三、计算题

已知某药的 $\overline{C}_{ss}$ 为 40μg/ml,K 为 0.2/h,V_d 为 30.5L,F 为 0.3。如每 6 小时给药一次,每次给药剂量应为多少?

（张　健）

第三章　药品不良反应

世界卫生组织（WHO）对药品不良反应（也称药物不良反应）的定义是：在预防、诊断、治疗疾病或者调节生理功能的过程中，人接受正常剂量的药品时出现的任何有伤害的和与用药目的无关的反应。在治疗过程中所发生的任何不幸的事件可称为药品不良事件（也称不良药物事件）。药品不良事件包括了药品不良反应、药品标准缺陷、药品质量问题、用药失误和药品滥用等。药源性疾病是指不良反应发生的持续时间比较长，反应程度比较严重，可造成机体组织或器官发生功能性、器质性损害而出现各种临床症状异常的疾病状态。

第一节　药品不良反应的分类及其发生原因

一、药品不良反应的分类

目前，WHO 将药品不良反应分为 A、B、C 三种类型。

1. A 型不良反应　又称剂量相关性不良反应。

A 型不良反应是由药物本身或其代谢物引起，是药物固有药理作用的增强和持续所致。具有明显的剂量依赖性和可预见性，且与药物常规的药理作用密切相关，发生率高而致死率相对较低。例如，镇静催眠药引起的中枢抑制不良反应随剂量增加而加重。本类型不良反应发生的频率和强度与用药者的年龄、性别、机体的生理和病理状态都有很大关系。包括药物的副作用、毒性反应、首剂效应、继发反应和后遗效应等。

> ### 案例分析
>
> **案例**
>
> 患者，男，56 岁，右髋、双膝骨关节炎 15 年，慢性疼痛。曾使用阿司匹林、高剂量对乙酰氨基酚治疗，但疼痛时重时轻。最近 6 个月开始使用布洛芬，关节疼痛得以控制，因担心疼痛复发，一直未停用。近 2 周，患者出现胸口疼痛，粪便呈黑色柏油状，自服抗酸药碳酸钙片无效。
>
> **分析**
>
> ①本例患者由于关节疼痛长期使用非甾体抗炎药，出现了胃黏膜损伤的不良反应。②胃黏膜损伤属于非甾体抗炎药在治疗剂量时与治疗作用同时出现的不良反应，可预期且严重程度呈剂量依赖性，属于 A 型不良反应。③在应用可出现 A 型不良反应的药物时，必要的情况下可加用药理性拮抗剂，以减轻药物的不良反应。

2. B 型不良反应 又称剂量不相关性不良反应。

B 型不良反应是由于药物性质的变化或者用药者的特异体质引起的。反应的性质通常与药物的常规药理作用无关,反应的强度和用药剂量无关(对不同的个体来说,本类型不良反应的发生以及严重程度与剂量无关,对于同一个敏感个体来说,药物剂量与反应的强度相关),难以预见,发生率较低而致死率相对较高。本类型不良反应由患者的敏感性增高所引起,表现为药物反应发生质的改变,可能是遗传药理学变异引起的。大多数具有遗传药理学基础的反应一般在患者接触药物后才能发现,因而难以在首次用药时预防这类不良反应发生。例如,先天性缺乏血浆假性胆碱酯酶的患者,在应用琥珀胆碱时容易出现严重骨骼肌松弛、呼吸抑制。本类型不良反应包括变态反应和特异质反应。

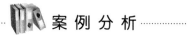 **案 例 分 析**

案例

患者,女,5 岁,咽喉疼痛,发热 38.3℃两天,其母给其服用复方新诺明,服药后约 3 小时,患儿自述浑身瘙痒,皮肤可见多处红斑,且持续加重。

分析

①本例患儿由于发热应用磺胺类药物,出现了皮肤过敏的症状。②过敏症状的发生与患者体质有关,不可预期,属于 B 型不良反应。③在应用易导致过敏反应等不可预期不良反应的药物时,要参照患者的家族史、用药史、过敏史,必要时进行皮肤过敏试验,防止过敏反应的发生。

3. C 型不良反应 发生机制尚不十分明确,大多是发生在长期用药之后,潜伏期长,且没有明确的时间联系,难以预测。例如,长期服用避孕药导致的乳腺癌、血管栓塞;孕期服用己烯雌酚导致子代女婴甚至是第三代女婴发生阴道腺癌。本类型不良反应主要包括致畸、致癌、致突变。

三种类型药品不良反应的区别见表 3-1。

表 3-1 三种类型药品不良反应的区别

	A 型	B 型	C 型
剂量	有关	无关	正常
潜伏期	短	不定	长
重现性	能	能	不能
遗传性	无关	显著	可能
体质	无关	有关	可能有关
家族性	无关	显著	可能有关
种族性(民族性)	无关	有关	无关
毒理筛选	易	难	不定
预后	一般良好	不定	不定

二、药品不良反应发生的原因

药品不良反应的发生频率和强度与药物本身的性质、用药者的生理病理状态以及环境都有很大的关系,发生的原因是非常复杂的。

（一）药物方面的因素

1. 药物的选择性　有些药物缺乏高度的选择性,在用药过程中会产生与治疗目的无关的其他组织器官功能、结构上的变化,从而产生不良反应。

2. 药物的质量控制　原料药生产过程中的中间产物的残留、药物的分解产物以及药物的质量控制标准的差异,均会造成不良反应,故组成相同的药物就可能因为不同的生产厂家而出现不良反应发生率各异的现象。

3. 药物的剂型　同一药物剂型不同,生产工艺不同,可使药物的吸收、分布不同,血药浓度不同,导致不良反应出现差异。

4. 药物的相互作用　两种或两种以上药物可以作用于同一效应器官,一些药物可影响另一些药物的吸收、分布、代谢、排泄过程,从而产生疗效或毒性上的协同或拮抗。如止泻药、抗胆碱药等可能延长某些药物在胃肠道内的滞留时间,增加药物的吸收而加重药物的不良反应。药物相互作用往往是潜在的,即在一定条件下才发生,故从药效学方面判断有时并不十分容易,但公认的结果是并用品种数与药物相互作用或不良反应发生率呈正相关。

（二）机体方面的因素

1. 生理差异

（1）种族:在人类,白色人种与有色人种之间对药物的感受性有着相当的差别。例如,乙酰化是常见的代谢反应,由于基因遗传性不同,可见快乙酰化代谢者和慢乙酰化代谢者,在使用常规剂量时,经乙酰化代谢的药物在慢乙酰化者中容易发生不良反应,用异烟肼治疗结核时,慢乙酰化者易发生周围神经炎,白色人种中快乙酰化者占30%~50%,我国快乙酰化者占70%~80%,因纽特人则可高达95%。

（2）性别:实验证明,性别对药物代谢和效应均有一定的影响。一般情况下女性对药物作用更为敏感,如氯霉素引起的再障,男女的发生率之比为1:13,保泰松引起的粒细胞缺乏症,男女的发生率之比为1:14。但也有相反的情况,不能一概而论,如药物性皮炎发病者中男性多于女性,其比率约为32:1。

（3）年龄:不同年龄段的人群对药物反应性与成年人不同。小儿和老年人肝、肾功能低下,可延缓药物的代谢和排泄,因而氨基糖苷类抗生素更易产生严重的肾功能损害。

案 例 分 析

案例

一位母亲带着她5岁的儿子来看病,孩子看上去聪明活泼,但不会讲话,听力检查显示非常严重的耳聋。据他母亲讲,他1岁半时正咿呀学语,偶然感冒发热咳嗽,当地医生给予庆大霉素肌内注射,每次2万U,2次/日,共用药5天。其后不久,他的听力变差,日益加重,以至听不见声音,他原先学会的话也不讲了,从此坠入了无声世界。

分析

①本例患儿庆大霉素的使用量属于小儿正常剂量范围，但由于小儿对药物的敏感性高于成人，造成了其耳聋。②小儿对药物代谢、排泄能力低下，易引起药物蓄积中毒，应尽量选择不良反应相对较轻的药物，同时注意药物的用法用量。庆大霉素具有较强的耳毒性，儿童属慎用人群。

（4）孕妇、哺乳期妇女：孕妇用药时需特别注意避免使用有致畸作用的药物，哺乳期妇女用药需考虑药物对乳儿的影响。例如，孕妇服用沙利度胺会导致海豹畸形胎儿的出现；吗啡是弱碱性药物，在弱酸性的乳汁中排泄量较高，易影响到乳儿。

（5）个体差异：不同的个体对同一剂量的相同药物在反应强度和反应性质方面可有明显不同，这是正常的生物学差异现象。不同个体药物代谢速率相差很大，例如，口服相同剂量普萘洛尔血药浓度可相差4～20倍。

2．病理状态

（1）肝脏疾患：肝脏疾患可降低某些主要经肝脏代谢而消除的药物的代谢，引起血浆药物浓度升高，导致不良反应出现。例如，肝硬化时利多卡因的代谢出现障碍，血药浓度显著升高，引起严重的中枢神经系统毒性。

（2）肾脏疾患：肾脏疾患时可因降低主要经肾脏排泄的药物或活性代谢产物的清除，导致血浆药物浓度升高，引起不良反应。同时也可因肾脏疾患引起对药物的敏感性改变而产生不良反应。此外，还可因为药物本身加重肾脏的损伤而引起不良反应。例如，地高辛如果在有肾功能损伤的患者中使用常规剂量，将不可避免地产生很高的血药浓度而出现毒性反应；氨基糖苷类抗生素在肾脏疾病患者中如果不减少剂量，则有可能进一步损伤肾功能；呋喃妥因几乎无一例外地在治疗肾脏疾病患者时引起外周神经异常。

3．其他因素　患者的营养状况和饮食习惯会影响药物的作用，同时也会影响到药物的不良反应。营养不良时，患者对药物作用较敏感，对不良反应的耐受性也较差。长期低蛋白饮食或营养不良时，可使肝细胞微粒体酶活性下降，药物代谢速度减慢，易引起不良反应。用某些饮料送服药物可引起不良反应，如柚子汁可使特非那定的血药浓度成倍增高而引起心、脑等脏器损害。

点 滴 积 累

1．药品不良反应可分为三型：A 型（剂量相关型）、B 型（剂量不相关型）、C 型。
2．药品不良反应发生的原因
（1）药物方面的原因：①药物选择性；②药物质量；③药物剂型；④药物相互作用。
（2）机体方面的原因：①生理因素：种族、性别、年龄、孕妇、哺乳期妇女、个体差异；②病理状态：肝脏疾患、肾脏疾患；③其他：营养情况等。

第二节　药品不良反应因果关系评定依据和评定方法

药品不良反应的评定正确与否直接关系到患者目前及将来的治疗，关系到对药物的正确评价、合理用药以及新药研究的进程。因此,严格遵循临床诊断的步骤和思维方法,注重调查研究与收集资料,在此基础上综合分析作出正确判断,对于患者的治疗以及药物评价具有重要的意义。

一、药品不良反应因果关系评定依据

药品不良反应的发生是否与所用药物有关,怎样评价两者之间的相关性,这是确定药品不良反应的重要一环。因果关系评定的主要依据有:

1. 时间联系　确定不良反应是在用药期间发生的,还是在没有使用该药之前就已经存在。

2. 既往报道和评述　如果有,则有因果关系存在的可能性;如果没有,则要进行更详细的研究,确定是否属于新发生的或新发现的不良反应,并寻找发生的可能原因及药理学基础,以便解释和确定彼此之间的关系。

3. 发生事件后撤药的结果　不良反应一旦发生,常停药并施以对症治疗,如果停药后症状得到缓解或根除,则可认为二者间存在因果关系的可能性。

4. 再次用药结果　不良反应症状消除后,再次用药出现相同症状,停药则再次消失,以前确定的因果关系被再次证实,则可认为二者间确实存在因果关系。如果再用药不出现以前的症状,则看是否能用现有的理论解释清楚:如果能,可以确定存在因果关系;如果不能,则怀疑或否定存在因果关系。

5. 影响因素甄别　详细询问病史和复述病历,寻找是否存在影响或干扰这种因果关系的其他因素,如饮食因素、环境因素等。

在上述诸因素逐一确定后,则综合各种联系最后确定因果关系,完成报告。

二、药品不良反应因果关系评定方法

药品不良反应因果关系评价是最为困难的问题,至今仍无统一的评价标准,大体上可分为微观评价和宏观评价。

(一)微观评价

微观评价是指具体的某一不良反应事件与药物之间的因果关系的判断,即个案因果关系判断。目前常用的评价方法有以下两种:

1. Karch 和 Lasagna 评定方法　该评定方法按因果关系的确定程度分为肯定、有可能、可能、条件、可疑五种。国家药品不良反应监测中心所采用的方法系在此法基础上发展而来的,分为5级标准:

肯定　用药时间顺序合理;与已知药品不良反应相符合;停药后反应停止;重新用药,反应再现。

很可能　时间顺序合理;与已知药品不良反应相符合;停药后反应停止;无法用患者疾病进行合理解释。

可能　时间顺序合理;与已知药品不良反应相符合;患者疾病或其他治疗也可造成这样的结果。

可疑　时间顺序合理;与已知药品不良反应相符合;不能合理地用患者疾病解释。

不可能　不符合上述标准。

2. 计分推算法　本方法对时间顺序、是否已有类似反应资料等基本问题都予以打分，最后根据所计总分评定因果关系等级。按以下问题回答计分（表3-2）。

表3-2 计分推算法评定因果关系等级

项目	是	否	不知道	计分
该反应以前是否已有报告	+1	0	0	
该不良反应是否在使用所疑药物后出现	+2	−1	0	
当所疑药物停用后，使用特异的对抗剂之后不良反应是否改善	+1	0	0	
再次使用所疑药物，不良反应是否再次出现	+2	−1	0	
是否有其他药物之外的原因引起这种反应	−1	+2	0	
给安慰剂后这种反应是否能再次出现	−1	+1	0	
血中或其他体液中的药物浓度是否为已知的中毒浓度	+1	0	0	
增大药物剂量反应是否加重；减小药物剂量反应是否减轻	+1	0	0	
患者以前用过相同或类似的药物是否也有相同或类似的反应	+1	0	0	
该不良反应是否有客观检查予以确认	+1	0	0	

肯定有关：总分≥9分；很可能有关：总分5~8分；可能有关：总分1~5分；可疑：总分≤0分

（二）宏观评价

宏观评价是指通过运用流行病学的研究手段和方法来验证或驳斥某一不良反应事件与药物之间的因果关系的假说。收到一批同类报告后，经系统研究和分析后统一评价，可产生药物警戒信号、采取措施等。一般分为三期：

1. 信号出现期 从不良反应潜伏到发现疑问。

2. 信号加强期 微弱的信号发展成强烈的疑问。在该期的末尾，将出现对该药物的药政管理措施，如说明书的修订、用药指征的限制，或是医学刊物发表有关的文章。

3. 信号评价期 大量信号产生需对该产品采取相应措施的时期。

━━ 点 滴 积 累

1. 药品不良反应因果评定依据：时间联系、既往报道和评述、撤药的结果、再次用药的结果、是否混杂其他因素。

2. 药品不良反应因果评定方法

（1）微观评价：Karch 和 Lasagna 评定方法、积分推算法。

（2）宏观评价：信号出现期、信号加强期、信号评价期。

第三节 药品不良反应监测和报告

药品不良反应监测和报告是指药品不良反应的发现、报告、评价和控制的过程。

一、药品不良反应监测

（一）药品不良反应监测的作用

新药在上市前的临床试验通常只是在数百例患者中观察药物的疗效和不良反应，

仅仅是最常见的急性剂量依赖性不良反应可以发现，对于一些少见甚至罕见的不良反应只能在上市之后的监测中发现。

药品不良反应监测是发现药物新的和罕见不良反应及药源性疾病的主要方法。例如，抗精神病药氯氮平于 1975 年在芬兰上市，上市前仅有 200 例临床研究，上市后 6 个月内，芬兰国家药物监测中心从 3200 例用药者中发现 17 例发生严重的粒细胞缺乏症和中性粒细胞减少症。这样的例子说明上市后不良反应监测在发现上市前临床研究中不能发现的不良反应中的重要性，同时说明临床医生自愿呈报不良反应在评价新药安全性中的重要作用。迄今没有任何方法可以预测这些不良反应，只有在临床应用中达到一定数量的患者才能被发现。

（二）药品不良反应监测的方法

1. 自愿呈报系统 这是一种自愿而有组织的报告系统，是由国家或地区设立的专门的药品不良反应监测中心，通过监测报告把大量分散的不良反应病例收集起来，再经加工、整理、因果关系评定后储存，并将不良反应信息及时反馈给监测报告单位以保障用药安全。目前，世界卫生组织国际药物监测合作中心的成员国大多采用这种方法。其优点是监测覆盖面大、监测范围广、时间长、简单易行。药物上市后自然被加入被监测系统，没有时间限制。缺点是存在资料偏差和漏报现象。

2. 义务性监测 义务性监测是要求医生报告每一例不良反应，这样的报告方式优点在于监测全面，报告准确，不容易出现遗漏的现象。

3. 集中监测系统 集中监测系统是指在一定时间、一定范围内根据研究目的分为病源性监测和药源性监测。病源性监测是以患者为线索，了解患者用药及不良反应情况。我国集中监测系统采用重点医院监测和重点药物监测相结合的监测系统。

（1）重点医院监测：指定有条件的医院，报告不良反应和对药品不良反应进行系统监测研究。这种方法覆盖面虽然较小，但针对性强，准确性高。

（2）重点药物监测：主要是对一部分新药进行上市后的监测，以便及时发现一些未知或非预期的不良反应，并作为这类药物的早期预警系统。哪些新药需要重点监测由药品不良反应专家咨询委员会决定。

集中监测系统通过对资料的收集和整理，对药品不良反应全貌有所了解，如药品不良反应出现的缓急、轻重程度、出现的部位、持续时间、是否因不良反应而停药、是否需要延长住院期限、各种药物引起的不良反应发生率及转归等。

4. 记录联结 记录联结是指通过独特的方式把各种信息联结起来，可能会发现与药物有关的事件。通过分析提示药物与疾病间和其他异常行为之间的关系，从而发现某些药物的不良反应。如通过研究发现镇静催眠药与交通事故之间存在相关性，证实镇静催眠药有嗜睡、精力不集中的不良反应，建议驾驶员、机械操作者慎用。记录联结的优点是监测大量的人群，有可能发现不常用药物的不常见不良反应。

5. 记录应用 记录应用是在一定范围内通过记录使用研究药物的每个患者的所有有关资料，以提供没有偏性的抽样人群，从而了解药品不良反应在不同人群的发生情况，计算药品不良反应发生率，寻找药品不良反应的易发因素。根据研究的内容不同，记录应用规模可大可小。

二、药品不良反应报告

（一）监测报告系统

我国药品不良反应监测报告系统由国家食品药品监督管理总局主管，由国家药品不良反应监测中心和专家咨询委员会、省市级中心监测报告单位组成。

1. 国家药品不良反应监测中心　中心具体负责全国药品不良反应监测工作，其主要任务是承担全国药品不良反应资料的收集、管理、上报工作，对省、自治区、直辖市药品不良反应监测专业机构进行业务指导；承办国家药品不良反应监测信息网络的建设、运转和维护工作；组织全国药品不良反应专家咨询委员会的工作；组织药品不良反应教育培训，编辑、出版全国药品不良反应信息刊物；组织药品不良反应监测领域的国际交流与合作；组织药品不良反应监测方法的研究；承担国家药品监督管理部门委托的其他工作。

2. 药品不良反应专家咨询委员会　委员会由医学、药学、药物流行病学、统计学等学科专家组成。其任务是向有关行政部门提出全国药品不良反应监测工作规划建议；制定需要重点监测的药品不良反应名单；向国家药品不良反应监测中心提供技术指导和咨询；协助国家药品不良反应监测中心组织的重点药物流行病学调查研究；对不良反应严重的药物提出管理的措施、方案和建议。具体建议一般包括：进一步做药物流行病学调查或实验研究；提请医药卫生人员注意；建议制药企业修改说明书；暂停销售，责成重点监测医院进行系统考察；停止或终止生产等。

3. 省、自治区、直辖市药品不良反应监测中心　省、自治区、直辖市药品不良反应监测中心具体负责本辖区的药品不良反应监测工作。其主要职责是根据国家药品不良反应监测中心和本辖区有关行政部门的计划，安排、组织本辖区的药品不良反应监测工作；收集、整理、分析、评价本辖区药品不良反应监测报告，并按规定及时向国家药品不良反应监测中心报告；在药物的安全性方面定期向辖区有关行政部门报告并提供咨询；编辑、出版有关药品不良反应资料，开展宣传教育、技术培训、学术交流工作，为合理、安全用药提供信息；向本辖区的药品不良反应监测网络系统反馈信息；指导本辖区的药品不良反应监测中心，开展信息交流与技术合作；承担本辖区有关行政部门交办的其他任务。

（二）监测报告程序

药品不良反应监测报告实行逐级定期报告制度。严重或罕见的药品不良反应必须随时报告，必要时可以越级报告。许多国家要求制药企业对其产品有关的药品不良反应作出"迅速报告"，这种报告在时间选择上各有解释，美国 FDA 要求制药企业在收到或获悉不良反应监测管理办法中要求对其中严重、罕见或新的不良反应病例须用有效方式快速报告，必要时可以越级报告，最迟不超过 15 个工作日。

药品生产、经营、使用的单位和个人发现可疑的药品不良反应病例时，需进行详细记录、调查，并按要求填写报表，最迟不超过 15 个工作日。

我国目前医院报告药品不良反应，一般由医师或临床药师填写报告表，交临床药学室，该室对收集的报告进行整理、加工，对疑难病例由医院药品不良反应监测组分析评定，然后全部上报辖区药品不良反应监测中心和国家药品不良反应监测中心。国家药品不良反应监测中心将有关报告上报世界卫生组织药物监测合作中心。

世界卫生组织药物监测合作中心要求各成员国每 3 个月以报告卡或磁盘方式向中

心报告所收集到的不良反应。世界卫生组织药物监测合作中心将报告汇总分类后定期向各成员国反馈不良反应信息资料。

------点 滴 积 累------

1. 药品不良反应监测的方法：自愿呈报系统、义务性监测、集中监测系统、记录联结、记录应用。

2. 药品不良反应监测报告实行逐级定期报告制度。严重或罕见的药品不良反应必须随时报告，必要时可越级报告。

第四节　药品不良反应的防治原则

理想的药物治疗是以最小的药品不良反应风险来取得最佳的治疗效果，因此，应当尽量减少甚至是避免不良反应的发生。预防不良反应应从多方位多层次地规范药品研究、生产、使用和监督管理，始于上市前的研究，贯穿于整个治疗过程。

一、新药上市前严格审查

对新药的审批必须坚持一个原则，即新药在用药的安全性和（或）有效性方面比过去已经许可生产、使用的同类药物有显著的优点才能获得批准生产，这是保障安全用药、减少药品不良反应的最基本的安全措施。

新药的研究和开发必须遵循临床前药理试验与临床试验指导原则，完成试验，提供完整的试验研究和临床观察资料。

二、新药上市后追踪观察

由于上市之前的试验研究有着它的局限性，不良反应还不能完全被发现，必须继续进行大量临床观察跟踪研究，以逐渐发现新的不良反应。我国将上市 5 年以内的药品纳入新药的范畴，就是为了保证新药不良反应监测的时间长度，这对保证用药的安全性具有重要意义。

课 堂 活 动

拜斯亭（西立伐他汀）是由德国拜耳公司研制并于 1997 年上市，1999 年进入中国市场。自拜斯亭推入市场后，全世界 80 多个国家有超过 600 万患者使用该药。美国 FDA 收到 31 例因拜斯亭引起横纹肌溶解导致死亡的报告，全球共有 52 例因服用拜斯亭产生横纹肌溶解所致的死亡报告。据 FDA 资料记录，拜斯亭引起致死性横纹肌溶解反应显著多于已经上市的其他同类产品。2001 年 8 月 8 日，拜耳公司宣布：即日起从全球医药市场主动撤出其降胆固醇药物拜斯亭。至此，西立伐他汀在全球停用。

1. 为什么西立伐他汀的这一严重不良反应没有在上市前的临床研究中发现？
2. 从这一不良反应事件中，我们可以得到什么启示？

三、合理使用药品

合理使用药品是保证药效、减轻不良反应最重要的因素,它涉及医药工作者和患者本人。

(一)医师

1.详细了解患者的病史、药物过敏史和用药史。患有某些疾病的患者在使用药物时要特别注意药物的禁忌证,如哮喘患者不宜使用β受体拮抗药。对某药有过敏史的患者应终身禁用该药;对可能发生严重过敏反应的药物,可通过皮肤过敏试验等方法来筛查用药禁忌的患者。

2.严格掌握药物的用法、剂量、适应证和禁忌证,尽量根据患者的生理与病理学特点实行个体化给药方案。

3.联合用药时要注意药物相互作用。可用可不用的药物尽量不用;在必须联合用药时,要兼顾增加疗效与减少药品不良反应。

4.用药过程中密切观察患者反应,发现异常时应尽快查明原因,及时调整剂量或更换治疗药物。必要时采用治疗药物监测手段及时调整给药方案,指导合理用药。

(二)药师

1.严格审查医师处方,进一步确认处方的正确性,排除可能的配伍禁忌以及药物相互作用,保证患者用药安全。

2.认真调配药品,保证严格按照医师正确的处方为患者调配药品,坚决杜绝由于处方调配错误给患者带来危害。

3.在药品的生产和经营企业中,药师要对药品质量负责。

(三)护师

1.严格正确地执行医嘱。医嘱的正确执行是保证疗效的前提,护师必须提高责任心,按时按量给患者用药。

2.督促患者,提高患者的依从性。很多患者缺乏医学药学的基本常识,护师必须配合医师的工作,提高患者对于足量足疗程用药重要性的认识程度,最终在尽量避免不良反应的同时取得最好的疗效。

3.护师通过对患者的护理和观察,有利于药品不良反应的发现。通过及时得当的处理,把不良反应对于患者的危害降到最低程度。

(四)患者

1.不能轻信药品广告。有些药品广告夸张药品的有效性,而对药品的不良反应只字不提,容易造成误导。

2.不要盲目迷信新药、贵药、进口药。有些患者认为,凡是新药、贵药、进口药就一定是好药,到医院里点名开药或者在不清楚自己病情的情况下就到药店里自己买药,这些都是不恰当的。

3.严格按照规定的用法用量服药。用药前应认真阅读说明书,不能自行增减药物的剂量。用药剂量过低达不到治疗目的,剂量过大又会引起不良反应。

4.患者应提高自我保护意识。用药后如出现异常的感觉或症状,应停药就诊,由临床医生诊断治疗。

四、及时处理药品不良反应

一旦发现药品不良反应发生,若治疗允许,首先停用一切药物。这样既可以终止药物对机体的继续损害,又有助于诊断和采取治疗措施。药品不良反应多有自限性特点,停药后常无须特殊处理,症状可逐渐缓解。如果遇到严重的不良反应如过敏性休克、药物性肝肾功能损伤等应采取对症治疗,以减轻不良反应造成的损害。如果药物中毒较为严重,可酌情采用拮抗剂治疗,或者采用透析支持疗法。

点 滴 积 累

药品不良反应的防治原则:新药上市前严格审查、新药上市后追踪观察、合理用药、及时处理。

目 标 检 测

一、选择题

(一)单项选择题

1. 属于 C 型不良反应的是(　　)
   A. 特异质反应　　　　　　　　B. 后遗效应
   C. 变态反应　　　　　　　　　D. 三致反应

2. 药品不良反应因果关系评定标准分为(　　)
   A. 三级　　　　B. 四级　　　　C. 五级　　　　D. 六级

3. 属于 A 型不良反应特点的是(　　)
   A. 与药物无关　　　　　　　　B. 潜伏期长
   C. 具有重现性　　　　　　　　D. 与患者体质有关

4. 不属于药品不良反应的防治原则的是(　　)
   A. 新药上市前严格审查　　　　B. 任何情况下,都不宜用药物拮抗
   C. 合理使用药品　　　　　　　D. 不良反应一旦发生,立即停用一切药物

5. 不属于药源性疾病的是(　　)
   A. 器官移植术后的排斥反应　　B. 糖皮质激素引起肾上腺皮质功能减退
   C. 氯霉素引起再生障碍性贫血　D. 苯妥英钠引起巨幼细胞贫血

6. 药源性疾病发生后,下列措施不当的是(　　)
   A. 明确引起疾病的药物种类之后,方可停药
   B. 不能明确引起疾病的药物种类,可逐个停用
   C. 使用拮抗药物
   D. 进行对症治疗

(二)多项选择题

1. 属于 B 型不良反应的是(　　)
   A. 毒性反应　　　　　B. 副作用　　　　　C. 特异质反应
   D. 变态反应　　　　　E. 后遗效应

2. 患者的下列做法不正确的是（　　　）

    A. 看广告使用药物   B. 药效不明显时，擅自增加药物剂量

    C. 认为进口药、贵药就是好药   D. 应用药物出现不适症状，及时就诊

    E. 为了防止不良反应，减少药物剂量

二、问答题

1. 简述药品不良反应的类型。

2. 简述药品不良反应发生的原因。

3. 简述防治药品不良反应的原则。

三、实例分析

1. 患者，女，37岁，因右踝部肿痛3天，局部见脓性分泌物入院。诊断为左足蜂窝炎。给予局部外用消毒杀菌药处理，做青霉素皮试（−）后，给予青霉素800万U加5%葡萄糖250ml中静脉滴注，液体滴入50ml后患者突感呼吸困难、胸闷、心慌、四肢发凉，继之烦躁不安、神志不清。查体：体温37℃，脉搏85次/分，呼吸30次/分，血压85/50mmHg，神志欠清，叫之能应，口唇发绀，双肺（−），心率85次/分，心音有力，四肢末梢凉，发绀。患者出现的是何种不良反应？此不良反应按照分类可归入哪一类别？

2. 患者，男，65岁，因感冒发热，给予硫酸链霉素静脉滴注，24万U/d，用药3日。患者用药后出现头晕、耳鸣，听力减退迹象。患者头晕、耳鸣是由于什么原因引起的？在用药过程中可有不当之处？

（宋　芸）

第四章 药物相互作用

药物相互作用是指同时或相继使用两种或两种以上药物时，其中一种药物作用的强度、持续时间甚至作用性质受到另一种药物的影响而发生明显改变的现象。理论上，药物相互作用对患者的影响有三种情况：有益、无关、有害。但实际上药物相互作用常常只在对患者造成有害影响时才引起充分的注意。所以狭义的药物相互作用通常是指两种或两种以上药物在患者体内共同存在时产生的不良影响。两种药物（A 和 B）间发生的相互作用，有时是单向的，即 A 药单独影响 B 药的效应，B 药对 A 药无影响；也有时候是双向的，即 A 药影响 B 药，同时 B 药也会影响 A 药。其结果可能是药效降低或失效，也可能是毒性增加，总之这种影响是单用一种药物时所没有的。

第一节　体外药物相互作用

药物体外相互作用是指患者用药之前（即药物尚未进入机体之前），药物相互间发生化学或物理性相互作用，使药性发生变化，也就是一般所说的理化性配伍禁忌。药物体外相互作用多发生于液体制剂，如在静脉输液中或注射器内即可发生。向静脉输液中加入一种甚至几种药物是临床常用的治疗措施，但是必须认识到不是任何药物都可以随意加入任何静脉输液中，当它们一起加入输液中时，药物之间有可能发生相互作用，使注射液出现物理化学性质方面的变化。

一、分类

1. 可见配伍变化　包括溶液混浊、产气、沉淀、结晶及变色。可见配伍变化，应在混合后仔细观察，大多数是可以避免的。有些可见配伍变化不是立即发生的，而是在使用过程中逐渐出现的，更应该引起足够的重视。例如，20% 磺胺嘧啶钠注射液（pH 9.5～11）与 10% 葡萄糖注射液（pH 3.5～5.5）混合后，由于 pH 明显改变（pH 小于 9.0），可使磺胺嘧啶结晶析出，这种结晶从静脉进入微血管，有可能造成栓塞。

2. 不可见配伍变化　包括水解反应、效价下降、聚合变化，肉眼不能直接观察到的直径 50μm 以下的微粒等潜在地影响药物对人体的安全性和有效性。例如，氨基酸注射液中不能加入任何药物，因为对酸不稳定的药物在这种营养液中容易降解；还有可能与青霉素形成变态反应性结合体，加重青霉素的变态反应。

二、常见注射剂配伍变化发生原因

1. 沉淀　在配制液体药物时，由于理化因素产生沉淀，影响疗效。产生沉淀的原因有：

（1）注射液溶媒组成改变：因改变溶媒的性质而析出沉淀，某些注射剂内含非水溶剂，目的是使药物溶解或制剂稳定，若把这类药物加入水溶液中，由于溶媒性质的改变而析出药物产生沉淀，如氯霉素注射液（含乙醇、甘油等）加入 5% 葡萄糖注射液或 0.9% 氯化钠注射液中，可析出氯霉素沉淀。

（2）电解质的盐析作用：主要是亲水胶体或蛋白质药物自液体中被脱水或因电解质的影响而凝集析出，如两性霉素 B 注射剂与 0.9% 氯化钠注射液合用可发生盐析作用而出现沉淀。

（3）pH 改变：pH 发生改变时，药物的溶解性也会发生改变，通常会导致药物的析出，如 5% 硫喷妥钠 10ml 加入 5% 葡萄糖注射液 500ml 中产生沉淀，系由于 pH 下降所致。

（4）形成络合物：头孢菌素类与 Ca^{2+}、Mg^{2+} 等金属离子形成难溶性络合物析出沉淀。

2．变色　由于化学反应导致新的有色物质产生而引起。酚类化合物、水杨酸及其衍生物以及含酚羟基的药物如肾上腺素与铁盐发生络合作用，或受空气氧化都能产生有色物质，维生素 C 与氨茶碱、多巴胺等合用均可导致颜色改变。

3．产气　碳酸盐、碳酸氢盐与酸类药物配伍，铵盐与碱类药物配伍均可产生气体。

4．效价下降　某些药物在水溶液中不稳定，易分解失效，如与其他药物合用，分解可能加速，药物活性有可能大幅下降。如乳酸根可加速氨苄西林的水解，氨苄西林在含乳酸根的复方氯化钠注射液中，4 小时效价损失 20%。

5．聚合反应　1%（*W/V*）氨苄西林的储备液在放置期间，会发生变色、溶液变黏稠、形成沉淀，是由于形成聚合物所致。

三、注射剂配伍变化的预测

根据注射药物的理化性质，将预测变化分为七类。

A I 类为水不溶性的酸性物质制成的盐，与 pH 较低的注射液配伍时易产生沉淀。如青霉素类、头孢菌素类、苯妥英钠等。

B I 类为水不溶性的碱性物质制成的盐，与 pH 较高的注射液配伍时易产生沉淀。如红霉素乳糖酸盐、盐酸氯丙嗪、盐酸普鲁卡因等。

AS 类为水溶性的酸性物质制成的盐，其本身不因 pH 变化而析出沉淀。如维生素 C、氨茶碱、葡萄糖酸钙、甲氨蝶呤等。

BS 类为水溶性的碱性物质制成的盐，其本身不因 pH 变化而析出沉淀。如硫酸阿托品、盐酸多巴胺、硫酸庆大霉素、盐酸林可霉素、马来酸氯苯那敏等。

N 类为水溶性无机盐（如氯化钾）或水溶性不成盐的有机物（如葡萄糖），其本身不因 pH 变化而析出沉淀，但可导致 AS、BI 类药物产生沉淀。这类物质还包括碳酸氢钠、氯化钠、葡萄糖氯化钠、甘露醇等。

C 类为有机溶媒或增溶剂制成不溶性注射液（如氢化可的松），与水溶性注射剂配伍时，常由于溶解度改变而析出沉淀。该类物质还有氯霉素、维生素 K_1、地西泮等。

P 类为水溶性具有生理活性的蛋白质（如胰岛素），pH 变化、重金属盐、乙醇等都影响其活性或使产生沉淀。该类物质还包括抗利尿激素、透明质酸酶、催产素、肝素钠等。

A I、B I 型注射液产生沉淀的 pH（pH_p）可用 Henderson-Hasselbalch 缓冲平衡式计算：

弱酸性药物的盐：$pH_p = pK_a + \lg[(S - S_0)/S_0]$

弱碱性药物的盐：$pH_p = pK_a + \lg[S_0/(S - S_0)]$

式中，S 为药物的总溶解度，S_0 为未解离药物的溶解度，均以 mol/L 计算。

■ 点 滴 积 累

1. 药物体外相互作用分为可见配伍变化和不可见配伍变化，前者包括混浊、产气、沉淀、结晶及变色，后者包括水解反应、效价下降、聚合变化。

2. 注射剂配伍产生沉淀的原因包括注射液溶媒组成改变、电解质的盐析作用、pH改变、形成络合物。

第二节 药动学方面的相互作用

一种药物的吸收、分布、代谢和排泄速率等常受合用的其他药物的影响而有所改变，从而使体内药量或血药浓度增减导致药效增强或减弱，即药物动力学相互作用。

一、吸收过程的药物相互作用

药物在给药部位的相互作用影响到药物的吸收，多数情况下表现为妨碍吸收，但也有促进吸收的例子。药物在胃肠道吸收时相互影响的因素有：

1. 胃肠道 pH 药物在胃肠道的吸收主要通过被动扩散方式进行，药物的脂溶性是决定这一被动扩散过程的重要因素。药物的非解离部分脂溶性较高，易扩散通过生物膜，而解离部分脂溶性较低，扩散能力较差。pH 对药物解离程度有重要影响：酸性药物在酸性环境以及碱性药物在碱性环境下解离程度低，药物非解离部分占大多数，因而脂溶性较高，较易透过生物膜被吸收；反之，酸性药物在碱性环境下或碱性药物在酸性环境下解离程度高，因而脂溶性低，扩散透过生物膜的能力差，吸收减少。因此药物与能改变胃肠道 pH 的其他药物合用，其吸收将会受到影响。例如，水杨酸类药物在酸性环境的吸收较好，若同时服用碳酸氢钠，将减少水杨酸类药物的吸收。

2. 络合作用 许多药物口服时，在胃肠道中发生相互作用而形成络合（包括螯合）物和复合物，使吸收状况发生改变。含有二、三价的阳离子（Ca^{2+}、Fe^{2+}、Mg^{2+}、Al^{3+}、Bi^{3+}、Fe^{3+}）的药物，可与其他药物发生作用，产生不溶解和难以吸收的络合物。例如，四环素的吸收受磷酸钙等严重影响，铁剂可显著降低四环素吸收，氢氧化铝凝胶可影响地高辛、乙胺丁醇、氯丙嗪等的吸收。

3. 吸附作用 活性炭、矽碳银、阴离子交换树脂如考来烯胺、考来替泊有较强的吸附作用，能吸附很多有机化合物，如维生素、抗生素、激素和生物碱等，使合用的药物血药浓度降低。

4. 胃肠运动 胃肠运动能影响药物的吸收。由于大多数药物在小肠上部吸收，所以改变胃排空、肠蠕动速率等因素能明显影响药物到达小肠吸收部位的时间和在小肠滞留的时间。胃肠蠕动加快，药物很快通过胃到小肠，药物起效快，但在小肠滞留时间短，经粪便排出也快，因此可能吸收不完全；相反，胃肠蠕动减慢，药物经胃到达小肠的时间延长，药物起效慢，但药物在肠道的停留时间长，可能吸收完全。例如，抗胆碱药溴丙胺太林延缓胃排空，减慢对乙酰氨基酚在小肠的吸收；甲氧氯普胺则通过加速胃排空，使对乙酰氨基酚的吸收加快。同样原因，阿托品延缓利多卡因的吸收。泻药明显加快肠蠕动，则可减少药物的吸收。

5. 食物　一般情况下食物可减少药物的吸收。利福平、异烟肼和左旋多巴等可因进食而吸收缓慢，但对药物吸收总量未有影响。螺内酯与普通早餐同服，吸收量明显高于空腹服药。某些脂溶性药物，如灰黄霉素与高脂肪的食物同服，可明显增加吸收量。

6. 肠吸收功能　一些药物如新霉素、对氨基水杨酸和环磷酰胺等能损害肠黏膜的吸收功能，引起吸收不良。新霉素与地高辛合用时，后者吸收减少，血浆浓度降低，对氨基水杨酸可使与之合用的利福平血药浓度降低一半。

7. 其他因素　消化液是某些药物重要吸收条件。硝酸甘油片舌下含服，需要充分的唾液帮助其崩解和吸收，同服抗胆碱药，则由于唾液分泌减少而使之降效。

局麻药液中加入缩血管药，用药部位的局部血管收缩，局麻药吸收减少，全身作用会减轻，同时可保持较长时间的麻醉效果。

某些药物合并用药往往影响胃肠道黏膜内外酶和其他酶系统，从而影响药物的吸收。如秋水仙碱能抑制肠黏膜中多种酶系统（如蔗糖酶、麦芽糖酶、乳酸酶等）而影响肠黏膜的增生，使空肠形态发生变化，维生素 B_{12} 的正常吸收减少，引起巨幼细胞贫血。

肠内细菌可通过各种生化反应使许多药物发生变化。抗生素可抑制肠道菌丛，使药物正常生化不能进行，从而改变药效。长期服用四环素、氯霉素和新霉素等抗生素，可干扰肠道菌丛合成维生素 K，使其来源减少，从而加强抗凝血药的作用，应适当减少抗凝血药的剂量。

二、分布过程的药物相互作用

药物在此环节的相互作用方式，可表现为相互竞争血浆蛋白结合部位，改变游离型药物的比例，或者改变药物在某些组织的分布量，从而影响它们的消除。

1. 竞争蛋白结合部位　药物被吸收进入血液循环后，有一部分与血浆蛋白发生可逆性结合，呈结合型，另一部分为游离型。结合型药物有以下特性：①不呈现药理活性；②不能通过血管壁；③不被肝代谢；④不被肾排泄。

当药物合用时，它们可能在蛋白结合部位发生竞争，结果使某一药物从蛋白结合部位被置换出来变成游离型，有更多的游离型药物作用靶位受体，这样在剂量不变的情况下，加强了该药的药理作用，甚至加大了该药的毒性。这种现象在与血浆蛋白结合率高的药物更值得注意。常见的血浆蛋白结合率高的药物有水杨酸类、保泰松、丙磺舒、香豆素类抗凝血药、苯妥英钠、青霉素类、硫喷妥钠、磺胺药、磺酰脲类降糖药、吲哚美辛等。例如，阿司匹林加大甲氨蝶呤的肝脏毒性，保泰松对华法林的蛋白置换作用使后者延长凝血酶原时间的作用明显加强，水合氯醛使华法林的抗凝作用加强，磺胺药使甲苯磺丁脲的作用加强，引起低血糖（表4-1）。

表 4-1 药物在蛋白结合部位的置换作用

被置换药	置换药	结果
甲苯磺丁脲	水杨酸盐、保泰松、磺胺药	低血糖
华法林	水杨酸盐、氯贝丁酯、水合氯醛	出血
甲氨蝶呤	水杨酸盐、磺胺药	粒细胞缺乏
硫喷妥钠	磺胺药	麻醉时间延长
胆红素	磺胺药	新生儿核黄疸

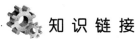 知 识 链 接

血浆蛋白结合的竞争置换对药效的影响

通过体外试验很容易证明,许多药物间均存在血浆蛋白结合的置换现象。过去一度认为它是临床上许多药物相互作用的一个重要机制,但近年来更仔细的研究得出结论:大多数置换性相互作用并不产生任何有临床意义的后果。因为置换使游离型药物增多,可被肾小球滤过和代谢的药物也增多。这些置换下来的药物很快离开血浆室,血中游离型药物的浓度一般只经历短暂的升高,便又重新恢复原有的平衡,所以通常并不致引起药理效应的改变。

2. 改变组织分布量

(1)改变组织血流量:一些作用于心血管系统的药物,能够改变组织的血流量。例如,去甲肾上腺素(NA)减少肝脏血流量,使利多卡因在肝脏中的代谢减慢,血中利多卡因浓度增高;反之异丙肾上腺素增加肝脏血流量,因而增加利多卡因在肝脏中的分布及代谢,使其血药浓度降低。

(2)改变组织结合位点上的竞争置换:与药物在血浆蛋白上的置换一样,类似的反应也可发生于组织结合位点上,而且置换下来的游离型药物可返回到血液中,使血药浓度升高。由于组织结合位点的容量一般都很大,这种游离型药物浓度的升高通常是短暂的,但有时也能产生有临床意义的药效变化。例如,奎尼丁能将地高辛从其骨骼肌的结合位点上置换下来,增高地高辛的血药浓度(奎尼丁也能影响地高辛的肾脏排泄),引起毒性反应。

三、代谢过程的药物相互作用

大部分药物主要在肝脏由肝微粒体酶(肝药酶)催化而代谢,使脂溶性药物转化为极性较高的水溶性代谢物,再经肾脏排出体外;在其他组织中的酶如血浆或肾脏中的酶对药物转化也有作用,但属于次要途径。肝微粒体酶的活性高低直接影响到许多药物的代谢,因此,影响药物代谢的相互作用占药动学相互作用的 40%,是临床意义最为重要的一种药动学相互作用,其作用有以下两种:

1. 酶诱导 一些药物能增加肝药酶的合成或者提高肝药酶的活性,称之为酶诱导。它们通过这种方式加速另一种药的代谢而干扰该药的作用。不少药物具有酶诱导作用(表 4-2)。由于大多数药物在体内经过生物转化后,其代谢产物失去药理活性,因此大

多数情况下,酶诱导的结果是使受影响药物的作用减弱或缩短。例如,患者在口服抗凝血药双香豆素期间加服苯巴比妥,后者使血中双香豆素的浓度下降,抗凝作用减弱,表现为凝血酶原时间缩短,双香豆素必须应用较大剂量才能维持其治疗效应。又如,癫痫患儿长期服用苯巴比妥与苯妥英钠易出现佝偻病,因为二药均有酶诱导作用,提高维生素 D 的代谢率,影响钙的吸收,因此应注意补充维生素 D。再如,服用泼尼松已经控制哮喘发作的患者,在加服苯巴比妥之后,哮喘发作次数增加,可能是苯巴比妥增加泼尼松的代谢,降低其浓度使疗效降低。

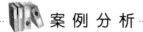 案 例 分 析

案例

某患者由于失眠长期服用苯巴比妥,用药初期,一片即可使患者轻松入睡,随着用药时间的延长,服用一片药物后,患者仍然无法入睡。

分析

①由于苯巴比妥为肝药酶诱导剂,长期使用使肝药酶活性加强,代谢药物(包括苯巴比妥)的能力加强,使血中苯巴比妥的浓度降低,药效减弱,因此,服用原来剂量的药物无法达到原有的药效;②若要达到原有的药效,需要增加药物剂量。

但是有些药物的药效是由其活性代谢物引起,则可见药效增强。还有在个别情况下,药物被代谢转化为毒性代谢物,如异烟肼产生肝毒性代谢物,若与卡马西平合用,后者酶诱导作用将加重异烟肼的肝毒性。

表 4-2　常见的酶诱导和酶抑制及相互作用

	药物种类	受影响的药物
诱导剂	巴比妥类	巴比妥类、氯霉素、氯丙嗪、可的松、香豆素类、洋地黄毒苷、地高辛、多柔比星、雌二醇、保泰松、苯妥英
	灰黄霉素	华法林
	保泰松	氨基比林、可的松、地高辛
	苯妥英	可的松、地塞米松、地高辛、茶碱
	利福平	香豆素类、地高辛、糖皮质激素类、美托洛尔、口服避孕药、普萘洛尔、奎尼丁
抑制剂	氯霉素、异烟肼	安替比林、双香豆素、丙磺舒、甲苯磺丁脲
	西咪替丁	氯氮䓬、地西泮、华法林
	双香豆素	苯妥英
	去甲替林、口服避孕药	安替比林
	保泰松	苯妥英、甲苯磺丁脲

2. 酶抑制　一些药物能减少肝药酶的合成或者降低肝药酶的活性,称之为酶抑制。肝药酶被抑制的结果,将使另一药物的代谢减少,因而加强或延长其作用,具有酶抑制作用的常用药物见表 4-2。例如,口服甲苯磺丁脲的患者在同服氯霉素后发生低血糖休克;氯霉素与双香豆素合用,明显加强双香豆素的抗凝血作用,这是由于氯霉素抑制肝药酶,使双香豆素的半衰期延长 2~4 倍。另外,西咪替丁抑制肝药酶,可提高华

法林的浓度及增强其抗凝血作用。

有些药物在体内通过各自的灭活酶而被代谢,若这些酶被抑制,将加强相应药物的作用。食物中的酪胺在吸收过程中被肠壁和肝脏的单胺氧化酶所灭活,因而不呈现作用。在服用单胺氧化酶抑制剂期间若食用酪胺含量高的食物如奶酪、红葡萄酒等,由于肠壁及肝脏的单胺氧化酶已被抑制,被吸收的酪胺不经破坏大量到达去甲肾上腺素能神经末梢,引起末梢中的去甲肾上腺素大量释放出来,使动脉血压急剧升高,产生高血压危象,危及患者生命。在静脉滴注普鲁卡因进行全身麻醉期间,加用骨骼肌松弛药琥珀胆碱要特别慎重,因二者均被假性胆碱酯酶代谢灭活,大量滴注进入体内的普鲁卡因,将竞争灭活酶,影响琥珀胆碱水解,加重后者对呼吸肌的抑制作用。

课堂活动

外周多巴脱羧酶可在外周将左旋多巴转变成多巴胺,从而使进入中枢的左旋多巴减少,疗效降低。卡比多巴是外周多巴脱羧酶抑制药,能够增强左旋多巴的疗效,减少其外周不良反应。

卡比多巴增强左旋多巴疗效的作用是通过哪种类型的药物相互作用来实现的?

四、排泄过程的药物相互作用

除吸入性麻醉药外,大多数药物的排泄发生在肾脏,因此,影响药物排泄的相互作用通常也是在肾脏发生,主要表现在干扰药物从肾小管的分泌、改变药物从肾小管的重吸收、影响肾脏的血流量和影响体内电解质平衡。

1. 干扰药物从肾小管分泌　两种或两种以上药物如果其排泄都是通过相同的主动排泄机制从肾小管排泄,那么它们在分泌部位就会出现竞争性抑制现象,易于分泌的药物会占据孔道,使那些分泌作用相对较弱的药物排泄减少,造成药物在体内蓄积,药效加强,甚至出现毒性。例如,丙磺舒和青霉素竞争肾小管上的酸性转运系统,可延缓青霉素经肾排泄,使其发挥持久的治疗作用。临床上也可见到水杨酸类和另一些非甾体抗炎药可增加甲氨蝶呤的毒性,有时甚至威胁到患者的生命,这种相互作用就与甲氨蝶呤的肾小管分泌受到抑制有关。如果临床确实需要将这些非甾体抗炎药与甲氨蝶呤合用,则甲氨蝶呤的剂量应减半,还应密切观察骨髓毒性反应。

2. 影响药物在肾小管重吸收　与胃肠道的吸收过程一样,尿液的酸碱度与药物在肾小管内重吸收密切相关,尿液的 pH 通过影响解离型 / 非解离型药物的比例,改变进入肾小管内的药物的重吸收。在酸性尿液中,弱酸性药物如阿司匹林、苯巴比妥、双香豆素的解离度小,脂溶性大,易于从肾小管重吸收,故尿液中排出量减少。反之,弱酸性药物在碱性尿液中会加快排泄,如对苯巴比妥中毒患者输入碳酸氢钠等药物碱化尿液,促进苯巴比妥从尿液中排出,有利于患者中毒的解救,促进苏醒;同理,弱碱性药物中毒,可以输入氯化铵、氯化钙等注射液的输液,促进弱碱性药物的排泄。强酸和强碱在尿液的生理 pH 范围内均完全解离,它们的清除不受尿液 pH 改变的影响。

3. 改变肾脏的血流量　肾血流量决定肾小球滤过率,减少肾脏血流量的药物可妨碍药物经肾排泄,但是这种情况临床上并不常见。肾脏的血流量部分受到肾组织中扩血管的前列腺素生成量的调控,有报道指出,如果这些前列腺素的合成被非甾体抗炎药抑制,则锂的排泄量会降低并伴有血清锂水平的升高。

点 滴 积 累

1. 药物在胃肠道吸收时相互影响的因素包括:①胃肠道 pH;②络合作用;③吸附作用;④胃肠运动;⑤食物;⑥肠吸收功能;⑦其他因素。

2. 分布过程的药物相互作用表现为:①竞争血浆蛋白结合;②改变组织分布量。

3. 代谢过程的药物相互作用表现为:①酶诱导;②酶抑制。

4. 排泄过程的药物相互作用表现为:①干扰药物从肾小管分泌;②影响药物在肾小管重吸收;③改变肾脏的血流量。

第三节 药效学方面的相互作用

药效学方面的药物相互作用是指一种药物增强或减弱另一种药物的药理作用或药物效应,而对血药浓度没有明显影响。

在药效学方面,药物可通过对靶位的影响,作用于同一生理系统或生化代谢途径,或改变药物运送机制,或改变电解质平衡等多种方式产生作用。各种方式的作用结果可分为:药物效应的协同作用、药物效应的拮抗作用。

一、协同作用

药理效应相同或相似的药物,如同时合用可能发生协同作用,表现为联合用药的效果等于或者大于单用效果之和。

有的是药理作用之间的相加,最常见的药物协同作用类型是对同一系统、器官、组织或酶的作用。乙醇具有非特异性中枢神经系统的抑制作用,若再应用一般治疗剂量的巴比妥类药物、苯二氮䓬类药物、抗精神病药、镇吐药、镇静药、阿片类镇痛药、抗抑郁药及其他具有中枢神经系统抑制作用的药物时,饮少量酒即可引起昏睡。哌替啶的镇静作用可消除患者手术前紧张恐惧情绪,减少麻醉药用量,若与氯丙嗪和异丙嗪组成冬眠合剂,尤其是静脉注射速度稍快时,可以发生严重的呼吸与循环的抑制。

有的是药物的治疗作用和其他药物副作用相加。如治疗帕金森病(主要作用)的抗胆碱药物,与具有抗胆碱作用(副作用)的其他药物(如氯丙嗪、H_1 受体拮抗药、三环类抗抑郁药)合用时,都可产生性质协同的相互作用,引起胆碱能神经功能过度低下的中毒症状,表现为中毒性精神病、回肠无力症、高温环境容易中暑等。

有的只是毒性的相加,如耳毒性、肾毒性或骨髓抑制等。

课堂活动

青霉素属于繁殖期杀菌药,庆大霉素属于静止期杀菌药,两种药物合用,可以相互补充,对杀灭细菌来说发挥协同的药效。万古霉素与青霉素同属于繁殖期杀菌药,同学们认为,万古霉素与庆大霉素合用是否合理?

　　还有些药物效应之间的协同作用是通过改变机体电解质平衡而引起的,如排钾利尿药、糖皮质激素等引起血钾浓度下降,增加心肌对于洋地黄毒苷毒性的敏感性。药物效应的协同作用见表4-3。

表4-3　药物效应的协同作用

A药	B药	相互作用结果
抗胆碱药	具有抗胆碱作用的药物(抗帕金森病药、氯丙嗪、三环类抗抑郁药)	抗胆碱作用增强,在湿热的环境中易中暑,麻痹性肠梗阻,中毒性精神病
抗高血压药	引起低血压的药物(硝酸甘油、血管扩张药、吩噻嗪类)	增强降压作用,甚至发生直立性低血压
中枢抑制药	其他中枢抑制药(乙醇、镇吐药、H_1受体拮抗药、镇静催眠药)	损害精神运动技能、降低灵敏性、困倦、呼吸抑制、昏迷和死亡
甲氨蝶呤	磺胺甲噁唑	巨幼细胞贫血症
肾毒性药	其他肾毒性药(氨基糖苷类、一代头孢菌素)	增加肾毒性,甚至出现肾衰竭
肌松药	有神经肌肉接头拮抗作用的药物(氨基糖苷类)	加强神经肌肉接头拮抗作用,延长呼吸抑制的时间
钾盐	升高血钾的药物(保钾利尿药、卡托普利)	高钾血症

二、拮抗作用

　　拮抗作用指的是两种或两种以上药物合用所产生的效应小于其中一种药物单用。在临床上,通常尽量要避免药物治疗作用的相互拮抗,但可通过药理作用的拮抗减轻甚至避免药物的不良反应。例如,长期大量使用糖皮质激素会使患者血压升高,此时可用抗高血压药来拮抗。根据作用机制,可将药物的拮抗作用分为两类。

　　1. 竞争性拮抗　两种药物在共同的作用部位或受体上产生了拮抗作用。本类相互拮抗作用可发挥治疗作用,例如,在治疗虹膜炎时,交替使用毛果芸香碱和阿托品,可防止粘连。也可发挥药理性拮抗,在药物中毒时抢救患者的生命,例如,吗啡中毒引起的严重呼吸抑制,可用阿片受体拮抗药纳洛酮进行救治,能够使患者的呼吸抑制得到迅速的逆转。

　　2. 非竞争性拮抗　作用物与拮抗物不是作用于同一受体或同一部位。例如,左旋多巴用于治疗帕金森病,此药能通过血脑屏障,在中枢部位被多巴脱羧酶脱去羧基转变为多巴胺而起作用。由于外周组织中亦有大量多巴脱羧酶,使一部分左旋多巴在外周组织中被脱羧变成多巴胺,多巴胺不能通过血脑屏障,故不能发挥抗帕金森病作用。维生素B_6是多巴脱羧酶的辅酶,因此,左旋多巴与维生素B_6合用,维生素B_6增加外周多巴脱羧酶活性,加速左旋多巴在外周部位脱羧变为多巴胺,减少左旋多巴进入中枢的量,降低左旋多巴的疗效。因此,左旋多巴不宜与维生素B_6合用。

点 滴 积 累

　　1. 药效学方面的药物相互作用的结果包括药物效应的协同作用、药物效应的拮抗作用。

2．协同作用可以是药理作用相加、治疗作用与副作用相加、毒性相加。

3．拮抗作用包括竞争性拮抗和非竞争性拮抗。

目 标 检 测

一、选择题

（一）单项选择题

1．属于不可见性配伍变化的是（ ）

    A．水解   B．沉淀   C．变色   D．结晶

2．下列描述正确的是（ ）

    A．金属阳离子有利于四环素的吸收

    B．与强吸附性药物合用的药物的血药浓度一般较高

    C．碱性药物在碱性环境下易于排泄

    D．高脂肪的食物有利于脂溶性药物的吸收

3．不属于药动学相互作用的是（ ）

    A．丙磺舒增强青霉素的抗菌作用

    B．克拉维酸增强青霉素的抗菌作用

    C．华法林增强磺酰脲类降糖药的降糖作用

    D．碳酸氢钠减弱苯巴比妥的镇静催眠作用

4．长期使用苯妥英钠的患者，使用其他药物时最可能出现的情况是（ ）

    A．诱导肝药酶，使其他药物的代谢加快，血药浓度降低

    B．竞争肾小管排泄，使其他药物血药浓度降低

    C．竞争组织结合，导致血药浓度升高

    D．竞争肾小管重吸收，导致其他药物排泄加快，血药浓度降低

5．高效能利尿药会加重氨基糖苷类抗生素耳毒性的原因是（ ）

    A．高效能利尿药增加氨基糖苷类抗生素的排泄

    B．高效能利尿药抑制肝药酶

    C．高效能利尿药影响体内电解质平衡，导致听力下降

    D．高效能利尿药竞争性抑制氨基糖苷类药物排泄

6．关于卡比多巴增强左旋多巴疗效的原因是（ ）

    A．卡比多巴减少了左旋多巴的排泄

    B．卡比多巴也有抗帕金森的作用，可与左旋多巴发挥协同作用

    C．卡比多巴增加了左旋多巴的吸收

    D．卡比多巴增加了左旋多巴在中枢的分布

（二）多项选择题

1．下列变化有可能引起沉淀的是（ ）

    A．注射液溶媒组成改变   B．电解质的盐析作用

    C．pH改变   D．形成螯合物

    E．水解反应

2．下列会减少四环素吸收的离子是（　　　）

A．Al^{3+} 　　　　　　　　B．Fe^{2+} 　　　　　　　C．Na^+

D．K^+ 　　　　　　　　E．Ca^{2+}

3．下列不属于药效学相互作用的是（　　　）

A．药物之间发生化学反应

B．肝药酶抑制药增加其他药物的药效

C．血浆蛋白结合的竞争增强药物作用

D．竞争排泄导致药物作用增强

E．协同作用

二、问答题

1．简述常见注射剂配伍变化发生的原因。

2．简述吸收过程药物相互作用的原因。

3．简述肝药酶的诱导剂对于用药的影响。

三、实例分析

1．某糖尿病患者，使用甲苯磺丁脲控制血糖，因抗感染需要应用氯霉素数日，患者出现头晕、恶心、出冷汗，直至晕厥。请问患者应用氯霉素之后出现的症状是由什么原因引起的，应如何处理？

2．某患者为防止形成血栓，服用华法林，日前由于风湿发作，服用阿司匹林控制风湿症状，服用数日后，出现出血，分析其原因。

（宋　芸）

第五章　疾病对临床用药的影响

疾病是影响临床用药的重要因素，它通过改变药物在体内的吸收、分布、生物转化及排泄过程，导致药动学的改变；同时也通过改变某些组织器官受体数目和功能，导致药效学的改变。因此，充分认识在治疗过程中病理状态对临床用药的影响，及时调整药物的剂量、给药途径及给药间隔，达到对患者实施合理性个体化药物治疗方案，获得最佳的治疗效果和最低的治疗风险。

案例分析

案例

患者，男，57岁，体重85kg，因发热、精神症状、恶心、呕吐24小时到医院就诊。患者同时存在有高血压性肾损害导致的慢性肾衰竭。查体：体温39℃，颈强直，克氏征(+)，布氏征(+)，巴氏征(+)。实验室检查：血象WBC 18×10^9/L，N 89%；血尿素氮(BUN)16mmol/L，血清肌酐浓度(Scr)4.4mg/dl；脑脊液(CSF)WBC 0.2×10^9/L，葡萄糖1.99mmol/L，氯化物85mmol/L，蛋白2.8g/L；CSF涂片为革兰阴性球菌。诊断：流行性脑脊髓膜炎。治疗方案为青霉素400万单位，每4小时1次。4日后，患者出现脑病症状（识别能力下降、方向感消失、嗜睡、右侧面颊肌抽搐等），考虑为青霉素剂量过大引起的神经毒性反应。经检查，患者出现的神经症状完全与血浆及CSF中青霉素浓度高相吻合。

哪些因素参与了这些毒性反应的发生？应如何调整用药剂量？

分析

青霉素应用恰当基本没有明显的毒性反应，在肾功能正常患者，流行性脑脊髓膜炎可给予2000万～2400万单位静脉滴注。青霉素几乎全部以原形经肾脏排泄，在正常人其半衰期为0.5～1小时，而在肾功能不全患者，其半衰期则明显延长，可达4～10小时，应调整剂量。本案例未考虑到患者的肾功能状态。

导致青霉素神经毒性反应的可能原因包括：①患者的年龄较大、肾功能衰竭，体内易出现青霉素的蓄积；②酸性药物（如青霉素）与白蛋白的结合力下降，导致游离型药物浓度增加而过多地进入CSF；③尿毒症患者血脑屏障存在缺陷，导致CSF中药物浓度过高；④血浆中青霉素浓度过高本身也会改变血脑屏障对青霉素通透性。在上述因素共同作用下，肾功能不全的患者就极易出现中枢神经系统毒性反应。

该患者全天青霉素剂量应为600万单位，适宜的给药方式为每8小时给予200万单位。

第一节　疾病对药动学的影响

临床上不少患者常同时并发多种疾病，这些疾病通过影响药物在胃肠道的吸收、改变药物在体内的分布、干扰药物在肝脏代谢以及肾脏的排泄，导致药动学发生改变。

一、疾病对药物吸收的影响

许多疾病如肾功能损害、肝脏疾病、充血性心力衰竭、胃肠道疾病、甲状腺疾病等，能干扰胃肠道的生理功能，影响口服药物经胃肠道吸收，增强或减弱药物的药理效应。

1. 改变胃排空时间　延长胃排空时间的疾病如胃溃疡、抑郁症、帕金森病、创伤或手术恢复期等，能减缓药物在胃肠道的吸收，药物的达峰时间延长，药峰浓度降低，药物起效慢；缩短胃排空时间的疾病如甲亢、疱疹样皮炎、小肠憩室、胃酸过多及处于焦虑兴奋状态下等则相反。

2. 改变小肠对药物的吸收功能　小肠是药物的主要吸收部位，能改变小肠吸收功能的疾病如节段性回肠炎，可减慢林可霉素、甲氧苄啶及磺胺甲噁唑的吸收，慢性胰腺炎或胆囊纤维化的患者，可明显减少头孢氨苄、头孢噻肟的吸收。

3. 胆汁分泌减少　胆汁分泌缺乏的患者可发生脂肪泻及并发吸收障碍综合征，对一些脂溶性高的药物如脂溶性维生素、地高辛等，一般难以吸收。

4. 慢性肝功能不全、肾功能不全、肾病综合征、心力衰竭、营养不良等伴有低蛋白血症的患者，血浆中游离型药物的浓度升高，降低药物透过肠黏膜的浓度梯度，使口服药物的吸收减少。肾功能减退患者 $25\text{-}(OH)D_3$ 羟化不足，导致肠道 Ca^{2+} 吸收减少。慢性尿毒症患者常伴有胃肠功能紊乱，如腹泻、呕吐、肠黏膜水肿等，减少药物吸收，同时由于胃内氨的含量增高，使 pH 升高，可减少弱酸性药物在胃内的吸收。

5. 全心衰竭患者由于胃肠道淤血，影响药物吸收，药物生物利用度可减少 50%。

6. 营养不良、恶性贫血、糜烂性胃炎的患者，由于内因子分泌减少，可造成维生素 B_{12} 缺乏。

7. 药物的吸收量与注射部位的血流量有关。当休克状态时，由于周围循环衰竭，皮下或肌内注射药物吸收受阻，采取静脉给药的方式才能达到抢救目的。

二、疾病对药物分布的影响

药物的体内分布主要受血浆蛋白含量、体液 pH、药物的脂溶性等多种因素影响。其中血浆蛋白含量及其与药物结合能力是影响药物体内分布的重要因素之一，药物与血浆蛋白结合率稍有改变，就可能明显改变药物的药理效应。

1. 疾病对药物血浆蛋白结合率的影响　肝脏疾病时，蛋白合成减少，从而使血浆蛋白结合率降低，游离型药物增加，可使药物的组织分布范围扩大，即表观分布容积（V_d）增大。血浆蛋白含量低的患者，在按常规剂量用药时，有可能发生不良反应。低白蛋白血症患者使用地西泮、氯氮䓬、氯贝丁酯及泼尼松等药物，可出现明显毒性反应，使用苯妥英钠、甲苯磺丁脲、华法林及洋地黄毒苷等蛋白结合率高的药物也可出现此种现象。故此类患者用药时应注意减小用量，并从最小有效剂量开始应用，必要时可做血药浓度监测。

肾病患者一方面血浆白蛋白含量下降，另一方面代谢异常或排泄减少，使脂肪酸、芳香酸、肽类等物质积聚体内，与药物竞争蛋白结合点。

课 堂 活 动

患者，男，42岁，被诊断患肝炎后肝硬化失代偿期，有腹水、双下肢水肿，口服螺内酯、氢氯噻嗪治疗，效果欠佳。后改用呋塞米治疗，并在补充人血白蛋白后静脉注射，结果患者尿量明显增多，达到2000～3000ml/d，水肿很快消退。

1. 如何解释这种现象？
2. 提高血浆蛋白浓度后呋塞米的利尿作用增强与蛋白结合率改变有何关系？

2. 疾病对血液 pH 的影响　肾病可引起血液 pH 变化，影响药物解离度及药物向组织的分布，如肾病伴酸中毒时水杨酸和苯巴比妥等弱酸性药物分布到中枢组织，可能增加中枢毒性。

三、疾病对药物代谢的影响

1. 肝脏在药物的代谢中起着重要的作用，大多数药物在肝脏内经过生物转化后转变为无活性的代谢产物而排出体外。肝脏功能减退时，肝药酶数量减少、活性降低，药物在肝脏的代谢灭活减少，可使药物效应增强，甚至毒性反应增加。如肝硬化患者的地西泮半衰期可显著延长，药效也随之延长，这时普通剂量的药物有时可导致昏迷。此外，能影响肝血流量的疾病对药物代谢也有一定影响，如甲亢的患者交感神经兴奋，心率加快，肝血流量随心排血量增加而增加，利多卡因、维拉帕米、普萘洛尔、吗啡、喷他佐辛、哌替啶等药物在肝脏的代谢加快，半衰期缩短；而充血性心力衰竭的患者，上述药物在肝脏的代谢则减慢。有些药物须经肝脏活化才具有药理效应，如可的松、泼尼松等，故肝功能不全的患者血液中具有药理活性的氢化可的松和泼尼松龙浓度下降，因而药理作用降低。

2. 肾脏是仅次于肝脏的药物代谢器官，能代谢很多药物。近曲小管含有高浓度的葡萄糖醛酸转移酶，使药物大量与葡萄糖酸醛酸结合。如静脉注射呋塞米的20%在肾脏葡萄糖醛酸化，50%胰岛素的消除是通过肾脏代谢。肾脏疾病时，药物在体内的转化速度和途径均可发生改变，如尿毒症患者对苯妥英钠的氧化代谢加快，表现为常规剂量下难于控制癫痫发作。

3. 呼吸系统疾病也可影响药物的代谢，如慢性呼吸功能不全患者对普鲁卡因的代谢减慢，慢性哮喘时甲苯磺丁脲的代谢可加快，急性肺水肿患者因肺血气交换减少，影响肝内血供，使氨茶碱代谢减慢，半衰期延长。

四、疾病对药物排泄的影响

药物有多种排泄途径，如尿液、胆汁、乳汁、肠液、唾液、汗液和泪液等，其中最重要的排泄器官是肾脏。肾功能不全患者，主要经肾排泄的药物容易在体内蓄积，药物半衰期延长，药理效应增强，甚至发生毒性反应。许多药物不良反应发生率明显高于肾功能正常者，而且与肾功能损害程度密切相关。

1. 肾小球滤过率改变　急性肾小球肾炎及严重肾功能减退患者，肾小球滤过率下降，主要经肾小球滤过而排出体外的药物如地高辛、普鲁卡因胺、氨基糖苷类等排泄减慢，半衰期延长，药效增强，故应用上述药物时应根据肾功能调节剂量。肾病综合征患者肾小球毛细血管通透性增加，使药物排出增多，药效降低。

2. 肾小管分泌改变　肾小管分泌是主动转运过程，需要有载体参加，一般不受血浆蛋白结合的影响。弱酸性或弱碱性药物从肾小管主动分泌，各自分泌通道并不相同，但同类分泌通道却缺乏特异性，即存在竞争性抑制现象，弱酸性分泌通道的这一现象尤为明显。如弱酸类利尿药呋塞米、依他尼酸及氢氯噻嗪一般通过有机酸转运机制分泌进入肾小管管腔达到作用部位，但在尿毒症时，体内蓄积的内源性有机酸阻止其到达作用部位，需要增大剂量才能在管腔内达到有效浓度，发挥利尿作用。

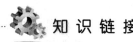

知 识 链 接

临床联合使用经肾小管主动排泌的有机酸类药物需减量

　　临床常用的主要经肾小管主动排泌的有机酸类药物有头孢菌素类、青霉素类、磺胺药、水杨酸盐、非甾体抗炎药、呋塞米、噻嗪类利尿药、螺内酯、磺酰脲类降糖药、丙磺舒、甲氨蝶呤等，同时使用这些药物，可出现肾小管主动分泌的竞争性抑制现象，如丙磺舒和青霉素竞争肾小管上的酸性分泌通道，可延缓青霉素的排泄，使其发挥持久的治疗作用。又如水杨酸类或非甾体抗炎药与甲氨蝶呤同时使用时，甲氨蝶呤的骨髓抑制发生率增加，这也与竞争分泌通道有关。故临床治疗中上述药物联合应用时，应适当减少用药剂量，并注意监测药物不良反应。

3. 肾小管和集合管重吸收改变　尿液 pH 能影响非解离型药物的比例，从而影响药物的被动重吸收。弱酸性药物（如巴比妥类、磺胺药、水杨酸类等）在碱性环境中易解离，当患者尿 pH 升高时，排泄增多；弱碱性药物（如吗啡、可待因、氨茶碱等）在碱性环境中则难解离，当尿液 pH 升高时，排泄减少。故临床上可用调节尿液 pH 的方法来治疗药物中毒，如用碳酸氢钠碱化尿液治疗苯巴比妥中毒等。

4. 肾血流量减少　休克、心衰、肾动脉病变等均可使肾血流量减少，肾小球滤过、肾小管分泌、肾小管重吸收等功能均可能发生障碍，从而影响药物经肾排泄。

5. 肝脏疾病影响药物经胆汁排泄　某些药物以原形或其代谢产物的形式通过主动转运经胆汁排出，如红霉素、四环素、利福平等。当肾功能减退时，原经肾排泄的药物也可从胆汁排出一小部分。当肝功能减退时，由于肝血流量减少，进入肝细胞的药物减少，同时药物从肝细胞到胆汁的主动转运过程发生障碍，可使药物经胆汁排出减少，药物的肝肠循环减弱。如肝功能正常者服用地高辛后，7 天内从胆汁中的排出量为给药量的 30%，而肝功能减退者服用同等剂量后，7 天内的排出量仅为 8%。任何影响肝血流量、肝细胞对药物摄取、药物在肝内代谢、药物向胆汁转运、胆汁形成速度等的因素，均可影响药物自胆汁的排泄。

点 滴 积 累

　　人体在疾病状态下，药物在体内的吸收、分布、代谢和排泄均受到很大影响，尤其肝、肾功能不全时，药物经肝生化转化减慢，经肾排泄的药物清除减慢，血中游离型药物增多，从而影响药物的效应并增加毒性，此时应减少用药剂量及用药次数。

第二节　疾病对药效学的影响

临床疾病状态下，由于人体组织细胞上受体的数目改变、受体后效应机制改变以及机体对药物的敏感性改变，导致药效学发生改变。

一、疾病引起受体数目改变

药物可通过与靶细胞上的受体结合，激动或拮抗受体，产生药理效应，而组织细胞受体的数目、亲和力及内在活性可因疾病的影响而发生改变。研究发现，某些疾病产生针对自身受体的抗体，可拮抗受体与药物的正常结合，某些疾病还可引起体内环腺苷酸（cAMP）、IP$_3$/DG 和 G 蛋白等细胞内信使的活性发生变化，此种状态下使用药物，药物效应必然发生变化，如甲亢患者的 β 受体比正常人多一倍，应用 β 受体激动剂很容易引起心律失常。因此，疾病对药物靶受体的影响是改变药物效应的一个重要因素。

1. 高血压　高血压患者体内内源性儿茶酚胺增高，交感神经活性增高，使 β 受体长期暴露于高浓度的肾上腺素和去甲肾上腺素中，致使 β 受体下调。普萘洛尔的降压作用是通过拮抗 β 受体，有利于 β 受体数目的向上调节。对于内源性儿茶酚胺水平高的患者，其减慢心率、降低血压的作用相当显著，而对体内儿茶酚胺浓度不高的患者，其治疗效果较差。

2. 支气管哮喘　哮喘患者支气管平滑肌的 β 受体数目减少，且与腺苷酸环化酶的偶联有缺陷，体内 cAMP 含量降低，使 α 受体的功能相对占优势，引起支气管收缩，诱发哮喘。治疗时应用 β 受体激动药如沙丁胺醇等舒张支气管平滑肌的同时，加用 α 受体拮抗药或糖皮质激素可出现良好治疗效果，因糖皮质激素能恢复 β 受体 - 腺苷酸环化酶 -cAMP-cAMP 依赖性蛋白激酶系统功能，使 cAMP 含量升高，哮喘得以缓解，而大剂量 β 受体激动药可拮抗机体内源性糖皮质激素的功能，对哮喘产生不利效果，故目前临床不主张大剂量使用 β 受体激动药。

课 堂 活 动

患者，女，36 岁，被诊断患有支气管哮喘，间歇发作，使用沙丁胺醇雾化治疗，一段时间后患者感觉平喘效果欠佳，医生建议加用倍氯米松雾化治疗。

请分析引起沙丁胺醇疗效下降的可能原因及加用倍氯米松改善疗效的机制，试从受体数目改变方面说明。

二、疾病引起机体对药物的敏感性改变

1. 肝脏疾病　肝病患者体内氨、甲硫醇及短链脂肪酸等代谢异常，使脑功能处于非正常状态，对临床较常用的镇静催眠药、镇痛药和麻醉药的敏感性几乎都增加，甚至

诱发肝性脑病。如慢性肝病患者，尤其是发生过肝性脑病的患者，在应用氯丙嗪和地西泮镇静时，使用常规剂量就会使患者产生木僵和脑电波减慢，宜选用奥沙西泮或劳拉西泮，但仍需慎重给药，宜从小剂量开始。肝硬化水肿和腹腔积液患者使用过强的利尿药治疗，由于过度丢失钾，能加重肝性脑病症状，诱发肝昏迷，宜用保钾利尿药治疗。肝病可影响维生素 K 依赖性凝血因子的合成，胆道阻塞可引起维生素 K 吸收障碍，须慎重应用口服抗凝血药。

2. 肾脏疾病 肾衰竭引起尿毒症时，引起电解质和酸碱平衡紊乱，导致机体内各种生物膜的电位及平衡机制改变，从而改变机体对药物的敏感性。由于血脑屏障有效性降低，对镇静催眠药和镇痛药的中枢神经系统抑制效应更敏感。由于凝血机制改变，使机体对抗凝血药更敏感，使用阿司匹林和其他非甾体抗炎药更易于引起胃肠出血。

3. 心脏疾病 心脏自律性紊乱常与心肌损害相伴，并会被药物所增强。地高辛的心脏毒性会被低钾血症和高钙血症所增强，低钾血症还能明显减弱许多抗心律失常药的效应，故在治疗心律失常时要注意电解质的平衡，同时药物的剂量需要进行适当调整。严重缺氧患者，应用地高辛更易引发心律失常。对于肺源性心脏病，除非在伴有房颤须控制心室率时，一般不推荐使用地高辛。对药物敏感性的显著改变也可由治疗的终止而诱发，如冠心病患者长时间使用 β 受体拮抗药治疗停止后，会持续数日对肾上腺素有高敏性，此类患者必须缓慢减少 β 受体拮抗药的治疗剂量，以免引起反跳。

三、疾病引起受体后效应机制改变

疾病引起受体后效应机制改变可以地高辛对不同类型心衰的效应为例。不同病因所致的心力衰竭，其 Na^+-K^+-ATP 酶后效应机制受到抑制或损害的程度也不一致，使用强心苷的临床效果也不一样。对低心排血量型心衰，如高血压、心瓣膜病、先天性心脏病等心脏长期负荷过重引起的心力衰竭，应用强心苷治疗效果较好，是因为强心苷受体后效应机制没有受损，它能增加心肌收缩力，降低前、后负荷，增加心排血量；而高心排血量型心衰，如甲亢、贫血继发的心衰及肺源性心脏病所致的心衰，由于存在心肌缺氧和（或）能量代谢障碍，使强心苷受体后效应机制受到严重影响，因而应用强心苷治疗效果较差，易引发毒性反应，应努力治疗原发病；电解质紊乱引起的低血钾症，使心肌细胞 Na^+-K^+-ATP 酶受到抑制，易促发强心苷毒性反应，尤其在心力衰竭治疗中常用噻嗪类及高效能利尿药，大量利尿可引起低血钾，从而加重强心苷对心脏的毒性作用。

━■ 点 滴 积 累 ━━━━━━━━━━━━━

受疾病的影响，人体组织细胞受体的数目可增加或减少、药物与受体的亲和力可改变、机体对药物的敏感性可增强或减弱、受体后效应机制可改变，导致药效学发生改变，用药时需慎重。

第三节 疾病状态下的临床用药

肝脏是药物代谢的主要场所，肾脏是药物排泄的主要器官，肝肾疾病或其他脏器的病变引起肝、肾功能减退时，药物代谢和排泄必然受到影响，从而影响药物的药理效应，甚至造成药物在体内蓄积，引起严重毒性反应。

一、肝脏疾病时的临床用药

1. 肝脏疾病可引起肝血流量减少或肝药酶活性降低，使药物的肝清除率减少，药物在体内蓄积。如钙通道阻滞药非洛地平、硝苯地平、尼莫地平等在肝硬化患者的血浆清除率和首关消除明显降低，$t_{1/2}$ 显著延长，肝硬化患者口服这些药物时剂量仅为正常剂量的 25%～50%。

急性病毒性肝炎或肝硬化时，许多药物的血浆蛋白结合率降低，血浆中游离型药物浓度增高，这与肝病时血浆蛋白合成减少、血浆蛋白结合部位减少或内源性抑制物蓄积有关。为确保肝病时用药安全，肝硬化患者应从小剂量开始用药，并随时观察临床反应以便及时调整剂量及给药间隔，必要时可进行血药浓度监测。

口服给药存在首关消除，肝病患者首关消除减少，药物的生物利用度增加，血药浓度升高，故肝病患者使用普萘洛尔、美托洛尔、拉贝洛尔、阿司匹林、哌唑嗪、利多卡因、氯丙嗪、吗啡、哌替啶、喷他佐辛等具有明显首关消除效应的药物时，应减少给药剂量并延长给药间隔时间。

2. 肝功能不全时用药注意事项　肝脏疾病时，药物消除速率减慢，血药浓度升高，半衰期延长，但只要血药浓度的变化不超出 2～3 倍，且机体没有受体敏感性的改变，则该血药浓度的变化并没有太大的临床意义。但据统计，药物引起肝损害占药物不良反应的 10%～15%，且多数药物都能引起不同程度的肝损害。肝脏疾病时临床用药应注意以下几点：①禁用或慎用有肝损害作用的药物，如必须应用，应进行生化监护；②慎用经肝脏代谢且不良反应多的药物；③禁用或慎用可诱发肝性脑病的药物。

 知 识 链 接

肝脏疾病对临床用药的影响

肝功能障碍时给药方案较为复杂，不同于肾功能障碍时可根据肌酐清除率的改变来调整。目前主要根据用药利弊并结合用药经验及血药浓度监测来调整给药方案。若患者伴有黄疸、低蛋白血症、腹水等，则首剂为常用剂量的 25%。用药一般从低剂量开始，逐渐增量，严密观察，直到最满意的疗效和最少的不良反应，并多次调整剂量，慎用有肝损害的和经肝代谢且不良反应多的药物。如肝硬化合并肺结核，注意除链霉素外，大部分抗结核药容易引起肝损害，特别是利福平和异烟肼联用，容易引起肝坏死，可考虑用乙胺丁醇、环丝氨酸、卷曲霉素等肝损害较小的药物。

二、肾脏疾病时的临床用药

1. 肾脏是药物排泄的主要器官，肾功能减退时，药物的吸收、分布、生物转化、排泄以及机体对药物的敏感性均可能受到影响。肾功能不全患者，药物易在体内蓄积，半衰期延长，药效提高，甚至发生毒性反应。如肌酐清除率近似正常值的患者（$Q_C = 83\text{ml/min}$）肌内注射卡那霉素 7mg/kg，$t_{1/2}$ 为 1.5 小时，而肾功能衰竭患者（$Q_C = 8\text{ml/min}$）$t_{1/2}$ 可达

25 小时。

2. 肾功能不全时选药原则　肾功能不全的患者在选择治疗药物及制定用药方案时，应遵循以下几点原则：①尽可能选用肾毒性较低或无肾毒性的药物；②选择那些在较低浓度即可生效且毒副作用容易辨认的药物；③评估患者的肾功能，确定适当的给药剂量及给药间隔时间。

3. 肾功能减退时给药方案调整　肾功能减退时，如仍按照常规方案给药，可因药物在体内积蓄而引起毒性反应。肾功能不全的患者使用主要经肾排泄且毒性较大的药物时，应先评估患者的肾功能，然后根据其肾功能减退的程度调整给药方案，确定适当的给药剂量及给药间隔时间。常用的方法为 Wagner 法。

肾功能减退时调整给药方案的方法有两种：

（1）维持给药剂量不变，则延长给药间隔时间：$\hat{\tau}=\dfrac{K}{\hat{K}}\cdot\tau$　　　　式（5-1）

（2）维持给药间隔时间不变，则减少给药剂量：$\hat{D}=\dfrac{\hat{K}}{K}\cdot D$　　　　式（5-2）

式（5-1）和（5-2）中，D、τ、K 分别为肾功能正常者的给药剂量、给药间隔时间、消除速率常数，有上标"^"者为肾功能减退者的有关参数。

要计算 $\hat{\tau}$ 和 $\hat{D}$ 的具体数值，需知道该药物在正常人和肾功能减退患者的消除速率常数 K 和 $\hat{K}$，其中正常人的 K 值可从药物相关文献中查到，肾功能减退患者的 $\hat{K}$ 值可直接测定，也可通过测定患者肌酐清除率或血清肌酐浓度来推算：

$$\hat{K}=K_{nr}+\alpha\cdot CL_{cr}\qquad\qquad 式（5-3）$$

式中，α 为比例常数；CL_{cr} 为肌酐清除率；K_{nr} 为药物的肾外消除速率常数。α 可由表 6-1 查到，CL_{cr} 可由下式计算：

$$CL_{cr}=\frac{(140-A)\cdot W}{72S_{cr}}（男）（ml/min）\qquad 式（5-4）$$

$$CL_{cr}=\frac{(140-A)\cdot W}{72S_{cr}}\times 0.85（女）（ml/min）\qquad 式（5-5）$$

式（5-4）和（5-5）中，A 为年龄；W 为体重（kg）；S_{cr} 为血清肌酐浓度（mg/dl）。

（肌酐的单位换算：1mg/dl = 88.4μmol/L）

表 5-1　某些药物的 K_{nr}、α 和正常 K 值

药物	K_{nr}(h^{-1})	α	正常 K 值(h^{-1})
青霉素 G	0.03	0.0137	1.40
氨苄西林	0.11	0.0590	0.70
羧苄西林	0.06	0.0054	0.60
甲氧西林	0.17	0.0123	1.40
苯唑西林	0.35	0.0105	1.40
头孢噻吩	0.06	0.0134	1.40
头孢噻啶	0.03	0.0037	0.40
头孢氨苄	0.03	0.0067	0.70

续表

药物	$K_{nr}(h^{-1})$	α	正常K值(h^{-1})
氯霉素	0.20	0.0010	0.30
庆大霉素	0.02	0.0028	0.30
卡那霉素	0.01	0.0024	0.25
链霉素	0.01	0.0026	0.27
四环素	0.008	0.00072	0.08
多西环素	0.03	0	0.03
金霉素	0.08	0.0004	0.12
地高辛	0.008	0.00009	0.017
洋地黄毒苷	0.003	0.00001	0.004
毒毛花苷K	0.01	0.0003	0.04
红霉素	0.13	0.0037	0.50
林可霉素	0.06	0.0009	0.15
磺胺嘧啶	0.03	0.0005	0.08
磺胺甲噁唑	0.07	0	0.07
甲氧苄啶	0.02	0.0004	0.06
多黏菌素B	0.02	0.0014	0.16
异烟肼(快)	0.34	0.0019	0.53
异烟肼(慢)	0.12	0.0011	0.23

点 滴 积 累

1. 肝脏疾病可引起肝血流量减少、肝药酶活性降低、血浆蛋白结合率降低、首关消除减少,应减少给药剂量并延长给药间隔时间。

2. 肾功能不全时应评估患者的肾功能,确定适当的给药剂量及给药间隔时间,常用 Wagner 法。

目 标 检 测

一、选择题

(一)单项选择题

1. 关于肝病患者用药的叙述,错误的是(　　)

　　A. 使用肾上腺皮质激素治疗慢性活动性肝炎一般效果都不错

　　B. 慢性活动性肝炎患者使用双香豆素抗凝时出血危险性增加

　　C. 对肝性脑病前的患者必须停用吗啡等药物

　　D. 对急性期及明显肝损害的患者不宜应用苯丙酸诺龙

2. 肾功能损害时用量不必更改的是(　　)

A. 万古霉素　　　　　　　　B. 庆大霉素

C. 多黏菌素　　　　　　　　D. 林可霉素

3. 对肝功能不全患者应用药物时应着重考虑(　　)

A. 对药物的分布能力　　　　B. 对药物的吸收能力

C. 对药物的排泄能力　　　　D. 对药物的转化能力

4. 强心苷对下列哪种原因所致心衰治疗无效(　　)

A. 贫血、甲亢

B. 肺源性心脏病

C. 高血压、先天性心脏病

D. 严重二尖瓣狭窄、缩窄性心包炎

(二)多项选择题

1. 可诱发肝性脑病的药物有(　　)

A. 左旋多巴　　　　　　　　B. 乙酰唑胺

C. 噻嗪类利尿药　　　　　　D. 巴比妥类

E. 依他尼酸

2. 为肾功能不全患者选择药物时,下列叙述正确的是(　　)

A. 药物有效成分由肾脏排出少于 20% 时为无害

B. 内生肌酐清除率是测定肾功能的可靠方法

C. 当内生肌酐清除率低于正常 25% 时,则治疗方案应改变

D. 内生肌酐清除率与药物的血浆半衰期呈正比关系

E. 药物有效成分由肾脏排出大于 50% 时,有的有害,有的无害

3. 对肾脏毒性较大、肾功能损害时需显著减量的是(　　)

A. 多黏菌素　　　　　　　　B. 万古霉素

C. 阿奇霉素　　　　　　　　D. 异烟肼

E. 青霉素

4. 肾衰竭时忌用的药物为(　　)

A. 呋喃妥因　　　　　　　　B. 麦角胺

C. 双香豆素　　　　　　　　D. 二甲双胍

E. 右旋糖酐铁

5. 长期应用须逐渐减量停药的是(　　)

A. 糖皮质激素　　　　　　　B. 抗癫痫药

C. β 受体拮抗药　　　　　　D. 抗生素

E. 维生素

二、问答题

1. 说明疾病对药物吸收的影响。

2. 举例说明疾病对药物分布的影响。

3. 说明疾病引起受体数目改变进而影响药物效应的机制。

4. 探讨肝肾功能障碍时的用药原则。

三、实例分析

1. 正常人卡那霉素常用量为 500mg,每 12 小时给药一次,现测得某肾功能减退患

者肌酐清除率为 38ml/min。若给药剂量不变,给药间隔时间如何调整?若仍按 12 小时给药一次,应给多大剂量?

2. 应用 Wagner 法计算出第一节"案例分析"中的用药剂量。

（梁　谷）

第六章　特殊人群用药

妊娠和哺乳期妇女、小儿及老年人等特殊人群,由于在生理、生化功能及代谢方面有一定的特殊性,在药动学和药效学上与一般人群有差异,若按常规方案给药,难以达到理想的治疗效果,甚至会出现毒性反应。高度重视特殊人群的特点,做到有针对性地合理用药,对保护特殊人群的健康尤为重要。

第一节　妊娠期和哺乳期妇女用药

妊娠期与哺乳期作为妇女的特殊生理期,对母体和胎儿、新生儿健康有着非常重要的意义,应用药物时不但要充分考虑妊娠期及哺乳期母体发生的一系列生理变化对药物作用的影响,更要注意药物对胎儿或新生儿的作用。

一、妊娠期药动学特点

妊娠期由于母体生理变化,特别是激素的影响,药物在孕妇体内的吸收、分布、消除过程,均与非妊娠时有很大不同。

(一)药物的吸收

妊娠期间,受孕、雌激素的影响,胃酸分泌减少,使弱酸性药物吸收减少,弱碱性药物吸收增多;肠蠕动减弱,使口服药物的吸收延缓,达峰时间延长,药峰浓度降低。妊娠妇女由于肺潮气量和每分钟通气量明显增加,使吸入性药物吸收增加。早孕反应如呕吐可致药物吸收减少。

(二)药物的分布

妊娠期血浆容积、脂肪、体液含量均有不同程度的增加,药物的分布容积增大,药物被稀释,血药浓度低于非妊娠期。因妊娠期血浆容积增大,血浆蛋白的浓度相对较低,药物与蛋白结合减少,游离型药物增多,进入胎盘的药物增多,药效增强,且易发生不良反应。

(三)药物的消除

妊娠期间,孕激素浓度增高可增强肝药酶活性,提高肝对某些药物的代谢能力;妊娠期心排血量增加,肾血流量及肾小球滤过率均增加,肾排泄药物或其代谢产物加快,使某些药物血药浓度降低。妊娠高血压时,孕妇肾功能受影响,药物可因排泄减少而在体内蓄积。妊娠晚期仰卧位时肾血流量减少,可使肾排泄药物速度减慢。

二、药物在胎盘的转运

妊娠过程中,大多数药物都可通过胎盘屏障进入胎儿体内。药物经胎盘转运的方式有简单扩散、易化扩散和主动转运等方式。影响胎盘药物转运的因素包括药物和胎盘两方面：一般脂溶性高、解离度低、分子量小、血浆蛋白结合率低的药物，容易进入胎儿体内。胎盘的有效膜面积、厚度及血流量影响药物的转运，妊娠早期胎盘较厚，药物较难扩散，妊娠晚期胎盘变薄，药物易于扩散；大多数药物的胎盘转运是通过子宫 - 胎盘循环和胎盘 - 胎儿循环完成的，影响两种循环血流量的因素可改变药物的胎盘转运，如合并先兆子痫、糖尿病等全身性疾患的孕妇，胎盘可能发生病理组织变化，胎盘屏障被破坏，可使正常不能通过胎盘屏障的药物得以通过，影响胎儿的发育。胎盘中有多种酶，可代谢某些药物而影响其转运，如氢化可的松、泼尼松通过胎盘代谢活性降低而适用于孕妇，而地塞米松通过胎盘不经代谢即可进入胎儿体内，可用于胎儿治疗，有些药物通过胎盘代谢活性增强，应注意对胎儿的毒性。

三、胎儿药动学特点

胎儿各器官及功能处于发育阶段，胎盘不能有效保护胎儿免受药物的影响，大多数药物可经胎盘进入胎儿体内，且有相当多的药物经过代谢而形成有害物质，而致胚胎死亡或致畸形。

（一）药物的吸收

大部分药物经胎盘屏障直接转运到胎儿体内，也有少量药物经羊膜转运到羊水，胎儿通过吞饮羊水，使羊水中少量药物经胃肠道吸收，而经胎儿尿排入羊水的药物或其代谢产物，又可随胎儿吞饮羊水重吸收，形成羊水肠道循环。大部分经由胎盘 - 脐静脉血转运的药物，在未进入胎儿全身循环前须经过肝脏，因此在胎儿体内也存在首关消除。

（二）药物的分布

血液循环量对胎儿体内的药物分布有较大影响，由于胎儿的肝、脑等器官相对较大，血流量多，药物经脐静脉约有 60%～80% 进入肝，故肝内药物分布较多。脐静脉血还可经门脉或静脉导管进入下腔静脉而到达右心房，减少了药物在肝内的代谢，增高了药物直接到达心脏和中枢神经系统的浓度，这一点在对母体快速静脉给药时应予足够重视。胎儿血脑屏障发育尚未完善，药物易进入中枢神经系统。胎儿血浆蛋白含量较母体低，因此进入组织中的游离型药物浓度较高，但与胎儿血浆蛋白结合的药物不能通过胎盘向母体转运，可延长药物在胎儿体内停留时间。此外，胎儿体内脂肪组织较少，可影响某些脂溶性药物的分布。

（三）药物的消除

胎儿的肝脏是药物代谢的主要器官，胎盘和肾上腺也参与某些药物的代谢。由于胎儿肝、肾功能发育尚未完善，对药物的消除能力较成人低。胎儿的肝脏活性一般为成人的 30%～60%，如因缺乏葡萄糖醛酸转移酶而对水杨酸盐解毒差。胎儿的肾小球滤过率甚低，肾排泄药物功能极差，胎儿进行药物消除的主要方式是将药物或其代谢产物经胎盘返运回母体，由母体消除，药物经代谢脂溶性降低后，则返回母体血中的速度减慢，易引起药物在胎儿体内蓄积，如地西泮的代谢产物易蓄积于肝脏，沙利度胺的代谢物大量蓄积于胎儿体内而引起中毒。

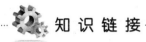 知 识 链 接

惨痛的历史教训

20世纪50年代后期，先后在前西德、澳大利亚、加拿大、日本等28个国家发现畸形胎儿12 000余例，其症状为：新生儿形似海豹，无肢或短肢，指（趾）间有蹼，心脏发育不全，呈严重的先天性畸形，称之为"海豹婴儿"。这场灾难的罪魁祸首是前西德一家制药厂生产了一种镇静药——沙利度胺（thalidomide，又称反应停），其作用是治疗妇女的妊娠反应。据说它能在妊娠期控制精神紧张，防止孕妇恶心，并且有安眠作用。

由于该药品在正式投产前未经过严格的临床药理试验，导致其不良反应被隐藏下来，种下祸根，"反应停事件"被称为"20世纪最大的药物灾难"。

四、妊娠期用药的基本原则

根据药物可能对胎儿有不良影响，美国食品药品管理局（FDA）根据动物实验和临床实践经验，将妊娠用药分为A、B、C、D、X五类（表6-1）。

表6-1　妊娠期用药的分类

A类	动物实验和临床观察未见对胎儿有损害，是最安全的一类
B类	动物实验显示对胎畜有危害，但临床研究未能证实，或动物实验未发现有致畸作用，但无临床验证资料
C类	动物实验对胎畜有致畸或杀胚胎作用，但在人类缺乏资料证实，使用前要权衡利弊
D类	临床有一定资料表明对胎儿有危害，但治疗孕妇疾病的疗效肯定，又无替代的药物，其效益明显超过其危害
X类	证实对胎儿有危害，为妊娠期禁用的药物

妊娠期用药一般应遵循以下原则：

1. 妊娠期用药必须有明确的指征，尽量避免妊娠早期（妊娠1~12周）用药。

2. 在医生指导下用药，尽量单一、小剂量用药，避免联合和大剂量用药；尽量选用老药，避免使用新药；参照FDA的药物分类，提倡使用A、B类药物，避免使用C、D类药物。

3. 应用可能对胎儿有害的药物时，要权衡利弊后再决定是否用药，若病情急需应用肯定对胎儿有危害的药物，应先终止妊娠再用药。

妊娠期常用药物FDA分类见表6-2。

表6-2　妊娠期常用药物FDA分类

一、组胺受体拮抗药	茶苯海明（C）	新霉素（D）	四环素（D）
氯苯那敏（B）	异丙嗪（C）	链霉素（D）	土霉素（D）
西咪替丁（B）	二、抗感染药	妥布霉素（C）	金霉素（D）
赛庚啶（B）	1. 抗生素	头孢菌素类（B）	氯霉素（C）
苯海拉明（B）	庆大霉素（C）	青霉素类（B）	红霉素（B）

克林霉素(B)	毒扁豆碱(C)	美沙酮(B/D)	维拉帕米(C)
林可霉素(B)	2. 抗胆碱药	芬太尼(B/D)	七、利尿药
新生霉素(C)	阿托品(C)	纳洛酮(C)	乙酰唑胺(C)
多黏霉素B(B)	颠茄(C)	4. 镇静催眠药	噻嗪类(C)
2. 其他抗菌药	东莨菪碱(C)	苯巴比妥(B)	依他尼酸(D)
磺胺药(B/D)	普鲁本辛(C)	水合氯醛(C)	呋塞米(C)
甲氧苄啶(C)	苯海索(C)	乙醇(D/X)	甘露醇(C)
呋喃唑酮(C)	3. 拟肾上腺素药	地西泮(D)	螺内酯(D)
呋喃妥因(B)	肾上腺素(C)	氯氮平(D)	八、消化系统药
3. 抗滴虫药	去甲肾上腺素(D)	氯硝西泮(C)	复方樟脑酊(B/C)
甲硝唑(C)	异丙肾上腺素(C)	5. 抗精神失常药	九、激素类
4. 抗结核病药	麻黄碱(C)	氯丙嗪类(C)	1. 肾上腺皮质激素
对氨基水杨酸(C)	间羟胺(D)	锂盐(D)	可的松(C)
乙胺丁醇(B)	多巴胺(D)	阿米替林(D)	倍他米松(C)
异烟肼(C)	多巴酚丁胺(C)	多塞平(D)	地塞米松(C)
利福平(C)	4. 抗肾上腺素药	丙米嗪(D)	泼尼松(B)
5. 抗真菌药	普萘洛尔(C)	六、心血管系统药	泼尼松龙(B)
两性霉素B(B)	五、中枢神经系统药	1. 强心苷	2. 雌激素
克霉唑(B)	1. 中枢兴奋药	洋地黄(B)	己烯雌酚(X)
灰黄霉素(C)	咖啡因(B)	地高辛(C)	雌二醇(D)
咪康唑(B)	2. 非甾体抗炎药	洋地黄毒苷(B)	口服避孕药(D)
6. 抗病毒药	对乙酰氨基酚(B)	2. 抗高血压药	3. 孕激素
阿昔洛韦(B)	乙酰水杨酸(C/D)	卡托普利(C)	孕激素类(D)
齐多夫定(C)	布洛芬(B/D)	硝普钠(C)	4. 降血糖药
利巴韦林(X)	吲哚美辛(B/D)	哌唑嗪(C)	胰岛素(B)
三、抗凝血药	非诺洛芬(B/D)	利血平(D)	甲苯磺丁脲(D)
香豆素类(X)	保泰松(D)	3. 血管扩张药	5. 甲状腺激素
肝素(C)	3. 镇痛药	硝酸甘油(C)	降钙素(B)
四、传出神经系统药	可待因(B/D)	4. 抗心律失常药	十、其他
1. 拟胆碱药	吗啡(B/D)	奎尼丁(C)	氨茶碱(C)
乙酰胆碱(C)	阿片(B/D)	普鲁卡因胺(C)	乙肝免疫球蛋白(B)
新斯的明(C)	喷他佐辛(B/D)	利多卡因(C)	破伤风免疫球蛋白(B)
毛果芸香碱(C)	哌替啶(B/D)	胺碘酮(D)	

五、妊娠期慎用的药物

着床前期如受到药物损害严重，可造成极早期的流产。受孕后的 3~12 周左右的胚胎、胎儿各器官处于高度分化、迅速发育阶段，此期对药物最敏感，应用药物易致某些系统和器官畸形。妊娠 4 个月以后，胎儿绝大多数器官已形成，药物致畸的敏感性降低，虽然造成严重致畸可能性极小，但对尚未分化完全的器官（如生殖系统）仍有可能受损。神经系统在整个妊娠期间持续分化、发育，故药物的影响一直存在。妊娠中晚期，药物对胎儿的致畸可能性降低。药物对胎儿的不良影响主要表现在牙、神经系统和女性生殖系统,妊娠期间要根据用药适应证权衡利弊做出选择。

(一)抗感染药物

抗感染药物是妊娠期间最常用的药物,抗感染治疗学的一般性原则同样适用于妊娠期。

1. 妊娠期间可安全使用的抗菌药物 青霉素类是最为安全的抗菌药,第三、四代头孢菌素也广泛用于妊娠期;红霉素是治疗妊娠期支原体感染的重要药物,因较难通过胎盘屏障对胎儿没有治疗作用;克林霉素可通过胎盘屏障,常用于治疗羊水内厌氧菌感染。

2. 妊娠期间慎用的抗菌药物 ①氨基糖苷类除庆大霉素属 C 类,其余多为 D 类,可通过胎盘,使胎儿听神经损害发生率增加;氯霉素在胎儿体内代谢甚差,孕妇使用可引起新生儿严重中毒,出现灰婴综合征,故禁用;②四环素属 D 类,在胎儿骨和牙齿发育期间给四环素(妊娠 4~5 个月),使骨和牙黄染、骨骼发育不全,应禁用;③氟喹诺酮类多属 C 类,妊娠期禁用;④磺胺药与甲氧苄啶均为叶酸合成抑制药,复方磺胺甲噁唑在妊娠早期应用,出生缺陷发生率明显升高,应禁用。

3. 抗病毒药 阿昔洛韦(B 类)和齐多夫定(C 类)治疗孕妇获得性免疫缺陷征(AIDS)效果明显。

4. 抗真菌药 孕妇易患白色念珠菌性阴道炎,应用克霉唑(B 类)、咪康唑(C 类)和两性霉素 B(B 类)均未见致畸报道。

(二)神经系统药

1. 镇痛药及非甾体抗炎药 ①阿片类镇痛药:以吗啡为代表的阿片类镇痛药多属 B 类,能通过胎盘屏障,孕妇长期应用吗啡成瘾者其新生儿亦可出现戒断症状;哌替啶对新生儿的影响与药量及用药至胎儿娩出时间间隔有关,应用不当可引起新生儿呼吸抑制;②非甾体抗炎药:以阿司匹林为代表的非甾体抗炎药多属 B 类,妊娠后期为 D 类。妊娠晚期(妊娠 28 周后),因干扰血小板血栓素 A_2 合成,易引起产后出血,应慎用。

2. 麻醉药 分娩期间应用全麻药对新生儿可能产生呼吸抑制,应尽量缩短用药时间。

3. 抗癫痫药 妊娠期间癫痫发作对母亲和子代都是危险的,癫痫发作可致死产、小头畸形、智力迟钝等,应积极治疗,但大多数药物可致先天性畸形。目前认为,妊娠期间癫痫大发作,卡马西平和苯二氮䓬类是首选药,但应尽量使用小剂量;对于小发作,乙琥胺是妊娠早期的首选药。

4. 镇静催眠药 以地西泮为代表的苯二氮䓬类药物属 D 类,可能损害胎儿神经发育,可能增加唇裂或腭裂发生率。

(三)心血管及血液系统药

1. 抗高血压药 孕妇中 5%~10% 并发高血压或子痫,应进行适当治疗。β受体拮抗药多属 C 类,普萘洛尔疗效确切,阿替洛尔半衰期较长,对血压控制稳定;早期应用噻嗪类利尿药(C 类)有致畸作用,同时可致水电解质平衡失调,应慎用;适量应用硫酸镁治疗妊娠高血压未见对胎儿有不良影响,但须严格控制剂量。

2. 抗心律失常药和强心苷 妊娠期间发生孕妇和胎儿心律失常可能危及母亲和胎儿的生命,应进行药物治疗。地高辛、奎尼丁、普鲁卡因胺、维拉帕米属 C 类,治疗剂量未见致畸作用,但应注意观察病情、实施心脏监测,及时调整用量;利多卡因属 B 类,高血药浓度可抑制新生儿中枢神经系统;胺碘酮属 D 类,对胎儿心脏及甲状腺功能有影响，在妊娠早期应避免使用，仅用于其他治疗无效而危及生命的心律失常。

3．抗凝血药和溶栓药　妊娠是一种高凝状态，静脉血栓栓塞是一种主要并发症，肺栓塞是孕妇死亡的最常见原因，抗凝药常用于有栓塞倾向的孕妇。①香豆素类属 X类，易致畸，应禁用；②肝素属 C 类，因不能通过胎盘屏障，对胎儿安全，但分娩时应减少剂量，同时并监测凝血酶原时间，发现出血倾向可用鱼精蛋白对抗。

（四）影响内分泌及代谢药

1．糖皮质激素类药　妊娠期哮喘、胶原性疾病或需免疫抑制药治疗的患者，常需用糖皮质激素。氢化可的松注射可用于某些紧急状态，泼尼松龙常用于支气管哮喘和胶原病的治疗，地塞米松广泛用于早产儿呼吸窘迫征（RDS）。

2．性激素类药　妊娠期间使用雄性激素和雌性激素能引起女婴男性化或男婴女性化，孕早期服用己烯雌酚，增加女婴成年后阴道腺癌的发病率，应禁用。

3．降血糖药　胰岛素属 B 类，围生期用于控制血糖，效果良好；孕妇使用口服磺酰脲类降血糖药有致畸作用，应禁用；双胍类对孕妇及胎儿的不良反应都较重，应禁用。

案例分析

案例

患者，女，28 岁，妊娠 10 周。两天前因受凉出现鼻塞、流清涕、打喷嚏，随后感到头痛、咽痛、全身发冷。查体：T 38.0℃，P 80 次 / 分，R 17 次 / 分，BP 120/80mmHg，咽部充血，心肺及其他未见异常。实验室检查：WBC $7×10^9$/L，N 65%，L 35%，M 3%。诊断：上呼吸道感染。医生开出处方如下：

Rp.

利巴韦林注射液　　　0.5g

5% 葡萄糖注射液　　 500ml

　　　　　Sig.　i.v.gtt.　b.i.d.

复方氨酚烷胺胶囊　10 粒

　　　　　Sig.　1 粒　b.i.d.　p.o.

分析

本案例中患者妊娠 10 周。受孕后的 3～12 周左右的胚胎、胎儿各器官处于高度分化、迅速发育阶段，此期对药物最敏感，应用药物易致某些系统和器官畸形。处方中的利巴韦林和复方氨酚烷胺胶囊中含有的盐酸金刚烷胺是 D 类药，有较强的致畸作用，妊娠或哺乳期妇女应慎用或不用。应选择 A 类或 B 类药。

（五）其他药物

1．止吐药　恶心、呕吐是妊娠早期常见症状，常用止吐药有异丙嗪、氯丙嗪等，多属 C 类药，应慎用。

2．组胺受体拮抗药　抗组胺药多属 B 类和 C 类，此类药物有潜在致畸可能，目前认为妊娠早期应禁用。

3．维生素类药　①大量服用维生素 A，可引起新生儿厌食、体重减轻、骨骼异常以及脑、肾和眼畸形，还可导致颅内压升高、呕吐和昏迷；②妊娠早期大剂量服用维生素

C，可能对胎儿新陈代谢产生有害影响；③维生素 E 服用过量，可致新生儿腹泻、腹痛和乏力；④妊娠早期在医生指导下少量服用维生素 B_6 可止吐，服用剂量过大或时间过长，可造成胎儿对维生素 B_6 依赖性，胎儿出生后易出现兴奋、哭闹不安等症状。

六、哺乳期用药

哺乳是个重要的生理过程，几乎所有的药物都能进入乳汁被婴儿吸收，故哺乳期用药应慎重。影响药物经乳汁进入婴儿体内的因素有：母体的血浆药物浓度、药物从母体的乳汁中转运的能力、婴儿吸吮的乳量。

（一）哺乳期用药的基本原则

哺乳期用药时应权衡利弊，一般遵循以下原则：①尽可能减少药物对子代的影响；②由于人乳是持续地产生在体内而不贮留，因此哺乳期可服用较安全的药物，并应在药物的一个血浆半衰期后再喂奶；③对因乳母大剂量、长时间用药可能对婴儿造成不良影响的，应及时监测婴儿血药浓度；④若乳母所用药物对婴儿影响较大，则应停止喂奶，暂时实行人工喂养。

（二）哺乳期慎用的药物

1．抗感染药　①青霉素类是常用的抗生素，此类药物进入乳汁少，但偶尔会造成婴儿过敏；②磺胺药在母乳中含量很低，理论上可致新生儿黄疸，严重时可诱发核黄疸；③氯霉素可能引起新生儿骨髓抑制，哺乳期妇女应禁用；④克林霉素对婴儿有明显毒性，应禁用；⑤四环素理论上可使婴儿牙齿黄染，但进入乳汁的药物浓度低，长期应用时应停止哺乳；⑥异烟肼可大量转运到乳汁，造成婴儿肝毒性，应禁用；⑦甲硝唑可大量进入乳汁，对婴儿产生毒性，应禁用。

2．神经系统药　①镇痛药及非甾体抗炎药：阿片类镇痛药在乳汁中含量极低，对婴儿无明显影响，阿司匹林和对乙酰氨基酚可用于产后，保泰松毒性较大，应慎用；②抗癫痫药及镇静催眠药：巴比妥类在乳汁中含量较低，对婴儿无明显影响，长期应用时应停止哺乳；苯二氮䓬类药在乳汁中含量也很低，对婴儿无明显影响，但对早产儿乳母应慎用；③抗精神病药：锂盐可进入母乳，并经婴儿胃肠道完全吸收，引起婴儿毒性反应，应禁用；三环类抗抑郁药进入乳汁量小，对婴儿无明显影响，但连续应用对婴儿有害，应慎用。

3．心血管及血液系统药　①治疗量地高辛、普萘洛尔经乳汁排泄，因量少对婴儿无明显影响，阿替洛尔在乳汁中含量高，应慎用；②抗凝血药：肝素因相对分子量较大，不易进入乳汁，华法林可与血浆蛋白结合，亦不会大量进入乳汁，两药均可用于哺乳期妇女。

4．其他药物　①抗甲状腺药：丙硫氧嘧啶、甲巯咪唑可进入乳汁，会影响婴儿的甲状腺功能，应禁用；②口服避孕药：对婴儿虽无直接毒性反应，但药物会使母乳分泌减少，并影响母乳成分，不宜服用；③抗肿瘤药：甲氨蝶呤、环磷酰胺可进入乳汁被婴儿吸收，应禁用。

点 滴 积 累

1．妊娠期母体内药动学的变化影响药效，并可能对胎儿产生不良影响。

2. 妊娠期用药原则为：①有明确指征，避免妊娠早期用药；②在医生指导下用药，尽量单一、小剂量用药，尽量选用老药，提倡使用 A、B 类药物；③应用可能对胎儿有害的药物时，要权衡利弊。

3. 哺乳期用药原则为：①尽可能减少药物对子代的影响；②可服用较安全的药物，并应在药物的一个血浆半衰期后再喂奶；③及时监测婴儿血药浓度；④若乳母所用药物对婴儿影响较大，则应停止喂奶，暂时实行人工喂养。

第二节　小儿用药

小儿按年龄分为胎儿期、新生儿期、婴儿期、幼儿期、学龄前期、学龄期、少年期七个年龄阶段。小儿用药时，要重视其特有的各种生理、生化特征，特别是早产儿及新生儿、婴儿、幼儿等低年龄小儿用药有一定的独特规律，用药中必须更加重视其安全性和合理性，避免小儿用药"成人化"现象。

一、小儿的生理特点及其对药动学和药效学的影响

小儿，尤其是新生儿期，其解剖结构、生理生化功能都不断发育变化，为保证用药安全、合理，应根据小儿身体的特殊性及药物在体内的药动学和药效学特点选择用药。

（一）机体组成特点

1. 小儿，尤其是婴幼儿，机体组织中水分的比例较成人高，水在体内代谢较成人快，但调节水和电解质代谢的功能较差，大量的体液及细胞外液使水溶性药物的血药浓度降低且消除减慢，较少的细胞内液使药物在细胞内浓度较成人高。

2. 新生儿、婴幼儿皮肤嫩、角质层薄，皮下毛细血管丰富，体表面积与体积的比例大，使外用药很容易通过皮肤黏膜吸收，且速度较成人快，易致药物吸收过量产生不良反应甚至中毒。

3. 小儿体内脂肪含量随年龄增长而变化，较低的体脂含量使脂溶性药物分布容积变小，血中游离药物浓度高而易中毒。

4. 新生儿及婴幼儿血浆蛋白浓度低，结合力较差，尤其是新生儿体内存在许多能与血浆蛋白竞争结合的内源性物质，使血中结合型药物减少，游离型药物浓度明显增加，引起药效增强或中毒。

（二）中枢神经系统发育不全

新生儿神经系统发育不健全，尤其是血脑屏障通透性高，很多药物可通过血脑屏障影响神经系统。如吗啡易使新生儿呼吸中枢受抑制，长期应用抗癫痫药，其中枢抑制作用会影响小儿智力发育及其性格成长。

（三）消化系统发育不全

新生儿胃黏膜尚未发育成熟，胃酸分泌很少，宜口服液体制剂，有利于药物溶解；胃肠蠕动慢，会使口服药物达到有效血药浓度时间延长，但对生物利用度影响不一，如磺胺药生物利用度大于成人，而苯妥英钠生物利用度则小于成人；胆汁分泌减少，脂肪消化能力不足，脂溶性维生素吸收较差；肠蠕动不规则，药物吸收不稳定，个体差异大。

（四）肝、肾功能发育不全

1. 小儿肝功能尚未完善，尤其是新生儿肝药酶活性不足，肝内药物代谢能力差，药物清除率低，易造成药物在体内蓄积引起严重不良反应。

2. 新生儿肾小球滤过和肾小管分泌功能发育不全，药物消除能力较差，尿液 pH 较低，多数弱酸性药物经肾排泄慢，半衰期明显延长。

（五）其他

1. 水盐代谢　小儿调节水和电解质代谢的功能较差，对泻药、利尿药等可能引起水盐代谢紊乱的药物特别敏感；小儿钙盐代谢旺盛，易受药物影响，如苯妥英钠、糖皮质激素影响钙盐吸收，四环素与钙盐形成络合物，使牙齿黄染、易致龋齿，并影响骨骼的发育，8 岁以下儿童禁用。

2. 内分泌与营养利用　小儿的正常发育依赖于内分泌的协调和营养的充分供应、吸收和利用，许多激素和抗激素制剂都能干扰小儿内分泌平衡而影响生长发育；对使用影响食欲、营养物质吸收、利用和代谢的药物也应注意，较长时间使用这些药物，可使小儿的营养缺乏，影响其身体和智力发育，如抗胆碱药可引起恶心而影响食欲等。

3. 小儿遗传缺陷　小儿遗传缺陷可致对某些药物反应异常，如葡萄糖 -6- 磷酸脱氢酶缺乏症患儿用磺胺药、氯丙嗪、维生素 C、阿司匹林、呋喃西林等药时可出现溶血反应。

二、小儿用药的基本原则

1. 严格把握用药指征　只有了解小儿不同发育时期的生理生化特点、药物的特殊反应，严格掌握用药指征，才能做到合理用药，防止或降低药物不良反应。

2. 选择适宜的给药剂量与间隔时间　小儿用药剂量是一个既重要又复杂的问题，由于小儿的年龄、体重逐年增加，体质强弱各有不同，因此很难用某一统一的公式来推断准确而又具体的给药剂量，这就需要在实践中用药个体化，理想的做法是通过监测体内药物浓度来调整给药剂量与间隔时间。

3. 选择适宜的给药途径　一般来说，能吃奶的或耐受经鼻饲给药的婴幼儿，经胃肠给药较安全，应尽量采用口服给药；新生儿皮下注射药物可损害周围组织且吸收不良，一般不用；静脉给药时，要严格控制滴注速度，不可过快，同时应防止药物渗出引起组织坏死；使用外用药时，时间不宜太长，因为婴幼儿皮肤角化层薄，药物很易透皮吸收，引起中毒。

 知 识 链 接

小儿治疗药物监测

1. 需要监测的药物　①治疗指数低、安全范围窄、容易中毒的药物，如地高辛、庆大霉素等；②具有非线性动力学特性的药物，如苯妥英钠、阿司匹林、双香豆素类等；③需长期服用而又易发生毒性反应的药物，如苯巴比妥等。

2. 需要监测的患儿　①婴幼儿，因肝、肾功能较差，易发生药物中毒；②心、肝、肾及肠道疾病患儿，药物的体内代谢过程受到严重影响，药动学参数显著改变；③长期用药的慢性病患儿；④有遗传代谢疾病的患儿，常规药物剂量对于代谢快者可能无效，对代谢慢者可致中毒。

三、小儿慎用的药物

（一）抗感染药

儿童使用抗感染药的基本原则与成人相同。药物变态反应的首次发生通常都在幼儿及儿童，且反应严重，应引起重视。大剂量青霉素可引起新生儿中枢神经的刺激症状，如肌肉震颤，甚至惊厥，应慎用；喹诺酮类药物可能损害幼年时期的关节软骨组织，幼儿及青少年不宜选用；氨基糖苷类、四环素及氯霉素可分别致听神经损伤、骨骼和牙齿损害及灰婴综合征，应禁用。

案 例 分 析

案例

患儿，男，5岁，受凉感冒，流清涕2天，在家自服复方感冒冲剂未见好转，并出现剧烈咳嗽，来医院就诊，医生开出下列处方：

Rp.

　　氧氟沙星胶囊　　0.1g×12

　　　　　　Sig.　0.1g　t.i.d.　p.o.

　　小儿速效感冒片　2g×12

　　　　　　Sig.　2g　b.i.d.　p.o.

　　小儿止咳糖浆　　100ml×1

　　　　　　Sig.　10ml　b.i.d.　p.o.

分析

上述处方不合理。氧氟沙星胶囊为氟喹诺酮类药物，可引起多种幼龄动物负重关节软骨损害和关节病变，不宜用于18岁以下的小儿及青少年、妊娠期及哺乳期妇女。可将氧氟沙星胶囊改为抗生素如头孢菌素类药物。

（二）神经系统药

1. 抗癫痫药　苯巴比妥、苯妥英钠因不良反应较多，很少应用于儿童，目前认为丙戊酸钠较安全，但2岁以下儿童在合用其他抗癫痫药时较易致肝毒性，用药期间注意监测肝功能。

2. 镇痛药　常与麻醉药合用缓解小儿疼痛，常与镇静催眠药、抗抑郁药及治疗相关性疾病的药物合用，用药过程中应注意小儿特点，密切观察病情，及时调整治疗方案，避免有危险的联合应用。

（三）糖皮质激素

糖皮质激素用于许多小儿疾病。小儿在确实需要使用糖皮质激素时应极为谨慎，应根据疾病需控制的程度、可接受不良反应的程度等方面考虑是否用药及用药剂量。小儿长期使用糖皮质激素最严重的不良反应是发育迟缓，其他不良反应与成人相似，因此用药剂量要尽可能小。

（四）铁剂

小儿贫血的主要原因是缺铁，口服铁剂疗效确切，但应注意铁剂能引起黑便，使牙齿轻微染色,婴幼儿口服 1g 可引起严重中毒反应,2g 以上可致死。

四、小儿用药剂量的计算方法

由于小儿的体质、体重、身高、体表面积等均随年龄而变化,不同年龄的给药剂量变化很大,小儿药物剂量应个体化,较常用的计算方法有以下几种:

(一)按年龄计算(表6-3)

表6-3 儿童剂量换算表

年龄	按成人剂量折算	年龄	按成人剂量折算
新生儿	1/10~1/8	4岁	1/3
6个月	1/8~1/6	8岁	1/2
1岁	1/6~1/4	12岁	2/3

(二)按体重计算

为最常用的计算方法,多数药物已知每千克体重每日或每次用量,可按下列公式计算:

$$每日(次)剂量 = 每日(次)所需药量/kg \times 体重(kg)$$

需要连续应用的药物计算每日量,分次应用,临时对症治疗药物计算每次量,体重以实测体重为准,年长儿用药最大剂量以成人量为限。

(三)按体表面积计算

$$小儿剂量 = 剂量/m^2 \times 小儿体表面积(m^2)$$
$$体重<30kg 小儿体表面积(m^2)=0.035 \times 体重(kg)+0.1$$
$$体重>30kg 小儿体表面积(m^2)=〔体重(kg)-30〕\times 0.02+1.05$$

此法计算更准确、合理,但比较复杂,尚未推广使用,体表面积值也可根据小儿身高、体重查"小儿体表面积图"求得。

(四)按成人剂量折算

$$小儿剂量 = 成人剂量 \times 小儿体重(kg)/50 或$$
$$小儿剂量 = 成人剂量 \times 小儿体表面积(m^2)/1.73$$

(五)根据药动学参数计算

根据药物已知的治疗血药浓度范围以及给药间隔时间,应用药动学参数计算给药剂量,包括单次给药的剂量以及重复多次给药的负荷剂量与维持剂量,并结合血药浓度监测,进行个体化给药方案设计,能使患者血药浓度保持在有效、安全范围以内,科学合理用药。

点 滴 积 累

1. 小儿在解剖、生理生化方面与成人差异较大,用药应注意其生理特点及药动学变化对药物作用的影响。

2. 小儿用药原则为 ①严格把握用药指征;②选择适宜的给药剂量与间隔时间;③选择适宜的给药途径。

第三节 老年人用药

老年人一般指 65 岁及以上者，老年人的器官功能进入衰退期，结构和功能出现较大的变化，患病和用药机会增加，不良反应的发生率也相应较高。

一、老年人的生理特点及其对药动学和药效学的影响

老年人生理生化功能通常会发生较大变化，应根据老年人的药效学、药动学特点合理选择用药。

（一）机体组成发生变化

1. 老年人局部循环差及肌肉萎缩、血流减少，使肌内、皮下注射的药物吸收速率下降。

2. 总体液和细胞外液与体重比例减小，体内脂肪比例增加，使脂溶性药物如地西泮等更易分布到脂肪组织中，使其分布容积增大，亲水性药物如对乙酰氨基酚等分布容积减小，血药浓度增加。

3. 血浆蛋白结合率降低，白蛋白含量降低使蛋白结合率高的药物如普萘洛尔等药物血中游离型药物浓度增高。

（二）中枢神经系统功能减退

中枢神经系统抑制药如氯丙嗪、苯二氮䓬类、中枢性降压药等作用增强，或用后不良反应较明显，因此老年人应用中枢抑制药时应减量。

（三）心血管系统功能减弱

老年人心肌对 Ca^{2+} 的摄取、储存能力明显低于正常水平，心脏舒张顺应性下降，血管弹性减弱，血管壁增厚，血管阻力上升，对体内外环境变化的反应性降低。心脏的 β 受体数量减少，对 β 受体激动药、拮抗药反应性降低，但对 α 受体拮抗药敏感性提高，应用血管扩张药易产生直立性低血压。老年人对强心苷类药物反应敏感，尤其伴有肾功能减退时易中毒，用时应减量。

（四）消化系统功能减弱

老年人胃肠活动减弱，主要表现在：①胃酸分泌减少，对弱酸性药物的吸收可能减少，对弱碱性药物则可能吸收增多；②消化道黏膜吸收面积减少，肠内液体量也相应减少，不易溶解的药物吸收减慢；③肠、肝血流量减少使地高辛等某些药物的吸收明显减少。

 知 识 链 接

老年人易患的疾病

老年人易患的疾病主要有四类：①发生在各年龄组的疾病，如感冒、胃炎及心律失常等；②中年起病，延续到老年的疾病，如慢性支气管炎、类风湿关节炎及慢性肾炎等；③老年人易患疾病，如高血压、高血脂、冠心病、痛风、糖尿病及癌症等；④老年期起病，如动脉粥样硬化、老年性痴呆及老年性白内障等。

（五）肝、肾功能减退

1. 肝血流量减少，主要经肝消除的药物的首关消除减少，易致不良反应，同时肝血

流减少,肝药酶活性降低,可提高首关消除明显的药物的生物利用度。

2. 大多数药物及其代谢物经肾排泄,肾血流量减少、调节功能和酸碱代偿能力的降低,使老年人药物排泄能力下降,是老年人易致药物蓄积中毒的主要原因之一,使用时要注意调整剂量及间隔时间。

（六）其他

老年人的凝血功能减弱,体温调节能力、血糖调节能力降低,同化代谢小于异化代谢等特点,在用药时注意。

📖 **课 堂 活 动**

患者,男,71 岁,前列腺肥大。应用前列康,又因胃病用溴丙胺太林(抗胆碱类解痉药)、因皮肤瘙痒症用氯苯那敏(抗组胺药),结果使排尿困难加重。试分析:

1. 排尿困难是否与用药有关?为什么?
2. 应如何调整用药?

二、老年人用药的基本原则

（一）优先治疗原则

老年人由于生理衰老、病理变化,常患有多种慢性疾病,且病情往往复杂多变,用药时应当明确治疗目标,权衡利弊,抓住主要矛盾,避免用药不当导致病情恶化或产生严重不良反应。

（二）用药简单原则

老年人用药应少而精,一般合用药物控制在 3~4 种以内,减少合并使用类型、作用、不良反应相似的药物,适合使用长效制剂以减少用药次数,同时应从近期和远期疗效结合上综合考虑选药。

（三）用药个体化原则

由于老年人病情复杂多变,用药时应具体分析病情变化,根据用药指征合理选择药物,决定适当的用量,寻找最佳给药剂量。老年患者的用药剂量应由小逐渐加大,一般采用成人剂量的 3/4,必要时进行血药浓度监测,以合理调整剂量。对于需长期服用药物的老年人来说,应定期监测肝、肾功能及电解质、酸碱平衡状态。同时注意提高老年患者对用药的依从性,耐心细致给予指导,按医嘱用药。

（四）注意饮食调节原则

老年人大多是负氮平衡代谢,加之由于疾病,往往有消瘦、贫血、低蛋白血症等,影响药物治疗,应重视食物营养成分的选择和搭配,从而更好发挥药物的疗效。如高脂血症患者,通过调整饮食结构、改善生活方式,可取得良好效果;老年性糖尿病患者应控制饮食以保证降血糖药物的疗效。

三、老年人慎用的药物

（一）抗感染药

1. 青霉素类 主要经肾消除,老年人肾功能减退使其血药浓度增高,易出现神经精神症状,全身应用大剂量青霉素可引起中枢神经系统反应(青霉素脑病),当控制感染需较大剂量青霉素类时,必须考虑老年人肾功能状况而减少剂量或延长给药间隔时间,并定期监测肌酐清除率。

2.头孢菌素类　抑制肠道菌群产生维生素 K,具有潜在的致出血作用,与阿司匹林、华法林等抗凝血药合用时,尤其需密切监测凝血酶原时间的变化,以免发生出血等严重不良反应。

3.氨基糖苷类　老年患者应尽量避免使用该类药物,已有耳蜗前庭损害和耳聋的老人禁用,注意避免与其他耳、肾毒性药物联合应用,对确需使用氨基糖苷类药物的老年患者应考虑采用每日一次的给药方案,以减轻其耳、肾毒性,当治疗时间超过一周时,需要根据血药浓度调整剂量。

4.喹诺酮类　此类药在老年人脑脊液中浓度较高,肾清除能力降低,因此引起精神紊乱或中枢神经系统兴奋等不良反应的发生率升高。

（二）神经系统药

1.抗胆碱药　除一般不良反应外,可引起老年人神志障碍,同时使用两种以上抗胆碱药可能会增加不良反应。

2.非甾体抗炎药　对于老年患者更易引起胃肠道和肾脏并发症,血容量减少的患者(如脱水、服用利尿药、限盐饮食和心衰者)可出现肾功能衰竭。与利尿药或抗高血压药合用时可减弱疗效,与血管紧张素转化酶抑制药(ACEI)合用时易出现高血钾,与抗凝血药合用极易引起出血。

3.吗啡　老年人易产生吗啡蓄积作用,可使用口服速释吗啡制剂,首次剂量要小,以后逐渐增加,治疗癌症转移患者疼痛可以加大剂量,并辅以其他的镇痛药,当达到最佳剂量时可以改用缓释吗啡制剂,每日分两次服用,使用中出现便秘者应适当服用泻药。

4.镇静催眠药　老年人感觉较为迟钝,反应性降低,应用此类药更易发生不良反应。地西泮在老年人体内的半衰期延长,应延长给药间隔时间,同时老年人对地西泮的中枢抑制作用更敏感,应用时需谨慎;巴比妥类药物中枢抑制作用时间延长,不宜常规应用。

5.抗精神失常药　老年人常用的此类药物有吩噻嗪类、丁酰苯类、苯甲酰胺类抗精神病药及三环类抗抑郁药,应用时应合理调整剂量,并积极防止不良反应的发生。

（三）心血管及凝血系统药

1.地高辛　是治疗充血性心力衰竭的常用药物,由于老年人肾功能减退,应减小其维持剂量,一般给予成人剂量的 1/2 或 1/4,同时监测血药浓度,避免发生中毒。

2.中枢性降压药　易产生直立性低血压甚至晕厥,应慎用,避免同时服用可能引起直立性低血压的其他药物,在开始长期治疗前应测量卧位和立位血压,并有规律地复查。

3.口服抗凝血药　开始使用抗凝血药时剂量要小,各药物间的相互作用使老年人出血的危险性增大,用药期间注意监测是否有出血倾向。

（四）影响内分泌及代谢药

1.放射性碘　治疗甲状腺功能亢进疗效确切,但有可能加重老年人甲亢症状的危险,放射治疗后用抗甲状腺药能迅速降低甲状腺功能,能减轻甲亢的多种并发症。

2．胰岛素、口服降血糖药　是治疗 2 型糖尿病的重要药物,应从小剂量开始,逐渐递增,防止产生低血糖反应。

案例分析

案例

患者,男,70 岁,诊断为原发性高血压合并肺部感染,既往肾功能较差,BUN 7.14～10.71mmol/L,青霉素加庆大霉素肌内注射。2 天后,肾衰竭,BUN 升至 28.56～35.70mmol/L,5 天后尿闭,7 天后死亡,尸检发现多灶性肾近曲小管坏死。

分析

本例为急性药物中毒性肾衰竭,在肾功能差的老年患者应用有肾毒性的氨基糖苷类抗生素庆大霉素,加速了肾衰竭。老年人用药应遵循用药简单和个体化原则,选择药物时既要考虑疾病状态,又要考虑到既往疾病及各器官的功能情况,同时应避免应用有肝、肾毒性的药物。

(五)其他药物

1．氨茶碱　松弛支气管平滑肌,用于治疗慢性支气管炎和心源性哮喘,主要在肝脏代谢。老年人由于肝药酶活性下降,易出现中毒反应,应用时应从小剂量试用,并仔细询问氨茶碱的用药史,发现有胃部不适或兴奋失眠时,可用复方氢氧化铝片、地西泮等药物缓解或停药。

2．β 受体拮抗药类滴眼剂　用于眼压长期慢性升高的老年患者,窦性心动过缓、房室传导阻滞、慢性呼吸衰竭的患者应慎用;正在使用钙通道阻滞药(特别是维拉帕米)、强心苷、β 受体拮抗药或抗心律失常药(如胺碘酮、丙吡胺、奎尼丁)的患者不宜使用 β 受体拮抗药类滴眼剂。

3．利尿药　利尿药可能的不良反应有水及电解质紊乱和急性肾功能不全,老年患者同时使用非甾体抗炎药和 ACEI 有引起少尿性急性肾功能不全的危险,在治疗前、治疗过程中要经常测量体重、血糖、肌酐和血电解质浓度,并及时调整剂量或暂时停止治疗。

点 滴 积 累

1．老年人的生理生化功能减退,导致其对药物的处置和反应性改变,用药时应注意其生理特点及药动学变化对药物作用的影响。

2．老年人用药原则为:①优先治疗;②用药简单;③用药个体化;④注意饮食调节。

目 标 检 测

一、选择题

(一)单项选择题

1．下列关于妊娠期药动学特点的叙述,不正确的是(　　)

A．口服药物的吸收延缓 　　　　B．药物分布容积明显增加

C．药物与蛋白结合能力下降 　　D．肝药酶活性变化不大

2．妊娠期内药物致畸最敏感的时期是（　　　）

A．妊娠半个月以内 　　　　　　B．妊娠3周至12周

C．妊娠4～9个月 　　　　　　　D．妊娠9个月以后

3．下列哪种药不是哺乳期妇女完全避免使用的药物（　　　）

A．磺胺药 　　　　　　　　　　B．对乙酰氨基酚

C．异烟肼 　　　　　　　　　　D．苯妥英钠

4．新生儿应用后可产生灰婴综合征的药物是（　　　）

A．氯霉素 　　　　　　　　　　B．苯巴比妥

C．对乙酰氨基酚 　　　　　　　D．苯妥英钠

5．关于小儿使用抗生素，正确的是（　　　）

A．儿童可安全使用四环素

B．儿童感冒可普遍使用抗生素

C．因庆大霉素无须皮试、方便，故儿童感染性疾病可首选

D．目前认为丙戊酸钠用于小儿癫痫较安全

（二）多项选择题

1．下列说法正确的是（　　　）

A．妊娠期间，口服药物的吸收延缓，吸收峰值后推且峰值常偏低

B．药物在胎儿体内的吸收不存在首关消除

C．几乎所有的药物都能进入乳汁被婴儿吸收

D．老年人由于肾血流量减少、调节功能降低，药物排泄能力下降，是老年人易致药物蓄积中毒的主要原因之一

E．新生儿、婴幼儿外用药很容易通过皮肤黏膜吸收，易产生不良反应或中毒

2．下列说法正确的是（　　　）

A．头孢菌素类有潜在的致出血作用，与华法林合用时，应监测凝血酶原时间的变化

B．老年人应用地西泮因半衰期延长，应延长给药间隔时间

C．老年人应用氨茶碱时，应从小剂量试用，避免发生中毒反应

D．老年人应避免两种以上抗胆碱药合用

E．服用利尿药的老年人合用非甾体抗炎药更易致肾功能衰竭

二、问答题

1．试述妊娠和哺乳期妇女的用药基本原则。

2．试述小儿的用药基本原则。

3．试述老年人的用药基本原则。

4．某药，成人剂量是每次500mg，试计算体重为35kg的患儿每次服用量为多少？（按体表面积计算）

三、实例分析

1．患者，女，2岁，腹泻2天，经医生检查后诊断为轻度腹泻，并配给抗感染药、助消化药和口服补液盐。但患儿的母亲竭力要求医生给用葡萄糖输液，她认为静脉用药

比口服药治病快,试分析女孩母亲的做法是否可取,并说明原因。

2. 患者,女,68 岁,支气管哮喘,因同时患有高血压、冠心病,服用普萘洛尔后导致哮喘加剧,试分析其原因。

（石少婷）

第七章　神经系统疾病的药物治疗

神经系统病是一类多种原因波及脑血管及神经组织等的急慢性、进行性加重的疾病。大多数病因不详，但是药物治疗基本有效。近年来随着生活水平的提高和不合理的饮食结构、生活习惯、社会压力等诸多因素导致此类疾病呈逐年上升趋势，其发病率较高、危险性大，并已成为威胁人类健康和严重影响人类生活质量的重要疾患。本章主要介绍神经系统疾病中常见的脑血管病、癫痫和帕金森病的药物治疗。

第一节　脑　血　管　病

脑血管病是指脑部动脉或支配脑的颈部动脉发生病变，从而引起颅内血液循环障碍，脑组织受损的一组疾病。临床上常以猝然昏倒、不省人事，或伴有口眼歪斜、言语不利和偏瘫为主要表现。脑血管病按其进程可分为急性脑血管病和慢性脑血管病两种。急性脑血管病包括短暂性脑缺血发作（TIA）、脑血栓形成、脑栓塞、高血压脑病、脑出血和蛛网膜下腔出血等，慢性脑血管病包括脑动脉硬化、脑血管病性痴呆、脑动脉盗血综合征等。脑血管病按其性质可分为缺血性脑血管病和出血性脑血管病。

一、缺血性脑血管病

缺血性脑血管病是由于脑动脉硬化等原因，使脑动脉管腔狭窄，血流减少或完全阻塞，脑部血液循环障碍，脑组织受损而发生的一系列症状，临床较多见，约占全部脑血管病患者的70%～80%，其中常见类型有TIA和脑梗死。TIA通常是由于远端大的附壁血栓的微栓子脱落引起相应脑动脉系统血流减少或阻断而表现出一种短暂性、局限性神经功能缺失的临床状态，如言语混乱、失语、肢体力弱、瘫痪以及视觉缺失等。脑梗死以不可逆的神经组织损害为特征，其临床症状类似于TIA，临床分为稳定型、缓解型和进展型。

缺血性脑血管病的治疗主要包括药物治疗、预防治疗和康复治疗三方面，基本以药物治疗为主。迅速处理识别脑卒中的临床表现并开始治疗，是处理缺血性脑卒中的关键。预防治疗和康复治疗对缺血区神经的结构和功能的维护、恢复非常重要。

【药物治疗原则】

缺血性脑血管病的治疗包括急性期治疗、进展期治疗、恢复期治疗和预防治疗。急性期和进展期比较有效的药物治疗是溶栓药的应用，如组织型纤溶酶原激活剂（t-PA）联合支持疗法等，而且此法是缺血性脑血管病急性期唯一有效的治疗方法，已广泛应用于临床。恢复期主要集中在治疗抑郁、肢体痉挛状态、神经性膀胱功能障碍及自我保护等问题。抗血小板药阿司匹林、氯吡格雷、阿司匹林/双嘧达莫复方制剂等,则是预防脑卒中的基础药。

 知 识 链 接

缺血性脑血管病的非药物治疗

脑血管病流行病学调查显示:脑血管病已经居成人最常见死因的第三位,也是导致神经功能缺失最常见原因之一。缺血性脑卒中的病死率有着明显的种族差异。

缺血性脑血管病近期治疗的目的是重建闭塞血管的血流,除采用药物治疗外,非药物干预也可用于预防治疗。多方面的外科干预能预防 TIA 或脑梗死。治疗方案是取出血栓,或是改善脑缺血区的血液循环。缺血性脑血管病远期治疗目标是预防血管再闭塞,减少将来 TIA 的危险,最终防止脑梗死的发生。

【治疗药物的选用】

1. 缺血性脑血管病治疗药物的分类和作用　缺血性脑血管病的治疗是综合治疗,药物治疗又以抗凝、溶栓治疗为主。按药物作用机制可分为:①抗血小板药,主要通过抑制血栓素 A_2(TXA_2)生成、抑制磷酸二酯酶(PDE)活性、促使前列环素(PGI_2)生成、选择性干扰 ADP 介导的血小板活化而抑制血小板的聚集和黏附,发挥抗凝作用和预防缺血性脑血管病的作用,代表药有阿司匹林、双嘧达莫、噻氯匹定等。②抗凝血药,主要通过灭活凝血酶或对抗维生素 K,发挥抗凝作用和防治缺性脑血管病的作用,代表药有肝素、华法林等。③促纤维蛋白溶解药(溶栓药),主要是通过激活纤溶酶原,降解纤维蛋白而发挥溶栓作用和治疗缺血性脑血管病的作用,代表药有链激酶、尿激酶和组织型纤溶酶原激活药等(表 7-1)。

表 7-1　常用于治疗缺血性脑血管病药物的用法用量

分类	药物	用法用量
抗血小板聚集药	阿司匹林(ASA)	75~300mg,1 次/日,口服
	双嘧达莫	25~100mg,3 次/日,口服
	噻氯匹定	250mg,2 次/日,口服
抗凝血药	依诺肝素	50mg,1 次/日,皮下注射
	华法林	2.5~7.5mg/d,口服
溶栓药	链激酶(SK)	50 万 U,1 次/日,静脉滴注
	尿激酶(UK)	25 万~100 万 U,1 次/日,静脉滴注
	阿替普酶(γt-PA)	50mg,1 次/日,静脉滴注

2. 缺血性脑血管病的治疗分期和药物选择　缺血性脑血管病的治疗可分为急性期、进展期及预防治疗和康复治疗等阶段。

急性期尤其超早期和进展期,常选用溶栓治疗,如 t-PA 联合支持疗法,即采用 t-PA 合用脑保护药等方法,同时对于伴有颅压增高者可适当加用脱水药如甘露醇和利尿药如呋塞米;对于高血压患者还要及时调整血压,但不主张使用降压药物,以免减少脑循环灌注量加重梗死,如平均血压 >130mmHg 或收缩压 >220mmHg 可慎服降压药物。

此外常用的溶栓药还有 UK、SK 及乙酰化纤溶酶原 - 链激酶激活药复合物（APSAC）等。也可采用 DSA（监视下超选择性介入动脉溶栓法）。

在进展期防止血栓扩展和新血栓形成的抗凝治疗也非常重要，常选用肝素、低分子量肝素（如依诺肝素）及华法林等。用药最初数日内，需每天查凝血酶原时间和活动度以便调整抗凝药物的剂量，使凝血酶原活动度维持在 20%～30% 为宜，以后每周监测 1 次，治疗期间注意出血等并发症。

预防治疗，选用抗血小板聚集药可以有效预防缺血性脑血管病。常用药物有阿司匹林、双嘧达莫、噻氯匹定等。

康复治疗，根据不同情况可采用按摩、被动运动、针灸、理疗、体能及技能训练等。大脑缺血部位周围组织的保护是目前研究的热点，据国外大规模的研究结果证实，血液稀释疗法对一般病例无效，但在血黏度过高或血容量不足时，可适当使用低分子右旋糖酐或羟乙基淀粉、糖皮质激素、21- 氨基类固醇、N- 甲基 -D- 天（门）冬氨酸受体拮抗药（NMDA）、胞磷胆碱、抗细胞间黏附分子抗体、磷苯妥英、吡拉西坦及神经苷脂 GM-1 等，均对维护中枢神经系统缺血半暗带功能与结构具有一定的疗效。

案 例 分 析

案例

患者，男，55 岁，80kg。1 天前突然发生短暂性言语不利及右上肢无力，持续 15～20 分钟后迅速缓解。神经系统检查和体格检查均正常。既往有长期高血压病史，血压 165/100mmHg。每日抽烟 2 包，饮啤酒 3～6 听。实验室检查：血红蛋白 165g/L，红细胞比容 51%，血胆固醇 275mg/L。颈动脉多普勒超声检查提示左侧颈动脉 90% 狭窄，右侧颈动脉 40% 狭窄，临床诊断为短暂性脑缺血发作（TIA）。治疗方案：①控制危险因素预防再次发作（禁止吸烟、饮酒、选用降压药和降血脂药）；②规律服用抗血小板聚集药阿司匹林 50～75mg/d，饭后服。

分析

①依据患者的临床表现及辅助检查与 TIA 相一致。②药物治疗时，首先依据患者的病情，选用降压药和降血脂药等措施通过控制危险因素预防 TIA 的再次发作，同时指导患者改变生活方式，如戒烟、限制饮酒量、减轻体重和增强体质。其次必须控制患者的血压，特别是针对其有严重的颈动脉狭窄，初始治疗可选用氢氯噻嗪 12.5mg/d 或卡托普利 75mg/d。同时应用 HMG-CoA 还原酶抑制药降低脑卒中和 TIA 的发生，如普伐他汀 5mg/d。在给予患者规律服用阿司匹林时，由于即使低剂量的阿司匹林也可以导致胃糜烂和胃溃疡，当出现任何上腹部疼痛时要及时通知医生，最好采用阿司匹林肠溶片。

3. 给药方法的选择　主要根据疾病病程进展程度选择不同的给药方法。一般情况下，对于预防性用药者可选择口服给药，对于急性期和（或）恢复期的患者宜采用静脉给药，但应严格控制滴速和给药时间。

【药物不良反应及防治】

1. 抗血小板药　常见不良反应是为浅表性胃炎和胃溃疡，表现为上腹部疼痛或便血,可采用饭后服药或阿司匹林肠溶片,必要时给予抗酸药。也可用噻氯匹定替代,其预防再次 TIA 和降低可能引起的消化道出血优于阿司匹林。

课堂活动

患者,男,47 岁,职业司机。饮酒后出现晕厥、四肢无力,诊断为 TIA。经过急诊手术取出血栓后病情稳定,给予阿司匹林 50mg/d 规律用药,2 周后自觉左上腹隐隐作痛,胃镜检查提示胃黏膜轻度糜烂。患者希望停止用药或换药。

1．如何解释患者出现的症状?
2．如何处理这些症状?
3．能否用噻氯匹定替代阿司匹林?

2．抗凝血药和溶栓药 常见不良反应是出血,表现为自发性出血如牙龈出血、视网膜出血等。t-PA 发生率约为 6.4%,肝素约为 7.1%,尿激酶约为 15.4%,与激活纤溶酶原和灭活凝血因子Ⅱ、Ⅶ、Ⅸ、Ⅹ等有关。故应用时严格控制剂量、滴速和时间,监测出血时间或凝血时间,做好解救准备。若患者使用肝素后出血,可选择碱性鱼精蛋白防治;若使用华法林,可选择维生素 K 对抗;若使用 t-PA,可选用氨甲苯酸防治。

【药物相互作用】
1．阿司匹林与华法林通过竞争与血浆蛋白结合,提高华法林血浆游离型浓度而引起出血。
2．阿司匹林与糖皮质激素不但能与血浆蛋白竞争性结合,又有药效学协同作用,更易诱发溃疡及出血。
3．阿司匹林与呋塞米竞争肾小管主动分泌的载体,增加各自的游离型血药浓度,引起出血和(或)水电解质紊乱。

二、出血性脑血管病

出血性脑血管病由于血管破裂,血液溢出,压迫脑组织,血液循环受阻,患者常表现脑压增高、神志不清等症状,约占脑血管病的 20%~30%。多数发生在大脑半球,少数在脑干和小脑。常见的脑出血和蛛网膜下腔出血由于没有药物能直接有效干预,因而成为病死率最高的疾病之一。脑出血多见于高血压患者,大多在白天活动或情绪激动时发病,患者可有轻度头晕、头痛等短暂脑缺血的先驱症状;但也可在无任何先兆的情况下突然晕倒、呕吐和出现意识障碍;若是大脑半球出血者,早期可出现偏瘫。蛛网膜下腔出血多见于脑血管畸形者,大部分患者出血前无症状,少数患者既往有偏头痛发作史,或一过性动眼神经麻痹或肢体瘫痪。一般发病急骤,患者突然剧烈头痛、头晕、呕吐、烦躁不安,多数患者可伴有意识障碍,查体有明显的颈项强直和轻微的定向障碍等,CT 扫描可以明确出血部位、出血量。

出血性脑血管病的治疗目前无药物直接有效干预,治疗的重点应放在支持治疗,以使神经功能的恢复最大化,预防再出血,控制并发症的发生。最有效的方法是控制血压,保护心、肺、肾功能,维持电解质平衡,一般不使用抗凝药物。

【药物治疗原则】

由于出血性脑血管病的治疗不以药物治疗为主，而是采用预防、手术、理疗和支持疗法等，所以其临床治疗原则是挽救患者生命、减少脑损害、降低病死率、降低神经功能残疾程度、降低复发率。临床上通常选用脱水药、抗纤溶药、扩血管药及营养脑细胞药等作为辅助治疗。

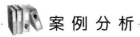 案 例 分 析

案例

患者，女，65 岁，在家中的卫生间突然摔倒，被急救车送到急症室时意识已经恢复。主诉有严重的头痛和失眠。体检发现患者颈部强直和轻微的定向障碍。CT 扫描提示蛛网膜下腔和脑室有血。脑血管造影提示后交通支动脉瘤，余正常，诊断为蛛网膜下腔出血。治疗方案为：①外科修复和夹闭动脉瘤；②药物预防并发症。

分析

①患者的神经症状和头颅 CT 显示的出血灶与蛛网膜下腔出血的临床诊断相符；②目前没有药物能直接有效干预蛛网膜下腔出血，所以非药物干预和祛除病因是关键；③药物治疗能直接预防和控制蛛网膜下腔出血的并发症。

【治疗药物的选用】

1. 出血性脑血管病治疗药物的分类和作用　由于出血性脑血管病目前无特殊治疗药物，一般以手术止血为主，辅以药物治疗，目的是防止并发症。依据疾病不同时期治疗，临床常用药物大致分为：①脱水药，主要用于降低颅内压，但有颅内活动性出血时则禁用。其作用机制是提高血浆晶体渗透压，产生组织细胞的脱水作用，常用药物有20% 甘露醇、10% 甘油等。②抗纤溶药，主要防止并发脑梗死，若无脑梗死发生，一般不主张用此类药物。其作用机制主要是抑制纤溶酶活性，抗纤维蛋白溶解，常用药物有氨基己酸、氨甲苯酸等。③钙通道阻滞药，其作用机制主要是抑制钙离子内流入缺血神经元和重建脑血管自动调节功能，常用药物有尼莫地平等，通常在原发性蛛网膜下腔出血后 96 小时开始用药。④营养脑细胞药，常用于恢复期患者的治疗，其作用机制主要是改善脑细胞代谢，促进脑功能的恢复，常用药物有胞磷胆碱、吡拉西坦等。常用于治疗出血性脑血管病的药物见表 7-2。

表 7-2　常用于治疗出血性脑血管病药物的用法用量

分类	药物	用法用量
脱水药	20% 甘露醇	250ml，1 次 /6～8 小时，快速静脉滴注；也可与呋塞米合用，每次 40mg，静脉注射，2～4 次 / 日
	10% 甘油	500ml，静脉滴注，1 次 / 日
抗纤溶药	氨基己酸（EACA）	5g，以 1～2g/h 的速度维持静脉滴注
	氨甲苯酸（PAMBA）	100～300mg，静脉注射或静脉滴注
钙通道阻滞药	尼莫地平	60～90mg，4 次 / 日，口服，持续 21 天
营养脑细胞药	胞磷胆碱	0.25～0.5g，1 次 / 日，静脉滴注
	吡拉西坦	0.8～1.2g，2～3 次 / 日，口服

2. 出血性脑血管的治疗分期和药物选择　出血性脑血管病的治疗分为急性期治疗和恢复期治疗。

(1) 急性期治疗：宜早期使用脱水药（多在发病后的 6 小时，若怀疑有持续性出血，则脱水药的使用宜在 24 小时后为妥）降低颅内压和控制脑水肿，常选用甘露醇。与此同时还必须及时控制血压在 150～180/90～100mmHg 左右，血压过高易导致再出血，过低会形成脑供血不足。若收缩压超过 200mmHg，可用 25% 硫酸镁 20ml 肌内注射，每 6～12 小时 1 次，与利尿药联合应用可取得较好效果。若血压过低应使用升压药，以保证充足脑组织血供。若发病 1～2 周后血压仍持续过高，可系统应用降压药治疗。

知 识 链 接

脱水药应用注意事项

1. 应用脱水药注意防止体液丢失过多，出现口干、口渴及尿少应立即停药。
2. 脱水药使用后易引起血栓，用药后注意观察患者意识、神经反射、肢体活动及瞳孔变化。

(2) 恢复期治疗：主要是营养脑细胞，改善中枢神经功能。常用药物有胞磷胆碱、尼莫地平、辅酶 A、丹参等。为了加快瘫痪肢体和失语的恢复，同时要加强患肢的被动和主动运动锻炼、理疗、针灸、语言训练等。

3. 给药方法的选择　主要根据疾病病情程度选择不同的给药方法。一般情况下，对于预防性用药者可选择口服给药，对于急性期的患者宜采用静脉给药，但应严格控制每日液体摄入量。

【药物不良反应及防治】

1. 利尿药和脱水药　常见不良反应是水电解质紊乱，用药期间应定期查血清钾、血清钠、血清氯。

2. 钙通道阻滞药　常见不良反应是脚踝水肿和直立性低血压，使用此类药物时要观察 20～30 分钟，卧床休息，缓慢变更体位，一旦出现直立性低血压应平卧，采用头低足高位，必要时给去甲肾上腺素，严禁使用肾上腺素。

点 滴 积 累

1. 缺血性脑血管病急性期常采用 t-PA 联合支持疗法，对于伴有颅压增高者可适当加用脱水药，对于高血压患者还要及时调整血压，但不主张使用降压药物。

2. 出血性脑血管病宜早期使用脱水药，降低颅内压和控制脑水肿，同时还必须及时控制血压在 150～180/90～100mmHg 左右。

第二节　癫　痫

癫痫是一组由大脑神经元异常放电所引起的短暂中枢神经系统功能失常为特征的

慢性脑部疾病。临床表现为突然发生、反复发作的运动、感觉、意识、自主神经、精神等方面的异常。依据临床表现分为全面性强直-阵挛发作（也称癫痫大发作）、失神性发作（又称癫痫小发作）、精神运动性发作、癫痫持续状态以及单纯或复杂性局限性发作等。其中全面性强直-阵挛发作是一种常见的发作类型，患者在发作时意识丧失，跌倒，同时强直的肌肉开始抽搐，可以伴有尖叫、阵挛等，发作后患者仍有昏睡，头脑可能对时间的变化产生混乱，甚至出现尿失禁。

癫痫的治疗主要包括药物治疗、手术治疗和饮食调整三方面。目前仍以药物治疗为主。早期控制癫痫发作极为重要，以保证患者的正常生活，避免急性的身体伤害和与癫痫反复发作有关的长期病态心理。

【药物治疗原则】

绝大多数癫痫发作需药物治疗。通常正确的抗癫痫药物治疗能够控制60%～95%的癫痫发作。但是由于许多抗癫痫药物的有效治疗谱相对较窄，因此用药时应根据癫痫发作的准确分类或癫痫综合征的诊断而选择适宜的抗癫痫药物。抗癫痫药物的治疗原则是：

1. 药物剂量　药物选定后，一般自小剂量开始，逐渐增加至有效控制发作而不出现不良反应，做到用药剂量个体化。对于传统抗癫痫药（AEDs），最好监测血药浓度，以便及时调整剂量。

2. 药物合用　由于经典抗癫痫药物之间存在药物相互作用，因此尽量单一用药。对于单药治疗确实不能控制者，才考虑联合用药。

3. 规律用药　督促患者坚持长期遵医嘱服药，切勿随意停药，以免导致癫痫持续状态。

4. 药物更换　应在原药物的基础上加用新药，当达到稳态浓度及临床发作控制时，逐渐减少及停止原有被认为无效的药物。

5. 停药原则　完全停止发作3～5年，脑电图检查无痫性放电，可考虑停药，1～2年内逐渐减药。

6. 不良反应监测　大多数抗癫痫药物都有抑制造血系统、损害肝功能的不良反应，所以服药过程中，针对药物不良反应，定期进行血常规、肝功能等检查。

【治疗药物的选用】

1. 抗癫痫药物的分类、作用方式　抗癫痫药物可按化学结构和作用方式分类。按化学结构可分为：①乙内酰脲类；②巴比妥类；③苯二氮䓬类；④其他类。按作用方式可分为：①阻止病灶异常放电的扩散，代表药有苯妥英钠、卡马西平、丙戊酸钠、乙琥胺等，此类是目前常用的抗癫痫药物；②加强γ-氨基丁酸（GABA）的抑制功能，提高病灶的发作阈值，防止异常放电扩散，代表药有地西泮、氯硝西泮、苯巴比妥、扑米酮。常用的抗癫痫药物见表7-3。

2. 抗癫痫药物的选择　根据癫痫发作类型和脑电图特征合理选用抗癫痫药物。通常全面性强直-阵挛发作的患者宜选用卡马西平、苯妥英钠、苯巴比妥、丙戊酸钠；精神运动性发作患者宜选用卡马西平；单纯及复杂性局限性发作的患者宜选用扑米酮、卡马西平、苯妥英钠、苯巴比妥；失神性发作的患者宜选用乙琥胺、丙戊酸钠、氯硝西泮；癫痫大发作持续状态的患者则选用地西泮。

表 7-3　常用抗癫痫药物的半衰期、治疗有效浓度及用法用量

分类	药物	$t_{1/2}$(h)	治疗有效浓度（μg/ml）	用法用量
乙内酰脲类	苯妥英钠	随剂量而不同	9～20	100～300mg/d，分 3 次服
苯二氮䓬类	氯硝西泮	22～38	0.015～0.05	4～8mg/d，分 3～4 次服
	地西泮	30～60	0.3～0.7	20～40mg/d，分 2～4 次服
巴比妥类	苯巴比妥	24～96	20～50	450～900mg/d，分 3 次服
	扑米酮	3～12	4～14	500～1500mg/d，分 3 次服
其他类	卡马西平	5～25	2～10	300～1200mg/d，分 3 次服
	乙琥胺	儿童：30；成人：60	45～90	儿童 750～1000mg/d，成人 750～1500mg/d，分次服
	丙戊酸钠	10～16	50～100	600～1200mg/d，分 2～3 次服

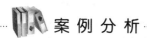 案 例 分 析

案例

患者，女，14 岁，学生，体重 40kg。3 岁时曾发生过 3 次热性惊厥，并在第二次热性惊厥后 6 个月开始服用苯巴比妥预防治疗，但服药时断时续。发病当日上午，教师提问时，患者突然从座位上站起，笨拙地向门外走去，她对碰倒的座椅和教师的询问没有任何反应。大约 1 分钟后倒在地上，开始出现两眼外翻、四肢不自主抽动、面色青紫，持续约 2 分钟。发作后，患者出现明显困倦和意识混乱。诊断为癫痫复杂性部分发作继全身性强直 - 阵挛发作。患者入院后不久又发作 1 次。治疗方案：①一旦癫痫的诊断成立，就要根据复发的可能性决定是否采用药物治疗；②依据癫痫类型选择适宜抗癫痫药物；③积极去除病因，防止复发。

分析

①依据该患者的发作特点，与癫痫复杂性部分发作继全身性强直 - 阵挛发作相吻合；②由于患者入院前后发作 2 次，所以依据临床类型，可首选苯妥英钠和卡马西平，次选丙戊酸钠；当首选药物不能完全控制癫痫发作，需要添加药物治疗时，首选氯氮䓬；③同时便于治疗可给予患者低糖、高脂肪饮食。

【药物不良反应及防治】

1. 乙内酰脲类　不良反应较多，表现为：①局部刺激反应，如胃肠道反应和血栓性静脉炎，通过饭后服药和"Z"型注射可缓解；②齿龈增生，主要是久用导致胶原代谢障碍，引起结缔组织增生，可同服维生素 C，局部按摩防治；③神经系统反应，主要是小脑前庭功能障碍（眼球震颤、眩晕、共济失调等），停药 3～6 个月可消退；④其他，有过敏反应、粒细胞减少、血小板减少、再生障碍性贫血、肝功能损害以及致畸等。

2. 巴比妥类　①后遗效应，表现为服药后次晨出现头昏、困倦、精神不振等；②耐受性和依赖性，长期服用可产生耐受性和依赖性，若突然停药可出现戒断症状，包括焦虑、失眠、震颤、甚至惊厥等；③过敏反应，如皮疹、粒细胞减少、剥脱性皮炎等；④急性中毒，表现为昏迷、血压下降、呼吸抑制等，可采用呼吸兴奋药如尼可刹米等解救。

3．其他类　如苯二氮䓬类可出现中枢神经反应（头晕、乏力、嗜睡、共济失调等）、呼吸和循环抑制、耐受性和依赖性。卡马西平用药早期可出现消化道反应（恶心、呕吐、胃肠不适等）和神经系统反应（眩晕、嗜睡、眼球震颤、共济失调等），偶见皮疹、粒细胞减少及再生障碍性贫血。若患者耐受性差，尤其出现突出的中枢神经系统副作用（如持续困倦），一般不主张添加或替换巴比妥类或苯二氮䓬类，而选择一种新的抗癫痫药物如加巴喷丁等添加治疗更有意义。

课堂活动

　　患者，女性，20岁，学生，体重55kg。她在过去2年中学习过度疲劳后出现癫痫全身性强直-阵挛发作2次，均自行缓解。由于服用苯妥英钠（严重齿龈增生、多毛和反应"迟钝"）和丙戊酸钠（持续腹痛、震颤和体重增加）不能耐受，而且在可耐受剂量时疗效不明显。最近开始服用卡马西平600mg，3次/日。在使用卡马西平治疗的3个月里，她出现5次失神性发作、1次强直-阵挛发作，一旦加大剂量则出现明显的困倦、胃肠道不适和反应迟钝。患者希望停止用药。

　　1．如何解释患者出现的症状？

　　2．如何处理这些症状？

　　3．能否在患者耐受的情况下添加氯硝西泮与目前正在应用的卡马西平同用？

【药物相互作用】

1．苯妥英钠血浆蛋白结合率高（90%），具有肝药酶诱导作用，可与其他药物产生相互作用（如保泰松、避孕药、糖皮质激素、双香豆素等）。

2．红霉素可抑制肝药酶，造成卡马西平血药浓度急剧增高出现中毒现象。

3．丙戊酸钠能显著提高苯妥英钠、苯巴比妥、氯硝西泮和乙琥胺的血药总浓度和游离浓度，苯妥英钠、苯巴比妥、扑米酮和卡马西平则能降低丙戊酸钠的血药浓度和抗癫痫作用。

点 滴 积 累

1．临床治疗癫痫时通常根据癫痫发作类型选用抗癫痫药物。

2．全面性强直-阵挛发作宜选用卡马西平、苯妥英钠、苯巴比妥、丙戊酸钠；精神运动性发作宜选用卡马西平；单纯及复杂性局限性发作宜选用扑米酮、卡马西平、苯妥英钠、苯巴比妥；失神性发作宜选用乙琥胺、丙戊酸钠、氯硝西泮；癫痫大发作持续状态则选用地西泮。

第三节　帕金森病

　　帕金森病又称震颤麻痹，是中老年人最常见的一种慢性进行性中枢神经系统退行性疾病。主要是因位于中脑部位黑质中的细胞发生病理性改变后，多巴胺合成减少，乙酰胆碱的兴奋作用相对增强，导致锥体外系功能紊乱，引起小肌群不自主收缩而表现为一系列临床症状。由于震颤常作为首发症状出现，初期为单侧，呈"搓药丸"样，所以称之为震颤麻痹症。其临床表现因病变累及的神经元不同而异。一类是多巴胺能神经元减少 50% 所致的主要运动症状，表现为运动减少或运动不能如"面具脸"，或眨眼减少导致的凝视状态，以及肌肉僵直、静止性震颤、姿势平衡障碍等；另一类是累及非多巴胺能神经元（胆碱能、肾上腺素能、5-羟色胺能、谷氨酸能）所致非运动症状。

对帕金森病尚无有效治疗，目前的治疗仅为对症治疗。治疗主要包括四个方面，即药物治疗、手术治疗、心理治疗、锻炼和物理疗法。其中药物治疗和外科手术主要是达到缓解症状的目的。心理因素在疾病治疗和康复过程中有着重要作用，通过心理治疗可以调节患者的情绪，使其减少恐惧感、不安感和陌生感，从而树立对疾病治疗的信心，增加患者的依从性。同时锻炼、物理疗法以及良好的营养供应，对于早期患者增进灵活性、改善肌力、情绪以及提高适应能力有益。

【药物治疗原则】

帕金森病的药物治疗在疾病的早期可以很好地改善症状，因为帕金森病突出的病理生理学特点是脑内黑质纹状体传导束多巴胺的进行性减少，因此药物治疗的方向主要是补充多巴胺。抗帕金森病药物的治疗原则是：①长期服药，控制症状，几乎所有患者均需终身服药；②对症用药、辨证加减，根据患者的年龄、症状类型和严重程度、功能受损的状态、所给药物的预期效果和副作用等选择药物，同时也要考虑相关疾病进展的情况及药物的价格和供应保证等，来制订治疗方案；③需注意剂量个体化，以最小剂量达到最佳治疗效果；④因为该疾病的慢性进行性进展，长期的个体化治疗方案常常需要依据时间调整剂量，药物剂量增加要缓慢，剂量宜小；⑤权衡利弊、联合用药，左旋多巴制剂是最主要的抗帕金森病药物，尤其与卡比多巴、恩他卡朋等合用可增强疗效、减轻运动波动及降低左旋多巴的剂量等。

【治疗药物的选用】

1. 抗帕金森病药物的分类和作用 依据帕金森病的病因学特点，临床上将抗帕金森病药分为四类。

（1）中枢拟多巴胺药：包括①多巴胺替代药：其作用机制是在多巴脱羧酶的作用下生成多巴胺以及通过抑制外周多巴脱羧酶，减少左旋多巴外周脱羧作用从而增加其脑内脱羧作用，代表药是左旋多巴-卡比多巴普通剂和缓释剂；②多巴胺受体激动药：通过激动多巴胺受体，增强黑质-纹状体多巴胺功能，代表药有溴隐亭、培高利特、普拉克索、罗匹尼罗等；③COMT 抑制药和 MAO-B 抑制药：通过抑制儿茶酚氧位甲基转移酶（COMT）和单胺氧化酶-B（MAO-B），干扰多巴胺的代谢，代表药分别是恩他卡朋、托卡朋、司来吉兰等；④多巴胺递质释放药：通过增加纹状体释放多巴胺，补充其耗竭，代表药是金刚烷胺。

（2）中枢抗胆碱药：通过拮抗 M 受体降低胆碱能神经功能，抑制腺体分泌，以及缓解肌紧张，代表药有苯扎托品、苯海索等。

（3）抗组胺药：通过拮抗 H_1 受体，减少腺体分泌和抑制中枢，改善症状，代表药有苯海拉明、奥芬那君等。

（4）胆碱酯酶抑制药：通过可逆性抑制胆碱酯酶、促进神经末梢释放乙酰胆碱、直接兴奋胆碱受体,以及促进脑组织对葡萄糖的利用而改善中枢神经功能,适用于帕金森病伴痴呆患者或帕金森病合并痴呆患者,代表药有多奈哌齐、石杉碱甲、利斯的明等。

常用抗帕金森病药物见表7-4。

表7-4 常用抗帕金森病药物的分类及用法用量

分类		药物	用法用量
中枢拟多巴胺药	多巴胺替代药	左旋多巴	开始0.125～0.25g,2～4次/日,以后每隔3～7日增加0.25～0.75g。通常维持量为3～5g/d,分4～6次饭后服
		卡比多巴-左旋多巴(1:10)	开始110mg,3次/日,以后每3～7天增加110mg,维持量为330～1650mg/d,分3～4次服
		卡比多巴-左旋多巴(1:4)	开始125mg,2次/日,以后每3～7天增加剂量,维持量为250～2500mg/d,分4次服
	多巴胺受体激动剂	溴隐亭	开始1.25mg,2次/日,以后每2～4周增加2.5mg,维持量为10～40mg/d,分3次服
		培高利特	开始0.05mg/d,2天后,每隔2日增加0.1～0.15mg,第12天后可每隔2日增加0.25mg,直至获得满意疗效,维持量为1～4mg/d,分3次服
		普拉克索	开始0.375mg,3次/日,以后每周增加0.125～0.25mg,维持量为1.5～4.5mg/d,分3次服
		罗匹尼罗	开始0.25mg,3次/日,以后每周增加0.25mg,维持量为3～9mg/d,分3次服
	COMT抑制剂	恩他卡朋	每次200mg,与卡比多巴/左旋多巴同服,维持量为600～1600mg/d
		托卡朋	50～200mg,3次/日,首次与左旋多巴同服,其后分别于6h和12h后服第二次、第三次
	MAO-抑制剂	司来吉兰	开始5mg,1次/日,可增至5mg,2次/日(早餐时服5mg,午餐时服5mg)
	多巴胺递质释放药	金刚烷胺	开始100mg,1次/日,每1～2周增加100mg,最大剂量400mg/d
中枢抗胆碱药		苯海索	开始1～2mg/d,每3～5天增加1～2mg,维持量为6～15mg/d,分2～3次服
		苯扎托品	开始0.5mg/d,每3～5天增加0.5mg,维持量为1～3mg,2～4次/日
抗组胺药		苯海拉明	25～50mg,3～4次/日
		奥芬那君	100mg,2次/日

2. 抗帕金森病药物的选择 应综合考虑病变累及的神经元、患者主要临床表现、药物作用特点、药物不良反应、患者个体因素、经济因素等来选择合适的药物。①对于病变累及多巴胺能神经元而主要表现为震颤、肌肉强直等症状的患者,药物治疗可选择中枢拟多巴胺药,如多巴胺受体激动药培高利特、多巴胺递质释放药金刚烷胺、外源性多巴胺的前体药左旋多巴、多巴脱羧酶抑制药卡比多巴,或者COMT抑制药恩他卡朋

和 MAO-B 抑制药。对于主要表现为运动减少或运动不能、僵直、静止性震颤、姿势调节障碍等症状的患者，尤其在应用多巴胺受体激动药后症状出现或加重者，可直接选用左旋多巴 - 卡比多巴普通剂或缓释剂。②对于病变累及非多巴胺能神经元表现为肢体麻木、疼痛、痉挛、不安腿综合征、嗅觉障碍等症状或表现为多汗、流涎等自主神经症状的患者，药物治疗可选择中枢抗胆碱药如苯扎托品等。③对于帕金森病伴有抑郁、焦虑、认知障碍、幻觉、淡漠、睡眠紊乱等精神症状的患者，药物治疗时还可加入抗组胺药或酌情加入抗精神病药，但帕金森病晚期或治疗后以痴呆为主要表现的患者，则应避免使用抗胆碱药、抗焦虑药等，可选用新型中枢拟多巴胺药普拉克索或直接进行心理治疗。

案 例 分 析

案例

患者，男，55 岁，艺术家，右利手。因右手持笔不稳、起立困难、四肢发紧、进行性健忘等前来神经科就诊。入院时查体：发育正常，营养良好，面部表情缺乏，讲话声低而单调，体味强烈，四肢呈"齿轮"样肌强直以及右手轻度静止性震颤，步态较缓慢，轻度躯干前屈，其余体格检查和实验室检查均正常。诊断为帕金森病Ⅱ级。治疗方案：①起始治疗：口服普拉克索 0.125mg，3 次 / 日，服用 5～7 天。第二周起，剂量应增加至 0.25mg，3 次 / 日。以后如果耐受，可采用每周增加 0.25mg（0.75mg/d）直至达到最大治疗剂量，最高不超过 1.5mg，3 次 / 日。②晚期治疗：卡比多巴 / 左旋多巴（25mg/100mg），3 次 / 日。

分析

①患者的症状为典型的帕金森病，依据患者的症状和帕金森病分级标准，可确定为帕金森病Ⅱ级。②处于Ⅰ级和Ⅱ级的帕金森病患者病情较轻，若日常生活或工作能力不受影响，一般不需要治疗或只需略加治疗。该患者由于职业是艺术家，显然影响了工作，所以确定治疗方案时，采用了新型中枢拟多巴胺药普拉克索迅速缓解症状，病情稳定后由于患者没有其他并发症的出现，因此选用卡比多巴 / 左旋多巴巩固治疗。

3．给药方法的选择　由于该疾病的慢性进行性进展，以口服用药为主。

4．药物治疗分期　通常分为起始治疗、晚期治疗和其他症状的治疗。

（1）起始治疗：目的是尽快缓解震颤、肌肉强直等症状，避免肌肉强直累及上肢躯干、颈部、面部等。治疗时依据患者的耐受性逐渐增加药量，可参见表 7-4。

（2）晚期治疗：对于晚期帕金森病患者的治疗，左旋多巴仍占主要地位。无论起始治疗采用的是哪种药，几乎所有患者最终都需要使用左旋多巴。因为帕金森病的特点就是脑内多巴胺的缺失，最合理的治疗应该是补充脑内耗竭的多巴胺。

（3）其他症状治疗：随着帕金森病病程的进展，患者可能在治疗同时出现痴呆、抑郁、精神性激越、自主神经系统功能障碍、跌倒和睡眠障碍等症状，可考虑使用非典型抗精神病药如氯氮平等，目的是选择性地作用于边缘系统和大脑皮层的 D_3、D_4、D_5 受体，能在不影响帕金森病症状的前提下控制精神症状。

【药物不良反应及防治】

1. 胃肠道反应　治疗初期约 80% 患者出现恶心、呕吐、食欲减退等症状，饭后服用或缓增剂量可以减轻。

2. 心血管反应　治疗早期约 30% 患者出现轻度直立性低血压，多数无症状，少数出现眩晕，个别甚至产生晕厥。由于患者对此反应有耐受性，继续服药可自然减轻。

3. 精神行为异常　常见激动、不安、焦虑、失眠和噩梦等。约 15% 的患者可产生精神错乱如幻觉、妄想等，可能与多巴胺兴奋大脑边缘系统的多巴胺受体有关。停药或减量可缓解。

4. 不自主异常运动　长期大量服用左旋多巴，患者可出现张口、咬牙、伸舌、点头等异动症，减少剂量可缓解。对于症状加重者可以与维生素 B_6 合用。

5. 抗胆碱反应　表现为口干、皮肤干燥、便秘、吞咽困难等。

【药物相互作用】

1. 左旋多巴与抗精神病药物氯丙嗪、奋乃静等合用，后者具有中枢多巴胺阻滞作用，干扰左旋多巴的多巴胺能效果。

2. 左旋多巴与维生素 B_6 合用，因为维生素 B_6 作为左旋多巴脱羧酶的辅酶，可以增加左旋多巴的外周代谢，导致进入脑内的左旋多巴减少。

　点 　滴 　积 　累

1. 抗帕金森病药包括中枢拟多巴胺药、中枢抗胆碱药、抗组胺药等。

2. 帕金森病的药物治疗包括起始治疗、晚期治疗及辅助治疗等。

目 标 检 测

一、选择题

（一）单项选择题

1. 缺血性脑血管病急性期最佳治疗方案是（　　）

　　A. 介入治疗　　　　　　　　　B. t-PA 联合支持疗法

　　C. 溶栓治疗　　　　　　　　　D. 脑保护药的应用

2. 出血性脑血管病治疗时血压控制范围较合适的是（　　）

　　A. 150～180/90～100mmHg　　　B. 120～140/60～80mmHg

　　C. 180～200/100～110mmHg　　　D. 100～130/60～80mmHg

3. 苯妥英钠治疗癫痫时有效浓度最佳控制在（　　）

　　A. 1～8μg/ml　　　　　　　　B. ≤8μg/ml

　　C. 9～20μg/ml　　　　　　　　D. ≥21μg/ml

4. 治疗帕金森病时常用治疗方法是（　　）

　　A. 滴定法　　　　　　　　　　B. 介入法

　　C. 手术　　　　　　　　　　　D. 营养支持

5. 下列不属于抗癫痫药物合理用药指导的是（　　）

　　A. 卡马西平可降低丙戊酸钠的血药浓度

B. 氯霉素可降低卡马西平的血药浓度

C. 红霉素可提高卡马西平的血药浓度

D. 丙戊酸钠可提高苯妥英钠的血药浓度

（二）多项选择题

1. 帕金森病典型临床表现包括（　　　）

 A. 震颤   B. 肌肉强直

 C. 运动减少或主动运动减少   D. 姿势调节障碍

 E. 流涎

2. 可用于治疗癫痫大发作的药物包括（　　　）

 A. 丙戊酸钠   B. 苯妥英钠   C. 地西泮

 D. 乙琥胺   E. 苯巴比妥

二、问答题

1. 试述帕金森病的治疗原则。

2. 比较苯妥英钠、苯巴比妥、丙戊酸钠、乙琥胺、卡马西平在各类型癫痫发作时选药及其作用特点和主要不良反应。

3. 治疗帕金森病的药物主要分为几类？

4. 简述缺血性脑血管病和出血性脑血管病的治疗要点。

三、实例分析

1. 患者，男，65 岁，因跌倒后出现短暂意识丧失经急诊入院，1 小时后恢复意识。检查结果显示：右侧肢体无力，不能说话但可以理解指令（运动性失语）。眼科检查提示右侧偏盲，血压 175/105mmHg，其他生命体征正常，实验室检查均在正常范围内。次日，其神经功能障碍仍未缓解，被诊断为缺血性脑卒中。请为此患者选择治疗药物，并说明其依据。

2. 患者，女，22 岁，4 天前与人争吵中突然倒地，全身痉挛，牙关紧闭，神智不清，持续约 50 秒后自行缓解。无发热、呕吐、腹泻等。今晨无明显诱因再次发作，伴口吐白沫，口唇发绀，双手紧握，持续约 2 分钟，故来就诊。入院时查体：体温 37℃，脉搏 85 次 / 分，呼吸 22 次 / 分，心率 85 次 / 分，心律齐。神志清楚，面色红润。颈软，四肢活动自如，肌张力正常，无病理反射。肺部未闻及干湿啰音。余未见异常。请为此患者选择治疗药物，并说明其依据。

（杜海凤）

第八章　精神疾病的药物治疗

精神疾病又称精神障碍，是指在各种因素的作用下（包括各种生物学因素、心理因素和社会因素等）造成大脑功能失调，出现感知、思维、情感、行为、意志、智力等精神活动的异常，需要用医学方法进行治疗的一类疾病。本章主要介绍精神分裂症、心境障碍、焦虑症的药物治疗。

第一节　精神分裂症

精神分裂症是一组病因未明的精神疾病，具有思维、情感、行为等多方面的障碍，以精神活动与环境不协调为特征。临床主要表现为精神功能亢进的阳性症状如幻觉、妄想、明显的思维形式障碍、反复的行为紊乱及失控等和精神功能减退或缺失的阴性症状如思维贫乏、情感淡漠、意志活动减退等。根据临床现象学特征，可分为偏执型、青春型、紧张型、单纯型、未分化型、其他型；根据临床症状，可分为Ⅰ型和Ⅱ型，Ⅰ型以阳性症状为主要临床表现，Ⅱ型以阴性症状为主要临床表现。

精神分裂症的治疗主要包括三方面，即药物治疗、心理治疗和社会康复治疗。以药物治疗为主，特别是在疾病的急性期；心理治疗必须成为精神分裂症治疗的一部分，可以帮助患者改善精神症状、提高自知力、增强治疗的依从性、改善人际关系，特别是在恢复期给予心理解释，可改变其病态认知，提高重返社会的能力；社会康复治疗应尽量采用各种条件和措施使患者的精神活动，特别是行为得到最大限度的调整和恢复，能良好地回归社会。

【药物治疗原则】

精神分裂症的治疗以抗精神病药物治疗为主，对出现的抑郁情绪、躁狂状态、睡眠障碍可合并使用抗抑郁药、心境稳定剂、镇静催眠药作为辅助治疗。抗精神病药物治疗的原则是：

1．药物选择原则　根据临床症状特点、药物作用特点、药物不良反应、患者个体特征等选用第一代或第二代抗精神病药物。目前，《中国精神分裂症防治指南》建议第一代和第二代抗精神病药物均可作为一线药物使用，氯氮平谨慎使用。

2．单一药物治疗原则　一般主张采用单一药物治疗，如疗效不满意且无严重不良反应，则在治疗剂量范围内适当增加剂量。

3．换药原则　以下情况可考虑换药：①现用药物剂量充分、疗程充足但疗效仍不满意时，如急性病例经治疗量系统治疗6~8周、慢性病例充分治疗3~4个月仍无效；②患者遵医嘱用药，在无明显应激情况下仍复发时；③出现难以克服的、无法耐受的不良反应时；④给药途径不为患者接受时；⑤患者没有经济承受能力时。换药应遵循以下原则：①换用与原用药物作用机制不同的药物，作用机制相同的药物原则上不宜合用；②换用与原用药物化学结构不同的药物；③换用与原用药物主要不良反应不同的药物，尤其因不良反应严重而换药时；④换用与原用药物给药途径不同的药物或长效制剂，这适用于依从性差的患者。

4．合并用药原则　合并用药的指征：①单一药物治疗无效者，同类药物联用时，疗效可能增强，不良反应则因每种药物的剂量减小而可能减轻；②合用作用机制不同的药物，疗效可能互补；③合用的药物对于不同的目标症状，各有特殊作用，合并用药可兼顾全面。合并用药时应选择作用机制、不良反应不同的药物，适当减小合用药物的剂量，注意药物间的相互作用。常见的合并用药有两种吩噻嗪类药物联用、吩噻嗪类药物和其他抗精神病药物联用、长效制剂和短效制剂联用等。

5．缓慢加减药物剂量与安全原则　一般从小剂量开始，缓慢加量，加量速度视药物特性及患者体质而定，一般2周左右加至治疗量，待病情缓解后，逐步减少剂量至维持量，一般情况下不能突然停药；加减剂量应缓慢，须密切观察，正确评价疗效，注意药物不良反应并及时处理，保证安全。

6．个体化用药原则　药物种类、剂量和用法均应注意个体化。

7．早发现、早治疗原则　发现越早，治疗的针对性越强，预后越好，故一旦明确诊断，应及早开始用药。第1次发病是治疗的关键，此时对抗精神病药物的治疗反应最好，所需剂量也少，复原的机会最大，长期预后也最好。影响预后的关键时期是在前驱期至发病后的头5年，精神功能的损害至此保持在一个平台期，若处理得当，通常不再进一步恶化。

8．全程治疗原则　包括急性治疗期、巩固治疗期和维持治疗期。

案例分析

案例

患者，男，60岁。29岁时无明显诱因首次发病，认为有人在他的自行车上安装了窃听器，到处有暗探在监视他，周围人都故意与他作对，要加害他，把铝质瓶盖放在头顶上认为可以隐身，用手势与别人交流思想，诊断为偏执型精神分裂症，开始用药物治疗。口服氯丙嗪300mg/d，半年后患者的症状有所减轻，后听说氯丙嗪对记忆力有影响，自行停药，不久病情复发；口服奋乃静6～10mg/d，用药10年后再次自行停药，2个月后病情复发，第一次住院治疗；开始口服舒必利300mg/d，逐渐增至1200mg/d，2个半月后以临床治愈的疗效出院，3年后，患者自行减药至每晚服400mg，1年后病情复发，第二次住院治疗；口服舒必利1200mg/d，医生考虑到患者已达临床治愈水平，将舒必利减至800mg/d，10个月后病情复发，将舒必利的用量恢复至1200mg/d，治疗1月余后，又达临床痊愈水平，经试出院观察，以临床治愈的疗效出院，半年后，患者又自行减药，4年后减至400mg/d，5年后减至300mg/d，病情复发，第三次住院治疗；给予氟哌啶醇5mg肌内注射，敌对症状改善后改为口服舒必利1200mg/d，半年后以临床治愈的疗效出院。

分析

①本例患者的症状以阳性症状为主，治疗可选用第一代或第二代抗精神病药。②本例患者多次复发，在药物选择上可参考既往用药史，前两次住院均应用舒必利治疗而使病情缓解出院，故第三次住院仍选用舒必利；但由于舒必利无镇静作用，针对患者对医护人员采取对立态度，对治疗不合作，故先给予氟哌啶醇肌内注射，后改为口服舒必利。③通过本例患者每次减药、停药后病情均复发的现象，可以认识到要维持已取得的药物疗效，必须坚持服用适宜剂量作为维持治疗，所以第三次出院后应对患者及其家属进行耐心的用药指导，争取他们的合作。

【治疗药物的选用】

1. 抗精神病药物的分类、作用和特点　抗精神病药物可按化学结构和作用机制分类。按化学结构可分为：①吩噻嗪类；②硫杂蒽类；③丁酰苯类；④苯甲酰胺类；⑤二苯二氮䓬类；⑥其他类。根据作用机制可分为第一代和第二代抗精神病药物。第一代抗精神病药物又称典型抗精神病药物，主要通过拮抗中脑-边缘系统通路和中脑-皮层通路多巴胺 D_2 受体而发挥抗精神病作用，以改善阳性症状和控制兴奋、躁动为主，对阴性症状及伴发的抑郁症状疗效不确切，不良反应较明显，尤其是锥体外系反应和催乳素水平升高等，使用中存在患者耐受性和依从性等问题，代表药物有氯丙嗪、氟哌啶醇等；第二代抗精神病药物又称非典型抗精神病药物，主要拮抗脑内 $5-HT_2$ 受体和 D_2 受体，除对阳性症状有效外，对阴性症状、伴发的抑郁症状等情感障碍、认知障碍等也有明显改善作用，较少引起锥体外系反应和催乳素水平升高等不良反应，患者耐受性和依从性好，有利于长期治疗，故更适用于首发患者、阴性症状明显患者、伴有明显抑郁症状的患者、对药物耐受性差的老年患者、儿童以及青少年患者、身体状况差或伴有躯体疾病的患者，代表药物有氯氮平、利培酮、奥氮平、喹硫平等，目前已将第二代抗精神病药物作为治疗精神分裂症的一线药物。第一代抗精神病药物可进一步按作用强弱分为低效价和高效价两类。低效价者以氯丙嗪为代表，镇静作用强、抗胆碱作用明显、对心血管和肝脏毒性较大、锥体外系不良反应较小、治疗剂量较大；高效价者以氟哌啶醇为代表，抗幻觉妄想作用突出、镇静作用较弱、对心血管和肝脏毒性小、锥体外系较大、治疗剂量较小。

常用抗精神病药物的分类、作用特点及用法用量见表8-1。

2. 抗精神病药物的选择　应综合考虑临床症状特点、药物作用特点、药物不良反应、患者个体因素、经济因素等来选择合适的抗精神病药物。①以幻觉、妄想等阳性症状为主要表现的患者，可选择第一代抗精神病药物如氯丙嗪、奋乃静、氟奋乃静、氟哌啶醇、三氟拉嗪等，也可选择第二代抗精神病药物如利培酮、奥氮平、氯氮平、喹硫平等，两类药物对阳性症状的疗效相当。②以淡漠退缩、主动性缺乏等阴性症状为主要表现的患者，首选第二代抗精神病药物，也可选择第一代抗精神病药物的舒必利、氟奋乃静、三氟拉嗪等，大量临床研究证实第二代抗精神病药物对阴性症状的疗效优于第一代抗精神病药物。③以兴奋、激越为主要表现的患者，选用有镇静作用的第一代抗精神病药物如氟哌利多醇、氯丙嗪肌内注射或第二代抗精神病药物口服合并苯二氮䓬类药物注射。④伴有抑郁症状的精神分裂症患者，宜选用第二代抗精神病药物如利培酮、奥氮

表 8-1　常用抗精神病药物的分类、作用特点及用法用量

分类	药物	效价	镇静	降压	抗胆碱	锥体外系反应	用法用量
第一代							
吩噻嗪类	氯丙嗪	1	高	高	中	中	200～600mg/d，分 3 次服
	奋乃静	10	低	低	低	中	8～50mg/d，分 2～3 次服
	氟奋乃静	50	低	低	低	高	2～20mg/d，分 2～3 次服
	三氟拉嗪	10	低	低	低	高	5～40mg/d，分 2～3 次服
	硫利达嗪	0.7	高	高	高	低	200～600mg/d，分 3 次服
	氟奋乃静癸酸酯	50	低	低	低	高	12.5～50mg/2 周
硫杂蒽类	氯普噻吨	1	高	高	中	中	50～600mg/d，分 2～3 次服
	氟哌噻吨	50	低	低	低	高	5～40mg/d，1 次/日
丁酰苯类	氟哌啶醇	50	低	低	低	高	6～40mg/d，分 3 次服
	氟哌啶醇癸酸酯	50	低	低	低	高	50～200mg/2 周
	五氟利多	20	低	低	低	高	20～120mg/周
苯甲酰胺类	舒必利	1	低	低	低	低	200～800mg/d，分 2～3 次服
第二代							
二苯二氮䓬类	氯氮平	1	高	高	高	低	100～450mg/d，分 2～3 次服
	奥氮平	20	中	中	中	低	5～20mg/d，1 次/日
二苯硫氮䓬类	喹硫平	1	高	高	低	低	300～800mg/d，分 2～3 次服
苯丙异噁唑类	利培酮	100	低	中	低	中	2～6mg/d，分 2 次服
苯异硫唑类	阿立哌唑	20	低	低	低	低	10～30mg/d，1 次/日
	齐拉西酮	1.7	中	低	低	低	80～160mg/d，分 2 次服

平、氯氮平、喹硫平或第一代抗精神病药物如舒必利、硫利达嗪，若单用抗精神病药物不能完全改善抑郁症状时可合并使用抗抑郁药物。⑤伴有躁狂症状的精神分裂症患者可首选第二代抗精神病药物，也可选择第一代抗精神病药物如氟哌啶醇、氯丙嗪等，若治疗无效可合并使用心境稳定剂如碳酸锂、丙戊酸钠或卡马西平。⑥以紧张症状群（木僵状态）为主的患者，首选舒必利静脉滴注或肌内注射，3～5 日内用至治疗剂量（200～600mg/d），持续 1～2 周，若治疗有效则继续口服舒必利或第二代抗精神病药物。⑦精神分裂症首发患者对药物不良反应较敏感，药物不良反应的大小直接影响患者对治疗的合作程度和依从性，故首发患者应尽量选择不良反应小的药物如第二代抗精神病药物或第一代抗精神病药物中的奋乃静、硫利达嗪等；复发患者在药物选择上可参考既往用药史，一般情况下，患者既往应用有效的药物，复发时再用仍然有效，故首选既往治疗反应最好的药物和有效剂量，也可适当增加药物剂量，若治疗有效则继续治疗，若治疗无效则可换用其他抗精神病药物。⑧老人、小儿或伴有心、肝、肾等躯体疾病的患者，宜选用疗效肯定、不良反应小、与躯体疾病治疗药物之间相互作用小的第二代抗精神病药物，并且起始剂量宜低，增加剂量应缓慢，尽量做到用药个体化；对妊娠或哺乳的患者，应权衡利弊，若必须使用抗精神病药物时，建议选用最小有效剂量的第二代抗

精神病药物或高效价第一代抗精神病药物如氟哌啶醇；对拒药或有藏药企图者，最好选用长效制剂。

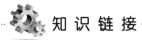

知 识 链 接

难治性精神分裂症的治疗

《中国精神分裂症防治指南》中建议，难治性精神分裂症首选第二代抗精神病药物氯氮平（也可试选用利培酮、奥氮平、喹硫平或注射长效抗精神病药物如氟奋乃静癸酸酯等）；或者合并使用抗精神病药和增效剂，如苯二氮䓬类药物、心境稳定剂或抗抑郁药；若上述治疗无效，采用电抽搐治疗。

氯氮平是目前公认的治疗难治性精神分裂症最有效的药物，常规治疗剂量为200～600mg/d，特殊情况下可用至 900mg/d，疗程一般在 3 个月以上。氯氮平治疗时需特别关注白细胞减少的问题，治疗初期应每周复查白细胞，4 周后可适当延长复查间隔时间。

3. 给药方法的选择　主要根据患者合作程度和疾病严重程度选择不同的给药方法。一般情况下，对于合作的患者可选择口服给药，对病情严重、不合作或拒绝接受治疗的患者宜采用深部肌内注射，但不宜长期注射，病情稍加控制后改为口服。尽量不要静脉给药，如若必需，应严格限定剂量和疗程。不宜皮下注射。

4. 药物治疗分期　通常分为急性治疗期、巩固治疗期和维持治疗期。

（1）急性治疗期：目的是尽快缓解阳性症状、阴性症状、激越兴奋、抑郁焦虑和认知功能减退，争取最佳预后，并预防自杀及防止危害自身或他人的冲动行为的发生。该期药物剂量应充分，重点强调疗效，不能因为能耐受的药物不良反应而减小剂量或缩短疗程。根据各种药物的特点和常规推荐剂量，以获取最大疗效和最小不良反应为适宜剂量，争取最大限度地缓解精神症状，防止病情波动。抗精神病药物的起效时间一般为2～4 周，不应在短于 4 周时终止已开始的治疗，除非出现严重的、无法耐受的不良反应时，否则应避免频繁换药。急性期一般不建议使用长效制剂，因长效制剂起效慢，常需2～3 个月，且不适合缓慢加量，同时在体内释放缓慢，不利于控制不良反应，造成患者对治疗的抵触。急性期疗程一般为6～8 周。

（2）巩固治疗期：目的是巩固疗效，防止已缓解的症状复燃或波动，控制和预防精神分裂症后抑郁和强迫症状，预防自杀，促进社会功能恢复，为回归社会做准备。该期用药原则上仍是应用急性期治疗有效的药物及其剂量。巩固期疗程一般持续 3～6 个月左右，慢性患者疗程可适当延长至 6 个月～1 年。难治性精神分裂症患者以最有效药物的有效剂量继续治疗，疗程 1～2 年。

（3）维持治疗期：目的是预防和延缓精神症状复发，恢复社会功能，回归社会。该期在疗效稳定的基础上可适当减少药量，以减轻不良反应，提高服药依从性，有利于长期维持治疗，但减量须缓慢，可每 6 个月减少原剂量的 20%，直至最小有效维持剂量。维持剂量约是巩固剂量的 1/3～1/2。因给药剂量的减少，为长期服药的方便，在能够耐受不良反应的前提下，可将给药次数改为每日 1～2 次，以提高治疗的依从性。若患者服药依从性差，监护困难，不能口服或口服用药肠道吸收差时，可使用长效制剂维持治疗，包括长效口服制剂如五氟利多和长效注射制剂如氟奋乃静癸酸酯、氟哌啶醇癸酸酯、哌普噻嗪棕榈酸酯、三氟噻吨癸酸酯。长效制剂一般需 3 个月左右才能达到稳态血药浓度，故换用长效制剂后的几周内原用抗精神病药物应继续使用，并逐渐撤除。应用长效制剂时，通常首次剂量减半，以避免不良反应发生。维持期疗程的长短，因患者的不同情况而异。对于首发的、起病缓慢的患者，维持治疗时间至少需要 2～3 年；急性发作、缓解迅速彻底的患者，维持治疗时间可相应较短；反复发作、经常波动或缓解不完全的患者，常需终身用药。

 知 识 链 接

精神病患者合理用药指导

1. 药物管理（避免藏药） 药物一定要由他人保管，不能交给发作期间或无自知力的患者，须按时按量给患者服药，看着患者服下后方可离去。应警惕患者将药藏于舌下、两颊、手指缝等地方，还应警惕患者将每次药量藏起来集中一次服下，以免发生意外。

2. 遵医嘱服药（避免增药、减药、断药） 正确掌握用药剂量与疗程，不能随意增减或不规则用药及擅自停药。很多患者症状控制出院后往往服药一段时间就自行停药，也有家属擅自同意患者停药，甚至还有家属反对患者继续服药，其结果是导致疾病复发。精神分裂症患者发病时往往没有自知力，一旦停药便不肯再重新服用，且病情越重越不肯服药，而精神分裂症发作多一次，其治疗后缓解不彻底、残留症状的可能性就大一点。

3. 注意药物不良反应（避免拒药） 有些患者因为服药后出现不良反应而不愿服药，这一点有必要予以解释。服药后仅有较轻微的不良反应，不需治疗处理；如出现较重的不良反应，就必须在医生的指导下减少服药剂量，经药物治疗会好转。因此在恢复期维持治疗期间，应定期复查，以便医生根据病情调整药物，同时也提高了患者服药的依从性。

【药物不良反应及防治】

1. 锥体外系反应（EPS） 为最常见的不良反应，与抗精神病药物拮抗黑质 - 纹状体通路的 DA 受体有关，主要有四种表现形式：

（1）帕金森综合征：表现为肌张力增高、面容呆板（面具脸）、动作迟缓、肌肉震颤、流涎等。一般在用药后数周或数月发生，女性比男性更常见。可加服中枢性抗胆碱药如苯海索 2～12mg/d，使用数月后应逐渐停用。

课 堂 活 动

患者，女，46 岁，被诊断患有未分化型精神分裂症，口服氟哌啶醇治疗，上午 5mg、睡前 10mg。一周后患者说她总感到迟钝，端水杯时出现双手震颤。体检发现双侧上肢齿轮样肌强直，右侧症状稍重。患者希望停止用药。

> 1．如何解释患者出现的症状？
> 2．如何处理这些症状？
> 3．是否需要停用氟哌啶醇？

（2）急性肌张力障碍：表现为局部肌群的持续强直性收缩，继而出现各种奇怪动作和姿势如张口、伸舌、斜颈、眼上翻、头后仰、面部怪相和扭曲、呼吸运动障碍、吞咽困难、脊柱侧弯等。多出现在用药的第 1～5 天，男性和儿童比女性更常见。可肌内注射东莨菪碱 0.3mg 或地西泮 10mg 或异丙嗪 25～50mg，缓解后加服苯海索。对反复发作者，可减量或换药。

（3）静坐不能：患者自觉心神不宁，主观感觉必须来回运动，表现为坐立不安、反复徘徊或原地踏步，显得烦躁不安。在治疗 1～2 周后最为常见。可加服 β 受体拮抗药如普萘洛尔 10mg 或苯二氮䓬类药如地西泮 2.5～5mg，每日 2～3 次。也可口服抗胆碱药，但效果较差。必要时可减量或换药。

（4）迟发性运动障碍：多见于持续用药几年后。表现为不自主的、有节律的刻板式运动，出现吸吮、舐舌、咀嚼等口 - 舌 - 颊三联征，严重时构音不清、影响进食，也可出现手指、手臂、腿和躯干的广泛性舞蹈样动作。女性稍高于男性，老年和脑器质性病变患者多见。若早期发现、及时停药，部分患者可恢复，但仍有部分患者停药后仍持久存在甚至恶化。尚无有效治疗药物，关键在于预防。用抗胆碱药治疗反使之加重，抗 DA 药可使之减轻。可对症治疗，利血平 0.25mg 口服，每日 1～3 次；异丙嗪 25～50mg 肌内注射，每日 1 次，连续注射 2 周；地西泮 2.5～5mg 口服，每日 2～3 次。必要时可减量或换用锥体外系反应轻的药物。

2．过度镇静和嗜睡 许多抗精神病药物产生过度镇静，通常很快因耐受而消失。一般不必处理，但精神反应较迟钝，表情也较呆板，可通过安排有规律的生活、增加户外活动或体育锻炼来减轻。

3．恶性综合征 是一种少见的、严重的不良反应。临床特点是严重的肌强直，自主神经功能紊乱包括高热、心动过速、血压升高、出汗等，意识障碍。常有血清肌酸磷酸激酶升高。也可能发生急性肾衰竭，病死率约 20%～30%，用长效制剂者病死率较高。用氟哌啶醇类高效价药、大剂量或加量过快、男性及年轻患者较易发生。处理：一旦发现，应立即停药，并给予对症治疗和支持治疗，包括使用肌肉松弛药丹曲林 100～400mg/d 和中枢拟多巴胺药溴隐亭 7.5～20mg/d 分次口服或 5～60mg/d 肌内注射（不宜用抗胆碱药），大剂量胞磷胆碱增加 DA 受体活性，以及补液、降温、预防感染、吸氧等。患者恢复后可重新开始抗精神病药物治疗。

4．内分泌与代谢不良反应 ①催乳素分泌增加：是最常见和最主要的内分泌系统反应，与抗精神病药拮抗结节 - 漏斗通路的 DA 受体有关。女性患者常表现为乳房肿大、泌乳、月经紊乱、闭经、不排卵和不育，男性常见性欲丧失、勃起困难和射精障碍。低效价药物较多见，常与剂量有关。乳腺增生症、乳腺癌患者禁用。②糖代谢障碍：抗精神病药物可引起糖耐量异常、血糖升高和尿糖阳性，导致糖尿病的发生，可能与抑制胰岛素分泌有关。第二代抗精神病药物较第一代多见。治疗过程中应检测血糖，若发生糖代谢障碍可换药。③脂代谢障碍与体重增加：有相当一部分患者用药一段时间后出现体重增加,可能与拮抗组胺 H_1 受体以及通过下丘脑机制中介的糖耐量和胰岛素释放改变有关。第二代抗精神病药物(尤其氯氮平)和低效价第一代抗精神病药物较常见。无相应治疗措施,可鼓励患者适当节食、多活动,治疗过程中检测体重及血脂,若发生脂代谢障碍与体重增加可换药。

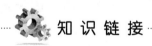 **知 识 链 接**

第二代抗精神病药物与 2 型糖尿病

近年来,第二代抗精神病药物氯氮平、奥氮平等引起高血糖、2 型糖尿病及酮症酸中毒的报道引起了广泛关注,其发生与体重增加有关,内在机制可能是产生了胰岛素抵抗。体重增加以氯氮平和奥氮平最明显,利培酮和喹硫平居中,齐拉西酮和阿立哌唑较少引起。目前看来,临床使用二甲双胍联合行为干预治疗对减轻体重增加和改善胰岛素抵抗的疗效是较好的方法。

5. 自主神经系统反应 ①抗胆碱能不良反应:因抗精神病药拮抗 M 受体所致,表现为口干、便秘、视力模糊、排尿困难,严重者可引起尿潴留、麻痹性肠梗阻,尤其是合用治疗锥体外系反应的抗胆碱药或三环类抗抑郁药时更易发生。一般无须特殊处理,宜注意患者的两便情况,及时润肠通便,尿潴留经诱导仍不能排出时可用新斯的明 1mg 肌内注射。②抗肾上腺素能不良反应:表现为直立性低血压、反射性窦性心动过速。直立性低血压是因抗精神病药拮抗 α 受体所致,在治疗的头几天最为常见。此时立即平卧,即可好转;严重者应使用去甲肾上腺素、间羟胺等升压,但禁用肾上腺素。预防主要是增加药物剂量要缓慢,大剂量口服或注射后要让患者卧床 1~2 小时,嘱咐患者起床或起立时动作要缓慢。窦性心动过速则不必作特殊处理,必要时可口服普萘洛尔 10mg,每日 2~3 次。

6. 其他 ①粒细胞减少与缺乏:氯氮平发生率较高,约 0.1%~0.7%,严重者可有生命危险,故用药前和用药期间应定期做白细胞计数检查,一旦发现,立即停用,并用抗生素预防感染和使用升白细胞药。②肝损害:主要为谷丙转氨酶升高,多为一过性、可自行恢复,一般无自觉症状,轻者不必停药,重者或出现黄疸者应立即停药,并采取保肝治疗。③过敏反应:常见皮疹、接触性皮炎,严重者可发生剥脱性皮炎,应立即停药并积极处理。

7. 惊厥与癫痫 抗精神病药能降低惊厥阈值而诱发癫痫,表现为少数患者用药过程中出现局部或全身抽搐,脑电有癫痫样放电,多见于氯氮平、氯丙嗪等抗胆碱作用强的药物治疗时。有惊厥或癫痫史者更易发生,应慎用。必要时加用抗癫痫药。

8. 过量中毒 精神分裂症患者常常企图服用过量抗精神病药物自杀,意外过量见于儿童。中毒症状多表现为嗜睡、进行性意识障碍、直至昏迷,同时血压下降、心动过速、体温降低,如不及时抢救,可致呼吸循环器官功能衰竭。处理:首先反复洗胃、大量输液、利尿,同时用去甲肾上腺素升压、吸氧、抗感染、维持水电解质及酸碱平衡。

【药物相互作用】

1. 抗精神病药物与抗抑郁药 ①抗精神病药物可增加三环类抗抑郁药的血药浓度,诱发癫痫、加剧抗胆碱能不良反应,并增强中枢神经系统抑制作用。②吩噻嗪类药物与单胺氧化酶抑制剂合用可增加药源性恶性综合征发生的危险、增加抗胆碱能和锥体外系不良反应。③某些选择性 5- 羟色胺再摄取抑制剂如氟西汀、帕罗西汀和氟伏沙明可抑制肝药酶，增加抗精神病药物的血药浓度，导致不良反应发生或加剧，西酞普兰和舍曲林抑制肝药酶的作用较弱，与抗精神病药物的相互作用较轻，可供选用。

2. 抗精神病药物与锂盐　锂盐可明显降低氯丙嗪和氯氮平的血药维度，并增加氯氮平等发生药源性恶性综合征的危险。锂盐与氟奋乃静、硫利达嗪等合并用药时可能增加锥体外系反应。

3. 抗精神病药物与卡马西平　①抗精神病药物可减低惊厥阈值，影响卡马西平抗痉挛效果；②卡马西平是肝药酶诱导剂，会降低抗精神病药物的血药浓度；③卡马西平可增加利培酮的清除率。

4. 抗精神病药物与中枢抑制药　抗精神病药物与其他中枢抑制药如镇静催眠药、抗组胺药、镇痛药、乙醇合用时可增强中枢抑制作用，用量应减少。

5. 抗精神病药物与 β 受体拮抗药及钙通道阻滞药　合用时可导致低血压。

6. 抗精神病药物与抗胆碱药物　合用时使抗胆碱作用相互加强，可能增加药源性恶性综合征的危险，可降低阳性症状的改善程度。

7. 其他　抗精神病药物可逆转肾上腺素的升压作用，可对抗左旋多巴的抗帕金森病作用；抗酸药可以影响抗精神病药物的吸收；吸烟可降低某些抗精神病药如氯氮平的血药浓度。

点 滴 积 累

1. 精神分裂症的治疗以抗精神病药物治疗为主，第一代和第二代抗精神病药物均可作为一线药物使用；对出现的抑郁情绪、躁狂状态、睡眠障碍可合并使用抗抑郁药、心境稳定剂、镇静催眠药作为辅助治疗。

2. 精神分裂症的药物治疗采用包括急性治疗期、巩固治疗期和维持治疗期的全程治疗，一般单一药物从小剂量开始，缓慢加量，待病情缓解后，逐步减少剂量至维持量，不宜骤停。对于合作的患者可选择口服给药，对病情严重、不合作或拒绝接受治疗的患者宜采用深部肌内注射，病情稍加控制后改为口服。

第二节　心 境 障 碍

心境障碍又称情感性精神障碍，是指由各种原因引起的以显著而持久的心境或情感改变为主要特征的一组疾病，临床主要表现为情感高涨或低落，伴有相应的认知和行为改变，可有精神病性症状如幻觉、妄想。心境障碍包括躁狂症、抑郁症和双相障碍等几个类型。双相障碍具有躁狂和抑郁交替发作的临床特征；躁狂症或抑郁症是指仅有躁狂或抑郁发作而无相反相位者，称为单相障碍。

心境障碍的治疗包括药物治疗、电抽搐治疗和心理治疗。以药物治疗为主，根据不同临床类型选用抗抑郁药物和心境稳定剂治疗；对有严重消极自杀企图或抗抑郁药物治疗无效的抑郁发作患者、急性重症躁狂发作或对锂盐治疗无效的躁狂发作患者，可采用电抽搐治疗；心理治疗应贯穿治疗的全过程，以提高疗效和治疗依从性，预防复发。

一、抑郁症

【药物治疗原则】

抑郁症的药物治疗以抗抑郁药物为主。药物治疗中应遵循以下原则：

1. 药物选择原则 根据临床症状特点、药物作用特点、患者躯体状况和耐受性、既往用药史等合理选用抗抑郁药物。国外抑郁症治疗规范一般推荐选择性 5-羟色胺（5-HT）再摄取抑制药（SSRIs）、5-HT 和 NA 再摄取抑制药（SNRIs）、NA 能和特异性 5-HT 能抗抑郁药（NaSSAs）作为一线药物选用，我国目前临床用药情况调查表明，三环类抗抑郁药（TCAs）如阿米替林、氯米帕明等在不少地区仍作为治疗抑郁症的首选药物。

2. 单一药物治疗原则 尽可能单一用药，应足量、足疗程治疗，大部分患者可取得疗效，一般不主张联合应用抗抑郁药。

3. 小剂量开始用药、剂量逐步递增的原则 尽可能使用最低有效剂量，可使不良反应减至最少，从而提高患者服药依从性，因此在小剂量治疗的过程中，若临床症状不断改善，则剂量不必增加；小剂量疗效不佳时，可根据不良反应和患者耐受情况逐渐增至足量（有效药物剂量上限）和足够长的疗程（4~6 周以上）。

4. 换药原则 如单药足量和足疗程治疗仍无效，可考虑换用同类药物中的另一种药或作用机制不同的另一类药。应注意 SSRIs 中的氟西汀需停药 5 周后、其他 SSRIs 需停药 2 周后才能换用单胺氧化酶抑制药（MAOIs），MAOIs 停用 2 周后才能换用 SSRIs。

5. 合并用药原则 当换药治疗无效时，可考虑 2 种抗抑郁药联合使用，一般不主张联合应用 2 种以上的抗抑郁药。

6. 缓慢减量原则 在停药时应逐渐缓慢减量，不宜骤停，避免出现"撤药综合征"和复发。

7. 个体化用药原则 药物种类、剂量和用法均应注意个体化。

8. 早发现、早治疗原则 抑郁症的发展通常是由轻度到重度，若在轻度抑郁时及早发现并及早治疗，预后通常会较好，且治疗时间可缩短。

9. 全程治疗原则 即急性期、巩固期和维持期治疗，因其高复发性，应坚持长期维持性治疗。

10. 抗抑郁药治疗过程中应密切关注诱发躁狂或快速循环的可能，对双相障碍的抑郁发作应联合使用心境稳定剂。

案例分析

案例

患者，女，49 岁，退休工人。8 个月前搬入新居，地处使馆区，物价较贵，患者总觉得钱不够花，担心自己退休后没有经济能力供孩子读书，觉得日子要过不下去了，后悔当初不该搬家。患者自从搬家后总觉得活着太累、没意思，见什么都烦，有时在家自己打自己，时常想跳楼，认为自己过去做的事都不对。食欲明显下降，夜间入睡时间明显延迟。4个月前住院治疗，诊断为抑郁症，给予阿米替林75mg/d，病情稍有好转，家属即将患者接出院。出院后继续服药，病情逐渐稳定，患者自行停药。近1个月来病情加重，情绪更加低落，睡眠更差，有时整夜不能入睡，即使睡着清晨很早便醒来。自责，认为自己什么都干不了，一家人全让她给拖累了。烦躁、着急，有时坐立不安、心慌、口干。觉得活着没意思，企图上吊自杀而未遂。期间曾服用氯米帕明75mg/d，但自觉服药后头痛，故自行停药；后改服马普替林75mg/d，疗效欠佳。患者主动要求住院治疗。

分析

①患者临床诊断较明确，治疗上应系统使用抗抑郁药；②患者临床表现以抑郁和焦虑为主，用药上宜选择兼有抗焦虑作用的抗抑郁药，如帕罗西汀等SSRIs及阿米替林等TCAs；③用药治疗过程中应注意足量、足疗程，并在病情稳定后坚持巩固治疗，防止复发，本次患者病情加重即是因自行停药所致。

【治疗药物的选用】

1. 抗抑郁药物的分类和作用　抗抑郁药物可按化学结构和作用机制分类。按化学结构可分为三环类抗抑郁药（TCAs）、四环类抗抑郁药和其他类抗抑郁药，根据作用机制可分为5-HT和NA再摄取抑制药（SNRIs，非选择性单胺再摄取抑制药）、选择性NA再摄取抑制药（NRIs）、选择性5-HT再摄取抑制药（SSRIs）、单胺氧化酶抑制药（MAOIs）、NA能和特异性5-HT能抗抑郁药（NaSSAs）、5-HT受体拮抗药/再摄取抑制药（SARIs）等。抗抑郁药物能有效缓解抑郁心境及伴随的焦虑、紧张和躯体症状，作用机制可能是通过不同的途径增强中枢5-HT能神经和（或）NA能神经的功能。常用抗抑郁药物的分类和用法用量见表8-2。

表8-2　常用抗抑郁药物的分类和用法用量

分类	药物	用法用量
三环类抗抑郁药（TCAs）	丙米嗪（米帕明）	50～250mg/d，分3次服
	氯米帕明（氯丙米嗪）	50～250mg/d，分3次服
	曲米帕明（三甲丙米嗪）	75～150mg/d，分2次服
	地昔帕明（去甲丙米嗪）	75～150mg/d，分3次服
	阿米替林	50～250mg/d，分3次服
	去甲替林	30～75mg/d，分3次服
	多塞平（多虑平）	50～250mg/d，分3次服
四环类抗抑郁药	马普替林（麦普替林）	50～200mg/d，分2～3次服
单胺氧化酶抑制药（MAOIs）	吗氯贝胺	100～600mg/d，分2～3次饭后服
选择性5-HT再摄取抑制药（SSRIs）	氟西汀	20～80mg/d，早餐时顿服
	帕罗西汀	20～50mg/d，早餐时顿服
	氟伏沙明	50～300mg/d，分1～2次饭时或饭后服
	舍曲林	50～200mg/d，分1～2次与食物同服
	西酞普兰	20～60mg/d，1次/日

续表

分类	药物	用法用量
选择性 NA 再摄取抑制药（NRIs）	瑞波西汀	4～12mg/d，分 1～3 次服
	阿莫沙平	50～400mg/d，分 3 次服
NA 能和特异性 5-HT 能抗抑郁药（NaSSAs）	米安色林	30～90mg/d，1 次/日，睡前服
	米塔扎平	15～45mg/d，1 次/日，睡前服
5-HT 和 NA 再摄取抑制药（SNRIs）	文拉法辛	75～375mg/d，分 2～3 次饭时服
5-HT 受体拮抗药/再摄取抑制药（SARIs）	曲唑酮	50～400mg/d，分次服
	萘法唑酮	300～500mg/d，分 2 次服
NA 和 DA 再摄取抑制药（NDRIs）	安非他酮	225～450mg/d，分 3 次服
5-HT 再摄取促进药	噻奈普汀	50～400mg/d，分 3 次饭前服

2. 抗抑郁药物的选择　各种抗抑郁药物的疗效大体相当，有效率约为 60%～80%，应综合考虑临床症状特点、药物作用特点、患者躯体状况和耐受性、既往用药史等选择合适的药物。①伴有明显激越者可优先选用有镇静作用的抗抑郁药，如帕罗西汀、氟伏沙明、米塔扎平、曲唑酮、文拉法辛、阿米替林、氯米帕明，治疗初期可考虑合用苯二氮䓬类药物如劳拉西泮 1～4mg/d 或氯硝西泮 2～4mg/d，当激越焦虑症状缓解后逐渐停用苯二氮䓬类药物。②伴有强迫症状者可优先选用 SSRIs 和氯米帕明，治疗剂量通常较大。③伴有精神病性症状者可优先选用阿莫沙平，不宜使用安非他酮，且往往需要在抗抑郁药的基础上合用舒必利、利培酮、奥氮平等抗精神病药。④伴有明显失眠和焦虑症状者宜选用 TCAs，也可合用苯二氮䓬类。⑤伴有明显精神运动性迟滞者，选用丙米嗪、吗氯贝胺为佳。⑥非典型抑郁者可选用 MAOIs、SSRIs。⑦伴有躯体疾病者和老年患者可优先选用安全性高、不良反应少、耐受性好和药物相互作用少的抗抑郁药如 SSRIs（但氟伏沙明的药物相互作用较多）、文拉法辛、吗氯贝胺。⑧既往用药史对复发患者的选药尤其重要：治疗曾经有效、后因减量或停药而导致复发者，用原药大多仍有效；曾经足量足疗程应用仍无效、或充分的维持治疗仍不能阻止复发者，应更换药物。

 知 识 链 接

难治性抑郁症的治疗

难治性抑郁症约占抑郁症的 10%～20%。对难治性抑郁症可采取以下治疗策略：①增加抗抑郁药物剂量至最大治疗剂量的上限；②抗抑郁药物合用锂盐、甲状腺激素、丁螺环酮、苯二氮䓬类药、第二代抗精神病药、抗癫痫药等增效剂，其中与锂盐合用是目前公认的较好的办法；③两种不同类型或不同药理作用机制的抗抑郁药物联合使用。

3. 药物治疗分期　可分为急性治疗期、巩固治疗期和维持治疗期。

（1）急性治疗期：主要目的是控制症状，通常需 6～8 周足量抗抑郁药治疗。一般抗抑郁药物奏效较慢，需连续用药 2～4 周才逐渐开始起效，治疗有效率与时间呈线性关系。若用治疗剂量 4～6 周仍无效，应考虑换药，改用其他作用机制的药物可能有效。

（2）巩固治疗期：主要目的是预防症状复燃。在急性期治疗达到症状缓解后，应继续巩固治疗4～6个月。药物剂量与急性期治疗剂量相同，否则预防症状复燃的效果较差。

（3）维持治疗期：主要目的是预防复发。药物剂量可适当减少，维持治疗的时间因人而异。一般来说，发作次数越多，维持治疗的时间应越长。首次抑郁发作至少应维持治疗6～8个月；发作2次，特别是近5年有2次发作者至少应维持治疗2～3年；多次复发者主张长期甚至终生维持治疗。以急性期治疗剂量作为维持治疗剂量能更有效地预防复发。

 知 识 链 接

抑郁症患者用药教育

1. 所有的抗抑郁药物都同样有效：任何一种抗抑郁药物的有效率均可达到60%。

2. 多数接受抗抑郁药物治疗的患者在用药初期都会感受到药物的某些不良反应：医务人员可为患者解答这方面的问题。

3. 抗抑郁药物必须在每天的同一时间服用：这种方法可避免药物漏服，并减少药物的不良反应。

4. 抗抑郁药物的疗效不会立即出现：患者感到症状有所减轻可能需要2～4周，4～6周后方能出现明显疗效。

5. 抗抑郁药物至少需要服用6～9个月：研究显示，尽管患者已经感到症状完全缓解，在治疗开始的6个月内停药更容易导致抑郁症的复发。

6. 抗抑郁药物不是成瘾性物质：虽然抗抑郁药物可提高抑郁症患者的心境，但并不会导致患者对药物的渴求感，也无成瘾性物质的作用。

【药物不良反应及防治】

1. TCAs　不良反应较多，主要由于对多种神经递质的广泛作用而引起。发生的频度及严重程度与剂量和血药浓度呈正相关，严重时可影响治疗。①抗胆碱能反应：最常见且突出，表现为口干、便秘、视物模糊、尿潴留、窦性心动过速、眼压升高等。出现的时间早于药物发挥抗抑郁作用的时间，一般随治疗的继续患者可逐渐耐受。原则上应减小抗抑郁药物剂量，但抗胆碱能反应常在药物不到有效治疗浓度时已非常明显，减小剂量将无治疗意义，必要时用拟胆碱药对抗。前列腺肥大、青光眼患者禁用。②心血管系统反应：是主要的不良反应。表现为直立性低血压、心动过速、心律失常、P-R间期和QRS时间延长、房室传导阻滞等，其中最危险的是奎尼丁样作用所致的房室传导阻滞。用药期间应加强全面与针对性的体格检查及心电图检查，一旦发生较严重的反应，应立即停药，并对症处理。禁用于严重心血管病患者。③中枢神经系统反应：本类药物可引起过度镇静，采取每日1次睡前服或以睡前剂量为主的给药方式可避免。出现震颤时可减少剂量或换用抗抑郁药物或合用β受体拮抗药。可引起精神兴奋、躁狂、癫痫发作，特别是在开始用药、加量过快或剂量过大时，故本类药物只适用于单相型抑郁症，禁用于双相障碍，癫痫患者慎用。老年患者易出现药源性意识模糊或谵妄。④体重增加：停药后会有继发的体重减轻，无特殊处理。⑤过敏反应：极少数患者可出现皮疹、粒细胞缺乏、黄疸。轻度皮疹，经对症治疗可继续用药，较严重的皮疹和粒细胞缺乏应立即停药，并在以后的治疗中禁用。长期用药应定期查血常规和肝功能。⑥过量中毒：抑郁症患者常有自杀倾向，过量服用可发生严重的毒性反应，服用剂量为常规日剂量的 10 倍时可致死。表现为中毒早期的激动、躁动、幻觉、精神错乱和继而出现的嗜睡、昏迷、休克等中枢症状，瞳孔扩大、血压升高或降低、尿潴留或尿失禁、肌肉震颤、癫痫发作等躯体症状，心律失常、心力衰竭等心血管症状。最常发生的死亡原因是心脏毒性，其次是惊厥和中枢神经系统抑制。处理：及时催吐、洗胃、导泻、输液、纠正心律失常和心力衰竭、控制癫痫发作等，用毒扁豆碱缓解抗胆碱能症状，每 0.5～1 小时重复给药 1～2mg。

 知 识 链 接

对于有自杀倾向的抑郁症患者的抗抑郁药物选择

对于抑郁症患者预防自杀是首要原则。很多具有自杀观念或行为的抑郁症患者可能会选择过量服用药物来实施自杀，故治疗应选择安全性良好的抗抑郁药物。通常 TCAs 应尽可能避免使用，大多数第二代和第三代抗抑郁药物即使过量使用也是相当安全的，但安非他酮超过治疗剂量的 1/3 可能会引起癫痫发作。

2. SSRIs　因对其他神经递质的影响较小，故安全性好，不良反应较少而轻微，且许多不良反应是一过性的，继续治疗便减轻或消失，患者易于耐受。本类药物的不良反应与用药剂量和用药时间呈正相关，而抗抑郁疗效随剂量增加并无显著差异。①胃肠道反应：常见，最多见恶心，也可见厌食、呕吐、口干、便秘、味觉改变、胃痉挛、体重下降等，饭后服可减轻。②中枢神经系统反应：表现为激惹、头晕、头痛、焦虑、紧张、失眠、乏力、震颤、惊厥等，可用苯二氮䓬类药物对抗。③ 5-HT 综合征：罕见但可危及生命的特殊不良反应，主要发生在与 MAOIs 同时或先后应用时。最初主要表现为不安、激越、恶心、呕吐、腹泻，继之高热、强直、肌阵挛或震颤、自主神经功能紊乱、心动过速、高血压、意识障碍，最后惊厥、昏迷，严重者可致死。一旦出现 5-HT 综合征，应立即停药，需用 5-HT 拮抗剂赛庚啶、肌松药、氯丙嗪配合物理降温、抗惊厥等措施治疗。SSRIs 禁止与 MAOIs 合用。

课 堂 活 动

患者，男，52 岁，现为重度抑郁首次发作。既往有 8 年充血性心力衰竭病史，目前正在服用地高辛 0.25mg，每日 1 次，依那普利 10mg，每日 2 次。在选用抗抑郁药治疗时，TCAs 与 SSRIs 相比，哪一类更适合？为什么？

3. MAOIs　吗氯贝胺作为选择性可逆性 MAOIs，克服了非选择性、非可逆性 MAOIs 的高血压危象、肝毒性等严重不良反应，耐受性好，唯一明显的是恶心，宜饭后服用。但剂量加大时可出现口干、头晕、头痛、失眠、便秘、焦虑等。主要经肝代谢，肝功能不良者应减量。服药期间不宜进食大量富含酪胺的食品，高血压患者应特别注意，以免发生高血压危象。甲状腺功能亢进、嗜铬细胞瘤、急性精神紊乱、精神分裂症患者禁用。

4. SNRIs 文拉法辛的安全性和耐受性较好。常见不良反应有恶心、呕吐、口干、厌食、腹泻、便秘、乏力、嗜睡、失眠、头痛、头晕、紧张、焦虑、震颤、出汗、性功能障碍等,发生率与剂量有关。可有血压升高,但不严重,一般不需停药。剂量过高可致持续性高血压,需减量甚至停药。用药期间应定期查血压,高血压患者慎用。

【药物相互作用】

1. TCAs ①苯巴比妥、苯妥英钠、卡马西平、口服避孕药、酒精、吸烟等可诱导肝药酶,加速 TCAs 代谢,使其血药浓度降低。②西咪替丁、哌甲酯、氯丙嗪、氟哌啶醇、甲状腺素、雌激素、奎尼丁等可抑制 TCAs 的代谢,使其血药浓度升高。③与 SSRIs(特别是氟西汀、帕罗西汀和氟伏沙明)合用,可增加 TCAs 的血药浓度,可能诱发中毒,因此原则上应单独应用;但若减小 TCAs 的剂量,必要时还是可以合用的。④与 MAOIs 同时或先后应用,可引起高血压危象等严重不良反应,如两药需换用时,间隔应超过 2 周。⑤与抗惊厥药合用,可降低惊厥阈值,降低抗惊厥药作用,故需调整抗惊厥药剂量。⑥与肾上腺素受体激动药合用,可引起严重高血压和高热。⑦与抗组胺药或抗胆碱药合用,药效相互加强。⑧与甲状腺制剂合用,可互相增效,导致心律失常。⑨与乙醇、镇静催眠药合用,使中枢抑制作用增强。

2. SSRIs ① SSRIs 类蛋白结合率高,如与其他蛋白结合率高的药物合用,可能出现置换作用,使血浆中游离型药物浓度升高,药物作用增强,特别是治疗指数低的药物如华法林、洋地黄毒苷,应特别注意。② SSRIs 对肝药酶有不同程度的抑制作用,可使经肝药酶代谢的其他药物血药浓度升高,导致不良反应,故氟西汀与苯妥英钠、舍曲林与甲苯磺丁脲、氟伏沙明与华法林合用时,必须慎重。

3. MAOIs 吗氯贝胺不宜与拟交感药如甲基多巴、左旋多巴、多巴胺合用;不宜与其他抗抑郁药合用,一般需间隔 2 周以上;禁止与哌替啶、可待因、麻黄碱、伪麻黄碱合用;与西咪替丁合用时剂量减半。

二、躁狂症

【药物治疗原则】

躁狂症的药物治疗以心境稳定剂为主,必要时可合用抗精神病药或苯二氮䓬类药。遵循个体化用药、小剂量开始用药、剂量逐步递增及全程治疗等原则。

【治疗药物的选用】

1. 治疗药物的分类和作用 心境稳定剂又称抗躁狂药物,是治疗躁狂以及预防双相情感障碍的躁狂或抑郁发作,且不引起躁狂或抑郁转相的一类药物。目前疗效比较肯定、临床广泛应用的心境稳定剂有锂盐(碳酸锂)和某些抗癫痫药(卡马西平、丙戊酸盐)。其他一些抗癫痫药(拉莫三嗪、托吡酯、加巴喷丁)和某些第二代抗精神病药物(氯氮平、奥氮平、利培酮、喹硫平)也具有一定的心境稳定作用。

锂盐的作用机制目前尚未完全阐明,可能是通过影响 Na^+、K^+、Ca^{2+}、Mg^{2+} 在神经细胞内外的分布、抑制脑内 NA 和 DA 的释放并促其再摄取、促进 5-HT 的释放、抑制腺苷酸环化酶和磷脂酶 C 所介导的反应等发挥作用。

抗癫痫药作为心境稳定剂的作用机制目前尚未阐明。卡马西平可能通过阻滞电压门控性 Na^+ 和 L 型 Ca^{2+} 通道、增强 GABA 和 5-HT 能神经传导、拮抗谷氨酸等发挥作用。丙戊酸盐可能与抑制脑内 GABA 代谢、增加 GABA 合成、提高突触后膜对 GABA 的反应性、阻滞电压门控性 Na^+ 和 T 型 Ca^{2+} 通道等发挥作用。

2.治疗药物的选择

(1)锂盐：锂盐是治疗躁狂症的首选药，既可用于躁狂的急性发作，也可用于缓解期的维持治疗，有效率约为 80%。临床常用碳酸锂。碳酸锂起效较慢，需连续用药 2～3 周才能显效。急性躁狂发作时碳酸锂的治疗剂量为 600～2000mg/d，一般从小剂量开始，3～5 天内逐渐增加至治疗剂量，分 2～3 次饭后服，最长治疗时间不宜超过 2～3 周；维持治疗剂量为 500～1500mg/d，对首次发作患者应维持治疗至少 6 个月，多次发作患者应长期维持治疗。老年及体弱者剂量适当减少，与抗抑郁药或抗精神病药合用时剂量也应减少。

锂盐的治疗剂量与中毒剂量比较接近，且个体差异大，在治疗中除密切观察病情变化、疗效和不良反应外，应对血锂浓度进行监测，以便调整剂量。急性期治疗血锂浓度应维持在 0.8～1.2mmol/L，维持期治疗时为 0.4～0.8mmol/L，上限不宜超过 1.4mmol/L，以防中毒；老年患者的治疗血锂浓度不宜超过 1.0mmol/L。

(2)抗癫痫药：当碳酸锂疗效不佳或不能耐受时可选用此类药物。目前临床主要使用卡马西平和丙戊酸盐（钠盐、镁盐），治疗急性躁狂的起效时间约数日至 2 周，短期疗效与锂盐和抗精神病药相当，且耐受性好。与其他心境稳定剂和抗精神病药合用，可增强疗效，剂量应适当减小。

卡马西平和丙戊酸盐均从小剂量开始、分 2～3 次服用。卡马西平通常开始 400mg/d，缓增至 1000mg/d，最高 1600mg/d，治疗躁狂时血药浓度为 4～12μg/ml；维持剂量为 200～600mg/d，血药浓度为 6μg/ml。丙戊酸盐开始 200～400mg/d，缓增至 800～1200mg/d，高量不超过 1800mg/d，推荐治疗躁狂时血药浓度为 50～120μg/ml；维持剂量为 400～600mg/d。

(3)抗精神病药：对具有严重兴奋、激惹、攻击或伴有精神病性症状的急性严重躁狂或混合性发作患者，在治疗的早期阶段可短期联合应用抗精神病药。

第一代抗精神病药对躁狂发作有效，对运动性激越的疗效优于锂盐。氯丙嗪和氟哌啶醇能较快地控制躁狂发作的精神运动性兴奋和精神病性症状，且效果较好。联合应用第一代抗精神病药可能影响认知功能，诱发抑郁，因此不宜长期使用。

第二代抗精神病药中的氯氮平、奥氮平、利培酮、喹硫平等具有稳定情感的作用，均能有效地控制躁狂发作，且疗效较好。单用或与心境稳定剂合用对急性躁狂均有效，与心境稳定剂合用疗效更明显。

(4)苯二氮䓬类药：临床上在躁狂发作治疗的早期阶段，常联合使用苯二氮䓬类药，以控制兴奋、激惹、攻击等急性症状，并改善失眠。其中劳拉西泮和氯硝西泮具有抗躁狂作用，起效快，作用时间较短，可注射给药，可供选用。在心境稳定剂产生疗效后即可停止使用本类药物，因其不能预防复发，长期使用可能出现药物依赖。

【药物不良反应及防治】

碳酸锂：①胃肠道反应：常见胃部不适、恶心等，与锂的强刺激性有关，饭后服可减轻，无须特殊处理。如出现呕吐、腹泻，应考虑中毒可能。②神经系统反应：常见困倦、乏力、记忆力和理解力减退、手部细微震颤等。出现震颤时可加用普萘洛尔，以减轻震颤，起始剂量为 10mg，每日 2 次，其他症状不需特殊处理。如有粗大震颤、腱反射六进，应考虑中毒可能。③内分泌系统反应：锂有抗甲状腺作用，长期服用可致甲状腺功能减退、甲状腺肿大，为可逆性，停药后即恢复。可口服小剂量的甲状腺片。④肾脏反应：口干、烦渴、多饮、多尿是长期服药者的常见症状，主要是肾脏的尿浓缩功能减退所致。不必特殊处理，停药后可消失。⑤其他：常见体重增加，少数患者出现可逆性白细胞升高、心电图改变。⑥急性中毒：锂中毒与血锂浓度密切相关，血锂浓度超过 1.4mmol/L 可以中毒，1.5～2.0mmol/L 为轻度中毒，2.0～2.5mmol/L 为中度中毒，2.5～3.0mmol/L 为重度中毒，超过 3.0mmol/L 可危及生命。轻度中毒表现为呕吐、腹泻、嗜睡、明显的细震颤、腱反射亢进，较严重者出现精神紊乱、粗大震颤、共济失调、肌阵挛、惊厥、嗜睡、意识模糊、昏迷甚至死亡。防治：因锂在肾脏与钠竞争重吸收，缺钠或肾脏疾病易导致体内锂的蓄积中毒，用药期间应保持正常的食盐摄入量。锂盐中毒无特效拮抗剂，主要采取对症治疗及支持疗法。一旦发现中重度锂中毒，应立即停药，给予大量生理盐水或高渗钠盐减少锂的重吸收、氨茶碱碱化尿液、甘露醇渗透性利尿，以加速锂的排泄，不宜使用排钠利尿药。严重病例必要时可进行血液透析。

 知 识 链 接

患者锂盐用药教育

1．告知脱水、发热、呕吐、突然节食及低钠饮食都会造成体内锂水平的增高，因此需要大量饮水并食用一定含钠量的食物。

2．告知当开始出现锂盐中毒症状，包括震颤加重、言语不清、肌无力及抽搐、行走困难时，及时与医生取得联系。

3．告知在选择非处方药时要小心，避免服用布洛芬、萘普生等药物；注意短期服用咖啡因能加剧锂盐造成的震颤，长期服用可降低血锂水平。

4．告知进行血药浓度监测的时间，如果患者是在早晨和晚上服药，可在第二天早晨服药前取血监测，因为血锂水平一般在服药大约 12 小时后有所下降。

【药物相互作用】

碳酸锂：①与钠盐合用，可促进锂的排泄；②与氨茶碱、咖啡因或碳酸氢钠合用时，可增加锂的排泄，降低血锂浓度；③与非甾体类抗炎药（如布洛芬、吲哚美辛、吡罗昔康、萘普生）、利尿药、泻药、抗菌药（红霉素、甲硝唑、四环素）合用，可减少锂的排泄，使血锂浓度升高，易致中毒，应尽量避免合用；④与卡马西平、苯妥英钠、博来霉素和ACEI（如卡托普利）合用，可使血锂浓度升高；⑤与 MAOIs、SSRIs 等抗抑郁药合用可导致 5-HT 综合征；⑥与碘化物合用易引起甲状腺功能降低；⑦与氯丙嗪合用，可降低氯丙嗪的血药浓度；⑧与地高辛、奎尼丁合用，可增加后二者的毒性。

三、双相情感障碍

【药物治疗原则】

双相情感障碍的药物治疗应遵循以下原则：

1．心境稳定剂基础性使用原则　不论双相情感障碍为何种临床类型，都必须以心境稳定剂为主要治疗药物。

2．联合用药治疗原则 根据病情需要可及时联合用药。联合用药方式有两种心境稳定剂联合使用，心境稳定剂与抗精神病药、苯二氮䓬类药物或抗抑郁药联合使用。

3．长期治疗原则 双相情感障碍几乎终生以循环方式反复发作，且其发作频率远较抑郁障碍高，尤以快速循环病程者为甚，采用包括急性治疗期、巩固治疗期和维持治疗期的全程治疗，应坚持长期治疗以拮抗反复发作。

4．定期监测血药浓度原则 定期监测锂盐、丙戊酸盐、卡马西平的血药浓度。

【治疗药物的选用】

1．对双相情感障碍目前为躁狂发作的治疗 一般首选锂盐治疗。若既往锂盐缺乏疗效，则选用丙戊酸盐或卡马西平，或在锂盐的基础上加用丙戊酸盐或卡马西平；若不能耐受锂盐治疗，则选用丙戊酸盐或卡马西平。鉴于上述药物起效均较慢，开始可合用苯二氮䓬类药物或抗精神病药，以迅速控制症状。

2．对双相情感障碍目前为抑郁发作的治疗 锂盐和拉莫三嗪可作为一线药物。对单用心境稳定剂疗效不佳的患者可考虑联合应用抗抑郁药。但在双相情感障碍抑郁发作的治疗中，应用抗抑郁药可能诱发躁狂发作、循环频率增加或快速循环发作，因此应慎用抗抑郁药。如抑郁症状十分严重且持续时间超过 4 周、既往发作以抑郁为主要临床相，则可在充分使用心境稳定剂的前提下，合用抗抑郁药。一般可首选几乎无转躁作用的安非他酮，其次选用 SSRIs，而尽量不选转躁作用强的 TCAs。

3．对双相情感障碍目前为混合发作或快速循环发作的治疗 锂盐疗效较差。应首选丙戊酸盐或卡马西平，也可与拉莫三嗪等抗癫痫药或氯氮平、奥氮平、利培酮、喹硫平等第二代抗精神病药合用。快速循环型目前为抑郁发作时，应单用或合用心境稳定剂治疗，不宜合用抗抑郁药。

点 滴 积 累

1．抑郁症的药物治疗以抗抑郁药物为主，国外抑郁症治疗规范一般推荐 SSRIs、SNRIs、NaSSAs 作为一线药物选用，我国目前临床上 TCAs 在不少地区仍作为治疗抑郁症的首选药物。

2．抑郁症的药物治疗采用包括急性治疗期、巩固治疗期和维持治疗期的全程治疗，一般单一药物从小剂量开始，缓慢加量，停药时应逐渐缓慢减量，不宜骤停。巩固期药物剂量与急性期治疗剂量相同，维持期药物剂量可适当减少，以急性期治疗剂量作为维持治疗剂量能更有效地预防复发。

3．躁狂症的药物治疗以心境稳定剂为主，必要时可合用抗精神病药或苯二氮䓬类药。目前疗效比较肯定、临床广泛应用的心境稳定剂有锂盐和某些抗癫痫药，其中锂盐是治疗躁狂症的首选药。

4．双相情感障碍的药物治疗须基础性使用心境稳定剂。

第三节 焦 虑 症

焦虑症以广泛和持续性焦虑或反复发作的惊恐不安为主要特征，常伴有自主神经功能紊乱、肌肉紧张与运动性不安。临床分为广泛性焦虑障碍与惊恐障碍两种主要形式。

焦虑症的治疗应采取药物治疗、心理治疗以及其他治疗方法相结合的全程综合性治疗原则。药物治疗可选用抗焦虑药、抗抑郁药等药物，心理治疗最常采用认知治疗、行为治疗或认知-行为治疗等。一般来讲，药物治疗侧重于对症，心理治疗侧重于对因。治疗方法可因不同临床类型而有所侧重，如广泛性焦虑障碍应在心理咨询后若仍存在明显焦虑症状时采用药物治疗，惊恐发作应在药物控制惊恐发作和焦虑的基础上适当配合心理治疗。

【药物治疗原则】

焦虑症的药物治疗应遵循以下原则：

1．以抗焦虑药物和抗抑郁药物治疗为主　广泛性焦虑侧重于前者，惊恐发作侧重于后者。

2．个体化用药原则　依据疾病临床特征、个体情况、治疗阶段、药物作用特点及不良反应等选择抗焦虑药和抗抑郁药，如在焦虑症的早期，症状处于不稳定阶段，应首选起效快的苯二氮䓬类药物；进入迁延期后，应首选TCAs。

3．小剂量开始用药、剂量逐步递增的原则　尽可能使用最低有效剂量，可使不良反应减至最少，从而提高患者服药依从性；小剂量疗效不佳时，可根据不良反应和患者耐受情况逐渐增至足量（有效药物剂量上限）和足够长的疗程（10～12周）。

4．换药原则　如足量治疗4～6周仍无效，可考虑换用同类药物中的另一种药或作用机制不同的另一类药。

5．合并用药原则　一种抗焦虑药物疗效不佳时，可合用抗抑郁药或抗精神病药等。

6．缓慢减量原则　在停药时应逐渐缓慢减量，不宜骤停，以防症状反跳。

7．全程治疗原则　包括急性期治疗、巩固期治疗和维持期治疗。

【治疗药物的选用】

1．治疗药物的分类和作用　抗焦虑药物是用于减轻或消除恐惧、紧张、忧虑等焦虑症状的药物。主要包括苯二氮䓬类、阿扎哌隆类、具有抗焦虑作用的抗抑郁药、β受体拮抗药、具有抗焦虑作用的非典型抗精神病药。常用抗焦虑药物的分类和剂量范围见表8-3。

苯二氮䓬类的主要药理作用是抗焦虑、镇静催眠、抗惊厥、中枢性肌松作用，其中枢抑制作用是通过与中枢神经系统苯二氮䓬受体结合、从而增强中枢GABA能神经的功能而产生的。阿扎哌隆类药物的代表药是丁螺环酮，具有与苯二氮䓬类相似的抗焦虑作用，且有抗抑郁作用，但没有镇静催眠、抗惊厥和中枢性肌松作用，其抗焦虑作用是通过影响突触前膜和突触后膜的$5-HT_{1A}$受体、从而使5-HT功能降低而产生的。

2．治疗药物的选择

（1）苯二氮䓬类药物：苯二氮䓬类为目前临床应用最广泛的抗焦虑药，起效快、作用强、毒性低、安全范围大。选药原则为：①根据焦虑特征和药物作用时间长短选药：发作性焦虑选用短、中效药物，持续性焦虑则多选用中、长效药物；入睡困难者选用短、中效药物，易惊醒或早醒者，选用中、长效药物。②根据临床症状和药物作用特点选药：抗焦虑作用以氯硝西泮、阿普唑仑、艾司唑仑为佳，抗惊恐作用以阿普唑仑、硝西泮、地西泮、劳拉西泮为佳，镇静催眠作用以氟西泮、硝西泮、地西泮和艾司唑仑为佳，

表 8-3　常用抗焦虑药物的分类和用法用量

分类	药物	$t_{1/2}$(h)	用法用量
苯二氮䓬类			
长效类	地西泮	30～60	5～15mg/d, 分 2～3 次服
	氟西泮	50～100	15～30mg/d, 睡前服
中效类	硝西泮	8～36	5～10mg/d, 分 1～2 次服
	氯硝西泮	22～38	2～8mg/d, 分 2～3 次服
	阿普唑仑	12～18	0.8～2.4mg/d, 分 3 次服
	艾司唑仑	10～24	2～6mg/d, 分 3 次服
	劳拉西泮	10～18	1～6mg/d, 分 2～4 次服
短效类	奥沙西泮	5	30～90mg/d, 分 3 次服
	咪达唑仑	2～5	15～30mg/d, 分 2 次服
	三唑仑	1.5～5.5	0.25～0.5mg/d, 睡前服
阿扎哌隆类	丁螺环酮	2～3	15～30mg/d, 分 3 次服
	坦度螺酮	1.2～1.4	30～60mg/d, 分 3 次服
β 受体拮抗药	普萘洛尔	2～5	30～60mg/d, 分 3 次服
	倍他洛尔	16～20	20～40mg/d, 1 次 / 日

肌肉松弛作用以地西泮、氯硝西泮为佳。③根据患者个体情况和药物的药动学特点选药：肝病或老年患者常选用不需在肝脏代谢的劳拉西泮和奥沙西泮。

　　苯二氮䓬类应从小剂量开始用药，逐渐增加至焦虑得到良好控制为止。治疗广泛性焦虑的剂量一般小于治疗惊恐障碍的剂量。一般采用口服给药，疗程一般不宜超过6 周。停药时应缓慢减量，停药过程不应短于 2 周，否则可出现停药综合征。苯二氮䓬类长期应用的最大缺点是产生耐受性和依赖性，且各药物之间有交叉耐受性和交叉依赖性，目前很少单独应用作为一种长期治疗手段，宜短期或间断性用药。对有药物依赖的患者，最好不选用苯二氮䓬类，应首先考虑选用其他种类的抗焦虑药。严重心血管疾病、肾脏疾病、青光眼、重症肌无力、使用中枢抑制剂、老年、儿童患者慎用，孕妇和哺乳妇禁用。

　　(2)丁螺环酮：主要用于广泛性焦虑障碍，能缓解同时存在的抑郁症状。起效较慢，需用药 2～4 周才显效，治疗初期一般合用苯二氮䓬类药物。至少连续应用 6 周以上才能决定是否有效。无镇静作用，对焦虑伴严重失眠者，需合用速效镇静催眠药。对惊恐障碍无效。无耐受性、无依赖性、无戒断症状、不引起记忆障碍、不影响精神运动功能。老年人、儿童用药较安全。起始剂量为 5mg，一日 3 次口服，一周后根据病情和耐受情况每 2～3 天增加 5mg，最高剂量不超过 60mg/d。严重肝肾疾病、青光眼、重症肌无力、孕妇禁用。

　　(3)抗抑郁药物：SSRIs、SNRIs、SARIs、NaSSAs、TCAs、MAOIs 类抗抑郁药物具有与苯二氮䓬类相似的抗焦虑作用。对精神性焦虑和躯体性焦虑均有较好疗效，且无依赖性，目前有取代苯二氮䓬类的趋势。惊恐障碍患者常伴抑郁症状，治疗时常首先使用抗抑郁药物。SSRIs 是惊恐障碍的一线治疗药物，文拉法辛和帕罗西汀是广泛性焦虑症的一线治疗药物。抗抑郁药物起效常需 1～2 周，故常在治疗初期合用苯二氮䓬类药物。

知 识 链 接

抗焦虑药的发展

回顾焦虑症的药物治疗史，发现抗焦虑药经历了漫长的发展过程。最初曾用酒精和阿片改善焦虑，随后取而代之的是溴化物和巴比妥类药物，20世纪50年代问世的甲丙氨酯、甲喹酮，抗焦虑疗效令人满意，同样因其成瘾性而被停用。20世纪60年代第一个苯二氮䓬类药物氯氮䓬上市，由于本类药物在治疗焦虑症方面的优势，曾一度垄断了焦虑症的治疗，且目前仍然是临床应用最广泛、处方量最大的抗焦虑药，目前在全世界的市场上广泛使用的约有35种。丁螺环酮作为第一种非苯二氮䓬类抗焦虑药于1986年在美国上市，但多年临床应用经验，尚未看到能够取代苯二氮䓬类药物抗焦虑的位置。20世纪70年代末首次发现抗抑郁药也可治疗焦虑症，当时观察到某些TCAs和MAOIs治疗惊恐障碍有效。随后人们的注意力又转向了更加安全、耐受性更好的SSRIs，如帕罗西汀、氟西汀、氟伏沙明、舍曲林、西酞普兰、艾司西酞普兰，其中对帕罗西汀的研究最广泛。SNRIs的文拉法辛缓释剂成为第一个被美国FDA批准用于治疗广泛性焦虑障碍的抗抑郁药。NaSSAs的米塔扎平和SARIs的萘法唑酮在对抑郁症的治疗中有明显的抗焦虑作用，很有发展前景。由于60%的焦虑障碍与抑郁症状共存，而抗抑郁药具有抗抑郁和抗焦虑双重作用，故被广泛用于焦虑障碍的治疗。

（4）β受体拮抗药：对减轻焦虑症伴有的躯体症状如心悸、震颤等有较好疗效，但对减轻精神焦虑和防止惊恐发作效果不大。能减轻苯二氮䓬类的撤药反应。常用普萘洛尔，常用量10～20mg，一日3次，但个体差异大，须严密观察调整剂量。禁用于窦性心动过缓、严重心功能不全、重度房室传导阻滞、支气管哮喘患者。

 案 例 分 析

案例

患者，女，32岁。近一年来经常出现入睡困难，且易疲劳，自觉不能胜任工作；常莫名其妙地感到紧张、恐惧，担心自己会生病、孩子会出事、不幸将要来临；常心烦意乱，容易发火，无论怎样努力都不能克制；经常胃部不适、腹泻。近半月来症状明显加重，经常通宵难眠、坐立不安、心慌心悸、口干、出汗。诊断为广泛性焦虑症。给予帕罗西汀10mg，每日1次，阿普唑仑0.25mg，每日3次，同时配合心理治疗。

分析

①广泛性焦虑症的治疗包括非药物治疗和药物治疗，目前患者的焦虑症状已非常明显，需要立即给予药物治疗。苯二氮䓬类药物（本例患者应用阿普唑仑）抗焦虑作用起效快、疗效确实，能在数小时内迅速控制症状，但因有依赖性，不宜长期应用；广泛性焦虑症是一种慢性病，需要较长时间的药物治疗，SSRIs类药物（本例患者应用帕罗西汀）无依赖性，更适合长期应用，但起效较慢；故在治疗初期上述两类药物合用，待SSRIs类起效后，再逐步停用苯二氮䓬类。在治疗过程中可根据症状

的改善情况和患者的耐受情况逐步增加两种药物的剂量。②虽然药物治疗能很快控制焦虑症状，但心理治疗必不可少，尤其在焦虑症状控制之后，即应将治疗的重点逐步转到心理治疗方面。

【药物不良反应及防治】

1. 苯二氮䓬类药物

（1）中枢神经系统反应：治疗量连续应用可出现头昏、嗜睡、乏力和记忆力下降，长效类尤易发生。大剂量偶致共济失调，可影响精细运动的协调性。用药期间不宜驾车、高空作业、操作机械。

（2）耐受性和依赖性：长期应用可产生耐受性，需增加剂量。久用可产生依赖性，突然停药出现反跳现象和戒断症状。药物半衰期短，则撤药反应出现快且重、消失早。一般半衰期短或中等者停药后 2～3 日出现，半衰期长者停药后 10～20 日出现。应避免长期用药，宜短期或间断性用药，尽可能应用能控制症状的最低剂量，停药时应逐渐减量。

（3）急性中毒：静脉注射速度过快或剂量过大可致急性中毒，表现为昏迷、呼吸及循环抑制，可采用催吐、洗胃、导泻、利尿、静脉注射苯二氮䓬受体拮抗药氟马西尼和阿片受体拮抗药纳洛酮解救。氟马西尼起效快、作用强，小剂量即可快速逆转苯二氮䓬类的作用，但作用维持时间短，应多次重复应用。

> **课堂活动**
>
> 患者，男，17 岁，清晨被送至医院时神志完全不清，呼吸表浅缓慢，其母说在他的房间里发现了一个空的地西泮瓶。患者的症状是否符合地西泮过量的表现？应如何处理？

2. 丁螺环酮　不良反应很少且轻微，主要为头晕、头痛、恶心、神经紧张、失眠、感觉异常等，均不严重，不需特殊处理。

【药物相互作用】

1. 苯二氮䓬类药物　①与乙醇或其他中枢抑制药如镇静催眠药、抗抑郁药、镇痛药、H_1 受体拮抗药、全身麻醉药合用，可使中枢抑制作用增强；②与易成瘾的药物合用，成瘾的危险性增加；③与 MAOIs 和 TCAs 合用时，可相互增效；④与钙通道阻滞药或利尿降压药合用时，可增强降压效果。

2. 丁螺环酮　①与乙醇或其他中枢抑制药合用，可使中枢抑制作用增强；②与 SSRIs 和大剂量曲唑酮合用，可能引起 5-HT 综合征；③与 MAOIs 合用可使血压升高；④与氟哌啶醇合用可使后者血药浓度升高，引起锥体外系反应；⑤与氯氮平合用可增加胃肠道出血和高血糖症的危险。

点 滴 积 累

1. 焦虑症的治疗药物包括苯二氮䓬类、阿扎哌隆类、具有抗焦虑作用的抗抑郁药、

β受体拮抗药、具有抗焦虑作用的非典型抗精神病药,以苯二氮䓬类和抗抑郁药物治疗为主。

2. 广泛性焦虑侧重于应用苯二氮䓬类,惊恐发作则重于应用抗抑郁药物。

3. 在焦虑症的早期,应首选起效快的苯二氮䓬类药物;进入迁延期后,应首选TCAs。

目 标 检 测

一、选择题

(一)单项选择题

1. 对于合作的精神分裂症患者一般选择的给药途径是( )
    A. 口服   B. 肌内注射
    C. 皮下注射   D. 静脉注射

2. 精神分裂症患者服用氯丙嗪400mg/d,2周后疗效不明显,也无明显不良反应,下一步治疗应( )
    A. 加大氯丙嗪的剂量   B. 维持原剂量,继续观察
    C. 改用利培酮   D. 改用奥氮平

3. 《中国精神分裂症防治指南》建议谨慎使用( )
    A. 利培酮   B. 喹硫平   C. 氯氮平   D. 奥氮平

4. 躁狂发作急性期治疗血锂浓度应维持在( )
    A. 0.4~0.8mmol/L   B. 0.8~1.2mmol/L
    C. 1.2~1.6mmol/L   D. 1.6~2.0mmol/L

5. 抑郁症患者若换用单胺氧化酶抑制药,氟西汀需停药( )
    A. 2周   B. 3周   C. 4周   D. 5周

6. 合用时可降低三环类抗抑郁药血药浓度的药物是( )
    A. 氟西汀   B. 帕罗西汀
    C. 卡马西平   D. 氟伏沙明

7. 焦虑症的早期药物治疗,应首选( )
    A. 苯二氮䓬类药物   B. 阿扎哌隆类药物
    C. 抗抑郁药物   D. β受体拮抗药

8. 焦虑症患者停用苯二氮䓬类药物的过程不应短于( )
    A. 1周   B. 2周   C. 3周   D. 6周

9. 双相情感障碍基础性使用的治疗药物为( )
    A. 抗精神病药   B. 抗焦虑药
    C. 抗抑郁药   D. 心境稳定剂

10. 对双相情感障碍快速循环型目前为抑郁发作的药物治疗,错误的是( )
    A. 单用心境稳定剂   B. 合用心境稳定剂
    C. 合用抗抑郁药   D. 首选丙戊酸盐或卡马西平

(二)多项选择题

1. 第二代抗精神病药能明显改善精神分裂症患者的( )
    A. 阳性症状   B. 阴性症状

C. 伴发的抑郁症状　　　　　　　D. 认知障碍

E. 情感障碍

2. 对以淡漠退缩、主动性缺乏等阴性症状为主要表现的精神分裂症患者，可选择的治疗药物包括（　　）

A. 利培酮　　　　　　　B. 奥氮平　　　　　　　C. 氯氮平

D. 喹硫平　　　　　　　E. 舒必利

3. 可与抗精神病药合用的 5-羟色胺再摄取抑制剂包括（　　）

A. 氟西汀　　　　　　　B. 帕罗西汀　　　　　　C. 氟伏沙明

D. 西酞普兰　　　　　　E. 舍曲林

4. 禁止与吗氯贝胺合用的药物包括（　　）

A. 哌替啶　　　　　　　B. 可待因　　　　　　　C. 左旋多巴

D. 麻黄碱　　　　　　　E. 伪麻黄碱

二、问答题

1. 试述精神分裂症的药物治疗原则和治疗药物的选择、药物不良反应的临床表现及防治措施。

2. 试述抑郁症的药物治疗原则和治疗药物的选择、药物不良反应的临床表现及防治措施。

3. 试述焦虑症的药物治疗原则和治疗药物的选择、药物不良反应的临床表现及防治措施。

三、实例分析

1. 患者，男，30岁。近半年来觉得有人跟踪自己，有人在屋里放了窃听器而不敢大声说话，街上的陌生人对他也心怀恶意，常听见有人在议论如何对付自己但又看不到人。因而闷闷不乐，闭门不出，写信到公安局请求保护。请为此患者选择治疗药物，并说明其依据。

2. 患者，女，25岁。一个月前因工作失误受到领导当众批评，感到委屈、脸上无光，出现失眠、早醒，觉得自己前途全完了，整天闷闷不乐，少与人交往，认为人心难测，怀疑同事会看不起她、在背后议论她。近一周来，患者一反常态，出现兴奋话多，说终于战胜了自己。自我感觉好，自我评价高，说自己能力强，购买多种复习资料说要考北京大学，通宵看书，说要把失去的时间补回来。说领导批评她是因为嫉妒她的才能，说单位送她住院是让她来疗养，不认为自己有病。请为此患者制定药物治疗方案，并说明其依据。

（曹　红）

第九章 心血管系统疾病的药物治疗

根据我国流行病学调查，近 50 年来不论在农村或城市，心脑血管疾病的发病率和病死率均呈上升趋势。我国因心脑血管疾病死亡者占总死亡人口的百分比已接近 50%。推测到 2020 年，人类疾病死因排列顺序将有重大变化，但冠心病和脑卒中仍将是人类死因的第一位和第二位。尽管近年来介入治疗和外科手术治疗取得了很大的发展，但药物治疗仍然为心血管疾病治疗的基石。本章重点介绍几种常见心血管疾病，包括冠心病、高血压、高脂血症、心力衰竭和心律失常的药物治疗。

第一节 冠 心 病

冠心病是指冠状动脉粥样硬化和（或）痉挛，使血管腔狭窄或阻塞，导致心肌缺血缺氧或坏死而引起的心脏病，统称冠状动脉性心脏病，简称冠心病，亦称缺血性心脏病。临床主要表现为心绞痛、心律失常、心力衰竭，严重时发生急性心肌梗死或猝死。冠心病的治疗主要包括药物治疗、介入治疗及外科手术治疗三种方式。但由于冠心病的形成是个相当漫长的过程，其病变甚至可以从幼儿期开始，故消除冠心病的危险因素是防止冠心病发生的重要措施。

本节主要介绍心绞痛与心肌梗死的药物治疗。

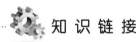

知 识 链 接

冠心病的一级预防

冠心病的一级预防是指对尚未发生冠心病的人群，采取预防性措施以预防冠心病的发生，即对危险因素的干预。公认的冠心病危险因素包括：男性、年龄、有过早患冠心病的家族史、吸烟、高血压、高脂血症或低高密度脂蛋白（HDL-C）、糖尿病、有明确的脑血管或周围血管阻塞的既往史、重度肥胖。除性别、年龄与家族史外，其他危险因素都可以治疗或预防。其措施包括：①降低血压；②降低血清胆固醇，应在医生指导下采取药物和非药物两种降脂措施；③戒烟；④减肥。此外，因为冠状动脉粥样硬化始于儿童及青少年时期，故冠心病的预防应从儿童开始。重点应注意不使儿童过胖、预防血压升高及阻止儿童吸烟。

【药物治疗原则】

1. 通过减轻心脏前、后负荷，减慢心率，减轻心肌收缩力，以降低心肌耗氧量。

2．扩张冠状动脉，增加心肌血流量，增加血氧供应。

3．稳定斑块、预防血栓形成。

治疗的最终目的有两个：一是预防心肌梗死和猝死的发生，改善预后，延长患者的生存期；二是减少缺血发作，缓解症状，提高生活质量。

【治疗药物的选用】

（一）药物的分类、作用及特点

1．抗心绞痛和抗心肌缺血治疗药物

（1）硝酸酯类：可扩张冠状动脉，增加冠脉血流量；扩张全身血管，减轻心脏前后负荷，降低心脏的耗氧量，从而缓解心绞痛。如硝酸甘油、硝酸异山梨酯、单硝酸异山梨酯。

（2）β受体拮抗药：可拮抗或干扰肾上腺素和去甲肾上腺素对心脏的作用。能降低静息时的心率，能限制运动时心率增加，因而可降低心肌耗氧量。常用药物有美托洛尔、普萘洛尔、阿替洛尔。

（3）钙通道阻滞药（CCB）：可防止血管的收缩并能解除冠状动脉痉挛。有些钙通道阻滞药如地尔硫䓬和维拉帕米，还能减慢心率。与β受体拮抗药合用能防止心动过速发作。常用维拉帕米、硝苯地平、尼卡地平、非洛地平、氨氯地平、地尔硫䓬。

（4）代谢类药物：曲美他嗪通过抑制脂肪酸氧化、增加葡萄糖代谢而增加缺氧状态下 ATP 的合成，治疗心肌缺血，无血流动力学影响。

（5）其他药物：窦房结抑制药伊伐雷定、钾通道开放药尼可地尔等可作为补充治疗。

2．预防心肌梗死和死亡的药物

（1）抗血小板及其他抗血栓药物：阿司匹林可与血小板不可逆结合，阻止血小板在动脉壁上积聚形成血栓。因此，阿司匹林能够降低冠状动脉疾病的死亡危险。对大多数的冠状动脉疾病患者推荐使用小儿剂量或半成人剂量或成人剂量阿司匹林。对阿司匹林过敏者，可选用其他替代品如噻氯匹定、氯吡格雷、替格瑞诺等。链激酶和尿激酶等纤维蛋白溶解药，能促进纤溶酶原转变成纤溶酶，溶解血栓，可使急性心肌梗死面积缩小，恢复梗死区血液供应。肝素、华法林等抗凝血药，能降低血液凝固性，可用于防止血栓形成和梗死范围的扩大。

（2）降脂药物：胆固醇尤其是 LDL-C 的降低与冠心病病死率和总病死率的降低有明显关系。他汀类药物可以降低 LDL-C，改善内皮细胞功能，抑制炎症、稳定斑块、使部分动脉粥样硬化斑块消退，显著延缓病变进展。常用的他汀类药物有辛伐他汀、阿托伐他汀、瑞舒伐他汀等。

（3）血管紧张素转化酶抑制药（ACEI）：如卡托普利、依那普利等，通过抑制肾素 - 血管紧张素 - 醛固酮系统而扩张血管，改善心室重构及心功能，减少心绞痛的发作。

 知 识 链 接

治疗冠心病的 ABCDE 方案

A：阿司匹林（Aspirin）、抗心绞痛药物（Anti-angina，硝酸酯类等）、ACEI 或血管紧张素Ⅱ受体拮抗药（ARB）；B：β受体拮抗药、控制血压（Bloodpressure control）、体重指数（BMI）控制；C：戒烟（Cigarette quitting）、降胆固醇（Cholesterol-lowering）；D：合理饮食（Diet）、控制糖尿病（Diabetes control）；E：运动（Exercise）、健康教育（Education）、控制情绪（Emotion）。抗血小板药物和他汀类药物如无明显副作用需终身服用。

（二）治疗药物的选用

1. 治疗心绞痛的药物选择

（1）稳定型心绞痛：指反复发作劳累型心绞痛，且疼痛的性质、次数、部位等在 1～3 个月内无明显变化，疼痛时限相近，用硝酸甘油后缓解时间相近。①在心绞痛急性发作时，可使用作用较快的硝酸酯类：硝酸甘油 0.3～0.6mg 舌下含化，能在 1～3 分钟内缓解心绞痛，作用持续约 30 分钟左右；硝酸异山梨酯 5～10mg 舌下含化，2～3 分钟见效，作用维持 2～3 小时。②对慢性稳定型心绞痛患者的维持治疗可选择长效硝酸酯类、β 受体拮抗药和钙通道阻滞药，可单用、交替应用或联合应用。如硝酸异山梨酯 5～20mg，3 次／日；5- 单硝酸异山梨酯 20～40mg，2 次／日；戊四硝酯片口服半小时后起作用，持续 8～12 小时，可每 8 小时服用 1 次，每次 2.5mg。患者应随身携带硝酸甘油片剂或喷雾剂，在进行可诱发心绞痛发作的活动前含服一片硝酸甘油有一定的预防作用。将 1% 的硝酸甘油油膏或贴剂涂或贴在胸前或上臂皮肤而缓慢吸收，适于预防夜间心绞痛的发作。β 受体拮抗药常选用美托洛尔 25～100mg，2 次／日；阿替洛尔 12.5～25mg，1 次／日。钙通道阻滞药常选用维拉帕米 80mg，3 次／日；硝苯地平 5～10mg，3 次／日；地尔硫䓬 30～90mg，3 次／日。抗血小板药物常用阿司匹林 75～150mg/d；氯吡格雷 50～75mg/d。

（2）不稳定型心绞痛：这类患者常因动脉粥样硬化形成冠脉血栓栓塞，因此多数患者可选用肝素静脉注射或阿司匹林口服，抑制血栓形成。也可用 β 受体拮抗药和静脉使用硝酸甘油降低心脏的负荷。对病情顽固者也可加用钙通道阻滞药。

课 堂 活 动

患者，男，50 岁，干部，患冠心病 3 年。因情绪激动突然发作心前区压榨性闷痛，伴面色苍白，冷汗出，该用什么药物急救？

2. 治疗心肌梗死的药物选择　急性心肌梗死是由于供给某部分心肌的血管突然闭塞，使血流急剧减少或完全中断，导致心肌细胞发生缺血、缺氧而坏死。基本治疗原则是镇痛、减轻心脏负荷、降低心肌耗氧量、抗凝、溶栓。可选用哌替啶、吗啡镇痛，硝酸甘油静脉滴注降低心肌耗氧量。ST 段抬高性心梗，在发病 1～2 小时内溶栓，可降低病死率 50%，发病 6 小时内可以溶栓，6～12 小时可以视情况进行溶栓，12 小时以上溶栓效果较差。但下述情况不宜药物溶栓：①发病 12 小时，尤其 24 小时以上。②存在禁忌证：脑出血或者未控制的出血；6 个月内颅内病变；未得到控制的高血压（血压 ≥180/110mmHg）；10 天内做过手术或有严重创伤；活动性胃肠道出血等。③不稳定型心绞痛和非 Q 波型急性心肌梗死亦不推荐溶栓疗法。溶栓疗法根据用药途径可分为冠状动脉内溶栓及静脉内溶栓两种。冠状动脉内溶栓是先用导管经动脉插入冠状动脉再注射尿激酶或链激酶，使冠状动脉内的血栓溶解，其成功率为68%～89%。静脉内溶栓治疗不需插管，而且可在一般医院内进行，因此使用更为广泛。一般在30分钟内将50万～150万U链激酶或尿激酶150万U（少数患者为200万U）由静脉滴入；或重组组织型纤溶酶原激活剂（rt-PA）先静脉注射15mg，再在30分钟内静脉滴注50mg，余35mg在60分钟内滴完；有效率为50%～90%。所有患者于溶栓药静脉滴注之前嚼服阿司匹林0.3g，以后100mg/d。溶栓疗法的主要缺点是剂量掌握不准可造成出血，此外可能会出现冠状动脉再通后的心律失常，但这种心律失常发生时间较短，只要及时处理，不会危及生命。

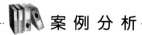 **案 例 分 析**

案例

40多岁的陈先生是位私企老板，业务繁忙，应酬也很多，虽曾诊断出患有糖尿病，血压也偏高，但他自认为年轻，并没当回事，还经常陪客人喝酒、打麻将。偶尔出现心前区疼痛，他以为是玩麻将累的，也没引起警觉。可前不久，他突然心前区疼痛难忍，被家人送到了医院，经冠脉造影检查，医生发现他冠状动脉局限性狭窄约80%，TIMI血流3级，建议先予药物治疗观察，给予静脉滴注硝酸甘油，缓解后给予下列药物治疗：①单硝酸异山梨醇酯40mg，qd；②美托洛尔缓释片47.5mg，qd；③阿司匹林100mg，qd；④阿托伐他汀20mg，qn。

分析

该患者诊断明确，属于稳定型冠心病，根据症状、功能和解剖情况，稳定型冠状动脉疾病（CAD）可行优化药物治疗（OMT），如药物治疗后仍有明显缺血症状，可考虑行经皮冠状动脉介入（PCI），如随病情发展经冠脉造影证实为多支病变，可进行冠状动脉旁路移植（CABG）血管重建。血管重建的主要指征是OMT下症状持续、或发展为急性冠脉综合征、或因缺血引起心功能下降等。

【药物不良反应及防治】

1. 硝酸酯类　由于血管扩张，可引起头痛、眩晕、晕厥、面颈潮红，严重时可出现恶心、呕吐、心动过速、视力模糊、皮疹等。过量时可出现口唇指甲青紫、气短、头胀、脉速而弱、发热、虚脱、抽搐。防治：减量或停药观察，重者应及时入院治疗。初次用药可先含半片以避免或减轻副作用。

2. β受体拮抗药　①停药反应：患者长期服药后突然终止服药后会加剧心绞痛的发作，甚至引起心肌梗死或突然死亡；②血脂增高；③大剂量易引起中枢神经系统反应，如失眠、噩梦和疲劳感；④急性左心衰、窦房或房室传导阻滞；⑤支气管痉挛；⑥掩盖糖尿病的低血糖反应；⑦末梢循环障碍、阳痿和皮疹。防治：头痛、头晕等不良反应，症状持续1～3周后可自行缓解，一般不必停药。久用停药时，应逐渐减量，以防止停药反应出现。用药过程中应监测血脂、心电图等，如出现异常应更换其他药物。当出现支气管痉挛时应停止服用该类药物，并及时给予β受体激动药进行治疗。糖尿病患者服用β受体拮抗药时应注意维持血糖浓度，以防低血糖反应出现。

3. 钙通道阻滞药 二氢吡啶类可引起眩晕、头痛、外周水肿（主要是踝水肿，女性更易发生）、潮红、心悸、皮疹和齿龈增生。非二氢吡啶类可出现眩晕、头痛、水肿（较二氢吡啶类少见）、房室传导阻滞、心动过缓、心力衰竭和便秘（维拉帕米更易发生），地尔硫䓬还可引起狼疮样综合征。另外，钙通道阻滞药用于糖尿病患者时比 ACEI 更易发生心肌梗死。防治：水肿一旦发生，可减少剂量、停用药物或联合应用其他药物，若与 ACEI 或与利尿药联合应用，不仅可减轻水肿，还能增强降压效果。β 受体拮抗药可防止二氢吡啶类引起的心动过速。

4. 抗血小板药 阿司匹林常见的不良反应主要有恶心、呕吐等胃肠道反应，甚至可引起消化道出血。特异体质者服用阿司匹林可引起荨麻疹、血管神经性水肿、哮喘等过敏反应。阿司匹林还可影响尿酸代谢，而引发痛风。有出血性疾病和胃肠疾病（胃、十二指肠溃疡等）、哮喘病患者，应慎用或禁用阿司匹林。防治：餐后服药、服用阿司匹林肠溶片，如用西咪替丁或抗酸药可能减少胃肠道反应。

【药物相互作用】

1. 硝酸酯类 ①与普萘洛尔合用，有协同作用，并互相抵消各自的缺点，但剂量不可过大；②与抗高血压药或扩血管药合用时，加重直立性低血压。

2. β 受体拮抗药 ①与口服降血糖药同时服用时可增加降血糖作用，低血糖征象容易被 β 受体拮抗药掩盖；②普萘洛尔与维拉帕米同时应用可导致心脏骤停；③与噻嗪类利尿剂合用可增强降压作用；④与强心苷合用可发生房室传导阻滞、心动过缓。

3. 钙通道阻滞药 ①维拉帕米与阿司匹林合用，出血时间较单独使用阿司匹林时延长；②与 β 受体拮抗药合用，可增强对房室传导的抑制作用；③长期服用维拉帕米，使地高辛血药浓度增加 50%～75%，因此服用维拉帕米时，须减少地高辛和洋地黄的剂量；④与血管扩张药、血管紧张素转换酶抑制药、利尿药等抗高血压药合用时，降压作用叠加，应适当监测联合降压治疗的患者；⑤与胺碘酮合用可能增加心脏毒性。

4. 阿司匹林 与其他抗凝药（如双香豆素）联合使用时易诱发出血；与肾上腺皮质激素联合使用时更易诱发溃疡及出血；与磺酰脲类口服降糖药合用易引起低血糖反应。

点 滴 积 累

1. 冠心病治疗的最终目的有两个：一是预防心肌梗死和猝死的发生，改善预后，延长患者的生存期；二是减少缺血发作，缓解症状，提高生活质量。

2. 抗心绞痛和抗心肌缺血治疗药物包括硝酸酯类、β 受体拮抗药、CCB、代谢类药物和其他药物，预防心肌梗死和死亡的药物包括抗血小板及其他抗血栓药物、降脂药物和 ACEI。

第二节 高 血 压

高血压是最常见的心血管疾病之一，是以血压升高［≥140 和（或）/90mmHg］为主要临床表现伴有或不伴有多种心血管危险因素的综合征。动脉压持续升高可导致靶器官如心脏、肾脏、脑和血管等器官的功能性或器质性病变，不仅严重影响患者的生活质量,还直接威胁着患者的生命。高血压分为原发性高血压(即高血压病)和继发性高血压(症状性高血压)两大类,前者占高血压的95%以上,后者占高血压不到5%。原发性高血压早期多无症状,多在体检时偶然发现,有些人可有头痛、头晕、眼花、耳鸣、失眠、乏力,有时还伴有心悸、心前区不适、手脚麻木、鼻出血等表现。

 知 识 链 接

我国高血压患者的知晓、治疗和控制现状

近20年来,我国高血压患者的检出、治疗和控制都取得了显著的进步。对比1991年全国高血压抽样调查和2002年全国营养调查数据,高血压患者的知晓率由26.3%提高到了30.2%,治疗率由12.1%提高到24.7%,而控制率则由2.8%提高到6.1%。对于有上亿高血压患者的中国,这意味着高血压患者接受降压药物治疗的人数十年内增加了近3000万,血压控制达到目标水平的人数增加了600万。在许多高血压防治研究社区的管理人群中,高血压控制率已达60%以上。同期高血压的最主要并发症脑卒中的病死率也在我国部分城市中老年人口中以每年3%的速度平稳下降。但是,我国人群高血压患者的知晓率、治疗率和控制率与发达国家相比仍非常低,特别是经济文化发展水平较低的农村或边远地区情况尤为严重。脑卒中病死率在农村地区已超过城市。目前我国约有1.3亿高血压患者不知道自己患有高血压;在已知自己患有高血压的人群中,也有约3千万没有治疗;在接受降压治疗的患者中,有75%血压没有达到目标水平。

高血压的最终治疗目的是减少高血压患者心脑血管和肾脏疾病的发生率和病死率。其治疗原则包括改善生活行为(限制钠盐摄入、减轻体重和进行适度的体育运动、生物行为疗法和饮食疗法等)、抗高血压药物治疗、多重心血管危险因素协同控制。

课 堂 活 动

一位年仅36岁的警察,有高血压病史5年多,平时测血压多波动于150～160/90～100mmHg左右,最高时达200/120mmHg,时有头昏脑涨,因工作繁忙,服药不规律。一次在执行紧急任务中,突然感到胸部撕裂样剧痛,全身冷汗淋漓。同事们慌忙把他送到医院,测血压为220/120mmHg,经胸部CT检查,确诊为主动脉夹层动脉瘤。后经多方抢救并进行了紧急手术,但最终还是未能挽回这位年轻警察的生命。

请结合这个病例说明高血压治疗的必要性。

【药物治疗原则】

降压药物应用基本原则:强效平稳降压、选择对靶器官保护作用的药物、单药或联合用药和优先选择长效制剂。

1. 应根据年龄、病程、血压水平、心血管病危险因素、靶器官损害程度、血流动力学状态及并发症等制定个体化用药方案。

2. 降压应逐步进行,除非是血压较高或高血压急症,抗高血压药物应从小剂量开

始,使血压逐渐下降。如有效但不满意,可逐步增加剂量以获得最佳疗效。

3. 药物治疗时,一般从一线药物、单种药物开始,部分血压高者也可以起始即联合用药。低剂量单药治疗疗效不满意时,可采用两种或多种抗高血压药联合治疗。降压药选择长效优于短效,对靶器官保护作用的药,根据有无并发症选择用药。

4. 药物治疗需长期坚持,甚至终身治疗。

5. 目前一般主张血压控制目标值至少 < 140/90mmHg。糖尿病或慢性肾脏病合并高血压患者,血压控制目标值应 < 130/80mmHg。高龄老年患者也可视情况降至 150/90mmHg。

【治疗药物的选用】

1. 药物的分类、作用及特点　抗高血压药一般分为六类,详见表 9-1。

表 9-1　常用抗高血压药的作用、特点及用法用量

药物分类	常用药物	作用及特点	用法用量
利尿降压药	氢氯噻嗪	通过排钠,减少细胞外液容量,降低外周血管阻力。起效平稳、缓慢、作用持久	12.5mg,1～2 次 / 日
	吲达帕胺	具有利尿作用和钙拮抗作用	1.25～2.5mg,1 次 / 日
血管紧张素转化酶抑制药(ACEI)	卡托普利	通过抑制中枢和周围的肾素 - 血管紧张素 - 醛固酮系统(RAAS),以及血流动力学自动调节机制而发挥降压作用。起效迅速、强大,持续时间各药有差异	25～50mg,2～3 次 / 日
	依那普利		10～20mg,2 次 / 日
	贝那普利		10～20mg,1 次 / 日
	赖诺普利		10～20mg,1 次 / 日
	西拉普利		2.5～5mg,1 次 / 日
	雷米普利		2.5～5mg,1 次 / 日
	福辛普利		10～20mg,1 次 / 日
	培哚普利		4～8mg,1 次 / 日
血管紧张素Ⅱ受体拮抗药(ARB)	氯沙坦	能充分地抑制血管紧张素Ⅱ引起的水钠潴留,血管收缩与重构作用。起效缓慢,但持久而平稳	50～100mg,1 次 / 日
	缬沙坦		80～160mg,1 次 / 日
	厄贝沙坦		150～300mg,1 次 / 日
	替米沙坦		40～80mg,1 次 / 日
	奥美沙坦		20～40mg,1 次 / 日
	坎地沙坦		8～32mg,1 次 / 日
钙通道阻滞药(CCB)	硝苯地平	阻滞细胞外钙离子进入血管平滑肌细胞内,降低阻力血管的收缩反应性。减轻血管紧张素Ⅱ和 α_1 受体的缩血管效应。降压作用起效迅速,降压幅度和降压疗效相对较强。疗效个体差异较小	5～10mg,3 次 / 日
	尼群地平		10mg,3 次 / 日
	非洛地平		20mg,分次服
	氨氯地平		5～10mg,1 次 / 日
	拉西地平		4～6mg,1 次 / 日
	维拉帕米		240mg,1 次 / 日
	地尔硫䓬		30～60mg,3 次 / 日
β 受体拮抗药	普萘洛尔	降压作用起效缓慢,作用逐渐增强,3～4 周时达最大作用,限制钠盐摄入或联合使用利尿药可使起效迅速、作用增强	10～20mg,2～3 次 / 日
	美托洛尔		25～50mg,2 次 / 日
	阿替洛尔		50～100mg,1～2 次 / 日
	倍他洛尔		10～20mg,1 次 / 日
	比索洛尔		5～10mg,1 次 / 日
	卡维地洛		1.25～25mg,1～2 次 / 日
	拉贝洛尔		100mg,2～3 次 / 日

续表

药物分类	常用药物	作用及特点	用法用量
α₁ 受体拮抗药	哌唑嗪 特拉唑嗪	通过拮抗血管平滑肌 α₁ 受体而扩张血管、降低血压	0.5~1mg，2~3 次/日 1mg，1 次/日
交感神经抑制药	利血平 可乐定	利血平降压作用缓慢、温和、持久；可乐定作用较快	临床不主张单用
血管扩张药	双肼屈嗪	作用快而强	一般不单独使用

2. 治疗药物的选用　抗高血压药的选用应根据患者的个体状况，药物的作用、代谢、不良反应和药物相互作用，并参考下列因素做出决定：①是否有心血管危险因素；②是否有靶器官损害、心血管疾病、肾病、糖尿病；③是否有受抗高血压药影响的其他疾病；④与治疗其他并存疾病的药物之间有无相互作用；⑤选用的药物是否有减少心血管病发病率和病死率的证据及其力度；⑥药物的价格及患者的经济能力。

(1) 无并发症患者的抗高血压药物选择：可以单独或者联合使用噻嗪类利尿药、β受体拮抗药、CCB、ACEI 和 ARB，治疗应从小剂量开始，逐步递增。当足量的单药治疗不能使血压达标时，须加用另外一种降压药。现在认为，2 级高血压（≥160/100mmHg）患者在开始时就可以采用两种抗高血压药物联合治疗。联合治疗有利于血压在相对较短时期内达到目标值，也有利于减少不良反应。联合治疗应采取不同降压机制的药物，常用方案：利尿药与 β 受体拮抗药、利尿药与 ACEI 或 ARB、CCB 与利尿药或 ACEI 或 ARB。三种抗高血压药联合的方案必须包含利尿药。

(2) 有并发症患者的抗高血压药物选择：①心力衰竭：心力衰竭表现为心室收缩或舒张功能不全，主要由收缩性高血压和缺血性心脏病引起。严格控制血压和胆固醇是高危心衰患者的主要预防措施。心室功能不全而无症状的患者，推荐使用 ACEI 和 β受体拮抗药，有症状的心功能不全患者或终末期心脏病患者推荐使用 ACEI、β 受体拮抗药、ARB 以及醛固酮拮抗药并合用高效能利尿药。②糖尿病高血压：通常需联合应用两种或以上药物以达到 <130/80mmHg 的目标血压。噻嗪类利尿药、β 受体拮抗药、ACEI、ARB、CCB 有利于降低糖尿病患者冠心病和脑卒中的发生率。ACEI、ARB 治疗能延缓糖尿病肾病的进展，减少蛋白尿，ARB 还能延缓大量白蛋白尿的产生。③慢性肾脏疾病：应严格控制血压，且通常需用三种或更多的药物来达到血压 <130/80mmHg 的目标。已证实 ACEI、ARB 有利于控制糖尿病和非糖尿病性肾病的进展。使用 ACEI 或 ARB 仅可使血肌酐水平较基线值升高 35%，但除非有高钾血症出现，否则不是停药的指征。伴有严重肾病时须增加高效能利尿药的剂量并联合应用其他类药物。④脑血管病：在急性脑卒中时，迅速降压的风险和益处尚不清楚。在患者情况稳定或好转前，应把血压控制在中间水平（大约 160/100mmHg）。ACEI 和噻嗪类利尿药联合应用可降低脑卒中复发率。⑤高血压急症：高血压急症首先应使血压迅速降低，同时也应对靶器官的损害及相应的功能障碍进行处理。但是过急的降压会造成失明及心、脑、肾等重要脏器梗死或严重缺血。可供选择的给药方案有：开始以硝普钠 10~25μg/min 静脉滴注，然后可根据需要每隔 5~15 分钟增加剂量。硝普钠起效迅速，作用强，维持时间短，故可通过调整滴速，使血压控制在满意的水平。硝酸甘油开始时可 5~10μg/min 静脉滴注，以后逐渐增加剂量，停药后数分钟作用消失。硝酸甘油可扩张冠状动脉，扩张

全身动静脉血管，减轻心脏前、后负荷，故特别适合伴有急性左心衰、急性冠脉功能不全及术后高血压患者。硝苯地平可口服或舌下给药 10～20mg。⑥高血压伴左心室肥厚：最有效的药物为 ACEI，其次为 CCB 和 β 受体拮抗药。⑦对胰岛素抵抗者，宜选用 ACEI。⑧对伴有冠心病者，宜选用具有抗心绞痛作用的 β 受体拮抗药和 CCB。常用抗高血压药物的用法用量详见表 9-1。

案例分析

案例

患者，女，65 岁，患有糖尿病、高血压、肾功能不全，平时使用氯沙坦与氨氯地平降压，仅此二药每日药费就为十几元，患者不堪重负。考虑到患者的病情和经济能力，临床药师建议其换用贝那普利与吲哒帕胺。经过药物调整后，患者血压控制良好，每日药费减少十元。

分析

药师在指导患者用药时，不但应考虑到药物的有效性和安全性，还应兼顾经济性，才能做到指导用药的合理性。本例中，氯沙坦与氨氯地平搭配降压效果虽好，但患者难以承担其费用，要求药师更换治疗药物。糖尿病患者可以服用 ACEI 类药物，其降压效果与 ARB 相似；患者肾功能不全，而贝那普利对肾脏具有保护作用；老年患者对利尿药较为敏感，吲哒帕胺虽可引起患者失钾，但贝那普利有保钾作用，二者合用可抵消不良反应。

【药物不良反应及防治】

1. 血管紧张素转化酶抑制药　常见不良反应有持续性干咳（妇女和老年人更易发生）、低血压（特别是使用利尿药者）、皮疹等，出现时停药即可自行缓解；另外患有双侧肾动脉狭窄者易发生急性肾衰竭、血管神经性水肿；同时服用含钾补充剂或留钾利尿药则易发生高钾血症，故应避免二者同时使用；味觉异常、肝毒性、胰腺炎和锂的清除减少等不良反应也有报道。对服药后咳嗽者可换用血管紧张素Ⅱ受体拮抗药。

2. 血管紧张素Ⅱ受体拮抗药　不良反应与 ACEI 相似，但不发生咳嗽并很少引起血管神经性水肿、味觉异常和肝功能损害；可发生高钾血症、肾损害和低血压。

3. β 受体拮抗药　见第一节"冠心病"。

4. 利尿药　噻嗪类利尿药和高效能利尿药可引起血钾、血钠降低，血尿酸升高，长期应用者应适量补钾（1～3g/d），鼓励多吃富含钾的水果、绿色蔬菜及其他食物。伴糖尿病或糖耐量降低、痛风或高尿酸血症以及肾功能不全者不宜使用利尿药，伴高血脂者应慎用。

5. 钙通道阻滞药　见第一节"冠心病"。

6. α₁ 受体拮抗药　主要不良反应是首剂现象，表现为严重的直立性低血压、眩晕、晕厥、心悸等，多见于首次给药后 30～90 分钟。防治方法是首剂量减半，临睡前服用，服用后平卧或半卧休息 60～90 分钟，并在给药前至少一天停用利尿药。其他不良反应有头痛、嗜睡、口干、心悸、困倦、性功能障碍等，在连续用药过程中自行减轻或缓解。

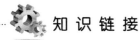 知识链接

药源性高血压

由于药物的毒副作用或药物间的相互作用,以及用药不当引起的血压升高称为药源性高血压。可引起药源性高血压的药物常见有以下几类:

1.非甾体抗炎药　长期或大量服用布洛芬、吲哚美辛等非甾体抗炎药,可引起血压升高或加重高血压的危险。

2.口服避孕药　在长期服用避孕药的妇女中,发现有些人的血压呈不同程度的升高。这是由于口服避孕药的主要成分雌激素可提高交感神经系统的兴奋性,增强肾素-血管紧张素-醛固酮系统的活性。长期大剂量使用时能升高血清甘油三酯和磷脂浓度,引起水钠潴留,促使外周阻力增大,血压升高。

3.其他　肾上腺素、去甲肾上腺素、哌甲酯、多塞平及中药甘草等。特别值得注意的是,在服用降压药物帕吉林时,如果进食含有酪胺的食物,如干酪、动物肝脏、巧克力、牛奶、红葡萄等,血压不但不降,反而会升高,甚至发生高血压危象、脑出血;而突然停用某些降压药物,如普萘洛尔、可乐定、甲基多巴等,也可引起同样严重后果。

【药物相互作用】

1.血管紧张素转化酶抑制药　①老年患者常有肾功能损害并因伴随关节炎而服用非甾体抗炎药,若与 ACEI 合用可发生高钾血症加剧肾衰竭;②与保钾利尿药合用,可产生高钾血症;③与他汀类降血脂药(洛伐他汀、辛伐他汀)合用,可产生严重的高钾血症;④与二甲双胍及磺酰脲类降糖药(格列齐特、格列喹酮、格列吡嗪)合用,可致低血糖症状;⑤与利尿降压药吲达帕胺、氢氯噻嗪合用时,较单独使用更易导致肾衰竭;⑥与钙通道阻滞药、利尿药、β 受体拮抗药合用,降压效果增强。

2.血管紧张素Ⅱ受体拮抗药　与留钾利尿药、钾制剂合用可致血钾升高。

3.利尿药　①排钾利尿药与洋地黄类合用易发生洋地黄中毒,其原因是排钾利尿药易致低钾血症;②氢氯噻嗪能直接抑制胰岛 B 细胞的功能,使血浆胰岛素水平降低,血糖升高。依他尼酸能使葡萄糖耐量降低,与降血糖药合用可产生药理性拮抗作用。

4.α_1 受体拮抗药　①与胍乙啶合用,易发生直立性低血压;②可拮抗左旋去甲肾上腺素引起的体温升高作用,也能拮抗利血平引起的体温降低;③与二氮嗪合用,可拮抗后者抑制胰岛素释放的作用。

点滴积累

1.高血压应尽早进行药物干预使血压达标,目前目标值为 140/90mmHg,降压药物应用应小剂量、单药或联合用药和优先选择长效制剂,一线降压药有 5 类:利尿药、CCB、ACEI、ARB、β 受体拮抗药。

2.优选联合用药方案有:CCB＋ACEI 或 ARB、利尿药＋ACEI 或 ARB、利尿药＋CCB。

第三节　高 脂 血 症

高脂血症是一类较常见的疾病，是指血清总胆固醇（TC）升高、低密度脂蛋白 - 胆固醇（LDL-C）升高、甘油三酯（TG）升高，其实质是血清脂蛋白水平升高，故也称为高脂蛋白血症。同时，现已认定血清高密度脂蛋白 - 胆固醇（HDL-C）低下也是一种血脂代谢异常，因此在临床上有人建议采用"脂质异常血症"，但是由于高脂血症使用时间长且简明通俗，所以仍然广泛沿用。

高脂血症按发病原因可分成原发性与继发性，后者是继发于其他疾病如糖尿病、肾病综合征、甲状腺功能低下、慢性阻塞性肝病、肥胖症、酒精中毒、胰腺炎及痛风等。轻及中度血脂异常多是由于环境因素所致，最常见的原因是高饱和脂肪及高胆固醇饮食；明显的血脂异常多数是遗传因素所致。

高脂血症的治疗原则以饮食治疗为基础，根据病情、危险因素、血脂水平决定是否或何时开始药物治疗。高脂血症治疗用于冠心病的预防时，若对象为临床上未发现冠心病或其他部位动脉粥样硬化性疾病患者，属于一级预防，重点是改善生活方式，减少饱和脂肪酸和胆固醇的摄入，增加体力活动，控制体重。对象为已发生冠心病或其他部位动脉粥样硬化性疾病者属于二级预防，应将 LDL-C 降至 2.6mmol/L，并根据血脂测定值指导是否开始药物降脂及调整药物治疗方案。

【药物治疗原则】

血脂异常治疗的最主要目的是为了防治冠心病，所以应根据是否已有冠心病或冠心病等危症以及有无心血管危险因素，结合血脂水平，进行全面评价，以决定治疗措施及血脂的目标水平。

无论是否进行药物调脂治疗都必须坚持控制饮食和改善生活方式。根据血脂异常的类型及其治疗需要达到的目的，选择合适的调脂药物。需要定期地进行调脂疗效和药物不良反应的监测。

在决定采用药物进行调脂治疗时，需要全面了解患者患冠心病及伴随的危险因素情况。在进行调脂治疗时，应将降低 LDL-C 作为首要目标。分析冠心病的主要危险因素将有助判断罹患冠心病的危险程度，由此决定降低 LDL-C 的目标值。不同的危险人群，开始药物治疗的 LDL-C 水平以及需达到的 LDL-C 目标值有很大的不同，冠心病等高危患者，LDL-C＜100mg/L，中危患者 LDL-C＜130mg/L，低危患者 LDL-C＜160mg/L。

血清 TG 的理想水平是＜1.70mmol/L（150mg/dl），HDL-C≥1.04mmol/L（40mg/dl）。对于特殊的血脂异常类型，如轻中度 TG 水平升高[2.26～5.64mmol/L（200～499mg/dl）]，LDL-C 水平达标仍为主要目标；而重度高甘油三酯血症[≥5.65mmol/（500mg/dl）]，为防止急性胰腺炎的发生，首先应积极降低 TG 水平。

 知 识 链 接

高脂血症患者应严格控制脂肪的摄入量

高脂血症治疗期间应严格控制脂肪的摄取量，患者每日油脂的摄入量不应多于

25g,并减少食用动物油(猪油、牛油等)及以动物油为原料制成的食品,饮食烹调用油宜选用富含不饱和脂肪酸的植物油(玉米油、葵花籽油、橄榄油等)。

【治疗药物的选用】

1. 药物的分类、作用及特点

(1)羟甲基戊二酰辅酶 A(HMG-CoA)还原酶抑制药(他汀类):主要降低血浆 TC 和 LDL-C,也在一定程度上降低 TG 和极低密度脂蛋白(VLDL),轻度升高 HDL-C 水平。临床常用药物有洛伐他汀、辛伐他汀、普伐他汀、氟伐他汀、阿托伐他汀及主要成分为洛伐他汀的血脂康。

(2)苯氧芳酸类(贝特类):主要降低血浆 TG、VLDL-C,也可在一定程度上降低 TC 和 LDL-C,升高 HDL-C。主要药物有非诺贝特、苯扎贝特、氯贝丁酯(已少用)。

(3)烟酸类:属 B 族维生素,其用量超过作为维生素作用的剂量时,有调脂作用。能使血浆 TG、VLDL-C、TC 和 LDL-C 降低,HDL-C 轻度升高。主要药物有烟酸、阿昔莫司。

(4)胆汁酸螯合剂:能降低 TC 和 LDL-C。主要药物有考来烯胺、考来替泊。

(5)多烯脂肪酸类:多烯脂肪酸(PUFAs)种类很多,分为 n-3 型及 n-6 型。其中 n-3PUFAs 二十碳五烯酸(EPA)和二十二碳六烯酸(DHA)等,是海鱼油的主要成分,可降低 TG 和轻度升高 HDL-C。n-6PUFAs 主要来源于植物油,能降低血浆 TC,对防治心脑血管病有一定的作用。

(6)其他:如弹性酶、普罗布考、泛硫乙胺等。

2. 治疗药物的选择　对于具体的患者,应根据其血脂异常的类型及其冠心病危险性的高低而选择合适的调血脂药物。目前尚没有确定合适调血脂药物的公认标准,从冠心病防治的角度来说,一般认为合适的调血脂药物应具备以下特点:①降血脂效果尤其降胆固醇效果确切,应用常规剂量 4～6 周内能使 TC 降低 20%(LDL-C 降低 25%)以上,并具有降低 TG 和升高 HDL-C 的作用;②患者耐受性好,不良反应少,不产生严重的毒副作用;③已被证实能明显地降低心血管病死率和致残率,不增加非心血管病病死率;④具有良好的成本效益比。现有的大量临床证据表明,为了防治冠心病,应首选他汀类调血脂药。

血脂异常的治疗一般需要长期坚持,方可获得明显的临床益处。服药期间应定期随诊,在开始药物治疗后 4～6 周内,应复查血浆胆固醇、TG 和 HDL-C,根据血脂改变而调整用药。如果血脂未能达标,则应增加药物的剂量或改用其他调血脂药物,也可考虑联合用药。若经治疗后血脂已降至正常或已达到目标值,则继续按原剂量用药,除非血脂已降至很低时,一般不要减少药物的剂量。长期连续用药时,应每 3～6 个月复查血脂,并同时复查肝肾功能和检测肌酸磷酸激酶(CPK)。

(1)单纯性高胆固醇血症:可选用胆汁酸螯合剂、HMG-CoA 还原酶抑制药、普罗布考、弹性酶和烟酸,其中以 HMG-CoA 还原酶抑制药为最佳选择,如洛伐他汀 10～80mg/d,睡前顿服;辛伐他汀 5～40mg/d;普伐他汀 5～40mg/d。

(2)单纯性高甘油三酯血症:轻度不必进行药物治疗,中度以上可选用鱼油制剂和苯氧芳酸类调脂药物,如吉非贝齐 300mg,3 次/日或 600mg,2 次/日或 900mg,1 次/日

（缓释片）；非诺贝特300mg/d或200mg/d（微粒型）；苯扎贝特200mg，3次/日或400mg，1次/日（缓释片）。

（3）混合型高脂血症：分为两种亚型：以胆固醇升高为主或是以甘油三酯升高为主。若以胆固醇升高为主，则首选HMG-CoA还原酶抑制药；如果以甘油三酯升高为主，可先试用苯氧芳酸类。烟酸类对于这种类型血脂异常也较为适合，如烟酸可从100mg，3次/日，逐渐增至1～3g/d。

（4）严重高脂血症：单用一种调血脂药可能难以达到理想的调脂效果，这时可考虑采用联合用药。简单说来，只要不是同一类调脂药物，均可考虑联合用药。临床上常采用的联合用药方案是：①对于严重高胆固醇血症，可采用HMG-CoA还原酶抑制药＋胆汁酸螯合剂或＋烟酸或＋苯氧芳酸类；②对于重度高甘油三酯血症，可采用鱼油＋苯氧芳酸类。

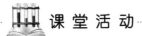 课 堂 活 动

　　一位50多岁男性顾客，体胖。到药店欲购降血脂药，无高血压、糖尿病等，自述在医院化验血脂高，检验结果TC 7.28mmol/L，TG 3.05mmol/L，LDL-C 4.73mmol/L，HDL-C 1.06mmol/L。药店销售员应如何指导他选择合适的药物？

【药物不良反应及防治】

1. 他汀类　①一般不良反应为消化系统和神经系统症状；②肌肉毒性：肌病、横纹肌溶解症、肌红蛋白尿、急性肾衰竭、肌酸磷酸激酶升高；③肝毒性：转氨酶升高；④其他：阳痿。

2. 贝特类　不良反应发生率不高，胃肠道反应最常见，还可发生胆结石、皮疹、肌痛、脱发等。这些不良反应通常能被患者耐受而无须停药，肝功能不全、妊娠、哺乳期妇女禁用。

3. 烟酸类　常见面部及上半身皮肤潮红和瘙痒，可刺激胃肠道引起恶心、呕吐、腹泻甚至溃疡，大剂量可出现黄疸、血清转氨酶升高、血中尿酸增加、血糖升高和糖耐量降低，诱发痛风、关节炎等。糖尿病、痛风、肝功能不全及消化性溃疡患者禁用。

4. 胆汁酸螯合剂　主要有胃肠道反应，如恶心、上腹部不适、腹胀、腹痛、便秘，继续用药常可逐渐消失，但便秘不易消失，偶可出现肠梗阻，故便秘过久应停药。亦可出现暂时性轻度血清碱性磷酸酶及转氨酶增高。长期服用可出现高氯酸血症。

5. 鱼油类　一般无不良反应，有时出现血小板暂时性减少，出血时间延长，但不严重。

6. 普罗布考　常见的不良反应为胃肠道反应，如恶心、呕吐、消化不良、腹胀、腹痛、稀便，还可引起头晕、头痛、血管神经性水肿等，发生率达10%，有3%～8%患者因不能耐受而停药。可使心电图Q-T间期延长但尚无严重心律失常报道。对低脂肪饮食、Q-T间期延长、心肌梗死和服用Ⅰ类、Ⅳ类抗心律失常药、三环类抗抑郁药、苯骈噻嗪类药的患者禁用，儿童、孕妇忌用。

案例分析

案例

患者，男，42岁，因血脂偏高、四肢发麻而就诊。医生处方：多烯康片，每次1.2g，3次/日；阿司匹林片，每次0.1g，1次/日；复方丹参片，每次1片，3次/日。患者晚上自己加服卵磷脂、深海鱼油。向药师咨询：这些药物能否同时服用？

生化检验单：TC 3.1mmol/L，TG 5.6mmol/L，血黏度++。

药师向患者建议：调血脂是个漫长的过程，贵在坚持。深海鱼油与多烯康药效、药物结构基本相同，只需服一种即可，可避免产生胃肠道不适或诱发出血。阿司匹林每次50mg，1次/日，复方丹参片也可减量，同时要注意牙龈或全身其他部位有无出血现象，如有出血要及时停药。

分析

多烯康有抑制血小板聚集、扩张血管和抗血栓形成作用，并可降低血黏度。复方丹参片和小剂量阿司匹林均有抑制血小板聚集的作用。深海鱼油与多烯康同为不饱和脂肪酸类药物，药效相似，四药联用作用相加，不良反应也增加，有诱发出血的可能。

【药物相互作用】

1. 他汀类　与胆汁酸螯合剂调血脂药合用，可产生良好的协同作用而提高降血脂疗效；与免疫抑制药如环孢素、咪唑类抗真菌药如酮康唑、大环内酯类抗生素如红霉素或克拉霉素、调血脂药如贝特类或烟酸类合用较易出现肌痛、肌乏力、横纹肌溶解症，因此不宜与上述各类药物合用；与抗凝血药香豆素类合用可使凝血酶原时间延长，甚至引起出血，应注意检测凝血酶原时间，及时调整抗凝血药用量。

2. 贝特类　由于在体内水解生成相应的游离酸，对血浆蛋白的结合力强，能将香豆素类抗凝血药、甲苯磺丁脲、苯妥英钠、呋塞米等药物从蛋白结合部位置换下来，提高游离型药物的血药浓度，从而增强这些药物的作用及毒性，合用时上述药物应适当减量。

3. 胆汁酸螯合剂　可与各类阴离子药物结合，能减少苯巴比妥、保泰松、对乙酰氨基酚等酸性药物、甲状腺素、洋地黄毒苷、口服抗凝血药、普萘洛尔、四环素、呋塞米、噻嗪类利尿药及调血脂药苯氧芳酸类、普罗布考、他汀类药物的吸收，应尽量避免合用，必要时应延长与这些药物同时服用的时间间隔，一般在服本类药1小时前或4小时后服用上述药物。大剂量应用可影响脂溶性维生素A、D、E、K及叶酸、钙、铁的吸收，需及时补充；由于影响维生素K的吸收，可出现出血倾向，若合用抗凝血药则出血加剧。

4. 烟酸类　烟酸与胆汁酸螯合剂合用，降LDL-C作用增强。

点 滴 积 累

1. 调脂治疗是预防和治疗动脉粥样硬化性疾病的重要措施，尤其是降低LDL-C，目前以他汀类药物为主，根据患者危险分层将LDL-C降至目标值，一般需长期服用，注意监测肝功能和肌酶。

2. 他汀类和贝特类合用剂量要小，大剂量易致横纹肌溶解。

第四节　心力衰竭

心力衰竭是由不同病因引起的心脏舒缩功能障碍，发展到使心排血量在循环血量与血管舒缩功能正常时不能满足全身代谢对血流的需要，从而导致具有血流动力异常和神经激素系统激活两方面特征的临床综合征，临床上也称为充血性心力衰竭。

心力衰竭的临床表现与心室或心房受累有密切关系。左心衰竭的临床特点主要是由于左心房和（或）左心室衰竭引起肺淤血、肺水肿以及体循环供血不足所导致的相应临床症状；而右心衰竭的临床特点是由于右心房和（或）右心室衰竭引起体循环静脉淤血和水钠潴留。在发生左心衰竭后，右心也常相继发生功能损害，最终导致全心衰竭。出现右心衰竭时，左心衰竭症状可有所减轻。

心力衰竭的治疗目的是缓解症状，防止或逆转心肌肥厚，提高生活质量，延长寿命，降低病死率。包括一般治疗和药物治疗。一般治疗原则主要是合理休息、控制水钠摄入量、积极防治心力衰竭的诱因和改善营养。

【药物治疗原则】

心力衰竭的药物治疗目的主要有两个：一是改善血流动力学的治疗，以改善心衰症状，包括利尿药、血管扩张药、强心药等；二是延缓心室重构的治疗，以改善远期预后，包括 ACEI、β 受体拮抗药、醛固酮受体拮抗剂、ARB、窦房结抑制剂等。有些患者还需要抗凝和抗血小板治疗。目前《心力衰竭治疗指南》，将 ACEI 类药物提升至首选药物，其次为 β 受体拮抗药、醛固酮受体拮抗剂、ARB 类药物，特别将窦房结抑制剂伊伐雷定单独列为心力衰竭推荐用药，上述 5 类药物均可改善心力衰竭预后，而地高辛和利尿剂作为能够改善心力衰竭症状的药物则推荐强度整体较前下降。要加强引起心衰的基础病因的药物治疗。

【治疗药物的选用】

1. 常用药物的分类、作用及特点

（1）利尿药：可使体内潴留过多的液体排出，减轻全身各组织和器官的水肿，使过多的血容量减少，减轻心脏的前负荷。包括：①中效能利尿药：常用噻嗪类如氢氯噻嗪，也可用非噻嗪类如氯噻酮；②高效能利尿药：呋塞米、依他尼酸、布美他尼；③保钾利尿药：螺内酯、氨苯蝶啶、阿米洛利。

（2）血管扩张药：根据其主要作用机制可分为：①静脉扩张药：如硝酸甘油、硝酸异山梨酯等硝酸酯类，能直接作用于血管平滑肌，扩张外周静脉、肺小动脉及冠状动脉，对外周小动脉的扩张作用较弱；②小动脉扩张药：如硝苯地平等钙通道阻滞药、肼屈嗪等；③小动脉和静脉扩张药：如硝普钠、酚妥拉明、哌唑嗪、卡托普利、贝那普利、氯沙坦、坎地沙坦、缬沙坦等。ACEI 和 ARB 均可同时抑制肾素 - 血管紧张素 - 醛固酮系统（RAAS）和交感 - 肾上腺素能系统（SAS），抑制醛固酮生成，促进水钠排出和利尿，减轻心脏负荷，抑制心脏的 RAAS，逆转心室肥厚，防止和延缓心室重构。

（3）强心药：通过正性肌力作用，增加心排血量。①强心苷：如地高辛、洋地黄毒苷、去乙酰毛花苷、毒毛花苷 K 等；②非苷类正性肌力药：如 β 受体激动药多巴胺、多巴酚丁胺，磷酸二酯酶抑制药氨力农、米力农，钙离子增敏剂左西孟旦等。

（4）β 受体拮抗药：可减轻儿茶酚胺对心肌的毒性作用，使 β 受体上调，增加心肌收缩反应性，改善舒张功能；减少心肌细胞 Ca^{2+} 内流，减少心肌耗氧量；减慢心率和控制心律失常；防止和减缓心肌细胞重塑和内源性心肌细胞收缩功能的异常。常用美托洛尔、比索洛尔、卡维地洛。

（5）醛固酮受体拮抗剂：醛固酮在心肌细胞外基质重塑中起重要作用，特别是对心衰心脏中心室醛固酮生成及活性增加，且与心衰严重程度成正比。目前国内只有螺内酯，依普利酮尚未在国内应用。

（6）窦房结抑制剂：临床试验证实单纯减慢心率也可以改善心衰预后，如伊伐雷定。

课堂活动

女性，65 岁，风湿性心脏病患者，近日因感冒夜间突然出现心慌气促，不能平卧，咳嗽、吐白色浆液泡沫痰，偶有痰中带血。考虑"风湿性心脏病左心功能不全"。医生给予吗啡肌内注射、硝酸甘油舌下含服、地高辛口服，是否恰当？为什么？

2. 治疗药物的选择

（1）利尿药的选择：轻度心力衰竭首选噻嗪类利尿药，常可获满意疗效。中度一般多需加用保钾利尿药，无效时应用高效能利尿药；重度心力衰竭选用高效能利尿药与留钾利尿药合用，效果不佳时加用噻嗪类，或间断给予呋塞米肌内或静脉注射，或布美他尼口服；顽固性水肿可用大量呋塞米，或噻嗪类和 ACEI 联合应用。常用利尿药的用法为：氢氯噻嗪 25～50mg，3 次 / 日；氯噻酮 100～200mg，隔日服一次；呋塞米 20～40mg，口服，2～3 次 / 日，肌内或静脉注射，1～2 次 / 日；依他尼酸 25～50mg，静脉注射，1 次 / 日；布美他尼作用部位与副作用同呋塞米，对呋塞米有耐受性者可用，每次 1mg，2 次 / 日，口服；螺内酯 20～40mg，3～4 次 / 日，口服；氨苯蝶啶 50mg，3 次 / 日，口服。

（2）血管扩张药的选择：对于心力衰竭已不主张常规用肼屈嗪和硝酸异山梨酯，更不能用以替代 ACEI。而 ACEI 除了发挥扩血管作用改善心衰时的血流动力学、减轻淤血症状外，更重要的是降低心衰患者代偿性神经 - 体液的不利影响，限制心肌、小血管的重塑，以达到维护心肌功能、推迟心力衰竭的进展、降低远期病死率的目的。用法：卡托普利 12.5～25mg，口服，2 次 / 日；贝那普利 5～10mg，口服，1 次 / 日。当心衰患者出现干咳不能耐受时可改用 ARB，如氯沙坦、坎地沙坦、缬沙坦等。

（3）强心药的选择：①强心苷：速效类适用于慢性心力衰竭急性加重，常用去乙酰毛花苷 0.2～0.4mg，稀释后静脉注射，如病情需要 24 小时总量可达 0.8～1.2mg，维持量 0.2～0.4mg/d；毒毛花苷 K 0.125～0.25mg，稀释后静脉注射，如病情需要 24 小时总量可达 0.5mg，维持量 0.125～0.25mg/d。中效类和慢效类适用于中度心力衰竭或维持治疗，最常用地高辛 0.125～0.25mg/d。②非苷类正性肌力药：多巴胺开始以每分钟 2～5μg/kg 滴注为宜，以后根据病情调整。如剂量过大可使心率增快、周围血管收缩而增加心脏负荷。多巴酚丁胺开始以每分钟 2.5μg/kg，逐渐增量 10μg/kg 静脉滴注，正性肌力作用较强，副作用少，可与强心苷或血管扩张药合用。氨力农主要用于其他药物治疗效果不佳的难治性心力衰竭。③其他强心苷类药物：黄夹苷（强心灵）为夹竹桃制剂，片剂与地高辛作用相似，口服有效治疗量为 0.5～1.5mg，维持量为 0.125～0.75mg/d。

（4）β受体拮抗药的选择：比索洛尔起始剂量为 2.5mg，1 次 / 日，目标剂量为 10mg，

1次/日;酒石酸美托洛尔6.25mg,2~3次/日,目标剂量50mg,2~3次/日;缓释琥珀酸美托洛尔12.5~25mg,1次/日,目标剂量200mg,1次/日。

【药物不良反应及防治】

1. 强心苷 强心苷用量的个体差异很大,且治疗量与中毒量较接近,出现中毒时已为致死量的40%~50%,故用药期间需密切观察,根据具体情况用药。

(1)胃肠道反应:恶心、呕吐、厌食等。

(2)中枢神经系统反应:头痛、眩晕及视觉障碍(黄视、绿视、视觉模糊)。

(3)心脏反应:是最严重的毒性反应,是强心苷中毒致死的主要原因。可表现为各种心律失常或再现原有心力衰竭的症状。

防治:在心肌情况不佳(心肌炎、肺心病、急性心肌梗死)、肾功能不全、低血钾、低血镁、贫血、甲状腺功能减退等情况下,患者对强心苷较敏感而易中毒,此时用药要特别谨慎,一般可选用速效类制剂,用量宜偏小。一旦发生不良反应,应立即处理:①停用强心苷和排钾利尿药;②补充钾盐及镁盐;③快速型心律失常可选用利多卡因或苯妥英钠。利多卡因50~100mg溶于葡萄糖盐水20ml中,每5~10分钟静脉缓慢静脉注射1次,总量不超过300mg,然后以1~4mg/min速度静脉滴注维持。

 案 例 分 析

案例

患者,男,57岁。因口服地高辛20片8小时后出现恶心、呕吐就诊。查体:心率51次/分,血压150/80mmHg,呼吸20次/分。听诊心音低钝,心率缓慢,心律不齐。心电图提示有频发室性期前收缩、传导阻滞。医护人员立即予以吸氧、在血钾监测下补充门冬氨酸钾镁、给予苯妥英钠0.1g口服,并以250mg苯妥英钠加入5%葡萄糖液50ml缓慢静脉注射,同时予以阿托品1mg口服、静脉滴注白蛋白100ml。

分析

根据该患者口服过量地高辛后出现了消化道及心脏症状,可以诊断为地高辛中毒。由于中毒剂量地高辛严重抑制Na^+-K^+-ATP酶,使细胞内Na^+、Ca^{2+}大量增加,也使细胞内K^+量明显减少,后者导致心肌细胞自律性增高,传导减慢,引起心律失常,因此应及时补钾补镁;苯妥英钠为强心苷中毒引起各种快速型心律失常最安全和最有效的首选药物,作用迅速,对室性期前收缩和快速型心律失常有效,也可用于伴传导阻滞的室上性和室性心律失常。针对地高辛高血浆蛋白结合的特点,可以静脉滴注白蛋白,以促进血浆中游离的地高辛与血浆蛋白结合,降低地高辛血药浓度,减轻不良反应。阿托品用于强心苷中毒引起的房室传导阻滞。

 知 识 链 接

心力衰竭患者服用强心苷期间的用药教育

心力衰竭患者服用强心苷期间要学会观察其不良反应,每日早晨清醒起床前测定自己的脉搏,如小于60次/分、不规则或骤然增快,应考虑有强心苷中毒的可能;

同时注意有无胃肠道不适、视物不清或出现黄绿视等症状。若有上述症状应及时到医院检查，并说明所患疾病、所服药物的名称和剂量、目前有哪些症状等，以便医生能准确及时地判断。

2. 利尿药的不良反应请见本章第二节。

【药物相互作用】

1. 地高辛与维拉帕米、普罗帕酮、胺碘酮、奎尼丁合用时，地高辛血药浓度增高，中毒危险性增加，应减少地高辛剂量。

2. 强心苷与拟交感药、利血平、胍乙啶合用，可增加心律失常的发生率。

3. 考来烯胺可与肠肝循环中的洋地黄毒苷结合使之排出体外而降低其血药浓度，氢氧化铝、氧化镁、三硅酸镁、果胶等可影响洋地黄的吸收而降低其血药浓度。

4. 强心苷与钙剂合用可导致迟后除极性的心律失常，如室性期前收缩，甚至心室颤动。

5. 地高辛和β受体拮抗药常在心衰患者中合用，使用时需监测心率，避免严重心动过缓。

点　滴　积　累

1. 改善心力衰竭预后的治疗药物可以简单概括为"四阻一利"："四阻"即 RAAS 拮抗剂（ACEI 或 ARB）、β受体拮抗剂、醛固酮受体拮抗剂、窦房结抑制剂；"一利"即利尿剂。

2. 洋地黄及其他正性肌力药物只能缓解症状，对长期预后没有明显效果。

第五节　心　律　失　常

心律失常是指心脏激动起源部位、激动的频率和节律、激动传导的速度与顺序中任何一项的异常。一般心律失常患者会有心悸，当心律失常影响到心脏血流动力学时，患者可能会伴有胸痛、气促或头晕、头痛和晕厥。心律失常的类型较多，须根据心电图及相关心脏电生理检查明确诊断。临床上按心动频率将其分为快速型和缓慢型两大类。快速型心律失常常见的有窦性心动过速、阵发性心动过速（室上性、室性）、期前收缩、快速心房颤动等，缓慢型心律失常常见的有窦性心动过缓、房室传导阻滞等。

心律失常的治疗原则包括去除病因、恢复正常心律、预防发作。常用方法有药物治疗和非药物治疗，后者包括机械方法兴奋迷走神经、心脏起搏器、电复律、电除颤、消融术以及手术治疗。

【药物治疗原则】

1. 明确用药目的　预防和逆转心律失常引起的不良后果。

2. 针对心律失常性质选药　要先分清心律失常的类型，根据其发生机制选择针对性较强的药物治疗。

3．重视消除病因和诱因　在使用抗心律失常药物前,应首先除去心律失常的诱因和病因。

4．正确掌握用药的剂量　由于该类药具有二重性,既能抗心律失常,又可诱发心律失常,如强心苷过量会引发心律失常,普萘洛尔过量也可引起心动过缓。因此,要充分考虑每位患者的具体情况,给予适当的治疗药物量。

5．联合用药须谨慎　联合用药时应考虑药物间的协同与拮抗作用,以便增强疗效,避免毒副作用的加剧。

【治疗药物的选用】

1．药物的分类及作用　常用抗心律失常药物有四类,见表9-2。

表9-2　常用抗心律失常药物的分类及作用

药物分类	作用机制	常用药物
Ⅰ类　钠通道阻滞药		
Ⅰₐ类	适度阻滞钠通道,降低动作电位0相上升速率,不同程度抑制心肌细胞膜K^+、Ca^{2+}通透性,延长复极过程,且以延长有效不应期更为显著	奎尼丁、普鲁卡因胺、丙吡胺
Ⅰ_b类	轻度阻滞钠通道,轻度降低动作电位0相上升速率,降低自律性,促进K^+外流,缩短或不影响动作电位时程,相对延长有效不应期	利多卡因、苯妥英钠、美西律
Ⅰ_c类	明显阻滞钠通道,显著降低动作电位0相上升速率和幅度,减慢传导性的作用最为明显	普罗帕酮、氟卡尼
Ⅱ类　β受体拮抗药	拮抗去甲肾上腺素能神经对心肌β受体的效应,表现为减慢4相舒张期除极速率而降低自律性,降低动作电位0相上升速率而减慢传导性	普萘洛尔、美托洛尔、阿替洛尔
Ⅲ类　钾通道阻滞药	抑制多种钾电流,延长动作电位时程和有效不应期对动作电位幅度和去极化速率影响很小	胺碘酮、索他洛尔
Ⅳ类　钙通道阻滞药	阻滞钙通道,降低窦房结自律性,减慢房室结传导性	维拉帕米、地尔硫草

2．治疗药物的选择　抗心律失常药物本身可能引起心律失常和其他不良反应,所以应该严格把握心律失常的药物治疗适应证。只有出现不能耐受的症状或可能存在危险的心律失常时,才给予适当心律失常的药物治疗。应注意,没有一种药物能治疗所有的心律失常,有时为了获得满意疗效需试用多种药物。以下主要讨论几种常见心律失常的药物治疗。

(1)窦性心动过速:窦性心动过速是一种十分常见的心律失常,一般不必药物治疗。必要时可选用β受体拮抗药,如美托洛尔25mg,2次/日,口服。

(2)窦性心动过缓:一般选用增强心肌自律性和(或)加速传导的药物,如拟交感神经药异丙肾上腺素等、迷走神经抑制药阿托品0.3~0.6mg,3次/日,口服。

(3)心房纤颤:对快速房颤首先应使心室率降低,使之安静时保持在60~80次/分。可首选强心苷,如去乙酰毛花苷0.2~0.4mg稀释后静脉注射,可以再追加0.2~0.4mg,24小时内不应超过1.2mg;或地高辛0.125~0.25mg,1次/日,口服,用于控制房颤患者的心室率。多数患者经上述药物治疗后可在24小时内自行恢复。对仍未恢复窦性心律者,可应用药物或电击复律。I$_a$类(奎尼丁)、I$_c$类(普罗帕酮)或Ⅲ类(胺碘酮)抗心律失常药物均可转复房颤。奎尼丁虽有效,但可诱发致命性心律失常,因此目前已少用。胺碘酮导致心律失常的发生率最低,故常选用。用法:口服200mg,2～3次/日,维持量100～200mg/d;静脉应用2.5～5mg/kg,稀释后缓慢静脉注射(5分钟以上),有效后0.5～1.0mg/min静脉滴注维持。药物复律无效时改用电复律或射频消融术。

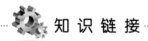 **知识链接**

射频消融术治疗心律失常

　　射频电流是一种能够转换为电能量的许多电流形式之一,在机体局部组织产生阻抗性热效应,使组织细胞局限性坏死。心导管射频消融术是通过心脏电生理检查,明确心律失常发生机制,在心脏内对发生心律失常的病变部位进行标测定位后,将导管电极置于引起心律失常的病灶处或异常传导径路区域,发放射频电流,使病变区域心肌坏死或损伤,达到治疗顽固性心律失常的方法。目前,射频消融术主要适于治疗大多数的室上性心动过速,包括房室结折返性心动过速、显性或隐匿性预激综合征合并的房室折返性心动过速或心房颤动,特发性或束支折返性室性心动过速,部分阵发性快速性心房扑动和心房颤动等。

　　(4)室性期前收缩:几乎所有的抗心律失常药对室性期前收缩都有效。其药物治疗目的不是为消除期前收缩,而在于减轻症状,改善血流动力学障碍;对有猝死危险性者应长期用药以预防猝死。因此是否选用药物治疗室性期前收缩应根据有无器质性心脏病,心功能状态,心律失常的类型,心律失常所产生的症状,血流动力学变化等因素考虑。同时在用药前慎重考虑药物本身对患者可能产生的危害,只有当药效明显大于可能发生的危害时才能进行治疗。对无器质性心脏病、无明显症状者,不必药物治疗。症状明显者可选用β受体拮抗药以消除症状。对有急性心肌缺血的室性期前收缩患者可静脉注射利多卡因50～100mg,无效时可加用50～100mg,负荷量<300mg,有效后1～4mg/min静脉维持。低剂量胺碘酮0.2g/d对心肌梗死后合并心力衰竭,伴有室性期前收缩的患者,能有效降低病死率。

课堂活动

　　患者,男,28岁,反复心悸5年余。近5年来时有心悸发作,心脏停顿感,平时无明显感觉不适,但常在劳累、精神紧张、睡眠不好时心悸加重,伴乏力,几天后可以自行缓解。曾做心脏彩超未见异常,心电图提示室性期前收缩。3天前因不洁饮食出现腹泻,排水样便10余次/天,到药店买止泻药服药后腹泻好转,但胃口不好,并出现心慌气短。医生诊断为:①急性胃肠炎;②心律失常,室性期前收缩(频发)。患者诉主要是心跳不舒服,希望能尽快控制,而医生却给他开了葡萄糖盐水＋氯化钾＋硫酸镁静脉点滴,并口服氯化钾片和补液盐冲剂,第2天心悸气短症状消失,胃口恢复。请同学们讨论,这个医生的治疗方案是否合理,为什么?

（5）房性期前收缩：房性期前收缩如不及时处理，容易发展为室上性心动过速，甚至并发心房颤动。故频发房性期前收缩的患者，应在医生的指导下，合理选用下列药物治疗。

维拉帕米：适用于心率偏快、血压偏高、心功能良好的频发房性期前收缩患者。口服 40mg，3 次 / 日；或服缓释片 120～240mg，1 次 / 日。服药期间要注意心率和血压，如心率慢于 55 次 / 分则停用。

美托洛尔：适用于交感神经张力亢进、血压偏高、心率偏快的频发房性期前收缩患者，且心功能良好者。口服 12.5mg，2 次 / 日。

普罗帕酮：适用于心率偏快的频发房性期前收缩患者。口服 150mg，3 次 / 日，有效后改为 100mg，3 次 / 日维持。

胺碘酮：适用于心率偏快、心功能较差的频发房性期前收缩患者。口服 0.2g，3 次 / 日，1 周后改为 0.2g，2 次 / 日，以后再改为 0.2g，1 次 / 日维持，最后可以 0.1g，1 次 / 日维持。

地高辛加维拉帕米：适用于较难治、心率较快的频发房性期前收缩患者。口服地高辛 0.125mg，1 次 / 日。合用维拉帕米 40mg，3 次 / 日或口服缓释维拉帕米 120～240mg，1 次 / 日。服药期间如心率小于 55 次 / 分则停用。

（6）房室传导阻滞：对第一度及第二度房室传导阻滞如心室率在 50 次 / 分以上，又无症状，一般不需针对心率进行特殊治疗；第二度和第三度房室传导阻滞心室率明显减慢，伴有血流动力学障碍患者，应给予适当治疗，可用异丙肾上腺素 1～4μg/min，静脉滴注，或阿托品 0.5～2mg，静脉注射。对药物治疗无效或不能维持者，应安装心脏起搏器。

（7）室性心动过速：首先应中止室速发作，可首先静脉注射利多卡因 100mg，5 分钟后如未能纠正，再静脉注射 50～100mg，负荷量 <300mg，以 1～4mg/min 维持。胺碘酮 150～300mg 静脉注射，再以 1mg/min 维持 6 小时，以后再以 0.5mg/min 维持 24～48 小时。预防复发因用药时间长，故应选择疗效好、毒性反应较少的药物，如 β 受体拮抗药、胺碘酮。

（8）阵发性室上性心动过速：①腺苷和钙通道阻滞药：腺苷为首选药物（6～12mg 静脉注射），起效快，半衰期短（<6 秒）；维拉帕米 5mg 静脉注射，无效时间隔 10 分钟再注射 5mg。上述药物疗效可达 90% 以上。②强心苷和 β 受体拮抗药：去乙酰毛花苷 0.2～0.4mg 稀释后静脉注射，可以再追加 0.2～0.4mg，24 小时内不应超过 1.2mg；短效 β 受体拮抗药如艾司洛尔 50～200μg/（kg·min）。③普罗帕酮 1～2mg/kg 静脉注射。

【药物不良反应及防治】

1. 药源性心律失常　Ⅰ类抗心律失常药如奎尼丁、普鲁卡因胺、普罗帕酮等在使用过程中均可引起或加重心律失常，出现室性、室上性心律失常、房室传导阻滞、窦性心动过缓等。Ⅱ类和Ⅲ类药则较少引起，但胺碘酮大剂量时可引起心血管抑制、室性心动过速、室性期前收缩。因此，用药期间应严格监测心电、血压变化，一旦发生，均需停药，并对症处理。

2. 消化道反应　部分抗心律失常药可出现恶心、呕吐等消化道反应，如胺碘酮、奎尼丁、普鲁卡因胺、普罗帕酮、普萘洛尔、维拉帕米等。

3. 特殊不良反应　奎尼丁晕厥多发生在奎尼丁治疗后的 1～5 天，表现为 Q-T 间期延长、室性心律失常、晕厥和猝死，需立即抢救；奎尼丁还可引起金鸡纳反应，表现为头痛、头晕、耳鸣、精神失常等症状。长期使用普鲁卡因胺可引起白细胞减少和狼疮样综合征。胺碘酮可少量沉积在角膜及皮下，出现角膜褐色微粒沉着，偶尔会影响视力，但不造成永久性损害，皮肤呈灰色或蓝色；因含碘，可出现甲状腺功能异常，对碘过敏者禁用；少数有肝功能损害；极少数患者可出现肺纤维化。

案例分析

案例

一老年男性患者，因室性心动过速、心源性晕厥在医院接受治疗。查房时护士发现患者注射盐酸胺碘酮的手臂皮肤发红，开始呈一条线，后整个手臂发红、发硬、胀痛，护士请求帮助。临床药师查看病历发现患者 24 小时共静脉滴注了 870mg 盐酸胺碘酮，药物浓度为 6g/L，高于规定浓度 3g/L。建议：①用热毛巾湿敷注射部位，勤换注射部位；②盐酸胺碘酮用 5% 葡萄糖溶液稀释至 2g/L。医师、护士采纳，最后患者静脉炎好转。

分析

任何药物都有一定的不良反应，因此临床用药时除了考虑药物的治疗作用外，还应严密注意其不良反应，并严格按照药品说明书给药，以减少患者不必要的痛苦和经济负担。本例患者出现的静脉炎就是药物浓度过高引起的，盐酸胺碘酮注射液对血管有一定的刺激性，如果静脉滴注超过 1 小时，其浓度不应超过 2g/L。

【药物相互作用】

1. 奎尼丁 奎尼丁与其他抗心律失常药合用时可致作用相加，维拉帕米、胺碘酮可使奎尼丁血药浓度上升，故联合用药时应减少奎尼丁的剂量，以防中毒和心动过速；奎尼丁可使地高辛血药浓度增高以致达中毒水平，也可使洋地黄毒苷血药浓度升高，故应监测血药浓度及调整剂量，在洋地黄过量时本品可加重心律失常；与抗高血压药、扩血管药及 β 受体拮抗药合用，可加剧降压及扩血管作用；与 β 受体拮抗药合用时还可加重对窦房结及房室结的抑制作用。

2. 普鲁卡因胺 胺碘酮可使普鲁卡因胺血药浓度升高，一般避免两药联合。两药用于治疗顽固性室性心动过速时，应减少普鲁卡因胺用量，以防中毒。

3. 普罗帕酮 地尔硫草可使普罗帕酮在肝脏的代谢受到抑制，两药联合也影响地尔硫草的体内吸收和处置，故应监测血药浓度，以免发生不良反应；普罗帕酮与奎尼丁合用可减慢代谢过程，使普罗帕酮血药浓度升高 2 倍，两药联用时普罗帕酮可减量 50%。

4. 胺碘酮 胺碘酮与利多卡因、普萘洛尔、维拉帕米联合应用时易发生心律失常；可增加苯妥英钠的血药浓度，易发生中毒，故应减量。

点滴积累

1. 心律失常的治疗应首先除去心律失常的诱因和病因，对血流动力学有明显影响的心律失常需紧急处理，并使用代谢快、副作用少的药物。

2. 长期使用抗心律失常药除 β 受体拮抗药可获益，胺碘酮可控制心律失常，对病死率无明显改善，而其他药物均可增加病死率。

目 标 检 测

一、选择题

（一）单项选择题

1. 哪类药物与口服降糖药同时服用可增加降血糖作用，低血糖征象容易被掩盖（　　）

  A. 硝酸酯类   B. α 受体拮抗药

  C. ACEI   D. β 受体拮抗药

2. 患者心绞痛急性发作时，选用下列哪种药物最恰当（　　）

  A. 戊四硝酯制剂口服   B. 硝酸甘油舌下含化

  C. 美托洛尔口服   D. 维拉帕米口服

3. 下列用于治疗急性心肌梗死的药物，不包括哪种（　　）

  A. 肝素   B. 尿激酶

  C. 阿司匹林   D. 维生素 K

4. 患者检验结果提示高脂血症，TC 8.24mmol/L，TG 2.06mmol/L，LDL-C 5.98mmol/L，HDL-C 1.62mmol/L，选择哪种降脂药物最合适（　　）

  A. 深海鱼油   B. 苯扎贝特

  C. 阿托伐他汀   D. 烟酸

5. 下列哪一项不是治疗高血压时选择药物的基本原则（　　）

  A. 长效制剂   B. 短效制剂

  C. 高效平稳降压   D. 对靶器官保护作用

6. 45 岁男性患者，高血压病史 3 年余，血压最高达 180/100mmHg，合并 2 型糖尿病 1 年，首选下列哪种药物治疗（　　）

  A. 美托洛尔   B. 氨氯地平

  C. 缬沙坦   D. 氢氯噻嗪

7. 伴心力衰竭的高血压患者不宜选用的降压药是（　　）

  A. 利尿药   B. ACEI

  C. β 受体拮抗药   D. 钙通道阻滞药

8. 65 岁男性患者，突发胸痛 3 小时到医院就诊，心电图提示急性 ST 段抬高性前壁心梗、频发室性期前收缩二联律，可以选择下列哪种药物治疗室性期前收缩（　　）

  A. 去乙酰毛花苷   B. 维拉帕米

  C. 利多卡因   D. 普罗帕酮

9. 风湿性心脏病患者，平时常有心悸气促，下肢水肿，服药治疗，最近出现食欲减退、恶心呕吐、视物绿色，可能由哪种药物引起（　　）

  A. 美托洛尔   B. 华法林

  C. 卡托普利   D. 地高辛

10. 对于严重的高脂血症患者常采用联合用药,下列不恰当的是( )

    A. 洛伐他汀 + 非诺贝特　　　　　B. 洛伐他汀 + 烟酸

    C. 洛伐他汀 + 辛伐他汀　　　　　D. 鱼油 + 非诺贝特

(二)多项选择题

1. 硝酸甘油可用于治疗( )

    A. 稳定型心绞痛　　　　　　　　B. 不稳定型心绞痛

    C. 变异型心绞痛　　　　　　　　D. 顽固性心力衰竭

    E. 急性心肌梗死

2. 65 岁阵发性心房颤动患者,因心悸发作频繁,予胺碘酮口服后改善,但停药后又复发,因此需长期服药,在服药期间应注意患者哪些事项( )

    A. 甲状腺功能　　　　B. 肝功能　　　　　　C. 心率

    D. 肺部改变　　　　　E. 血脂

3. 下列哪些药物合用是正确的( )

    A. 硝酸甘油与普萘洛尔治疗稳定型心绞痛

    B. 硝苯地平与普萘洛尔治疗不稳定型心绞痛

    C. 维拉帕米与地尔硫䓬治疗变异型心绞痛

    D. 洋地黄与普萘洛尔治疗心房纤颤

    E. 普萘洛尔与噻吗洛尔治疗不稳定型心绞痛

4. 治疗慢性心功能不全,下列用药正确的是( )

    A. 氢氯噻嗪 25mg,3 次 / 日　　　B. 卡托普利 25mg,2 次 / 日

    C. 地高辛 0.125～0.25mg/d　　　D. 美托洛尔 6.25mg,2～3 次 / 日

    E. 常规应用肼屈嗪

5. 苯扎贝特降血脂的作用是( )

    A. 能明显降低血浆 TG、LDL、VLDL 含量

    B. 升高 HDL 的浓度

    C. 抗血小板聚集

    D. 增加脂蛋白脂肪酶的活性,促进 TG 代谢

    E. 降低血浆纤维蛋白原的浓度,增加抗凝作用

6. 治疗频发房性期前收缩,下列选药正确的是( )

    A. 维拉帕米适用于心率偏快、血压偏高、心功能良好的患者

    B. 美托洛尔适用于交感神经张力亢进、血压偏高、心率偏快的患者

    C. 普罗帕酮适用于心率偏快的患者

    D. 胺碘酮适用于心率偏快、心功能较差的患者

    E. 对难治性、心率小于 55 次 / 分的患者,宜选用地高辛 + 维拉帕米

7. 治疗心房纤颤可选用( )

    A. 奎尼丁　　　　　　B. 维拉帕米　　　　　C. 硝苯地平

    D. 胺碘酮　　　　　　E. 普萘洛尔

8. 糖尿病高血压患者,下列可供选择的药物有( )

    A. 氢氯噻嗪　　　　　B. ACEI　　　　　　　C. 缬沙坦

    D. 吲达帕胺　　　　　E. 普萘洛尔

9. 无并发症的2级高血压患者,可采用下列哪些联合用药方案(　　)

    A. 吲达帕胺＋美托洛尔　　　　　　B. 氢氯噻嗪＋ACEI

    C. 氢氯噻嗪＋ARB　　　　　　　　D. 硝苯地平＋氢氯噻嗪

    E. 硝苯地平＋ACEI

10. 关于他汀类调血脂药的叙述,错误的有(　　)

    A. 临床常用药物有洛伐他汀、辛伐他汀、普伐他汀、氟伐他汀、阿托伐他汀

    B. 最严重的不良反应是粒细胞减少

    C. 孕妇、肝病者禁用

    D. 他汀类降脂药是单纯性高胆固醇血症的最佳选择

    E. 与胆汁酸螯合剂合用,可产生拮抗作用

二、问答题

1. 试述高血压的药物治疗原则及治疗药物分类。

2. 简述急性心肌梗死溶栓治疗方案。

3. 治疗心力衰竭的药物有哪些?

三、实例分析

1. 患者,男,66 岁,因活动后心前区疼痛2 年。患者2 年前开始上4 层楼时出现心前区疼痛,呈闷痛,放射至左上肢酸痛,每次持续几十秒至1 分钟,休息约1 分钟可缓解,每个月发作1～2 次。入院经医生全面检查,诊断为冠状动脉硬化性心脏病、劳力性心绞痛、原发性高血压。请为患者拟定合理的药物治疗方案。

2. 患者,男,65 岁,有高血压8 年,一周前开始用卡托普利口服治疗,近日出现头痛、头晕,刺激性咳嗽。检查:血压 160/100mmHg。多次血糖检查均高于正常。诊断为高血压伴糖尿病。请指导该患者合理选用降压药,并详细交代药物的用法用量和注意事项。

3. 患者,男,73 岁,高血压、冠心病、心力衰竭。用地高辛 0.25mg/d,同时给予阿替洛尔 25mg,2 次/日。2 周后,患者心率减慢,心电图示Ⅱ度房室传导阻滞。请分析患者的用药是否合理。

（宋　卉）

第十章　呼吸系统疾病的药物治疗

呼吸系统由鼻、咽、喉、气管、支气管和肺构成。由于呼吸系统与外界相通，肺又是体内唯一接受全部心排血量的器官，所以环境中各种有害气体、粉尘、病原微生物及某些致敏原易侵入支气管和肺内而引起相应疾病。常见的呼吸系统疾病包括感染性疾病、阻塞性肺疾病、限制性肺疾病和肿瘤等。本章主要介绍常见的上呼吸道感染、肺炎、支气管哮喘和肺结核的药物治疗。

第一节　急性上呼吸道感染

急性上呼吸道感染是鼻、鼻咽部和咽喉部急性炎症的总称。临床表现主要有鼻咽部卡他症状如喷嚏、鼻塞、流清水样鼻涕、咽痛、声嘶、轻度干咳、发热、全身酸痛、不适、畏光、流泪等以及咽喉部充血、水肿，甚至腭扁桃体肿大、咽后壁淋巴滤泡增生等。临床上依据症状学特征，将其分为：①普通感冒（俗称"伤风"，又称急性鼻炎或上呼吸道卡他）；②病毒性咽炎、喉炎；③疱疹性咽峡炎；④咽 - 结膜热；⑤细菌性咽 - 腭扁桃体炎等类型。

治疗时对于发热患者应适当休息，多饮开水，进半流质。为避免并发症，应积极预防、及时治疗，中西医药物治疗，支持治疗。同时应锻炼身体，增强体质，防止感冒，改善环境卫生，做好个人防护，避免发病之诱因。病毒感染者注意呼吸道隔离，防止交叉感染。

【药物治疗原则】

由于上呼吸道感染多由病毒感染所致，而目前尚无特效抗病毒药物，一般以对症治疗或中药治疗为主。上呼吸道感染的药物治疗原则是：①药物选择原则：根据临床类型、药物作用特点、药物不良反应、患者个体特征等选用适宜的复方制剂。②单一药物治疗原则：一般主张采用单一药物治疗，如疱疹性咽峡炎最好选用一种有效的抗病毒药物。③换药与合并用药原则：治疗中不可随便更换药物，必要时可以考虑同类药物替代，若患者合并细菌感染且较严重者，可以酌情加入有效的抗菌药。④个体化用药原则：复方制剂的种类、剂量和用法均应注意个体化。⑤全程、规律治疗原则：按疗程持续规律服药，避免产生耐药性，尤其是使用抗菌药患者。

【治疗药物的选用】

1. 治疗上呼吸道感染药物的分类和作用　治疗上呼吸道感染的药物依据其药理作用可分为四类：①中药：主要呈现辛凉解表、清热解毒、镇静安神等作用；②抗病毒药：主要干扰核酸的生成，阻止病毒的复制和释放；③解热镇痛药：通过抑制前列腺素合成酶（环氧酶，COX），减少前列腺素（PG）的合成、释放而发挥解热、镇痛、抗炎作用；④中西药结合复方制剂：兼有中药和解热镇痛药，在治疗疾病的同时具有提高机体免疫力的作用。治疗上呼吸道感染的药物主要是复方制剂，常用的复方制剂见表10-1。

表10-1　常用于治疗上呼吸道感染的复方制剂的成分、用法用量及用药注意事项

分类	药物	主要成分	用法用量	用药注意事项
中药类	清开灵胶囊	胆酸、珍珠母、黄芩、栀子、金银花、板蓝根、水牛角、猪去氧胆酸等	2～4粒/次，3次/日，口服	久病体弱者如出现腹泻时慎用
	双黄连口服液	金银花、黄芩、连翘等	20ml/次，3次/日，口服	小儿酌减或遵医嘱
	感冒清热颗粒	荆芥穗、薄荷、防风、柴胡、紫苏叶、葛根、桔梗、苦杏仁、白芷、苦地丁、芦根等	6g/次，2次/日，口服	开水冲服
	流感丸	诃子、亚大黄、木香、獐牙菜、藏木香、垂头菊、丁香、镰形棘豆、酸藤果、草乌、安息香、豆蔻、龙骨、人工麝香等	1～2丸/次，2～3次/日，口服	嚼碎吞服或开水泡服
中西药结合类	维C银翘片	金银花、连翘、荆芥、淡豆豉、淡竹叶、牛蒡子、芦根、桔梗、甘草、氯苯那敏、对乙酰氨基酚、维生素C、薄荷油等	2片/次，3次/日，口服	1.忌烟酒、辛辣、生冷食物 2.服药期不宜同服滋补性中成药
	感冒灵颗粒	三叉苦、金盏银盘、野菊花、岗梅、对乙酰氨基酚、咖啡因、氯苯那敏、薄荷油等	10g/次，3次/日，口服	开水冲服
解热镇痛药类	中联强效片	对乙酰氨基酚、伪麻黄碱等	2片/次，2～3次/日，口服	在药师指导下购买和使用
	氨酚伪麻片	对乙酰氨基酚、金刚烷胺、氯苯那敏、伪麻黄碱、咖啡因等	1～2片/次，3次/日，口服	1.疗程不超过7天 2.高血压、甲亢、青光眼、肺气肿等不宜服用 3.在药师指导下购买和使用
	复方氨酚烷胺片	对乙酰氨基酚、金刚烷胺、牛黄等	1片/次，2次/日，口服	在药师指导下购买和使用
	复方氨酚烷胺胶囊	对乙酰氨基酚、金刚烷胺等	1粒/次，2次/日，口服	1.预防用药 2.连续用药不能超过10天
	美息伪麻片	对乙酰氨基酚、伪麻黄碱、氢溴酸右美沙芬、苯海拉明（夜片）等	1片/次，3次/日，口服	在药师指导下购买和使用
抗病毒药类	抗病毒感冒片	盐酸吗啉胍等	2片/次，3次/日，口服	1.严禁超量 2.在药师指导下购买和使用
	板蓝根颗粒	板蓝根等	5～10g/次，3～4次/日，口服	开水冲服

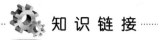 知 识 链 接

复方氨酚烷胺组方分析

复方氨酚烷胺成分：金刚烷胺 100mg、对乙酰氨基酚 250mg、人工牛黄 10mg、咖啡因 15mg、氯苯那敏 2mg。

组方分析：

金刚烷胺：抗病毒作用，特别是抗亚洲 A-Ⅱ型。能阻止病毒进入细胞，故有预防作用；能抑制病毒的复制，实验证明对病毒有明显抵抗作用，能延长动物的生存时间降低病死率。

对乙酰氨基酚：解热镇痛，作用出现快，副作用少。

人工牛黄：解热解痉，特别是小儿高热、神昏、抽搐，有退热、解毒、消炎、祛痰作用。

咖啡因：解除感冒造成的昏沉不舒服，并可对抗金刚烷胺嗜睡、眩晕的副作用。

氯苯那敏：抗组胺，减轻鼻黏膜充血水肿，改善鼻塞流涕等症状。用量小，副作用少。

制剂特点：兼有解热、镇痛、抗炎、抗过敏、抗病毒作用，治标也治本，作用全面。

2. 急性上呼吸道感染治疗分期和药物选择　药物治疗时通常为预防性治疗和对症治疗阶段。

(1) 预防性治疗：在流行性感冒流行期，未传染者可以服用板蓝根颗粒加以预防。

(2) 对症治疗：应综合考虑患者的临床症状特点、药物的主要成分等来选择合适的复方制剂，可依据患者的临床表现参照表 10-1 选择合适的复方制剂。建议给药有：①急性上呼吸道感染初期患者，多以病毒感染为主，可选择抗病毒类的复方制剂如抗病毒感冒片等。②对于临床表现主要有咽痛、咽干、四肢酸痛、鼻塞、流涕等症状的患者可选用解热镇痛药类或中西药结合类的复方制剂如复方氨酚烷胺片、感冒灵颗粒等；若患者伴有咳嗽、咳痰，还可加入止咳化痰药如鲜竹沥口服液或急支糖浆等；对于伴有高热的患者，还可加入中药类如清开灵胶囊、双黄连口服液等；对于伴有细菌感染者，还应适当加入抗生素如阿莫西林、罗红霉素等。③流行性感冒的患者可选用中药类、解热镇痛药类、抗病毒类及中西药结合类等中的 1~2 种。

3. 给药方法的选择　一般为口服。

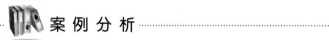 案 例 分 析

案例

患者，男，23 岁，建筑工人。于 3 天前熬夜受凉后出现咳嗽，随后咳黄色痰，较黏稠，并且伴有吞咽痛。1 天前再次着凉，症状加重，并伴有恶寒、发热，故来就诊。查体：神志清楚，体型中等，面色较红，声音嘶哑，咽部充血，扁桃体 1 度肿大。体温 38℃，脉搏 85 次 / 分，呼吸 22 次 / 分，血压 100/70mmHg，心率 85 次 / 分，律齐。肺部未闻及干湿啰音，余未见异常。诊断为急性上呼吸道感染。治疗方案：①一般

处理：适当休息，多饮开水，进半流质；②药物治疗：选用复方制剂，如感冒灵颗粒，一次1袋，3次/日，开水冲服；板蓝根颗粒，一次1袋，3次/日，开水冲服；鲜竹沥口服液，一次20ml，3次/日，口服；阿莫西林胶囊，一次0.5g，3～4次/日，口服。

分析

①依据患者的临床表现及发病特点与急性上呼吸道感染相符；②由于上呼吸道感染多见于病毒感染，目前尚无特效抗病毒药物，所以治疗药物以复方制剂为主，主要发挥辛凉解表、清热解毒、镇静安神、解热镇痛、抗病毒作用和提高机体免疫力，同时辅以止咳化痰。

【药物不良反应及防治】

1. 胃肠道反应　偶见轻度的恶心、呕吐、食欲减退、上腹部不适等胃肠道反应，饭后服用可以减轻。

2. 神经系统症状　偶见头晕、失眠等，严格控制剂量、疗程可降低发生率。

课堂活动

患者，女，30岁，打字员。2天前夜间着凉，次日晨起出现鼻塞，伴流涕，色清，无异味，打喷嚏时流涕加重，无咳嗽、咳痰，表情倦怠，说话带鼻音。2天未治疗，也无好转，遂来药店买药。经检查：咽无红肿，体温36.9℃，脉搏78次/分，呼吸20次/分，血压94/67mmHg，心率85次/分，律齐。肺部未闻及干湿啰音，余未见异常。考虑是普通感冒。

1. 诊断为普通感冒的依据有哪些？

2. 依据患者的临床表现，建议推荐哪些复方制剂？

点滴积累

1. 治疗上呼吸道感染的药物主要是复方制剂，以解热镇痛药、抗病毒药、抗过敏药等为主。

2. 治疗上呼吸道感染时，初期患者可选择抗病毒类的复方制剂，如复方氨酚烷胺胶囊等；风热型感冒可选择清热解毒类的复方制剂，如维C银翘片等；风寒型感冒可选择辛凉解表、祛风散寒类复方制剂，如美息伪麻片等。

第二节　肺　炎

肺炎是指由多种病原体引起肺实质的炎症。临床表现主要有寒战高热（体温可达39～40℃，呈稽留热），咳嗽胸痛，咳铁锈色痰，鼻翼扇动，发绀，呼吸运动减弱，语颤增强，肺部可闻及病理性支气管呼吸音或湿啰音，甚至神志模糊、烦躁、呼吸困难、嗜睡、谵妄、昏迷等。依据微生物学特性和流行病学特征，将肺炎分为：①典型肺炎：肺炎球菌肺炎、葡萄球菌肺炎、克雷伯杆菌肺炎、军团菌肺炎；②非典型肺炎：肺炎支原体肺炎。

肺炎的治疗包括药物治疗、对症处理、支持疗法和并发症治疗，及早使用有效抗生素是治疗的关键。

【药物治疗原则】

肺炎是由多种病原体感染所致，故药物治疗以抗微生物药为主。抗微生物药的用药原则是：①首选药物对致病菌敏感原则：这是选用抗生素的基本原则。要及早确立病原学诊断，确立正确的病原为合理选用抗感染药的先决条件。②非细菌感染引起的疾病不用抗菌药物原则：临床上有许多疾病并非细菌感染所致，判断疾病是否由细菌感染引起则至关重要，非细菌感染性疾病一般不应使用抗生素。③用药剂量和疗程适当原则：给药时间、给药方法应合理，不用低剂量，疗程不宜过长，通常抗菌药应持续应用至体温正常、症状消退后72～96小时。④防治延缓耐药性产生原则：尽量缩小可诱导产生耐药菌株的血药浓度范围（MSW），限制菌株的耐药突变，如药物浓度仅仅大于最低抑菌浓度（MIC），容易选择耐药菌株。⑤联合用药原则：首先，必须有明确指征，合理用药；其次，一般宜限2种抗菌药，最多也不应超过3种。一般而言，同类抗菌药由于作用部位相近，不一定产生协同作用，且可使不良反应相加。⑥个体化用药原则：根据患者体质及病史选择药物，并密切注意药物不良反应。

【治疗药物的选用】

1. 肺炎治疗药物的分类和作用　治疗肺炎的抗微生物药依据化学结构、抗菌谱、抗菌活性等有不同分类，临床上主要按化学结构分。

（1）按化学结构分：①β-内酰胺类抗生素：通过与细菌细胞壁上的青霉素结合蛋白（PBPs）结合，抑制黏肽的合成，从而造成细菌细胞壁的缺损，导致菌体破裂死亡，包括青霉素类、头孢菌素类和β-内酰胺酶抑制剂；②大环内酯类抗生素：通过抑制tRNA肽酰酶，阻止肽链的延伸，从而影响细菌蛋白质的合成，代表药有红霉素等；③氨基糖苷类抗生素：通过抑制tRNA肽酰酶和移位酶，影响始动复合物的生成，阻止肽链的延伸，从而影响细菌蛋白质的合成，代表药有阿米卡星、西索米星等；④喹诺酮类抗菌药：抑制细菌DNA回旋酶或拓扑异构酶Ⅳ，阻断DNA的复制，代表药有左氧氟沙星等；⑤磺胺类抗菌药：通过干扰叶酸代谢，抑制目的蛋白质的合成，代表药有磺胺甲噁唑等。

（2）按抗菌谱分：①主要作用于革兰阳性菌的药物：包括青霉素类、头孢菌素类、大环内酯类、万古霉素类等抗生素和喹诺酮类、磺胺类等抗菌药；②主要作用于革兰阴性菌的药物：包括氨基糖苷类抗生素和喹诺酮类、磺胺类等抗菌药；③主要作用于支原体的药物：包括大环内酯类抗生素和喹诺酮类、磺胺类等抗菌药。

（3）按抗菌活性分：①繁殖期杀菌药：包括青霉素类、头孢菌素类抗生素等；②静止期杀菌药：如氨基糖苷类抗生素等；③速效抑菌药：如大环内酯类抗生素等；④慢效抑菌药：如磺胺类抗菌药等。

常用于治疗肺炎的抗生素见表10-2。

2. 肺炎治疗分期和药物的选择　肺炎的药物治疗主要是抗感染、对症、抗休克以及并发症的处理。

（1）对症治疗：对于肺炎伴有高热的患者通常以物理降温为主或口服阿司匹林等解热镇痛药，若出现毒血症则可在给予足量有效抗菌药物的前提下适当给予少量的糖皮质激素，如地塞米松2.5mg小壶入，咳嗽剧烈者可用镇咳化痰药。

表 10-2 常用于治疗肺炎的抗生素的分类及剂量用法用量

分类	药物	用法用量
β- 内酰胺类		
青霉素类	青霉素 G 钠	轻症: 80 万 U, 2 次 / 日, 肌内注射
		重症: 1000 万～3000 万 U, 1 次 / 日, 静脉滴注
	青霉素 V 钾	成人: 1～2g/d, 小儿: 25～50mg/(kg•d), 分 4 次口服
	氨苄西林	成人: 2g/d, 小儿: 50mg/(kg•d), 1 次 / 日, 静脉滴注
头孢菌素类	头孢唑林	成人: 0.5～1g/d, 1 次 / 日, 静脉滴注
		小儿: 20～40mg/(kg•d), 分 3～4 次静脉滴注
	头孢拉定	成人: 1～4g/d, 小儿: 25～50mg/(kg•d), 分 4 次口服
	头孢呋辛	成人: 4.5～6g/d, 1 次 / 日, 静脉滴注
		小儿: 50～100mg/(kg•d), 分 2～4 次静脉滴注
	头孢克洛	成人: 2～4g/d, 分 4 次口服
		小儿: 20mg/(kg•d), 分 3 次口服
	头孢曲松	0.5～2g/d, 1 次 / 日, 静脉滴注
	头孢他啶	成人: 1.5～6g/d, 小儿: 50～100mg/(kg•d), 分 3 次静脉滴注或肌内注射
	头孢哌酮	成人: 2～4g/d, 小儿: 50～150mg/(kg•d), 分 2～3 次静脉滴注、静脉注射或肌内注射
	头孢吡肟	1～2g/ 次, 2 次 / 日, 静脉滴注或肌内注射
大环内酯类	阿奇霉素	成人: 500mg/d, 儿童: 10mg/(kg•d), 1 次 / 日, 口服, 连用 3 天
氨基糖苷类	西索米星	3mg/(kg•d), 分 3 次肌内注射

(2) 抗菌药物治疗: 一经诊断应立即开始抗生素治疗, 不必等待细菌培养结果。通常是: ①对于肺炎球菌肺炎可选择 β- 内酰胺类抗生素如青霉素类的青霉素 V 钾或氨苄西林等; ②对于葡萄球菌肺炎依据病情可选择 β- 内酰胺类抗生素如头孢菌素类的头孢唑林、头孢呋辛或头孢哌酮等, 必要时直接选用万古霉素等; ③对于克雷伯杆菌肺炎最好选用氨基糖苷类抗生素如西索米星等; ④对于军团菌肺炎和肺炎支原体肺炎, 最好选用大环内酯类抗生素如阿奇霉素。对于上述不论是典型肺炎还是非典型肺炎, 若患者为过敏体质, 通常都选用大环内酯类抗生素, 对于严重感染者也可以在上述选药的同时合用喹诺酮类抗菌药如左氧氟沙星, 或磺胺类抗菌药如磺胺甲噁唑等, 总之最好依据临床适应证或药敏试验选择适宜的抗菌药。疗程一般为 5～7 日, 或在退热后 3 日停药。

(3) 并发症处理: 心功能不全时应使用作用快的强心苷和利尿药。有脑水肿时, 在镇静吸氧的同时加用脱水药、利尿药。有脓胸时采取反复抽液, 生理盐水灌洗, 青霉素胸腔内注射等。

(4) 感染性休克的解救: 应及时有效, 以挽救患者的生命。①补充血容量, 一般先注射低分子右旋糖酐或平衡盐液以维持血容量, 有条件者根据测得的中心静脉压指导补液; ②血管活性药物的使用, 在补充有效血容量的情况下, 应用多巴胺等血管扩张药; ③积极控制感染, 青霉素 400 万～1000 万 U/d, 静脉滴注, 严重感染患者可根据经验选用抗生素; ④糖皮质激素具有抗炎、抗休克、提高机体应激能力的作用, 可根据病情静脉滴注氢化可的松 100～200mg 或地塞米松 5～10mg；⑤纠正水、电解质和酸碱平衡失调。

3. 给药方法的选择 轻症可口服，较重者可肌内注射和（或）静脉滴注。

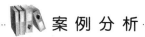 案 例 分 析

案例

患者，男，32 岁，工程师。因着凉感冒，发热、咳嗽咳痰近 1 个月，期间自行服用感冒药和阿莫西林，未见好转。近日出现寒战高热，咳铁锈色痰，量多黏稠，伴胸闷、胸痛、气短，遂来院就诊。查体：急性病容，唇绀，咽充血，叩诊：左肺下叶呈浊音，听诊：左肺可闻及胸膜摩擦音和支气管呼吸音，体温 39.1℃，血压 110/80mmHg，呼吸 28 次 / 分，心率 96 次 / 分，律齐，X 线片提示：左肺可见大片致密阴影，余未见异常。诊断为大叶性肺炎。治疗方案：①一般处理：卧床休息，多饮开水，进半流质；②药物治疗：给予头孢唑林钠 1.0g 加入 0.9% 氯化钠注射液 200ml，静脉滴注，每日 1 次；左氧氟沙星 0.4g 加入 5% 葡萄糖注射液 200ml，静脉滴注，每日 1 次；地塞米松 2.5mg 加入 5% 葡萄糖氯化钠注射液 500ml，静脉滴注，1 次 / 日，共 6 次；清开灵胶囊，4 粒 / 次，3 次 / 日，口服；化痰口服液，10ml/ 次，2 次 / 日，口服。

分析

①依据患者的发病特点、临床表现和 X 线片提示符合大叶性肺炎的诊断标准。②药物治疗：由于大叶性肺炎的病原体主要是肺炎链球菌，敏感药物有 β- 内酰胺类抗生素、大环内酯类抗生素、喹诺酮类抗菌药等，患者自行服用阿莫西林无效说明青霉素类抗生素已产生耐药，而患者的病情较重，因此依据药物治疗原则入院后采取了抗菌药联合用药，并控制了液体入量。患者出现了毒血症如高热和肺渗出变，所以在配合足量有效抗菌药的前提下，短期小剂量应用糖皮质激素不仅可以控制体温，而且可以减少渗出，发挥抗炎、抗毒作用。清开灵胶囊和化痰口服液，主要是对症处理。

【药物不良反应及防治】

1. 胃肠道反应 大环内酯类抗生素多见，表现为恶心、呕吐、腹痛等，饭后服用可以减轻症状。

2. 过敏反应 青霉素多见，轻者表现为皮疹、药热等，停药后症状可消失。严重者可出现过敏性休克，表现为：①呼吸衰竭症状，如胸闷、憋气、呼吸困难、唇绀等；②循环衰竭症状，如面色苍白、血压下降、四肢冰冷、尿量减少等；③中枢神经系统反应，眩晕、烦躁不安、甚至意识丧失、二便失禁等。过敏性休克重在预防，防治措施是：①掌握适应证、避免局部用药；②详细询问过敏史，有青霉素过敏史者禁用，有其他药物过敏史者慎用；③注射前必须做皮试（初次注射或停药 3 天及换批号的患者）；④必须临用前配制；⑤避免饥饿时注射；⑥做好抢救准备，一旦出现过敏性休克症状，则立即皮下注射或肌内注射肾上腺素 0.5～1mg，严重者应稀释后缓慢静脉注射或静脉滴注，症状无改善者可重复使用。心跳停止者可心内注射肾上腺素。必要时静脉滴注糖皮质激素，血压持久不升者可给予多巴胺等血管活性药物。

3．耳、肾毒性　氨基糖苷类多见，用药期必须定期检查肾功能、听力等。

课堂活动

患者，女，40岁，因患大叶性肺炎医生给予如下处理：①头孢唑林钠 1.0g 加入 0.9% 氯化钠 200ml 静脉滴注；②清开灵 40ml 加入 5% 葡萄糖氯化钠 100ml 静脉滴注；③氧氟沙星 100ml 静脉滴注。当静脉滴注氧氟沙星 5 分钟左右患者自觉胸闷、憋气，随即自行停药。

1．该患者治疗方案是否合理？
2．如何解释患者应用氧氟沙星时出现的症状？如何防治？
3．患者自行处理是否得当？为什么？

【药物相互作用】

1．β-内酰胺类抗生素不能与大环内酯类抗生素合用，前者为繁殖期杀菌剂，后者为速效抑菌剂，大环内酯类可降低 β-内酰胺类的抗菌活性。

2．大环内酯类抗生素药液稀释时不能应用盐水，属于药物体外配伍禁忌。

3．β-内酰胺类抗生素和氨基糖苷类抗生素联合用药时，避免混合应用产生拮抗作用。

点滴积累

1．肺炎抗菌治疗主要是依据抗菌谱选择适当药物，如肺炎球菌肺炎可选择 β-内酰胺类抗生素；葡萄球菌肺炎根据病情可选择头孢菌素类，必要时直接选用万古霉素；克雷伯杆菌肺炎最好选用氨基糖苷类抗生素；军团菌肺炎和肺炎支原体肺炎，最好选用大环内酯类抗生素。

2．肺炎药物治疗应依据病情选择恰当的给药途径，轻症可口服，较重者可肌内注射和（或）静脉滴注。

第三节　支气管哮喘

支气管哮喘是由嗜酸性粒细胞、肥大细胞和 T 淋巴细胞等多种炎症细胞参与的气道慢性炎症。临床表现主要为反复性、间歇性发作的伴有哮鸣音的呼气性喘息、咳嗽、发绀、胸闷和呼吸困难等。临床上根据病因学特点分为外源性支气管哮喘（过敏性支气管哮喘）和内源性支气管哮喘。

支气管哮喘的治疗包括药物治疗、预防治疗和对症处理，主要是药物治疗。通过药物治疗可以迅速消除病因，缓解症状，提高患者的生活质量。对症处理主要是根据病情，因人而异，采取综合措施。由于支气管哮喘大多数是过敏原引起，因此寻找和避免接触过敏原是关键。

【药物治疗原则】
支气管哮喘的药物治疗主要体现在平喘、抗炎、对症处理等综合治疗。支气管哮喘的药物治疗原则：①药物选择原则：根据支气管哮喘类型、药物作用特点、药物不良反应、患者个体特征等选用茶碱类、β_2 受体激动药、肥大细胞膜稳定药等。②单一药物和合并用药的原则：一般主张采用单一药物治疗，如不明原因哮喘可以直接选用氨茶碱，不必合用其他平喘药，若病情严重也可以考虑合并用药。③急症处理原则：对于支气管哮喘急性发作或哮喘持续状态患者，应该立即给予气雾剂吸入，迅速控制症状。④预防治疗原则：积极寻找、避免接触过敏原和预防性用药，可以防止支气管哮喘的发作。

案例分析

案例

患者，男，31 岁，教师。于 1 小时前进入一正在刷油漆的房间后，出现呼吸困难伴胸闷、出汗，无胸痛，休息后无缓解，出房间后稍缓解，遂来就诊。查体：神志清楚，体型中等，面色较白，唇略发绀，呼气时间延长，体温 36.4℃，脉搏 93 次／分，呼吸 22 次／分，血压 95/70mmHg，心率 93 次／分，律齐。双肺闻及哮鸣音，余未见异常。诊断为支气管哮喘急性发作。治疗方案：①休息，避免接触油漆类刺激性物质；②药物治疗：沙丁胺醇气雾剂，每次喷吸 1～2 次，必要时每 4 小时重复一次，然后按需每日 1～4 次。

分析

①该患者的临床表现与支气管哮喘相符。②药物治疗：由于该患者的哮喘发作与接触油漆有关，所以发作时可以选用任何类型的气雾剂吸入，便于缓解呼吸困难。预防用药可选择肥大细胞膜稳定药色甘酸钠或酮替芬，提前 1～2 周用药。

【治疗药物的选用】

1. 治疗支气管哮喘的药物分类和作用 支气管哮喘的治疗包括平喘、抗炎和对症处理，其中以平喘为主。平喘药按作用机制分为：① β_2 受体激动药：通过激动支气管平滑肌细胞膜上 β_2 受体，激活腺苷酸环化酶，增加 cAMP 的合成，提高细胞内 cAMP 的浓度而解除支气管平滑肌痉挛，代表药有沙丁胺醇、特布他林、丙卡特罗等。②茶碱类：通过抑制磷酸二酯酶（PDE），减少 cAMP 的水解而松弛支气管平滑肌，代表药有氨茶碱。③抗胆碱药：通过拮抗支气管平滑肌细胞膜上 M 受体，抑制鸟苷酸环化酶，降低细胞内 cGMP 的浓度而发挥平喘作用，代表药有异丙托溴铵等。④肥大细胞膜稳定药：通过稳定肥大细胞膜，减少过敏介质的释放，代表药有色甘酸钠、酮替芬。⑤肾上腺糖皮质激素类药：是目前最有效的药物，可以预防和抑制炎症反应，降低气道反应性，代表药有氢化可的松、倍氯米松和地塞米松等。哮喘发作期急诊和住院治疗的药物用法用量见表 10-3。

2. 支气管哮喘治疗分期、药物选择和治疗措施 治疗支气管哮喘，一般根据患者的临床症状、病情以及药物的作用特点，采用单用或联合用药。

（1）急性期治疗：目的是尽快解除支气管痉挛，缓解呼吸困难。一般而言，对于不明原因的支气管哮喘可首选氨茶碱，对于支气管哮喘急性发作或哮喘持续状态可选用任何类型的气雾剂。必要时氨茶碱或肾上腺素或糖皮质激素常规用药，但要严格掌握适应证、剂量和疗程，密切监测不良反应。

表 10-3　哮喘发作期急诊和住院治疗的药物用法用量

分类	药物	成人用法用量	儿童用法用量
β₂受体激动药	肾上腺素	每 20 分钟 0.3～0.5mg，共 3 次，皮下注射	每 20 分钟从 0.01mg/kg 起可至 0.3～0.5mg，共 3 次，皮下注射
	克仑特罗	每 20 分钟 2.5～5mg，吸入给药。必要时每 1～4 小时 2.5～10mg 或 10～15mg/h 持续用药	每 20 分钟 0.075mg/kg（最小剂量 1.25mg），共 3 次，然后必要时 1～4 小时 0.075～0.15mg/kg，最大至 5mg 或 0.15～0.25mg/（kg•h）持续雾化
	特布他林	每 20 分钟 0.25mg，共 3 次，皮下注射	每 20 分钟 0.01mg/kg，共 3 次，皮下注射
	沙丁胺醇	每 20 分钟 2.5～5mg，吸入给药。必要时每 1～4 小时 2.5～10mg 或 10～15mg/h 持续用药	每 20 分钟 0.15mg/kg（最小剂量 2.5mg），共 3 次。然后必要时 1～4 小时 0.15～0.30mg/kg 最大可至 10mg 或 0.3～0.5mg/（kg•h）持续雾化
茶碱类	氨茶碱	0.25g 加于 10% 葡萄糖 20～40ml 缓慢静脉注射	酌情减量
抗胆碱药	异丙托溴铵	每 30 分钟 0.5mg，共 3 次，以后按需每 2～4 小时间歇雾化吸入	每 30 分钟 0.25mg，共 3 次，以后每 2～4 小时间歇雾化吸入
糖皮质激素类	倍氯米松	50～200ug，3～4 次 / 日，吸入给药	酌情减量
	甲泼尼龙	48 小时之内，激素用量 120～180mg/d，分 3～4 次静脉滴注，然后 60～80mg/d 直至最大呼气流量（PEF）达预计值或个人最好水平 70%	48 小时内每 6 小时 1 次，激素用量控制在 1mg/kg（最大 60mg/d），分 2 次静脉滴注，直至 PEF 达预计值或个人最好水平 70%

（2）重度哮喘的处理：对于病情危重、病情复杂者，必须及时合理抢救。治疗措施是：①补液：根据失水及心脏情况，静脉给予等渗液体，每日用量 2500～3000ml，纠正失水，使痰液稀薄。②给予糖皮质激素：适量的激素是缓解支气管哮喘严重发作的有力措施。一般用氢化可的松琥珀酸钠静脉滴注，每日用量 100～300mg，病情缓解后改口服。③氨茶碱静脉注射或静脉滴注：如果患者 8～12 小时内未用过茶碱类药，可用氨茶碱 0.25g 加入生理盐水 40ml 静脉缓慢注射，15 分钟以上注射完毕。若 1～2 小时后仍不缓解，氨茶碱可按 0.75mg/（kg•h）静脉滴注，或作血浆茶碱浓度监测，调整至血药浓度 10～20mg/L。每日总量不超过 1.5g。如果近 6 小时内已用过茶碱类者，则按维持量静脉滴注。④β₂受体激动药雾化吸入。⑤应用抗生素：患者多伴有呼吸道感染，应选用抗生素。⑥纠正酸中毒：因缺氧、进液量少等原因可并发代谢性酸中毒，可用 5% 碳酸氢钠静脉滴注或静脉注射。⑦氧疗：一般给予鼻导管吸氧，如果严重缺氧，而 $PaO_2 < 35mmHg$ 则应面罩或鼻罩给氧，使 $PaO_2 > 60mmHg$。如果仍不能改善严重缺氧可用压力支持机械通气。适应证为全身情况进行性恶化，神志改变，意识模糊，$PaO_2 < 60mmHg$，$PaCO_2 > 50mmHg$。⑧注意纠正电解质紊乱：部分患者可因反复应用 β₂受体激动药和大量出汗出现低钾低钠，不利呼吸肌发挥正常功能，必须及时补充电解质。

（3）缓解期治疗：目的是巩固疗效，防止或减少复发。常用方法有：①脱敏疗法；②预防性治疗，可选用色甘酸钠雾化剂吸入或酮替芬口服。与此同时还要给予抗菌药物抗感染，以及镇咳祛痰药解除诱因。

3. 给药方法的选择 要根据疾病病情选择不同的给药方法。一般情况下，可选择口服给药，对急症、重症患者宜采用吸入、雾化和静脉注射，但不宜长期注射，病情稍加控制后改为口服。

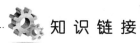 **知识链接**

指导哮喘患者正确使用吸入器

1. 吸药前先缓慢呼气至最大量。

2. 然后将喷口放入口内，双唇含住喷口，经口慢慢吸气，在深吸气的过程中按压驱动装置，继续吸气至最大量。

3. 屏气10秒，使较小的雾粒在更远的外周气道沉降。

4. 然后再缓慢呼气。

5. 若需要再次吸入，应等待至少数分钟后再吸入药物。

【药物不良反应及防治】

1. β_2 受体激动药 少数患者应用 β_2 受体激动药时可出现：①头痛、头晕、心悸、手指颤抖等副作用，停药或坚持用药一段时间后可消失；②耐受性，停药1～2周后可恢复敏感性。

2. 茶碱类 ①刺激反应，口服可出现胃肠道反应，表现为恶心、呕吐、腹痛等，饭后服可减轻；若注射则出现疼痛，甚至血栓性静脉炎，采用无痛注射及局部热敷可缓解；②急性中毒，表现为血压骤降、心律失常、惊厥等，应用时必须稀释后缓慢静脉注射。

3. 肥大细胞膜稳定药 主要出现副作用，表现为嗜睡、倦怠等症状，停药后可以恢复。

4. 糖皮质激素类 ①长期应用出现医源性肾上腺皮质功能亢进症，表现为满月脸、水牛背、多毛、痤疮、向心性肥胖等。防治措施：给予低盐低糖高蛋白饮食，以及补充氯化钾。②突然停药出现撤药反应，表现为四肢酸痛、心悸、乏力及原有疾病加重等反应。防治措施：逐渐减量停药（一般视病情每10天减1/3～1/2）或停药前加用促肾上腺皮质激素（ACTH）或采用隔日疗法。

5. 抗胆碱药 主要出现口干、便秘等副作用。

【药物相互作用】

1. 氨茶碱、糖皮质激素、利尿药与氯化钾合用，可以防止低钾血症。

2. 氨茶碱与 β 受体激动药如沙丁胺醇合用有协同作用，易引起心律失常。

 案例分析

案例

患者，男，50岁，患支气管哮喘，正在服用氨茶碱，由于心动过速，医生加用普萘洛尔，处方如下：

Rp.
　　氨茶碱片　　　　　0.1g×20
　　　　　Sig.　0.1g　　t.i.d.　　p.o.
　　普萘洛尔片　　　　10mg×20
　　　　　Sig.　10mg　　t.i.d.　　p.o.

分析

　　氨茶碱与普萘洛尔不能合用。①氨茶碱促进内源性的肾上腺素及去甲肾上腺素的释放，兴奋 β_2 受体间接舒张支气管平滑肌而平喘，普萘洛尔拮抗 β_2 受体，可拮抗氨茶碱的平喘作用；②普萘洛尔拮抗支气管平滑肌上 β_2 受体，收缩支气管，增加呼吸道阻力，可诱发或加重支气管哮喘。

点 滴 积 累

　　1．支气管哮喘急性期的治疗，对于不明原因者可首选氨茶碱，必要时氨茶碱或肾上腺素或糖皮质激素常规用药，但要严格掌握适应证、剂量和疗程，密切监测不良反应。

　　2．支气管哮喘的给药，一般情况下可选择口服，对急症、重症患者宜采用吸入、雾化和静脉注射，但不宜长期注射，病情稍加控制后改为口服。

第四节　肺　结　核

　　肺结核是由结核杆菌引起的慢性呼吸道传染病。临床表现为午后低热、乏力、食欲不振、体重减轻、盗汗等全身症状以及咳嗽、咯血、胸痛、甚至呼吸困难等呼吸系统症状。临床上依据病理学特征将肺结核分为原发型肺结核、急性粟粒型肺结核、慢性纤维空洞型肺结核、干酪样肺炎、结核性胸膜炎等类型。

　　肺结核的治疗包括药物治疗、对症治疗和心理疗法，抗结核病药物治疗（简称化疗）是当前治疗结核病的主要手段。心理疗法主要解除患者的自卑情绪，唤起信心，增强体质，防止复发和加重。

【药物治疗原则】

　　肺结核的治疗以抗结核病药物治疗为主，应依据肺结核的病理学分型、病情等选择适宜的抗结核病药物。抗结核病药物的治疗原则：①早期用药：一旦确诊应立即用药，此时结核菌生长旺盛，对药物敏感，同时患者抵抗力强，病灶部位血供丰富，药物易于渗入，达到高浓度，可获良好疗效。②联合用药：根据疾病严重程度、以往用药情况以及结核杆菌对药物的敏感性，选取两种以上药物联合应用，可提高疗效、降低毒性、延缓耐药性，并可交叉消灭耐药菌株，使不致成为优势菌造成治疗失败或复发。③全程规律使用敏感药物：结核病是一种极易复发的慢性传染病，不规则治疗、随意改变药量或过早停药会使已被抑制的结核杆菌再度繁殖和产生耐药菌，是导致治疗失败的主要原因，故不过早停药、不随意改变药物和药量、全程规律使用敏感药物是化疗成功的关键。④长期用药：由于结核杆菌可以长期处于静止状态，故需要长期用药。一般分为两个阶段,开始治疗为 3~6 个月,第二阶段为巩固治疗期,约 1~1.5 年。⑤个体化用药原则:应用异烟肼的患者应注意个体化。

【治疗药物的选用】

1. 抗结核病药物的分类、作用和特点　抗结核病药物按疗效、毒性及临床应用可分为两大类:①一线抗结核病药:包括异烟肼、利福平、乙胺丁醇、链霉素、吡嗪酰胺等,其疗效高、毒性较小,是适于常规应用的首选药;②二线抗结核病药:包括对氨基水杨酸、卡那霉素、乙硫异烟胺、卷曲霉素等,主要用于对一线抗结核病药产生耐药性或不能耐受的患者。抗结核病药物的作用机制主要是:通过抑制结核分枝杆菌细胞壁的分枝菌酸的生物合成,使其丧失细胞壁的完整性和抗酸性或特异性抑制结核分枝杆菌 DNA 依赖性的 RNA 多聚酶,阻碍 mRNA 合成。常用抗结核病药物见表 10-4。

表 10-4　常用抗结核病药物的剂量、作用特点

分类	药名	每日剂量(g/d)	间隔疗法(g/d)	抗菌作用
一线抗结核病药	异烟肼(H, INH)	0.1~0.3	0.6~0.8	杀菌剂
	利福平(R, RFP)	0.45~0.6	0.6~0.9	杀菌剂
	吡嗪酰胺(Z, PZA)	1.5~2.0	2.0~3.0	半杀菌剂
	链霉素(S, SM)	0.75~1.0	0.75~1.0	半杀菌剂
	乙胺丁醇(E, EMB)	0.75~1.0	1.5~2.0	抑菌剂
二线抗结核病药	对氨基水杨酸钠(P, PAS-Na)	8~12	10~12	抑菌剂

2. 肺结核治疗分期和药物选择　肺结核的治疗包括抗结核病药物治疗、对症治疗和心理治疗阶段。

(1) 抗结核病药物治疗:应根据肺结核的类型及病情采取适当药物治疗及其他治疗方法。①常规化疗与短程化疗:通常采用异烟肼、链霉素和对氨基水杨酸钠,疗程 12~24 个月的给药方案为常规疗法;联合异烟肼、链霉素等 2 个以上杀菌剂,使疗程缩短至 6~9 个月,称短程化疗。现多推荐使用短程化疗。②两阶段用药和间歇用药:一般采取两个阶段治疗,在治疗开始的 1~3 个月内为强化阶段,其后为巩固阶段。临床上有规律地每周 3 次用药,能够达到每天用药同样的效果,此为间歇用药,可降低药物的毒性反应,便于督导,保证全程化疗。③督导用药:医护人员按时督促用药,加强访视宣教,取得患者合作是做好全程管理的主要环节。④化疗方案:视病情轻重、痰菌有无和细菌耐药情况选择。对于初治病例,对涂阳病例无论培养是否阳性,可以用异烟肼、利福平和吡嗪酰胺组合为基础的 6 个月短程化疗方案,痰菌常较快转阴,疗程短,便于随访管理。如 2S(E)HRZ/4HR,即开始 2 个月联合应用链霉素(或乙胺丁醇)、异烟肼、利福平和吡嗪酰胺,1 次 / 日,后 4 个月继续用异烟肼和利福平,1 次 / 日,也可间歇给药。对涂阴、培阴的病例,除血行播散型肺结核外,可用 2SHRZ/2HR 等。对于复治病例,因复治病例的结核杆菌常耐药,痰菌阳性,病变迁延反复,故应注意选择联用敏感药物。常用方法是根据患者既往用药情况,选择过去未用或很少用过的,或曾规则联合使用过的两种或两种以上敏感药物制定方案。

(2) 对症治疗:①毒性症状:常在有效抗结核治疗后 1~2 周消退,不需特殊处理。症状严重,或结核性胸膜炎大量胸水不易吸收,可在应用有效抗结核病药的同时加用糖

皮质激素。常用泼尼松 15～20mg/d，分 3～4 次口服，6～8 周可停药。②咯血：小量咯血时嘱患者安静休息、镇静，必要时可用小剂量镇静药、止咳药。大量咯血时应采取患侧卧位，轻轻将气管内存留的血咳出。可选用垂体后叶素 5U 加入 50% 葡萄糖 40ml 中缓慢静脉注射，也可将 10U 加入葡萄糖 500ml 静脉滴注。药物疗效差者，可经纤支镜确定出血部位，局部应用止血措施。抢救大咯血时应特别注意保持呼吸道通畅。发生窒息时应取头低脚高位，轻拍背部，并尽快清除口咽、喉、鼻部的血块。必要时作气管插管或气管切开。

　　3. 给药方法的选择　一般为口服，根据病情及病变部位可以选择注射或局部给药。

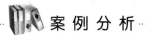 **案 例 分 析**

案例

　　患者，女，20 岁。反复感冒发热半年余，咳嗽伴胸痛 2 个月余，自行服用感冒药、消炎药和止咳药未见好转，连日上网后咳嗽加剧，并咳出鲜血，遂来院就诊。自诉日渐消瘦、疲乏无力、食欲减退。查体：患者精神萎靡，面红润，体温 38.8℃，肺部：右侧胸廓下陷，肋间隙变窄，呼吸运动受限，气管向右侧移位，呼吸减弱。余正常。血常规检查血沉增快，痰结核杆菌培养为阳性。X 线片显示：右侧肺上叶有一 2cm×4.3cm 形状不规则的厚壁空洞，壁厚约 1.2cm。诊断为慢性纤维空洞型肺结核。治疗方案：(1) 卧床休息，给予高热量、高蛋白饮食；(2) 药物治疗：①对氨基水杨酸钠 6g 加入生理盐水 500ml，静脉滴注，1 次 / 日；②异烟肼 0.1g，3 次 / 日，口服；③头孢唑林钠 2.0g 加入生理盐水 500ml，静脉滴注，1 次 / 日；④垂体后叶素 5U 加入 5% 葡萄糖注射液 40ml，缓慢静脉注射，2 次 / 日。

分析

　　①患者的临床表现与慢性纤维空洞型肺结核相符。②药物治疗：该患者处于肺结核活动期，所以采取了抗结核病药物联合用药，不仅提高疗效，还可延缓耐药性的产生。由于肺结核伴咯血，容易引起感染，所以选用头孢菌素类抗生素控制感染，垂体后叶素临时给药主要治疗咯血。

【药物不良反应及防治】

　　1. **肝脏毒性**　与年龄、剂量及合并用药等因素有关。表现为食欲减退、腹胀、疲乏、恶心及黄疸等。用药期间应定期检查肝功能，老年人、有肝病史者慎用。

　　2. **过敏反应**　发生率低，少数患者可见皮疹、药热、黄疸等过敏症状，停药后恢复。

　　3. **神经系统毒性**　异烟肼多见，与剂量有明显关系。表现为四肢麻木感、烧灼感及针刺样疼痛，重者腱反射迟钝和肌轻瘫等。大剂量异烟肼对中枢有兴奋作用，表现为失眠、记忆力减退，甚至诱发精神病和癫痫发作。发生原因可能是异烟肼与维生素 B_6 结合，由尿排出，造成维生素 B_6 缺乏，引起氨基酸代谢障碍所致，故大剂量服用异烟肼时必须加服维生素 B_6。

　　4. **胃肠道反应**　如恶心、呕吐、腹泻等，患者一般可以耐受。

　　5. **球后视神经炎**　见于应用乙胺丁醇的患者，与剂量有关。表现为视力减退、视觉模糊、视野缩小、红绿色盲、弱视等。大剂量连续应用乙胺丁醇时应定期检查视力，如有异常,立即停药。

6. 耳毒性　主要见于应用链霉素、卡那霉素的患者。长期应用可表现为前庭功能失调及永久性耳聋,所以长期用药定期检查听力。

 课 堂 活 动

患者,女,20 岁,体重 43kg,因患原发性肺结核,医生给予异烟肼 0.1g,3 次 / 日,口服。服药约 2 周后,结核病症状明显好转,但是出现激动、失眠、右手指麻木等不适感,遂要求停药。

1. 如何解释患者用药期间出现的症状?

2. 如何处理这些症状?

3. 此时能否停药?为什么?

【药物相互作用】

1. 异烟肼与利福平合用可加重肝损害。

2. 利福平为肝药酶诱导剂,可降低合用的氢化可的松、双香豆素、甲苯磺丁脲和口服避孕药等的作用,还能缩短洋地黄毒苷、奎尼丁、普萘洛尔、氯贝丁酯等的半衰期。

知 识 链 接

抗结核病患者用药教育

1. 用法

(1)异烟肼空腹服药利于吸收,常采用清晨顿服法,胃肠反应较重时可改为饭后服。

(2)利福平不能与牛奶、米汤同服,常采用清晨空腹顿服。

2. 用药注意事项

(1)异烟肼应用时要严格按时按量服药,不可自行随意调整。

(2)利福平服药后要告知患者可能出现肝损害等不良反应;服药期间应禁酒,定期检查肝功能;如出现厌食、乏力、手足麻木等应及时就诊。

(3)对氨基水杨酸能延缓利福平吸收,合用时应间隔 6~12 小时;与乙胺丁醇合用可加重视力损害。

(4)利福平可促进雌激素代谢,降低口服避孕药作用,应告知应用利福平的育龄妇女,此时最好不用口服避孕药,而改用其他方法避孕。

点 滴 积 累

1. 肺结核的常规化疗通常采用异烟肼、链霉素和对氨基水杨酸钠,疗程 12~24 个月的给药方案。在治疗开始的 1~3 个月内为强化阶段,其后为巩固阶段。每周 3 次用药的间歇疗法,可降低药物的毒性反应,便于监测,保证全程化疗。

2.肺结核的治疗药物一般为口服,也可根据病情及病变部位来选择注射或局部给药。

目 标 检 测

一、选择题

(一)单项选择题

1.治疗急性上呼吸道感染的复方制剂常用的给药方法是( )

    A. 肌内注射   B. 静脉滴注

    C. 吸入   D. 口服

2.不属于氨茶碱的合理用药指导范畴的是( )

    A. 宜餐后服   B. 可抑制磷酸二酯酶

    C. 儿童应慎用   D. 24 小时总剂量不得超过 1g

3.利福平能缩短半衰期的药物是( )

    A. 奎尼丁   B. 异烟肼

    C. 对氨基水杨酸   D. 链霉素

4.治疗哮喘持续状态及危重发作的药物是( )

    A. 琥珀酸氢化可的松   B. 异丙肾上腺素

    C. 酮替芬   D. 沙丁胺醇

5.氨茶碱的负荷剂量最好为( )

    A. 2mg/kg   B. 3mg/kg

    C. 4mg/kg   D. 5mg/kg

(二)多项选择题

1.抗结核病药联合应用的目的包括( )

    A. 扩大抗菌谱   B. 增强疗效

    C. 延缓耐药性的产生   D. 降低不良反应

    E. 减少各药用量

2.具有平喘作用的药物包括( )

    A. 麻黄碱   B. 氨茶碱

    C. 异丙托溴铵   D. 喷托维林

    E. 沙丁胺醇

二、问答题

1.试述急性上呼吸道感染的治疗原则。

2.肺炎球菌性肺炎患者可出现哪些典型症状和体征?

3.一线抗结核病药包括哪些?其优点是什么?

4.简述治疗支气管哮喘药物的主要不良反应及其防治措施。

三、实例分析

1.患者,男,23 岁,于 3 天前受凉后出现咳嗽,咳痰量少较黏稠,伴有咽干、声嘶、咽痛等症状。自行服用"凉茶"2 次,未见明显好转。昨日再次着凉后,症状加重,并伴有恶寒,发热,全身酸痛等,故来就诊。查体:体温 38℃、脉搏 82 次/分、呼吸 22 次/分、血压 100/70mmHg，神志清楚，发育中等。面色红润，声音嘶哑，咽部充血，扁桃体Ⅱ度肿大。心率 82 次 / 分，心律齐。肺部未闻及干湿啰音。余未见异常。请为此患者选择治疗药物，并说明其依据。

2. 患者，女，20 岁，晚饭时食入"杏仁虾酱"后，突然出现呼吸困难伴胸闷、出汗，急救入院。入院时查体：体温 36.4℃、脉搏 93 次 / 分、呼吸 22 次 / 分、血压 95/70mmHg，神清，面色较白，唇略发绀，呼气时间延长，心率 93 次 / 分，心律齐。双肺闻及哮鸣音，余未见异常。既往有药物过敏史。请为此患者选择治疗药物，并说明其依据。

（杜海凤）

第十一章 消化系统疾病的药物治疗

消化系统疾病包括食管、胃、肠、肝、胆、胰等器官的器质性和功能性疾病，在临床十分常见。随着社会发展，疾病谱也在发生变化。以往在我国并未引起重视的胃食管反流病近年来已引起我国消化病学界的高度重视。消化性溃疡是最常见的消化道疾病之一，近年来由于根除幽门螺杆菌治疗方法的普及，复发率明显降低。本章主要介绍消化性溃疡、胃食管反流病和急性胃肠炎的药物治疗。

第一节 消化性溃疡

消化性溃疡主要指发生在胃和十二指肠的慢性溃疡，分别为胃溃疡（GU）和十二指肠溃疡（DU）。因其发生与胃酸和胃蛋白酶的消化作用有关，故称消化性溃疡。消化性溃疡的病因和发病机制较为复杂，迄今尚未完全阐明。研究认为是胃十二指肠黏膜的防御因素和损害因素之间的平衡受到破坏的结果。GU 和 DU 在发病机制上有所不同，GU 主要是胃黏膜的保护因素削弱，DU 主要是黏膜的损害作用增强。

消化性溃疡的主要症状为上腹疼痛，并有以下特点：①慢性过程，病史长达几年、十几年、甚至几十年；②周期性发作，病程中发作与缓解交替出现，发作有季节性，多在秋冬和冬春之交发病，亦可因情绪不良或服用非甾体类抗炎药（Non-Steroid Anti-Inflammatory Drugs，NSAIDs）诱发；③节律性疼痛，为本病特异典型症状，是诊断的重要依据。DU 疼痛约在餐后 2～3 小时出现，持续至下次进餐，又称空腹痛，进餐后可缓解，呈疼痛－进食－缓解的规律；半数患者有夜间痛，常被痛醒。GU 患者多在餐后 1/2～1 小时出现疼痛，下次餐前消失，夜间痛不如 DU 多见，进食不缓解反而加重，形成进食－疼痛－缓解的规律。其他症状有上腹饱胀、厌食、反酸、嗳气等，体征为溃疡活动时剑突下有局限性压痛点，并发症有上消化道出血、消化性溃疡穿孔、幽门梗阻及溃疡癌变。确诊主要靠胃镜检查，并应查明有无幽门螺杆菌感染。

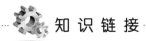 知识链接

幽门螺杆菌与消化性溃疡

1983 年，澳大利亚学者巴里•马歇（Barry Marshall）和罗宾•沃伦（Robin Warren）从慢性活动性胃炎患者胃黏膜活检标本中分离到幽门螺杆菌（Helicobacter pylori，Hp），在国际消化病学界引起了巨大轰动，它的发现对消化病学、特别是胃十二指肠

病学的发展起了极大的推动作用。现在已经清楚它是许多慢性胃病（慢性胃炎、消化性溃疡、胃癌等）发生发展中一个重要致病因子。Hp 的发现可以说对胃、十二指肠病学的发展产生了一个划时代的影响，也为消化性溃疡的药物治疗开辟了崭新的途径。2005 年 10 月诺贝尔奖评审委员会将诺贝尔生理学或医学奖授予这两名澳大利亚科学家。

消化性溃疡治疗的目的是缓解症状、促进溃疡愈合、预防复发和防治并发症。治疗方法包括三方面，即药物治疗、一般治疗和外科手术治疗，以药物治疗为主。一般治疗包括指导患者保持乐观态度，生活有规律，避免过度劳累和精神紧张，注意劳逸结合；合理饮食，定时进餐，少量多餐，避免粗糙辛辣过咸食物、浓茶、咖啡等，戒烟酒；尽量避免使用 NSAIDs、糖皮质激素等。当消化性溃疡大量出血经内科紧急处理无效、伴急性穿孔、瘢痕性幽门梗阻或胃溃疡疑有癌变则采取外科手术治疗。

【药物治疗原则】

消化性溃疡活动期的治疗首选质子泵抑制药（PPI）或 H_2 受体拮抗药（H_2RA）等抑制胃酸分泌的药物，合并出血等并发症以及其他治疗失败的病例应优先使用 PPI 治疗。胃溃疡患者可考虑抑酸药和胃黏膜保护药联合应用。对腹痛症状明显的患者，在治疗开始阶段加用抗酸药，有助于迅速缓解疼痛。消化性溃疡合并十二指肠胃反流或腹胀症状明显时可联合使用促胃肠动力药。对部分反复发作或必须长期服用 NSAIDs 的患者可采用维持治疗。前列腺素衍生物对防治 NSAIDs 导致的溃疡有一定价值，可作为长期服用 NSAIDs 患者的二线用药。消化性溃疡伴有 Hp 感染时，不论其溃疡活动或静止、初发或复发，也不论其有无并发症史，必须用抗菌药物根治 Hp。

案例分析

案例

患者，男，30 岁。反复上腹疼痛、反酸、嗳气 3 年，加重 1 周。诉 3 年前无明显诱因，始自入秋以来，常感上腹烧灼样疼痛伴反酸。疼痛发生于上午 10 点及下午 4 点左右，延续至进餐，饭后疼痛缓解。凌晨 1 点左右，往往由睡眠中痛醒，如能进少许食物，疼痛可暂时缓解。每次发作持续 5～10 天不等，自服法莫替丁症状可缓解。1 周前因过劳及饮食不规则疼痛加重，伴有腹胀、反酸，自服"胃药"症状无缓解而就诊。自发病以来体重无下降，既往无特殊服药史，有烟酒嗜好。查体：生命体征平稳，脐右上有局限性压痛。

1. 考虑患者患有什么病？
2. 治疗方案哪项最合适？

分析

患者为青年男性，慢性病程，以上腹痛为主诉，其疼痛特点：节律性（餐前 1～3 小时痛、夜间痛），进食或服抑酸药可缓解，周期性（秋季）发作，具有消化性溃疡典型的疼痛特点。查体上腹轻压痛，故考虑为十二指肠溃疡。但其确诊几乎完全靠胃镜检查。该患者行胃镜检查结果示：①十二指肠球部溃疡（A_1 期），幽门螺杆菌

Hp(+++)；②慢性非萎缩性胃炎。故诊断"十二指肠球部溃疡伴 Hp 感染"明确。

治疗方案：

1. 质子泵抑制剂(PPI)为中心的三联根除 Hp 治疗：奥美拉唑 20mg＋阿莫西林 1.0g＋甲硝唑 0.4g，2 次/日，共 7 天；

2. 辅以促胃肠动力药多潘立酮 10mg，3 次/日，缓解患者的腹胀、反酸症状。

治疗结果：上述治疗结束后，患者自觉疼痛症状缓解，要求做胃镜复查溃疡是否愈合及 Hp 是否被根除。而医生建议患者继续服奥美拉唑 10mg，1 次/日，行 4 周维持治疗。停药 4 周后行 ^{13}C-尿素呼气试验，结果证实 Hp 已得到根除。

【治疗药物的选用】

（一）抗消化性溃疡药物的分类、作用及特点

1. 抑酸药 是目前消化性溃疡治疗最主要的药物，常用质子泵抑制药、H_2 受体拮抗药。

（1）质子泵抑制药(PPI)：通过抑制胃壁细胞 H^+-K^+-ATP 酶从而抑制胃酸的分泌，其抑制胃酸的作用较 H_2 受体拮抗药更强、更持久。常用药物有奥美拉唑、兰索拉唑、泮托拉唑、雷贝拉唑和埃索美拉唑等。由于奥美拉唑、兰索拉唑、泮托拉唑等第一代 PPI 起效慢，不能迅速缓解症状，药动学个体差异大，与其他药物相互作用多，近年来雷贝拉唑、埃索美拉唑等新一代 PPI 在临床的使用越来越广泛。

（2）H_2 受体拮抗药(H_2RA)：能拮抗组胺与壁细胞的 H_2 受体结合，从而抑制食物、组胺及促胃液素引起的胃酸分泌，达到治疗溃疡的目的。常用药物有西咪替丁、雷尼替丁、法莫替丁、尼扎替丁和罗沙替丁等。常用 H_2 受体拮抗药的比较见表 11-1。

表 11-1 常用 H_2 受体拮抗药的比较

药名	生物利用度（%）	达峰时间（h）	半衰期（h）	有效血药浓度维持时间(h)	相对抑酸活力	对肝药酶抑制
西咪替丁	60～70	0.75～1.5	2	5	1.0	+
雷尼替丁	60～70	1～2	2～3	8～12	5.0	+/-
法莫替丁	60～70	1～3.5	2.5～4	12	40.0	-
尼扎替丁	90	1～3	2	8	5.0	-
罗扎替丁	85	1～3	4	8～12	6.0	-

2. 抗酸药 可中和胃酸、抑制胃蛋白酶的活性，缓解疼痛，促进溃疡愈合。常用药物有铝碳酸镁、氧化镁、氢氧化铝和碳酸钙等。疗效以液体（如凝胶溶液）最好，粉剂次之，片剂较差。

3. 胃黏膜保护药 主要通过增加碳酸氢盐分泌、改善黏膜血流或在黏膜表面形成保护层增强黏膜抵抗力。常用药物有铋剂、硫糖铝和前列腺素衍生物等。

4. 治疗 Hp 感染的药物 常用药物包括质子泵抑制药、铋剂、抗菌药等，单一药物治疗效果较差，目前提倡联合治疗。

（1）抗菌药：用于抗 Hp 感染的抗菌药主要有阿莫西林、克拉霉素、甲硝唑、四环素、呋喃唑酮和左氧氟沙星等，它们多在酸性环境中较稳定。①阿莫西林在体内外均有良

好的抗 Hp 效果；在胃内酸性环境中较为稳定，在 pH 接近中性时疗效最佳；②克拉霉素属大环内酯类抗生素，易于吸收，抗 Hp 效果较好，但单用易耐药；③甲硝唑对非耐药菌株非常敏感，但耐药菌株多见；一旦耐药，感染治愈率明显下降；与铋剂和其他抗生素合用，可减少耐药机会；④四环素对 Hp 也比较敏感，耐药菌株少。随着 Hp 耐药菌株增加，呋喃唑酮、左氧氟沙星等逐渐受到重视，两者均有较强的抗 Hp 活性。

（2）铋剂：可通过破坏细菌细胞壁、阻止 Hp 黏附于胃黏膜上皮和抑制 Hp 尿素酶、磷脂酶、蛋白酶活性发挥抗 Hp 作用。铋剂与抗生素合用有协同效应。

（3）质子泵抑制药：奥美拉唑等 PPI 在体内外均可抑制 Hp 生长，但单独应用并不能治愈 Hp 感染。PPI 可显著提高胃内 pH，增加抗菌药稳定性，提高抗 Hp 疗效。

5. 促胃肠动力药　此类药物可加速胃排空，减少促胃液素分泌，减轻胃酸对胃黏膜的损害，可用于消化性溃疡伴消化不良或胃潴留者。常用药物包括：甲氧氯普胺（胃复安）5～10mg，3 次 / 日，饭前服用；多潘立酮（吗丁啉）10～20mg，3 次 / 日，餐前口服，但 10%～15% 的患者可引起可逆性血催乳素水平升高。莫沙必利作用是多潘立酮的10～12 倍，无明显心血管不良反应，常用剂量 5mg，3 次 / 日，饭前服用。

（二）消化性溃疡治疗分期和药物选择

1. 活动期溃疡的治疗

（1）抑制胃酸分泌：消化性溃疡的愈合与抑制胃酸分泌药物治疗的强度和时间呈正相关。治疗消化性溃疡时，应力争使一天中胃液 pH>3 的时间超过 18 小时。

1）质子泵抑制药：由于抑酸作用强、疗效肯定、使用方便、安全性好，目前已作为活动期消化性溃疡治疗的首选药物。常用药物及其标准剂量见表 11-2。治疗十二指肠溃疡的疗程一般为 2～4 周，胃溃疡为 2～4 周，以溃疡是否愈合为标准。根除 Hp 治疗时剂量加倍。对 H_2RA 无效的消化性溃疡患者，PPI 治疗 8 周治愈率超过 90%，12 周可达99%。短期、大剂量奥美拉唑治疗对促进消化性溃疡急性出血时胃黏膜愈合和预防再

表 11-2　常用治疗消化性溃疡药物的分类及用法用量

分类	常用药物	用法用量
抑酸药		
H_2 受体拮抗药	西咪替丁	800mg，睡前服或 400mg，2 次 / 日
	雷尼替丁	300mg，睡前服或 150mg，2 次 / 日
	法莫替丁	40mg，睡前服或 20mg，2 次 / 日
	尼扎替丁	300mg，睡前服或 150mg，2 次 / 日
质子泵抑制药	奥美拉唑	20mg，1 次 / 日
	雷贝拉唑	10mg，1 次 / 日
	兰索拉唑	30mg，1 次 / 日
	泮托拉唑	40mg，1 次 / 日
	埃索美拉唑	20mg，1 次 / 日
胃黏膜保护药	硫糖铝	1.0g，4 次 / 日
	米索前列醇	200μg，4 次 / 日
	枸橼酸铋钾	240mg，2 次 / 日
抗酸药	铝碳酸镁	1g，3 次 / 日

出血有良好疗效。对 NSAIDs 相关的消化性溃疡和糜烂，无论是否继续使用 NSAIDs，应用奥美拉唑 20mg/d 口服 4～8 周通常可使溃疡愈合。

2) H_2 受体拮抗药：常用药物及其剂量见表 11-2。H_2RA 治疗十二指肠溃疡的疗程一般为 4～6 周，胃溃疡为 6～8 周。

（2）保护胃黏膜：由于胃溃疡患者多数胃酸分泌正常，而黏膜屏障功能下降，故胃溃疡单用抑酸药疗效不如十二指肠溃疡，可考虑抑酸药和胃黏膜保护药联合应用。铋剂特别适合于合并 Hp 感染的消化性溃疡患者，以枸橼酸铋钾最为常用，疗程 4～8 周；硫糖铝餐前 1 小时口嚼成糊状后温开水吞服，4～6 周为一疗程；米索前列醇主要作为二线用药，对于防治 NSAIDs 导致的溃疡有一定价值，三餐前及睡前分次口服，疗程 4～8 周。

（3）抗酸药：可中和胃酸，迅速缓解疼痛症状，目前多作为加强止痛的辅助治疗。新一代抗酸药铝碳酸镁兼具抗酸药和黏膜保护药的优点，常用剂量 1g，3 次 / 日，疗程 6～8 周，促进溃疡愈合的疗效与 H_2RA 相当，无明显不良反应。

（4）根除 Hp 治疗：根除 Hp 可使消化性溃疡患者复发率明显降低。目前主要采用三联治疗方案。常用根除 Hp 感染的一线方案大体上可分为以 PPI 为基础的方案和以铋剂为基础的方案两大类，即在 PPI 或铋剂基础上加用两种抗菌药联合组成三联方案。抗生素可选择阿莫西林、克拉霉素、甲硝唑（或替硝唑）等，国内用呋喃唑酮代替甲硝唑，也取得较好疗效。常用的根除 Hp 方案有：

1) 含 PPI 的根除 Hp 方案

PPI（标准剂量）+ 克拉霉素（0.5g）+ 阿莫西林（1.0g），2 次 / 日

PPI（标准剂量）+ 克拉霉素（0.5g）+ 甲硝唑（0.4g），2 次 / 日

PPI（标准剂量）+ 阿莫西林（1.0g）+ 甲硝唑（0.4g），2 次 / 日

PPI（标准剂量）+ 阿莫西林（1.0g）+ 呋喃唑酮（0.1g），2 次 / 日

标准剂量的 PPI，包括埃索美拉唑 20mg、雷贝拉唑 10mg、兰索拉唑 30mg、奥美拉唑 20mg。

Hp 根除率自 80%～98% 报道不一。其中，PPI + 克拉霉素 + 阿莫西林三联方案对敏感菌株根除率约为 88%，而 PPI + 克拉霉素 + 甲硝唑三联方案对敏感菌株根除率可达 97%。含 PPI 的根除 Hp 方案疗程为 7～14 天。7 天和 14 天方案均有效，但 14 天方案可将根除率提高 12%。

2) 含铋剂的根除 Hp 方案

铋剂（标准剂量）+ 呋喃唑酮（0.1g）+ 克拉霉素（0.5g），2 次 / 日

铋剂（标准剂量）+ 甲硝唑（0.4g）+ 克拉霉素（0.5g），2 次 / 日

标准剂量的铋剂，包括枸橼酸铋钾 240mg、果胶铋 240mg。

含铋剂的根除 Hp 方案疗程为 14 天，Hp 根除率 78%～90%。尽管目前甲硝唑、克拉霉素耐药菌株有所增长，含铋剂的根除 Hp 方案仍能取得较满意的疗效。

根除 Hp 感染的二线治疗方案主要为含 PPI、铋剂和两种抗菌药的四联疗法，疗程 7～14 天。该方案可在一定程度上克服甲硝唑和克拉霉素耐药的影响，并可能防止继发耐药，故也有学者推荐作为一线方案使用。

根除 Hp 疗效判断：用于明确 Hp 是否被根除的复查应在根除治疗结束至少 4 周后进行。可选用非侵入性的尿素呼气试验，也可用胃黏膜活检标本检测 Hp。

课 堂 活 动

患者，男，21岁，被诊断患有十二指肠溃疡，Hp 阳性，口服奥美拉唑 40mg/d＋克拉霉素 1000mg/d＋甲硝唑 800mg/d 治疗。一周后患者感到上腹疼痛症状完全缓解，反酸、嗳气现象消失，食欲恢复如发病前。患者自认为溃疡病已治愈，要求停止用药。

1. 你认为患者要求是否合理？
2. 是否可以停止用药治疗？
3. 此时如何指导患者用药？并详细说明理由。

2. 维持治疗 有效根除幽门螺杆菌及彻底停服 NSAIDs，可消除消化性溃疡的两大常见病因，因而能大大减少溃疡复发。对于 Hp 阴性或根除 Hp 后仍反复发作、伴出血或穿孔等严重并发症的消化性溃疡、重度吸烟、伴随其他疾病必须长期服用 NSAIDs 或抗凝血药物的消化性溃疡患者应给予维持治疗。

长程维持治疗一般以 H_2RA 常规剂量的半量睡前顿服，NSAIDs 溃疡复发的预防不推荐使用 H_2RA 而代之以 PPI 或米索前列醇。方案为：标准剂量的半量睡前服用，即西咪替丁 400mg/d，临睡前；雷尼替丁 150mg/d，临睡前；或法莫替丁 20mg/d，临睡前；奥美拉唑 10～20mg/d，维持治疗。疗程根据病情需要可长达半年到一年。

知 识 链 接

NSAIDs 溃疡的治疗和预防

对服用 NSAIDs 后出现的溃疡，如情况允许应立即停用 NSAIDs，如病情不允许可换用对黏膜伤小的 NSAIDs，如特异性 COX-2 抑制药（塞来昔布或罗非昔布）。对于停用 NSAIDs 者，可给予常规剂量常规疗程的 H_2RA 或 PPI 治疗；对于不能停用 NSAIDs 者，应选用 PPI 治疗（H_2RA 疗效差）。因 Hp 和 NSAIDs 是引起溃疡的两个独立因素，因此应同时检测 Hp，如有 Hp 感染应同时根除 Hp。溃疡愈合后，如不能停用 NSAIDs，应予 PPI 或米索前列醇长程维持治疗。

【药物不良反应及防治】

1. 质子泵抑制药 副作用少，主要有腹泻、头痛、恶心、皮疹等，长期使用可使胃窦 G 细胞产生促胃液素增加，血清促胃液素浓度升高，虽然到目前为止还未见使用 PPI 出现胃窦肿瘤的病例，但国外有致萎缩性胃炎以及国内有随访 5 年出现十二指肠息肉的报道，因此长期用药的安全性仍值得关注。

2. H_2 受体拮抗药 不良反应较小，发生率低于3%。常见心血管反应有心动过缓、心动过速、低血压、房室传导阻滞，也有致心跳骤停的报道。其他有乏力、头痛、嗜睡、腹泻、白细胞减少、转氨酶升高，肝细胞毒性的危险因素包括老年患者、较大剂量服药者以及肾功能异常者。西咪替丁可通过血脑屏障，偶有精神异常；对雄激素受体有亲和力，可引起男性乳房发育、阳痿。用药期间应注意患者的肾功能，并根据肌酐清除率调整用量。

3．抗酸药 该类药物多为重金属盐类，长期反复服药安全性尚待进一步评价，一般应用时间不超过 3 个月是安全的。不良反应有便秘、头晕、口干等。为减轻副作用，宜选用新一代抗酸剂铝碳酸镁合剂。

4．铋剂 短时间服用除了舌苔发黑以外很少有其他不良反应，长期使用会损伤大脑，因为这类药物可能造成铋在体内的蓄积，引起铋中毒。如果铋大量沉积于脑和肾，可引起尿毒症、记忆力变差等。本品的疗程最长不得超过 4 周，1 年不得重复用药。

5．米索前列醇 不良反应较多，主要的有腹痛和腹泻。因可引起子宫收缩，孕妇禁用。主要作为二线用药。

6．抗菌药物 主要不良反应为腹泻、变态反应和假膜性肠炎，注意疗程，注意病情观察。阿莫西林服用前应询问患者有无青霉素过敏史，应用过程中有无迟发性过敏，如皮疹。甲硝唑可引起恶心、呕吐等胃肠道反应，可用甲氧氯普胺、维生素 B_6 等拮抗。

 知 识 链 接

消化性溃疡患者用药教育

1．铋剂（CBS） 在酸性环境中方起作用，宜在餐前半小时服用。服用过程中可使齿、舌变黑，可用吸管直接吸入，停药后可自行消失。

2．抗酸药 如氢氧化铝凝胶，应在饭后 1 小时和睡前服。服用片剂时应嚼服，乳剂给药前应充分摇匀。

3．H_2 受体拮抗药 应在餐中或餐后即刻服用，也可把一日剂量在睡前服用。如需同时服用抗酸药，则应间隔 1 小时以上。

4．奥美拉唑 可引起头晕，特别是用药初期，应嘱患者避免开车或做其他必须高度集中注意力的事情。PPI 常于清晨顿服。

5．硫糖铝 宜在餐前 1 小时和睡前嚼碎后服用。因其含糖量较高，糖尿病患者应慎用。不能与多酶片同服，以免降低两者的药效。

6．促胃肠动力药 推荐餐前 15～30 分钟口服。

【药物相互作用】

西咪替丁为肝药酶抑制剂，抑制华法林、地西泮、丙米嗪、苯妥英钠、茶碱等药物的代谢，此外还应避免与氨基糖苷类抗生素合用。

奥美拉唑可延长地西泮、苯妥英钠及其他经肝药酶代谢药物的疗效，如与苯妥英钠合用，则需要小心监测病情，且苯妥英钠应酌情减量。

抗酸药应避免与乳制品同时服，因两者互相作用可形成络合物；如与 H_2 受体拮抗药同用，应间隔 1 小时以上。

铋剂与抗生素合用有协同效应。

硫糖铝在酸性环境中容易凝集而发挥其作用，故不宜与抗酸药或抑酸药同服；它还可减少西咪替丁、雷尼替丁、地高辛、喹诺酮类等药物的吸收，故应与这些药物分开服用（相隔 1～2 小时为宜）。

点 滴 积 累

1．消化性溃疡的药物治疗主要包括抑制胃酸分泌、保护胃黏膜和根除幽门螺杆菌。

2．根除 Hp 可使消化性溃疡复发率明显降低，目前推荐三联治疗方案，疗程为 7～14 天。

3．抑制胃酸分泌药物治疗十二指肠溃疡的疗程需为 4～6 周，胃溃疡为 6～8 周。

第二节　胃食管反流病

胃食管反流病（GERD）是一种因胃十二指肠的内容物反流入食管引起不适症状和（或）并发症的一种疾病。其主要发病机制是食管抗反流机制减弱和反流物对食管黏膜攻击作用的结果。胃酸与胃蛋白酶是反流物中损害食管黏膜的主要成分。

主要的临床表现有：①胃灼热和反流是胃食管反流病的典型症状，常在餐后 1 小时出现，屈曲、弯腰、平卧发生较多，咳嗽、妊娠、用力排便、腹腔积液等腹压增高时可诱发或加重，也在夜间入睡时发生。②吞咽困难，多为间歇性发生，可出现在吞咽固体和液体食物后。③胸痛，反流物刺激食管引起食管痉挛，造成胸骨后疼痛，酷似心绞痛。可放射到后背、胸部、肩部、颈部、耳后，可伴有或不伴有胃灼热和反流。经饮水、牛奶和服抗酸药可很快缓解。④反流物刺激食管可引起慢性咳嗽和哮喘，是少部分患者的首发表现，且无季节性，有阵发性、夜间发作的特点。⑤并发症有上消化道出血、食管狭窄、Barrett 食管，有发生食管腺癌的倾向。

GERD 的辅助检查主要手段有内镜、X 线吞钡及核素检查、24 小时食管 pH 监测、食管测压、食管胆汁反流测定及食管滴酸试验。诊断 GERD 的金标准是食管 pH 监测，但典型病史结合内镜检查对诊断 GERD 的特异性可达 97%，所以很少需要做食管 pH 监测。内镜检查在反流性食管炎的诊断上具有重要的作用，通过镜检可以确定是否存在食管糜烂、溃疡、狭窄、Barrett 上皮和食管癌，并且可以排除是否存在其他上消化道疾病。

知 识 链 接

Barrett 食管

Barrett 食管是指食管下端的鳞状上皮被增生的柱状上皮所替代，它是食管腺癌的癌前期病变，其腺癌的发生率较正常人高 30～50 倍。目前治疗 Barrett 食管方法是使用 PPI 及长程维持，尽管有各种清除 Barrett 食管的报道，但均未获肯定，因此加强随访是预防 Barrett 食管癌变的唯一方法。

本病的治疗目的是改善症状，愈合食管黏膜损伤；预防复发；防治并发症。

治疗方法包括一般治疗、药物治疗、内镜或手术治疗。药物是治疗胃食管反流病的最主要方法。

一般治疗原则：改变生活方式，包括限制饮酒和戒烟，避免进食可能增加胃食管反流的食物,如高脂饮食、巧克力、浓茶和辛辣食品;避免过饱、餐后仰卧和睡前进食等;不系紧身腰带、不穿紧身衣服;避免使用抗胆碱药、三环类抗抑郁药、钙通道阻滞药、茶碱、黄体酮类药物、地西泮等镇静催眠药、多巴胺受体激动药、β_2 受体激动药等降低下食管括约肌压力或影响食管动力的药物。

案例分析

案例

患者,女,49 岁。间断性反酸、胃灼热 3 年,伴咽部异物感 1 周。诉 3 年前开始间断反酸、胃灼热感,无腹痛、呕吐,多于餐后出现,自服法莫替丁症状可缓解,但停药后症状反复出现,未系统治疗。近 1 周间断出现咽部异物感来院就诊。自发病以来体重无下降。既往有高血压病史,间断服降压药。无肿瘤病家族史。查体:T 36.5℃,R 16 次 / 分,P 72 次 / 分,BP 140/100mmHg。咽部充血,心肺无异常。腹软,无压痛及反跳痛,肝、脾肋下未触及,肠鸣音正常。

1. 患者患有什么病?

2. 如何进一步检查?

3. 治疗方案哪项最合适?

分析

疾病特点:患者为中年女性,慢性病程,以反酸、胃灼热为主诉,症状出现于餐后,抑酸药治疗有效。在长期反流基础上出现咽部异物,体重无明显变化,有高血压病史。查体发现 BP 140/100mmHg,咽部充血,其他无异常。

初步诊断:1. 胃食管反流病;2. 咽炎。

进一步检查首选胃镜检查,酌情行食管 pH 检测,食管压力测定,喉镜检查,粪便常规 + 潜血。

治疗方案:

1. 控制饮食,生活指导。

2. 应用质子泵抑制药(PPI)或 H_2 受体拮抗药抑制胃酸治疗。

3. 促胃肠动力治疗,选用多潘立酮或莫沙必利。

4. 合理应用降压药。

【药物治疗原则】

目前胃食管反流病的药物治疗以抑酸为中心,分为控制发作和维持治疗两个阶段。症状发作时,治疗药物应足量、足疗程,必要时多种药物联合使用,根据不同病情采用递增法或递减疗法;维持期则以按需为主要策略。药物治疗旨在增强抗反流屏障作用,提高食管清除能力,改善胃排空和幽门括约肌功能,防止十二指肠反流,抑制胃酸分泌,降低反流损害性,保护食管黏膜、促进修复,以达到解除症状、治愈炎症、预防并发症、防止复发的目标。

【治疗药物的选用】

(一)药物的分类、作用及特点

目前有效治疗药物主要包括四类,即促胃肠动力药、抑酸药、抗酸药、黏膜保护药。

抑制胃酸分泌是迄今胃食管反流病治疗的基本方法,抑酸药是最常用、最有效的药物。胃食管反流病症状的缓解、糜烂性食管炎愈合与 24 小时胃内 pH > 4.0 的时间长度成正比。

1. 促胃肠动力药　这类药的作用是增加下食管括约肌压力、改善食管蠕动功能、促进胃排空,从而达到减少胃内容物食管反流及减少其在食管的暴露时间。由于这类药物疗效有限且不确定,因此只适用于轻症患者,或作为抑酸药的辅助治疗药。

(1)多巴胺受体拮抗药:代表药物有甲氧氯普胺和多潘立酮,可拮抗食管、胃、肠道多巴胺受体,使胆碱受体相对亢进,促进食管、胃平滑肌动力,促进食管清除、加快胃排空,还可增加下食管括约肌张力及收缩幅度,阻止胃内容物反流;其对十二指肠、空肠、回肠蠕动的促进可减少十二指肠反流;另外甲氧氯普胺具有拮抗 5-HT$_3$、激动 5-HT$_4$ 及拟胆碱作用,其作用于脑干化学感受器的多巴胺受体还可起止吐作用。伊托必利具有拮抗 D$_2$ 受体及抑制胆碱酯酶的双重作用。

(2)5-HT 受体激动药:临床常用的莫沙必利、西沙必利均为选择性 5-HT$_4$ 受体激动药,作用于肠肌间神经丛,释放乙酰胆碱使下食管括约肌压力升高,食管蠕动增强,胃排空加快,可有效减少反流次数和时间,是新型全胃肠道动力药。替加色罗则选择性激动 5-HT$_3$ 受体。

2. 抑酸药　主要包括 H$_2$ 受体拮抗药和质子泵抑制药两大类。PPI 特异性不可逆抑制 H$^+$-K$^+$-ATP 酶,作用于酸分泌的最后共同通道,使 H$^+$ 不能由壁细胞内转运到细胞外,可长时间、高效抑制基础胃酸以及刺激后胃酸分泌,明显减少反流物的酸度和数量。H$_2$RA 与组胺竞争结合胃壁细胞 H$_2$ 受体,抑制基础胃酸分泌、组胺、促胃液素、迷走神经刺激等引起的胃酸分泌,尤其能减少夜间泌酸。

3. 抗酸药　常为弱碱性,可迅速中和胃酸,提高胃内及食管下段 pH,降低反流物酸性和胃蛋白酶活性,减轻酸性反流物对食管黏膜的损伤,并轻度增加下食管括约肌压力。常用药物有氢氧化铝、氧化镁、三硅酸镁、碳酸钙等。

4. 黏膜保护药　覆盖病变表面,形成保护膜,可减轻症状,促进食管炎愈合。常用药物有硫糖铝、铋剂、麦滋林 -S 及吉法酯等。部分黏膜保护剂如考来烯胺、铝碳酸镁有一定吸附作用,通过吸附并结合胃蛋白酶直接抑制其活性,还可通过结合胆汁酸、吸附溶血磷脂酰胆碱而避免或减少其对胃黏膜的损伤,此外还具有抗酸药样作用,中和胃酸能力强,可使胃液 pH 长时间维持在 3～5 之间,临床应用广泛。

📚 课 堂 活 动

患者,女,58 岁,胸骨后疼痛 2 个月。疼痛为阵发性,范围约巴掌大小,多于活动后、饭后和夜间明显,持续数分钟至 1 小时不等,伴有胃灼热,偶有反酸,有时饮水可缓解;非发作期无其他不适。查过心电图未见明显异常。内镜检查提示:非糜烂性反流。请讨论:

1. 通过仔细分析以"胸骨后疼痛"为主诉的病变,如何区别心源性胸痛(心绞痛)/非心源性胸痛(胃食管反流病)?

2. 说出心绞痛与胃食管反流病的药物治疗原则。

（二）治疗药物的选择

一般来说，症状轻、食管黏膜损害不严重的患者可选用常规剂量 PPI 或 H₂RA，而对症状重、食管黏膜损害严重的患者则应选用强效 PPI，必要时加用促胃肠动力药。

1. 控制发作治疗药物

（1）质子泵抑制药：PPI 能持久地抑制胃酸，长期使用不产生明显耐受性和不良反应，疗效明显优于 H₂RA，被认为是目前最主要的控制症状和维持治疗药物。研究表明 PPI 用于以下情况：重度反流症状（经常发生、重度或夜间出现的胃灼热和反酸）为特征的胃食管反流病；经 H₂RA 或其他抗反流治疗难以控制的反流症状；中、重症胃食管反流病或轻症胃食管反流病但症状严重或难以控制；伴食管外症状或并发患者。

治疗胃食管反流病时 PPI 剂量一定要足，如奥美拉唑 20mg、兰索拉唑 30mg、泮托拉唑 40mg、雷贝拉唑 10mg、埃索美拉唑 40mg，1～2 次 / 日，餐前半小时口服。疗程至少 8～12 周，长期治疗疗效甚至优于手术治疗。非糜烂性反流病患者应用 PPI 的治疗时限尚未明确，但不短于 4 周。

每日服药 1 次的患者将服用 PPI 的时间由早餐前改为晚餐前能更好地控制夜间睡眠胃酸分泌，每日多次服药者晚间给药也因由传统的睡前改为晚餐前效果更佳。几种 PPI 制剂在疗效上的差异并不明显，主要是起效时间和费用上的差别，在治疗重症胃食管反流病时，常规剂量的埃索美拉唑疗效优于奥美拉唑。

（2）H₂ 受体拮抗药：能较好抑制空腹、迷走神经刺激以及夜间胃酸分泌，但不能有效抑制进食刺激引起的胃酸分泌，适用于轻、中症患者。

常用剂量西咪替丁 400mg、雷尼替丁 150mg 或法莫替丁 20mg，2 次 / 日，餐前半小时口服。在饱餐或运动等刺激因素作用前服用可减少反流症状发作。疗程 8～12 周，长期应用可产生药物抵抗，疗效不佳。增加剂量在一定程度可提高疗效，但亦增加不良反应。剂量增大至常规剂量 2 倍以上则疗效增高不明显，可改用 PPI。

（3）促胃肠动力药：对轻中度胃食管反流病有一定疗效，尤其适用于夜间反酸伴胆汁反流者，但单独使用疗效差，需与抑酸药合用。治疗伴随腹胀、嗳气等动力障碍症状时效果优于抑酸剂。常用的促胃肠动力药及其用法用量见表 11-3。

表 11-3　常用促胃肠动力药的用法用量

分类	常用药物	用法用量
多巴胺受体拮抗药	甲氧氯普胺	5～10mg，3 次 / 日
	多潘立酮	10mg，3 次 / 日
5-HT 受体激动药	莫沙必利	5mg，3 次 / 日
	西沙必利	5～10mg，3 次 / 日
	伊托必利	50mg，3 次 / 日
	替加色罗	6mg，2 次 / 日

（4）抗酸药及黏膜保护药：抗酸剂能缓解胃食管反流病的轻微症状，但作用持续时间短，不能治愈食管炎，因此只能作为辅助用药，适用于临时缓解症状、轻中度或间歇发作胃食管反流病或作为初始治疗。为减轻副作用，目前抗酸药常制成复方制剂，常用

药物有氢氧化铝凝胶、复方氢氧化铝片、铝碳酸钙等。片剂宜嚼服效果佳。

黏膜保护药一般不单独使用，适用于胃食管反流病食管糜烂、溃疡的辅助治疗。硫糖铝最常用，每次 1g，3～4 次 / 日，餐前及睡前服。铝碳酸镁具有抗酸、吸附和黏膜保护作用，临床应用普遍，每次 1.0g，3～4 次 / 日，餐前嚼服。

2. 发作期治疗方案选择 发作期药物治疗方案主要有两种：递减法和递增法。目前多主张采用递减法，即开始首先使用疗效较高的药物，如 PPI 加促胃肠动力药，迅速控制症状，治愈炎症，再减量维持。递增法则是从疗效较低的药物开始应用。

递减法适用于中重度胃食管反流病患者尤其是内镜检查有糜烂性食管炎者。初始治疗可选用一种标准剂量 PPI 制剂，2 次 / 日，餐前口服。必要时加用促胃肠动力药，如多潘立酮 10mg，3 次 / 日，餐前口服。糜烂性食管炎患者需正规治疗 8～12 周，炎症愈合后可逐步减少药物的剂量和种类。内镜检查无食管糜烂、溃疡的中、重度胃食管反流病患者亦需在临床症状完全消失数天至数周后逐步减少 PPI 用量，一般先减至原治疗剂量的一半，数天至数周后再减量一半并逐步过渡至隔天 1 次或与 H₂RA 交替使用。症状缓解后促胃肠动力药也可逐渐减量。目前普遍认为，递减法优于传统的递增治疗方法，控制胃食管反流病更有效、更经济。

3. 维持治疗 胃食管反流病具有慢性复发倾向，停用抑酸药 6 个月复发率达80%，因此维持治疗是必须的。H₂RA 和 PPI 均可用于维持治疗，其中以 PPI 效果最好。维持治疗剂量因患者而异，以调整至患者无症状的最低剂量为最适剂量；维持治疗时间遵循个体化原则，一般应在正规治疗、复查胃镜食管炎已愈合后，维持时间 6～12 个月，重症者时间应延长，甚至终生维持。有效的维持治疗应能完全缓解症状并防止食管炎复发及并发症发生。

【药物不良反应及防治】

甲氧氯普胺可引起倦怠、焦虑、锥体外系反应等副作用，限制了其使用。多潘立酮无锥体外系反应，有 10%～15% 患者可引起可逆性血催乳素水平升高。西沙必利可引起患者 Q-T 间期延长并致严重心律失常，如尖端扭转型室性心动过速等，导致患者猝死，国外已禁用。其他药物的不良反应见消化性溃疡。

【药物相互作用】

甲氧氯普胺与乙醇或中枢抑制药等合用时，镇静作用增强，与抗胆碱药和镇痛药合用有拮抗作用。多潘立酮、莫沙必利与抗胆碱药合用有拮抗作用，故不宜合用。治疗时合用乙醇、β 受体激动药、维拉帕米、地西泮、多巴胺、哌替啶、黄体酮、前列腺素、茶碱等可加重胃食管反流病的症状。

点 滴 积 累

1. 胃食管反流病的药物治疗以抑酸为中心，分为控制发作和维持治疗两个阶段，发作期药物治疗方案有递减法和递增法。

2. 控制发作的治疗药物包括 PPI、H₂RA、促胃肠动力药、抗酸药及黏膜保护药，H₂RA 和 PPI 均可用于维持治疗。

第三节　急性胃肠炎

急性胃肠炎是最常见的消化道疾病。病理上呈胃、肠（小肠为主）的急性弥漫性黏膜的炎症，有充血、水肿、糜烂、出血等改变，甚至一过性浅表溃疡形成。多由饮食不当所致，好发于夏、秋季节。进食被病原微生物或其毒素污染的食物、或未煮透的食物可引起急性胃肠炎，也称为细菌性食物中毒。

临床特点是发病急，恶心呕吐、腹痛、腹泻，可伴有不同程度的脱水。常在进食污染食物后 2～24 小时发病。腹泻一日可达数次或十余次，粪便初为粥样，逐渐变为黄色水样，几无臭味，有的带有泡沫及少量黏液，一般肉眼看不到脓血。体检腹部柔软，有触痛，肠鸣音常亢进。因细菌及毒素作用，可有不同程度的畏寒、发热、头晕、头痛及全身无力等症状。重症者由于剧烈呕吐及腹泻，可出现口渴、尿少、眼眶下陷、四肢发冷、皮肤弹性减低、小腿肌肉痉挛等脱水症状，也可引起低钠、低钾、低氯或酸中毒，更严重者还可进一步引起血压下降、脉搏细数无力以致休克。诊断依赖详细病史、典型临床表现、必要时行胃肠镜及活组织检查和大便致病菌培养。

案例分析

案例

患者，女，25 岁，上腹疼痛、恶心、呕吐伴腹泻 3 天就诊。自诉 3 天前因吃过夜剩饭菜后，半夜发生上腹疼痛不适，伴持续恶心、呕吐，吐后腹痛稍减。解水样便，无黏液和脓血，3～4 次 / 日，无畏寒、发热。曾于药店自购"止泻药"和"止痛药"，自觉症状好转，但仍有腹部不适，随后到医院就诊。查体：T 36.5℃，上腹轻压痛，肠鸣音较活跃。血白细胞总数、分类正常；大便常规：稀水样便，白细胞（+）；大便培养：大肠埃希菌生长。

1. 应首先考虑什么病？
2. 如何治疗？

分析

患者以急性腹痛、腹泻伴恶心、呕吐，无发热起病；发病前曾食过夜饭菜；大便常规：外观为稀水样便，镜下白细胞（+），脓细胞 <15 个 /HP；大便培养：志贺菌属阴性。诊断为急性胃肠炎。治疗：去除诱因，不再吃剩饭菜；流质饮食；解痉止痛：山莨菪碱口服 10mg，3 次 / 日；口服补液盐，或静脉补液 1500～3000ml/d；止吐：甲氧氯普胺口服 5mg，3 次 / 日；制酸可用雷尼替丁口服 15mg，2 次 / 日。止泻：洛哌丁胺，成人首次 4mg，以后每腹泻 1 次再服 2mg，每日用量不超过 16mg。口服黏膜保护药双八面体蒙脱石 0.3g，3 次 / 日。

一般治疗原则包括注意饮食卫生，防止食物、饮水被污染，不吃腐败变质、被病原微生物或其毒素污染的食物、戒酒；卧床休息，进清淡流质饮食，必要时禁食，时间为6～24 小时，一旦恶心、呕吐较轻或停止，应该口服葡萄糖 - 电解质溶液或加盐的肉菜清汤以防脱水。儿童可能较快发生脱水，应迅速给予葡萄糖 - 电解质溶液口服，如果呕吐持久或存在严重的脱水,则需要经静脉适当补充电解质。

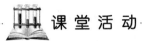 **课 堂 活 动**

　　患者,男,24岁,腹痛伴呕吐、腹泻1天急诊就诊。

　　请分组练习:根据患者主诉,说出详细询问病史的要点(提示:注意诱因及呕吐、腹泻严重程度)。

【药物治疗原则】

　　补液治疗为主,适当选用镇吐、解痉止痛、止泻等对症治疗药物,对伴有高热等感染症状的患者,合理选用抗菌药物短期应用,出现休克者积极抗休克治疗。

【治疗药物的选用】

(一)药物分类、作用和特点

　　1. 对症治疗药物(止吐、止泻、止痛)　甲氧氯普胺主要作用于上消化道,提高静息状态胃肠道括约肌的张力,阻滞胃-食管反流,加强胃和食管蠕动,并增强镇吐效应。

　　双八面体蒙脱石能与黏液蛋白结合,保护肠黏膜,对病毒、细菌和细菌毒素具有极强的吸附能力,可减少这些攻击因子的致病作用,具有显著的止泻作用;阿托品、山莨菪碱具有明显的外周抗胆碱作用,使乙酰胆碱引起的痉挛平滑肌松弛,选择性缓解胃肠道、胆道痉挛及抑制蠕动,并解除血管(尤其是微血管)痉挛,改善微循环;洛哌丁胺通过延迟肠内容物转运时间、肠内容物吸收而缓解腹泻症状。常用止泻药及其用法用量见表11-4。

表 11-4　常用止泻药的用法用量

分类	常用药物	用法用量
收敛、吸附、保护黏膜药	双八面体蒙脱石	3g, 3次/日
	碱式碳酸铋	0.3～0.9g, 3次/日
	氢氧化铝凝胶	10～20ml, 3～4次/日
	药用炭	1.5～4g, 2～3次/日
	鞣酸蛋白	1～2g, 3次/日
减少肠蠕动药	复方樟脑酊	2～5ml, 3次/日
	地芬诺酯	2～5mg, 3次/日
	洛哌丁胺	4mg, 3次/日
抑制肠道过度分泌药	消旋卡多曲	100mg, 3次/日

　　2. 抗菌药物　氧氟沙星为氟喹诺酮类抗菌药,具广谱抗菌作用,尤其对需氧革兰阴性杆菌的抗菌活性高,它通过抑制 DNA 的合成而导致细菌死亡,在体外对多重耐药菌亦具抗菌活性。氨苄西林为广谱半合成青霉素,通过抑制细菌细胞壁合成发挥杀菌作用。红霉素属大环内酯类抗生素,为抑菌药,抑制细菌蛋白质合成,但在高浓度时对某些细菌也具杀菌作用。头孢噻肟为第三代头孢菌素,抗菌谱广,主要与细菌细胞膜上的青霉素结合蛋白结合,使转肽酶酰化,抑制细胞壁的合成,使细胞分裂和生长受到抑

制,毒性小,适用于儿童、孕妇、哺乳期妇女。

（二）治疗药物的选用

1. 对症治疗 呕吐频繁者可肌内注射甲氧氯普胺 10mg；腹痛者可局部热敷或使用解痉药,如阿托品 0.5～1mg,皮下注射,可使呕吐、腹痛及腹泻迅速停止,如不奏效,可于半小时后再用,或山莨菪碱 10mg。如急性呕吐、腹泻已经停止,仍需口服颠茄合剂 10ml,或溴丙胺太林 15～30mg,3 次/日。腹泻者给予抑制肠蠕动的止泻药如双八面体蒙脱石 0.3g,3 次/日,或洛哌丁胺,成人首次 4mg,以后每腹泻 1 次再服 2mg,直至腹泻停止或每日用量达 16～20mg,连续 5 日,若无效则停服。空腹或饭前半小时服药可提高疗效。抑制胃肠蠕动的药物不可用于儿童。止泻药不能用于感染性腹泻或可疑感染性腹泻的患者。

急性胃炎者予以制酸保护胃黏膜,使用 H_2 受体拮抗药（西咪替丁、法莫替丁）及胃黏膜保护药（硫糖铝、枸橼酸铋钾）；出现上消化道出血者,可针对性地给予冰盐水洗胃、止血输血、补液扩容纠正休克等处理。

2. 抗菌药物 由细菌引起的急性胃肠炎,应针对病情选用抗菌药物治疗。如盐酸小檗碱 0.3g,3 次/日；氧氟沙星 0.3g,2 次/日,口服,或 0.2g 每 8～12 小时静脉滴注；复方磺胺甲噁唑 0.96g,2 次/日。对病情严重、怀疑有败血症的婴儿,静脉应用第三代头孢菌素。

3. 纠正水电解质紊乱 因呕吐、腹泻导致失水及电解质紊乱时,可予口服补液,重者则静脉输液,液体输入量根据病情决定,一般每日可输入 1000～3000ml,其中生理盐水或 5% 的葡萄糖盐水需 1500ml,其余可补入葡萄糖液；对血压下降的患者,应早期快速补液,以补充其循环血容量不足；输液后仍不能使血压正常者,可在液体中加入升压药；如有酸中毒,应给予碱性药物；对不能进食而尿量正常的患者,注意补充氯化钾。

【药物不良反应及防治】

甲氧氯普胺可通过血脑屏障导致锥体外系症状,一旦出现应立即停药。山莨菪碱可有口干、面红、扩瞳、视近物模糊,用量过大时可出现阿托品样中毒症状。双八面体蒙脱石偶见便秘、大便干结。氨苄西林以过敏反应较为常见。红霉素的不良反应有腹部不适、恶心、呕吐和皮疹等。氧氟沙星可能影响骨骼发育,孕妇及 18 岁以下的小儿及青少年禁用,哺乳期妇女应停止哺乳。

【药物相互作用】

氧氟沙星与茶碱类合用时可导致茶碱中毒症状,与环孢素合用可使环孢素的血药浓度升高,必须监测环孢素血药浓度,并调整剂量。氨苄西林与卡那霉素合用对大肠埃希菌、变形杆菌具有协同抗菌作用。红霉素与林可霉素类有拮抗作用,并可干扰青霉素的杀菌效能。头孢噻肟与庆大霉素或妥布霉素合用对铜绿假单胞菌有协同作用,与阿米卡星合用对大肠埃希菌、肺炎克雷伯杆菌和铜绿假单胞菌有协同作用。

点 滴 积 累

急性胃肠炎以补液治疗为主,适当选用镇吐、解痉止痛、止泻等对症治疗药物,对伴有高热等感染症状的患者,合理选用抗菌药物短期应用。

目 标 检 测

一、选择题

（一）单项选择题

1. 对硫糖铝作用的描述,错误的是（　　　）
   A. 抑制胃蛋白酶分解蛋白　　　　B. 抑制胃酸分泌
   C. 利于黏膜再生和溃疡愈合　　　D. 阻止胃酸、胃蛋白酶和胆汁渗透

2. 抗消化性溃疡药不包括（　　　）
   A. 抗酸药　　　　　　　　　　　B. 黏膜保护药
   C. 止吐药　　　　　　　　　　　D. H_2 受体拮抗药

3. 关于多潘立酮叙述,错误的是（　　　）
   A. 为外周 D_2 受体拮抗药　　　　B. 易产生锥体外系反应
   C. 用于胃肠功能失调性呕吐　　　D. 可治疗反流性食管炎

4. 西咪替丁抑制胃酸分泌的机制是（　　　）
   A. 拮抗 M 受体　　　　　　　　　B. 拮抗 H_2 受体
   C. 促进 PGE_2 合成　　　　　　　D. 保护胃黏膜

5. 甲氧氯普胺具有强大的中枢性镇吐作用,这是因为（　　　）
   A. 拮抗多巴胺受体　　　　　　　B. 拮抗 H_1 受体
   C. 拮抗吗啡受体　　　　　　　　D. 降低 H^+-K^+-ATP 酶的活性

（二）多项选择题

1. 消化性溃疡药物的治疗目的是（　　　）
   A. 止痛　　　　　　　　　　　　B. 保护胃黏膜防止复发
   C. 促进溃疡的愈合　　　　　　　D. 削弱消化道分泌功能
   E. 促进有害物质排泄

2. 兰索拉唑的作用是（　　　）
   A. 抑制基础胃酸分泌　　　　　　B. 抗幽门螺杆菌
   C. 拮抗 H_2 受体　　　　　　　　D. 减少胃酸对食管黏膜的损伤
   E. 对乙醇性胃黏膜损伤优于法莫替丁

3. 对奥美拉唑的叙述,错误的是（　　　）
   A. 兴奋胃壁细胞质子泵
   B. 只能口服给药
   C. 抑制胃酸分泌作用强,但持续时间短
   D. 对胃壁细胞上组胺、促胃液素和 M 受体均有拮抗作用
   E. 治疗消化性溃疡复发率低

4. 西沙必利临床应用于（　　　）
   A. 便秘　　　　　　　　　　　　B. 胃轻瘫
   C. 胃 - 食管反流　　　　　　　　D. 上消化道不适
   E. 食管炎

5. 抗酸药的抗消化性溃疡作用主要表现在（　　　）
   A. 中和过多胃酸

B. 解除胃酸对十二指肠黏膜的侵蚀和对溃疡面的刺激

C. 降低胃蛋白酶分解胃壁蛋白的活性

D. 抑制 H^+-K^+-ATP 酶活性

E. 使黏液分泌少

二、问答题

1. 说出急性胃肠炎的常见致病因素及防治原则。

2. 叙述治疗消化性溃疡的常用药物。

三、实例分析

患者，男，36 岁。胃灼热约 4~6 周，疼痛通常发生在餐后躺在沙发上看电视时（每天晚上看电视时喝啤酒 2 瓶，吸烟 1~2 包 / 天），且经常伴有恶心及异味液体流入口中。吃完巧克力、冰激凌后若很快上床睡觉，也会出现这些症状。服用铝碳酸镁可以缓解他的症状。

（1）请为此患者选择治疗药物，并说明其依据。

（2）他的哪些症状符合胃食管反流病？

（梁　谷）

第十二章 血液系统疾病的药物治疗

血液系统疾病指原发或主要累及血液和造血器官的疾病。常见的血液系统疾病有贫血（缺铁性贫血、巨幼细胞贫血、再生障碍性贫血）、白细胞减少症和粒细胞缺乏症、紫癜、白血病。血液病的症状和体征常无特异性，也可见于其他疾病。实验室检查是血液系统疾病诊断的重要环节，如血常规、骨髓穿刺涂片是血液病诊断中必不可少的步骤。血液系统疾病的治疗手段有：补充造血所需营养、刺激造血、细胞因子、切脾、化疗、放疗、诱导分化、免疫抑制等，造血干细胞移植是一种可能根治血液系统恶性肿瘤的综合性治疗方法。

第一节 缺铁性贫血

贫血是指外周血单位容积内红细胞数量或血红蛋白量以及红细胞比容低于可比人群正常值的下限。其中以血红蛋白量为主要指标。按红细胞形态分大细胞性贫血（如巨幼细胞贫血）、正常细胞性贫血（如再生障碍性贫血、溶血性贫血）、小细胞低色素性贫血（如缺铁性贫血）。我国血液病学家认为在我国海平面地区，成年男性 Hb<120g/L，成年女性（非妊娠）Hb<110g/L，孕妇 Hb<100g/L 就有贫血。

缺铁性贫血是最常见的贫血。其发病率在发展中国家、经济不发达地区、婴幼儿、育龄妇女明显增高。缺铁性贫血的病因是由于需铁量增加而铁摄入不足、铁吸收障碍、铁丢失过多，如慢性萎缩性胃炎等胃肠道疾病、某些药物、长期慢性失血如消化性溃疡、胃肠道恶性肿瘤、钩虫病、痔出血、食管胃底静脉曲张破裂出血、月经过多、血红蛋白尿及其他长期慢性失血导致铁丢失而得不到纠正。缺铁时血红蛋白生成减少，发生小细胞低色素性贫血。同时缺铁会使各种重要的含铁酶或铁依赖酶活性明显降低，进而影响患者的精神、行为、体力、免疫功能及患儿的生长发育和智力。缺铁时有原发病的表现，也会有贫血表现，还会有组织缺铁表现。血象呈小细胞低色素性贫血。平均红细胞体积（MCV）低于 80fl，平均红细胞血红蛋白量（MCH）小于 27pg，平均红细胞血红蛋白浓度（MCHC）小于 32%。

缺铁性贫血的治疗原则主要是补充铁剂。去除原发病因也是治疗的关键，如改善饮食、调理月经、驱虫、抗溃疡等。

【药物治疗原则】

在明确诊断及纠正病因的同时，补充铁剂。使用铁剂的基本原则是：

1. 首选口服铁剂，安全且疗效可靠。

2. 去除原发病因后，铁剂治疗无效应考虑铁剂的质量和生物利用度。

3．血象恢复正常后，铁剂仍需继续服用3～6个月，以补充机体铁的储备。

4．在有持续出血或溶血伴血红蛋白尿患者要持续补铁。

【治疗药物的选用】

（一）铁剂的作用、分类和特点

铁主要在十二指肠和空肠上段以亚铁离子形式吸收。进入血液循环后，形成血红蛋白。另外，亚铁离子也是许多酶的组成成分，参与多种生化代谢。补充铁剂后可使代谢恢复正常，缓解由缺铁引起的一系列症状如乏力、神经功能紊乱及含铁酶蛋白减少所致的上皮组织改变等。

1．口服铁剂 治疗性铁剂有无机铁和有机铁两类。无机铁以硫酸亚铁为代表，有机铁包括右旋糖酐铁、葡萄糖酸亚铁、山梨醇铁、富马酸亚铁和琥珀酸亚铁等。无机铁的不良反应较有机铁明显。维生素C和稀盐酸可促进食物中铁的吸收。

2．注射铁剂 包括右旋糖酐铁、山梨醇铁。右旋糖酐铁为氢氧化铁与右旋糖酐的复合物，山梨醇铁为枸橼酸铁与山梨醇的复合物。

常用铁剂的特点及用法用量见表12-1。

表12-1 常用铁剂的特点及用法用量

药物	主要特点	用法用量
口服铁剂		
硫酸亚铁	吸收率高，疗效快，价格低廉，胃肠道刺激明显	成人0.3～0.6g，3次/日，饭后服；小儿0.1～0.3g，3次/日，饭后服
葡萄糖酸亚铁	胃肠道刺激性小，作用温和，铁利用率高，起效快	用于预防：成人0.3g，1次/日；儿童，0.1g，2次/日。用于治疗：成人0.3～0.6g，3次/日；儿童0.1～0.2g，3次/日
富马酸亚铁	含铁量较高，奏效较快，恶心、呕吐、便秘等副作用较少	0.2～0.4g，3次/日。疗程：轻症2～3周，重症3～4周
乳酸亚铁	服后较易吸收	成人0.15～0.6g，3次/日，饭后服
琥珀酸亚铁	含铁量高，口服吸收率高，胃肠刺激性轻于硫酸亚铁	成人0.1～0.2g，3次/日；儿童0.05～0.1g，1～2次/日，饭后服
枸橼酸铁铵	三价铁，不如硫酸亚铁易吸收，但无刺激性，适用于儿童及不能吞服药片的患者。由于含铁量低，不适于重症贫血病例	10%溶液，成人10～20ml，3次/日；小儿，1～2ml/（kg·d）。应以吸管吸服，以免损害牙齿
注射铁剂		
右旋糖酐铁	适用于不能耐受口服铁剂或需要迅速纠正缺铁者	首次剂量50mg（儿童减量），以后成人100mg，1次/1～2日，深部肌内注射；儿童2.5mg/kg，1次/1～2日
山梨醇铁	吸收较快，局部反应少。妊娠3～4个月前应禁用，以免流产	1.5～2ml（相当于铁75～100mg）深部肌内注射，隔1～3日 一次

（二）治疗药物的选择

1．首选口服铁剂 口服铁剂有效的表现是：5天外周血中网织红细胞计数升高，7～10天达高峰；2周后血红蛋白浓度上升，一般约2个月左右恢复正常；在血红蛋白恢复正常后，还应剂量减半继续服药 3～6 个月，待铁蛋白恢复正常后停药。若服药 3 周后血红蛋白或网织红细胞计数未见升高，应检查原有诊断是否正确，是否按医嘱用药，病因是否去除，是否存在胃肠吸收障碍等。用法用量见表 12-1。

📖 课 堂 活 动

缺铁性贫血患者开始口服铁剂治疗后，为判断疗效应做什么检查？从什么时候起开始做？

2. 一般在下列情况下可使用注射铁剂　①不能耐受口服铁剂；②原有消化道疾病，口服铁剂可加重病情，如结肠炎、胃、十二指肠溃疡等；③吸收障碍，如胃大部切除、慢性腹泻；④需迅速获得疗效者，如晚期妊娠、择期手术。

一般不采用静脉给药。注射铁剂期间，不宜同时口服铁剂，以免发生毒性反应。

注射铁剂的用量。右旋糖酐铁及山梨醇铁，二者每毫升含元素铁 50mg，肌内注射易吸收。首次给药须用 0.5ml 作为试验剂量，如无明显不良反应，可给足量治疗。第一天给 50mg，以后每日或隔日给 100mg，直至总需量。注射用铁的总需量（mg）按公式计算：注射用铁的总需量（mg）=[需达到的血红蛋白浓度（g/L）- 患者的血红蛋白浓度（g/L）]×30+500（mg）。

🗂 案 例 分 析

案例

患者，女，40 岁，系统性红斑狼疮，合并缺铁性贫血、狼疮性肾炎、肢端动脉痉挛症。为迅速改善贫血，住院医师给予右旋糖酐铁 100mg 臀部肌内注射，1 次 / 日。2 天后发现患者双侧臀部青紫，考虑到是铁剂未吸收，故改为口服。

分析

缺铁性贫血用铁剂治疗首选口服给药，不能耐受口服或需迅速获得疗效等情况，可以采用肌内注射，一般不采用静脉给药。本例患者因合并肢端动脉痉挛症，同时臀部血液循环也较差，因而影响注射药物的吸收，改为口服给药是正确的。

【药物不良反应及防治】

1. 口服铁剂可引起胃肠刺激，致恶心、呕吐、腹痛、腹泻等。应饭后服用，从小剂量开始，逐渐增加剂量；也可间歇用药；反应减轻后再重复应用；如反应严重，则考虑改服其他制剂或采用注射给药。可导致便秘和黑便，影响大便潜血试验结果。主要通过吃蔬菜等改善饮食的方法纠正，必要时可用泻药。

2. 儿童误服 1g 以上可导致急性中毒甚至死亡，表现为坏死性肠炎症状，可有恶心、腹痛、血性腹泻，甚至休克、呼吸困难、死亡。中毒早期可用 1%～2% 碳酸氢钠溶液洗胃，并灌入去铁胺约 5g；急性中毒采用去铁胺肌内注射，每次 0.5g，2 次 / 日。长期大量服用过多铁剂，可引起慢性中毒。严重时出现皮肤色素沉着、肝硬化和心衰症状。

3. 注射铁剂的患者中 5% 有全身反应，表现为头痛、面部潮红、关节肌肉疼痛、荨麻疹、发热等变态反应症状,偶可引起过敏性休克。对铁过敏者禁用。避免静脉注射。

【药物相互作用】

1. 铁剂不宜与抗酸药、磷酸盐、鞣酸蛋白以及含鞣酸的食物如浓茶、菠菜等同服,可影响吸收。

2. 铁剂与考来烯胺、考来替泊等阴离子交换树脂合用也会发生络合反应。

3. 铁剂与氯霉素合用时,因氯霉素抑制骨髓造血功能,干扰红细胞成熟,影响铁剂疗效。

4. 铁剂与西咪替丁、胰酶、去铁胺等同用,可影响铁的吸收。

5. 铁剂可影响四环素类、氟喹诺酮类、青霉胺及锌制剂的吸收。

6. 铁剂与维生素 C 同服,虽可增加吸收,但也易致胃肠道反应。

—— 点 滴 积 累 ——

1. 缺铁性贫血是最常见的贫血类型,治疗以口服二价铁剂为主,服药后 5～10 天血液中网织红细胞计数升高并达高峰。在血红蛋白恢复正常后,还应剂量减半继续服药 3～6 个月,以补充铁的储备。

2. 铁剂应饭后服药,不宜与抗酸药、浓茶、菠菜等同服,避免让儿童接触药品。

第二节　巨幼细胞贫血

叶酸或维生素 B_{12} 缺乏及某些影响核苷酸代谢的药物导致细胞核 DNA 合成障碍所致的贫血称巨幼细胞贫血。以外周血中平均红细胞体积(MCV)和平均血红蛋白含量(MCH)高于正常、骨髓中出现大量形态和功能异常的巨幼红细胞和巨幼粒细胞为特点。

叶酸和维生素 B_{12} 是 DNA 合成过程中的重要辅酶,在体内参与核酸的合成。这两种物质的缺乏即可造成 DNA 合成障碍,使细胞内 DNA 合成速度减慢,而胞浆内 RNA 合成所受影响不大,导致细胞核和细胞质的发育不平衡,细胞体积增大,而细胞核发育滞后,形成巨幼变。巨幼细胞大部分在骨髓内未成熟就被破坏,产生贫血。另外,维生素 B_{12} 还参与神经鞘膜脂质的合成及维持有髓鞘神经纤维功能完整,缺乏时出现神经系统症状。血象呈大细胞性贫血。红细胞大小不均,以大细胞为主,椭圆形红细胞增多;中性粒细胞核分叶过多有特征性,具有诊断价值。MCV 大于 100fl,MCH 大于 32pg。重者全血细胞减少。骨髓象:红系增生显著、巨幼变;粒系也有巨幼变,巨核细胞体积增大、分叶过多。

巨幼细胞贫血的治疗原则:积极治疗原发病,如胃肠道疾病、自身免疫性疾病等;去除病因如婴儿喂养不当、偏食、摄入不足等;用药后继发者可酌情停药;补充叶酸和维生素 B_{12}。

【药物治疗原则】

1. 在骨髓检查结果未明确前,不宜给予叶酸或维生素 B_{12} 治疗,因为治疗 24 小时后骨髓细胞的巨型变可消失,不利于诊断。

2. 应诊断巨幼细胞贫血是由叶酸还是维生素 B_{12} 缺乏引起,以便针对性地选择治疗药物。

3. 当叶酸和维生素 B_{12} 联合应用时,应注意叶酸的使用可更多消耗维生素 B_{12} 而加重神经系统症状。

【治疗药物的选用】

1. 叶酸用于治疗各种巨幼细胞贫血。由于营养不良、婴儿期、妊娠期对叶酸需要量增加所致的营养性巨幼细胞贫血,治疗时以叶酸为主,辅以维生素 B_{12}。

2. 叶酸对抗药甲氨蝶呤、乙胺嘧啶、甲氧苄啶等所致的巨幼细胞贫血,需用亚叶酸钙治疗。

3. 对缺乏维生素 B_{12} 所致的恶性贫血,叶酸仅能纠正血象,而不能改善神经损害症状,故治疗时应以维生素 B_{12} 为主,叶酸为辅,尤其对内因子缺乏或分泌不足引起的恶性贫血。恶性贫血患者终生应用维生素 B_{12}。血红蛋白恢复正常后应维持治疗,而缺乏叶酸者血红蛋白恢复正常后一般不需用维持治疗。

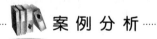 课 堂 活 动

恶性肿瘤患者服用甲氨蝶呤,出现巨幼细胞贫血后,应采用哪种药物治疗?叶酸是否有效?

给药方法及剂量:

1. 叶酸 口服:成人每次 5～10mg,5～30mg/d,每一疗程为 14 天,或用到红细胞数量恢复正常为止;儿童 5mg,3 次/日。肌内注射:成人 15～30mg,1 次/日;儿童 15mg,1 次/日,20～30 天为一疗程。

2. 维生素 B_{12} 恶性贫血患者,口服无效。开始 100μg 肌内注射,1 次/日,2 周后改为 100μg,2 次/周,连用 4 周,至血红蛋白恢复正常后,每月注射 1 次,作为维持治疗。有神经系统症状者,用量应稍大,且维持治疗宜 2 周 1 次。巨幼细胞贫血患者,25～100μg/次或隔日 50～200μg,肌内注射。小儿常用量:25～50μg,隔日一次,共 2 周;维持量 25～50μg,每月一次。不可静脉注射。

3. 亚叶酸钙 巨幼细胞贫血每次 1mg,肌内注射,1 次/日。

案 例 分 析

案例

患者,男,60 岁,因食欲不振、乏力、头晕半年来诊。查血常规显示:MCV、MCH 增高,红细胞大小不等,大细胞性贫血;骨髓象显示"核幼浆老"。诊断为巨幼细胞贫血。给予叶酸口服治疗 1 个月,病情未见改善。进一步做胃镜显示"慢性萎缩性胃炎"。除继续服用叶酸外,给予维生素 B_{12} 肌内注射,病情缓解。

分析

慢性萎缩性胃炎患者因胃黏膜萎缩,内因子分泌缺乏,导致维生素 B_{12} 吸收障碍,引起巨幼细胞贫血,此时单纯用叶酸治疗无效,应合用维生素 B_{12}。本例患者口服维生素 B_{12} 不吸收,应采用注射给药。

【药物不良反应及防治】

1. 叶酸　不良反应较少，罕见过敏反应。静脉注射较易致不良反应，不宜采用。长期服用叶酸，有些患者可能出现恶心、厌食、腹胀等胃肠反应，可改为肌内注射亚叶酸钙。大剂量时还可出现黄色尿。

2. 维生素 B_{12}　偶见过敏反应，甚至过敏性休克。应停药，并用抗过敏药物。维生素 B_{12} 可促使恶性肿瘤生长，故恶性肿瘤者禁用。

3. 严重巨幼细胞贫血用药治疗后，可出现突然血钾下降，应监测血钾。

【药物相互作用】

1. 营养性巨幼细胞贫血常合并缺铁，应同时补铁，并补充蛋白质和 B 族维生素。

2. 维生素 C 可促进叶酸转化为有活性的四氢叶酸，并提高四氢叶酸及其衍生物的稳定性，用叶酸治疗时可加用维生素 C 0.2g，3 次/日。

3. 叶酸和维生素 B_{12} 都是合成 DNA 的辅酶，用于治疗巨幼细胞贫血，二者有互补作用。

4. 甲氨蝶呤、乙胺嘧啶、甲氧苄啶等药物抑制二氢叶酸还原酶，阻止叶酸利用。

5. 维生素 B_{12} 不能与维生素 B、C 或 K 溶液混合给药。长期大剂量使用维生素 C 可使血清维生素 B_{12} 浓度降低，因此，在使用维生素 B_{12} 后 1 小时内不宜摄入大量维生素 C。

点 滴 积 累

1. 巨幼细胞贫血是由叶酸或维生素 B_{12} 缺乏引起的大细胞性贫血，骨髓象可见"核幼浆老"现象。叶酸与维生素 B_{12} 合用效果较好，维生素 C 可促进叶酸转化。

2. 有消化道疾病存在吸收障碍的患者，维生素 B_{12} 应采用注射给药。

第三节　再生障碍性贫血

再生障碍性贫血（简称再障）是一种获得性骨髓造血功能衰竭症。主要表现为骨髓造血功能低下、全血细胞减少和贫血、出血、感染综合征。半数以上患者无明确病因，称原发性再障；另一部分可找到明确的病因，称继发性再障。

 知 识 链 接

药物引起再障

药物是引起再障的最常见原因。分为两类：第一类与药物的应用剂量有关，药物应用达到一定剂量时会引起骨髓抑制，但这种抑制一般是可逆的，如抗肿瘤药、苯妥英钠、吩噻嗪类；第二类与药物应用剂量关系不大，与个体敏感性有关，所致再障一般呈持续性，这类药物有：①抗微生物药：氯霉素、磺胺药、异烟肼、两性霉素 B 等；②解热镇痛药：吲哚美辛、保泰松、阿司匹林等；③抗甲状腺药：甲巯咪唑、卡比马唑；④降血糖药：氯磺丙脲、甲苯磺丁脲等。

重型再障起病急、进展快、病情重,少数可由非重型进展而来。出血和感染为早期突出症状。出血部位广泛,整个病程几乎均有发热,体温在 39℃ 以上,感染以呼吸道最常见,严重者出现败血症。出血和感染互为因果,使病情恶化。贫血呈进行性加重。重型再障预后差,采用一般性治疗多数患者在一年内死亡。非重型再障起病和进展较缓慢,病程长,病情较重型轻。贫血为主要表现。出血倾向较轻。感染易控制,高热少见,很少持续 1 周以上。少数患者在疾病后期可进展为重型。

重型再障呈重度全血细胞减少;重度正细胞正色素性贫血,网织红细胞小于 0.5%;白细胞计数小于 2×10^9/L,中性粒细胞小于 0.5×10^9/L,淋巴细胞比例明显增高;血小板计数小于 20×10^9/L。非重型再障也呈全血细胞减少,但达不到重型的程度。重型再障多部位骨髓增生重度减低,粒、红系及巨核细胞明显减少且形态大致正常,非造血细胞和淋巴细胞比例明显增高。

再障的治疗原则:①一般治疗。预防感染;避免出血;避免接触任何可能对骨髓有抑制作用的物质。②对症治疗。纠正贫血、控制出血、控制感染。选用止血药、抗生素,出现真菌感染可选用抗真菌药。输新鲜血或成分输血,如输血小板、白细胞等。糖皮质激素用于止血和降温疗效肯定,但长期使用易致感染扩散。③针对发病机制的治疗。包括免疫抑制治疗、刺激造血治疗、造血干细胞移植。对 40 岁以下、无感染及其他并发症、有合适供体的重型再障患者,可考虑造血干细胞移植。

案例分析

案例

患者,男,21 岁,司机,因进行性全身乏力、面色苍白伴发热、牙龈出血来就诊。20 天前,曾因感冒服用感冒药数片,此后便出现上述症状。查血常规显示:全血细胞减少,网织红细胞计数 0.1%。骨髓穿刺涂片显示:多部位骨髓增生重度减低。诊断为急性再障(现称重型再障 I 型)并上呼吸道感染。住院后,立即给予抗感染、刺激造血、止血等治疗。曾选用环孢素、丙酸睾酮、粒细胞 - 巨噬细胞集落刺激因子(GM-CSF)、抗生素、止血药,并输新鲜血、血小板、白细胞多次。病情未见好转,反复高热、全身各部位出血,并出现真菌感染。2 个月后,因经济困难,家属要求出院。回家后 3 天,患者死亡。

分析

从上述病例可以看出,某些常用药物也有可能导致再障的发生,且有些与剂量关系不大;患者的主要表现是贫血、出血、感染;重型再障起病急,进展快,病情重;治疗手段主要是纠正贫血、控制出血和感染、促造血治疗;有条件做造血干细胞移植者很少。本例患者使用 GM-CSF 后,外周血白细胞计数曾升高,但仅维持 1~2 个月。许多患者在一年内死于感染和出血等并发症。

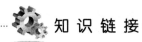 知识链接

干细胞移植

造血干细胞是生成各种血细胞的原始细胞。第3~6个月的胎儿肝是主要的造血器官，含造血干细胞较多，胎盘组织、脐带血中造血干细胞含量较高，均可用于治疗再生障碍性贫血等血液病患者。

出生后，造血干细胞主要存在于红骨髓，只有极少数会到血液中"旅行"。骨髓的重要功能就是产生生成各种细胞的干细胞，这些干细胞通过分化再生成各种血细胞如红细胞、白细胞、血小板等。骨髓移植主要用于治疗急慢性白血病、重型再生不良性贫血、骨髓增生异常综合征等。

根据骨髓的来源，骨髓移植有自体骨髓移植和异体骨髓移植之分，自体骨髓移植的骨髓来自患者本人，异体骨髓移植的骨髓来自捐献者。限制骨髓移植应用的关键因素是缺少供者。可采用有血缘关系的供者，也可从无血缘关系的捐献者找到真正人类白细胞抗原（HLA）相配供者取得骨髓。

【药物治疗原则】

联合免疫抑制药是治疗重型再障的主要选择，常用抗胸腺细胞球蛋白（ATG）、抗人T细胞免疫球蛋白（ALG），尤其适用于无条件施行骨髓移植的患者，可与环孢素组成强化免疫抑制方案。环孢素联合应用免疫抑制药ALG/ATG治疗重型再障可产生协同效应，提高疗效，降低各种免疫抑制药的剂量，提高患者的耐受力，可作为儿童重型再障的首选治疗手段。环孢素联用雄激素治疗非重型再障的疗效高于单用雄激素。

造血生长因子适用于全部再障，特别是重型。

非重型再障一般选用雄激素、中药、环孢素、造血生长因子等治疗，首选雄激素。联合应用糖皮质激素、雄激素、环孢素也可提高疗效。

对雄激素治疗缓解的患者应继续维持治疗，否则复发率较高，应逐渐减量（通常减半量）维持治疗3~5个月后停药。

糖皮质激素对刺激骨髓增生无肯定疗效，且用糖皮质激素无效的患者用ATG/ALG治疗能够缓解，故糖皮质激素仅适用于有免疫因素的再障，或有出血倾向，或有溶血现象，无高血压、高脂血症及潜在精神疾病的患者。

【治疗药物的选用】

（一）常用药物分类、作用及特点

1. **免疫抑制药** ①ATG和ALG可抑制T淋巴细胞，干扰细胞免疫，其与淋巴细胞的结合，掩盖了淋巴细胞表面的受体，使受体失去识别抗原的能力而无法与抗原结合。ALG对骨髓没有毒性作用，兔ALG不良反应较少较轻。②环孢素能选择性、可逆性地改变淋巴细胞功能，抑制淋巴细胞的分化、增殖，抑制其产生白介素-2（IL-2）、干扰素-γ（IFN-γ）。有肝、肾损害。小剂量长期服用对维持疗效、减少疾病复发非常有利。不损伤造血系统功能，对淋巴细胞、粒细胞、单核细胞均无细胞毒作用，亦无糖皮质激素的副作用。

2. **雄激素** 能刺激肾脏产生促红细胞生成素（EPO），促进红系造血；还可直接刺

激骨髓造血干/祖细胞的增殖分化,提高造血细胞对 EPO 的反应性。临床应用最早且较为有效的是丙酸睾酮、司坦唑醇(康力龙)及十一酸睾酮(安雄)。司坦唑醇与丙酸睾酮相比,蛋白同化作用显著,具有以下优点:①疗效高,对丙酸睾酮无效的患者仍然有效;②可以口服;③副作用轻。

3. 造血生长因子　①集落刺激因子(CSF)包括粒细胞集落刺激因子(G-CSF)和粒细胞巨噬细胞集落刺激因子(GM-CSF),有天然和重组类。重组类如:重组人粒细胞集落刺激因子(rhG-CSF)、重组人粒细胞巨噬细胞集落刺激因子(rhGM-CSF)。GM-CSF 可刺激骨髓多能干细胞向粒细胞 - 单核细胞集落分化,使其发育为成熟的粒细胞和单核细胞;并可与 EPO、M-CSF、G-CSF 等相互作用,促进巨核细胞生长;与高浓度 EPO 有协同作用,促进红细胞的增殖。G-CSF 主要刺激粒细胞系造血。天然及重组的 G-CSF 及 GM-CSF 均可用于再障的治疗,但疗效不持久。②EPO 能促进红系细胞生长和分化,增多红细胞数和血红蛋白含量。

4. 糖皮质激素　减少淋巴细胞数量,抑制细胞免疫,减低自身免疫性抗体水平。刺激骨髓造血,使红细胞和血红蛋白含量增加。也可防治药物的过敏反应。抗炎作用可使发热等炎症反应减轻。

课 堂 活 动

1. 再障患者出现感染可选用哪些抗感染药物?能否选用氯霉素、磺胺药?

2. 出血也是再障患者死亡的主要原因,除输血、血小板及局部止血外,还常用止血药,这类药物有哪些?

(二)治疗药物的选用

1. 非重型再障的治疗　首选雄激素。丙酸睾酮 100~200mg,肌内注射,每日或隔日 1 次。司坦唑醇 6~12mg/d,分次口服。十一酸睾酮 120~160mg/d,口服,3 次/日(血象恢复正常时可逐渐减为 1~2 次/日)。疗程为 3~6 个月。总疗程在 2 年以上。

2. 重型再障的治疗　联合应用免疫抑制药,尤其适用于儿童重型再障。ATG 3~5mg/(kg·d)或 ALG 10~15mg/(kg·d),静脉滴注,连用 5 天,泼尼松 1mg/(kg·d),口服,共 3 个月。环孢素 3~6mg/(kg·d),口服,疗程长于 1 年,维持剂量 2~5mg/(kg·d)。GM-CSF 或 G-CSF 5μg/(kg·d),静脉注射,根据中性粒细胞恢复情况调整用量或停药;EPO 首剂 50~100IU/kg,根据治疗反应调整用量:治疗 8 周后血细胞比容(HCT)不上升或达不到 40% 者,应逐渐增加剂量到 300~350IU/(kg·d);达到 40% 者,减量 25% 维持。造血生长因子一般在免疫抑制治疗后使用,剂量可酌减,维持 3 个月以上为宜。

【药物不良反应及防治】

1. 重组 EPO 毒性很小,静脉给药约 10% 患者可出现自限性流感样症状。极少患者有轻微的皮疹和荨麻疹。高血压失控者、对哺乳动物细胞衍生产品过敏者、对人血清白蛋白过敏者禁用。卟啉病患者慎用。

2. ALG、ATG 肌内注射可引起局部疼痛、红肿、发热、荨麻疹等,甚至引起过敏性休克。静脉注射也有短时高热、发冷,有时伴关节痛和气短。静脉滴注可见一过性体温升高与寒战、低血压、心率增快等。一般在 1~2 小时内消退。ALG、ATG 用药前需做过敏试验,用药过程中用糖皮质激素防治过敏反应。过敏体质者禁用,有急性感染者慎用。

3. 静脉滴注 ATG 不宜过快,每日剂量应维持静脉滴注 12~16h。

4. 环孢素用药剂量过大、时间过长有可逆性肝、肾损害,故使用时应个体化,初始剂量宜小,如 3~5mg/(kg·d),以后逐渐递增剂量,参照造血功能和 T 细胞免疫恢复情况、药物不良反应等调整用药剂量和疗程。用药期间应监测血象、肝功能、肾功能。

5. 雄激素类药物除有雄性化作用外,还有局部刺激、肝脏毒性等。可更换注射部位。女性及儿童宜选用口服同化激素。

【药物相互作用】

1. 环孢素联合雄激素治疗非重型再障的疗效高于单用雄激素,血液学恢复更为完全。

2. 环孢素与其他免疫抑制药联合应用,可产生协同效应,提高疗效;联合应用可降低各种免疫抑制药的剂量,提高患者的耐受力。ALG、环孢素、泼尼松龙、G-CSF 联合治疗较其他联合的有效率更高。

3. 环孢素与雄激素均有肝损害;糖皮质激素与雄激素均有水钠潴留,加重高血压;造血生长因子与环孢素均可引起发热等反应;环孢素与 ALG、ATG 或雄激素合用时剂量应减半。

点 滴 积 累

1. 再障表现为骨髓造血功能低下、全血细胞减少和贫血、出血、感染综合征。

2. 再障治疗原则除一般治疗外,还应纠正贫血、控制出血、控制感染等对症治疗,以及针对发病机制的治疗,包括免疫抑制治疗、刺激造血治疗、造血干细胞移植。

3. 联合免疫抑制药是治疗重型再障的主要选择;造血生长因子适用于全部再障,特别是重型。非重型再障一般选用雄激素、中药、环孢素、造血生长因子等治疗,首选雄激素。

4. 环孢素与其他免疫抑制药联合应用,可产生协同效应,提高疗效;联合应用可降低各种免疫抑制药的剂量,提高患者的耐受力。环孢素与雄激素均有肝损害。

第四节　白细胞减少症和粒细胞缺乏症

白细胞减少是指外周血白细胞绝对计数持续低于 $4.0×10^9$/L。外周血中性粒细胞绝对计数在成人低于 $2.0×10^9$/L,在儿童≥10 岁低于 $1.8×10^9$/L 或小于 10 岁低于 $1.5×10^9$/L 时,称为中性粒细胞减少;严重者低于 $0.5×10^9$/L 时,称为粒细胞缺乏症。本病是由于中性粒细胞生成缺陷、破坏或消耗过多、分布异常所致,其中细胞毒类药物、电离辐射、化学毒物直接毒性作用造成粒细胞减少,是引起中性粒细胞减少最常见的原因。临床表现随白细胞或中性粒细胞减少的原因、程度和时间长短而异。轻度减少的患者,不出现特殊症状,多表现原发病症状。中性粒细胞重度减少即为粒细胞缺乏症。中度和重度减少者易发生感染和出现疲乏、食欲不振、头晕、乏力等非特异性症状。常见的感染部位是呼吸道、消化道和泌尿生殖道,可出现高热、寒战、出汗、头痛、全身及关节酸痛,以及严重的败血症、脓毒血症。粒细胞严重缺乏时,感染部位不能形成有效的炎症反应,常无脓液。感染既是粒细胞减少和缺乏的原因,也是结果。实验室检查血象可见白细胞减少、中性粒细胞减少、淋巴细胞比例增加、中性粒细胞核左移和核分叶过多。

 知 识 链 接

可导致中性粒细胞减少的常用药物

类别	药物
细胞毒类	烷化剂、抗代谢药、蒽环类抗生素、长春生物碱类
解热镇痛药	阿司匹林、氨基比林、安乃近、吲哚美辛、保泰松、布洛芬等
抗微生物药	氯霉素、磺胺药、甲硝唑、β-内酰胺类抗生素、庆大霉素、万古霉素、呋喃妥因、异烟肼、对氨水杨酸、利福平、乙胺丁醇、齐多夫定
抗寄生虫药	氯喹、奎宁、伯氨喹、乙胺嘧啶等
抗甲状腺药	甲硫氧嘧啶、丙硫氧嘧啶、甲巯咪唑
降糖药	甲苯磺丁脲、氯磺丙脲
抗癫痫药	苯妥英钠、苯巴比妥、卡马西平
抗组胺药	苯海拉明、氯苯那敏、西咪替丁、雷尼替丁
抗高血压药	利血平、肼屈嗪、甲基多巴、卡托普利
抗心律失常药	普鲁卡因胺、奎尼丁、普萘洛尔、阿普林定、普罗帕酮
免疫调节药	硫唑嘌呤、左旋咪唑、吗替麦考酚酯
抗精神失常药	氯丙嗪、氯氮平、丙米嗪
其他	别嘌醇、砷化物、青霉胺、甲氧氯普胺、维A酸

粒细胞缺乏症的治疗原则为积极寻找和去除致病因素,停止接触可疑药物和其他致病因素;治疗原发病;预防和控制感染;粒细胞轻度减少且无感染倾向,骨髓检查无明显异常者,以追踪观察为主;应用升粒细胞药物。

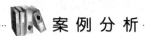 **案 例 分 析**

案例

患者,女,28岁,因"心慌乏力、手颤抖2个月"就诊,测血 TT_3、TT_4 升高,诊断为"甲亢"。查血常规显示 WBC $4.0 \times 10^9/L$。医生给予甲巯咪唑口服,同时给予维生素 B_4、鲨肝醇、肌苷治疗。

分析

甲亢本身可引起白细胞减少,甲巯咪唑等抗甲状腺药的严重不良反应是白细胞减少,服药期间可能引起白细胞数量进一步减少,因此应同时服用升白细胞药,并定期复查血常规,必要时应使用造血生长因子如 GM-CSF。白细胞计数低于 $3.0 \times 10^9/L$ 应停药。

【药物治疗原则】

1. 感染既是粒细胞减少和缺乏的原因，也是结果。首先明确感染的类型和部位，根据病原体培养和药敏试验的结果有针对性地选择抗感染药；及早、足量用药至感染症状消失后 4～5 天；联合用药可增强抗菌效果、扩大抗菌谱；杀菌药优于抑菌药。出现真菌和病毒感染应选用抗真菌药和抗病毒药。

2. 应及早应用升白细胞药，治疗 1～2 个月无效者应调整用药；造血生长因子是目前最有效的治疗药物，尤其急性粒细胞缺乏症应尽早应用。

3. 对于自身免疫性粒细胞减少和通过免疫介导机制所致的粒细胞缺乏症，可用糖皮质激素等免疫抑制剂治疗；其他原因所致者，则不宜采用。

【治疗药物的选用】

（一）常用药物分类、作用及特点

1. 粒细胞集落刺激因子（G-CSF）　是血管内皮细胞、单核细胞和成纤维细胞合成的糖蛋白。主要作用是刺激粒细胞集落形成单位，促进中性粒细胞的增殖与分化成熟；刺激成熟的中性粒细胞从骨髓释出；增强中性粒细胞的趋化、吞噬和杀伤功能。用于自体骨髓移植及肿瘤化疗后严重的中性粒细胞缺乏症，可缩短中性粒细胞缺乏时间，降低感染的发病率。对先天性中性粒细胞缺乏症也有效。对某些骨髓发育不良或骨髓损害患者，可增加中性粒细胞数量。可部分或完全逆转艾滋病患者中性粒细胞缺乏。

2. 粒细胞巨噬细胞集落刺激因子（GM-CSF）　在 T- 淋巴细胞、单核细胞、成纤维细胞、血管内皮细胞均有合成。它与白介素 -3（IL-3）共同作用于多向干细胞和多向祖细胞等分化较原始细胞，因此可刺激粒细胞、单核细胞、巨噬细胞和巨核细胞的集落形成和增生。主要促进单核细胞和粒细胞成熟，并可与 EPO、M-CSF、G-CSF 等相互作用，促进巨核细胞生长。缩短肿瘤化疗时中性粒细胞减少时间，减少感染并发症，使患者易于耐受化疗，有利于大剂量强化化疗，缩短肿瘤化疗的周期。对成熟中性粒细胞可增加其吞噬功能和细胞毒性作用。

3. 糖皮质激素　糖皮质激素作用于免疫反应的多个环节，既能抑制细胞免疫，也能抑制体液免疫，可抑制巨噬细胞的吞噬和处理，减少自身免疫抗体的生成，进而减少粒细胞的破坏；另外，合并感染和毒血症时，糖皮质激素可发挥抗炎、抗毒、抗休克作用。

（二）治疗药物的选用

1. 造血生长因子

（1）G-CSF：开始剂量 2～5μg/（kg•d）或 50～200μg/m²，皮下注射或静脉滴注。根据中性粒细胞升高的情况增减剂量或停止用药，用药期间宜定期检查血象。中性粒细胞数量回升至 $5×10^9$/L 时，可考虑停药。

（2）GM-CSF：125～500μg/（m²•d），皮下注射或缓慢静脉注射。肿瘤化疗：在化疗停止 1 日后用本品，5～10μg/（kg•d），持续 7～10 日，停药后至少间隔 48 小时方可进行下一疗程的化疗。

2. 其他常用升白细胞药的作用及应用、用法用量见表 12-2。

表 12-2　常用升白细胞药的作用及应用、用法用量

药名	药物作用及应用	用法用量
维生素 B_4	是核酸的组成成分,在体内参与 DNA 和 RNA 的合成,促进白细胞增生。用于白细胞减少症,也可用于急性粒细胞缺乏症	口服,成人 10~20mg,3 次/日;肌内注射或静脉注射,20~30mg/d。连续使用 1 个月才显效
小檗胺	促进造血功能,增加末梢血白细胞。用于肿瘤患者化疗或放疗引起的白细胞减少症,以及苯中毒、药物引起的白细胞减少症	口服,成人 50mg,3 次/日
鲨肝醇	促白细胞增生,用于各种原因引起的白细胞减少	50~150mg/d,分 3 次口服
白血生	同鲨肝醇	口服,200~300mg,3~4 次/日
利血生	增强造血系统功能,用于各种原因所致的白细胞减少症、再障	口服,20mg,3 次/日
肌苷	参与体内能量代谢和蛋白质合成。用于各种原因所致的白细胞减少、血小板减少症	口服,200~600mg,3 次/日;静脉注射或静脉滴注,200~600mg,1~2 次/日

课堂活动

白细胞减少症患者,病因不清。现因发热住院治疗。发热,体温 39℃,考虑为继发感染,此时应如何选用抗生素?退热应选用什么药物?能否选用氯霉素、阿司匹林?

【药物不良反应及防治】

1. G-CSF　大剂量过久使用,可产生轻、中度骨痛,皮下注射可有局部反应。偶有皮疹、低热、转氨酶升高、消化道不适,一般停药后消失。过敏者禁用。孕妇、哺乳妇、婴儿慎用。

2. GM-CSF　可引起骨痛、不适、发热、腹泻、呼吸困难、皮疹等。首次静脉滴注时可出现潮红、低血压、呕吐、呼吸急促等症状。孕期、哺乳期妇女、未成年人及恶性骨髓肿瘤患者慎用。骨髓外周血中存在过多白血病幼稚细胞者禁用。对本品成分过敏者或自身免疫性血小板减少性紫癜者禁用。不能与肿瘤化疗药物同时应用。

【药物相互作用】

1. 化疗药可影响 GM-CSF、G-CSF 的疗效,应于停用化疗药后 1~3 天再开始用药。

2. GM-CSF 可引起血浆蛋白降低,在与血浆蛋白结合率高的药物合用时应调整 GM-CSF 的用量。

3. 维生素 B_4 在与化疗药合用时,有促进肿瘤发展的可能性。

点滴积累

1. 细胞毒类药物、电离辐射、化学毒物直接毒性作用造成粒细胞减少,是引起中性粒细胞减少最常见的原因。感染既是粒细胞减少和缺乏的原因,也是结果。

2．粒细胞缺乏症的治疗原则是积极寻找和去除致病因素，停止接触可疑药物和其他致病因素；治疗原发病；预防和控制感染。

3．造血生长因子是目前最有效的治疗药物，尤其急性粒细胞缺乏症应尽早应用。对于自身免疫性粒细胞减少和通过免疫介导机制所致的粒细胞缺乏症，可用糖皮质激素等免疫抑制剂治疗。

第五节 白 血 病

白血病是一类累及造血干细胞的恶性肿瘤性疾病。其克隆中的白血病细胞增殖失控、分化成熟障碍、凋亡受阻，而停滞在细胞发育的不同阶段。在骨髓和其他组织中白血病细胞大量增生累积，并浸润其他组织和器官，正常造血受到抑制，导致贫血、出血和感染。在儿童及35岁以下成人中，白血病居恶性肿瘤所致病死率的第一位。

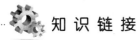 知 识 链 接

白血病的病因

白血病的病因包括：①病毒。②电离辐射。包括 X 射线、γ 射线、电离辐射等。③化学因素。多年接触苯及含苯的有机溶剂如汽油、橡胶等已肯定与白血病的发生有关；乙双吗啉、抗肿瘤药尤其烷化剂、氯霉素、保泰松等都有致白血病作用。④遗传因素。⑤其他血液病。如骨髓增生异常综合征、淋巴瘤、多发性骨髓瘤、骨髓纤维化最终可能发展为白血病。

乙双吗啉是一种治疗银屑病（牛皮癣）的药物。这种药物对牛皮癣的治疗在短时间内效果显著，价格也便宜，个别药厂和医生仍利用该药配制治癣药物。据统计，我国牛皮癣患者数千万，每年都有部分患者因使用乙双吗啉导致白血病。15 年来，哈尔滨市第一医院血研所收治这类患者 170 多人，其中百余人已死亡。2002 年9 月 20 日，国家食品药品监督管理局正式下达了禁药文件，并要求半年内收缴和销毁乙双吗啉。

根据白血病细胞的成熟程度和自然病程，将白血病分为急性白血病和慢性白血病。急性白血病可分为急性淋巴细胞性白血病（ALL）和急性非淋巴细胞性白血病（急性髓系白血病，ANLL）；慢性白血病分为慢性粒细胞性白血病和慢性淋巴细胞性白血病及少见类型。急性髓系白血病分为 8 型：M_0、M_1、M_2、M_3、M_4、M_5、M_6、M_7。急性淋巴细胞性白血病分为 3 型：L_1、L_2、L_3。急性白血病起病急，进展快，以发热、出血、贫血为首发症状。急性白血病的细胞分化停滞在较早阶段，多为原始细胞和早期幼稚细胞，病情发展迅速，自然病程仅几个月。慢性白血病一般起病缓慢，早期多无明显症状，许多患者因其他疾病就医时被确诊。慢性白血病的细胞分化停滞在较晚的阶段，多为较成熟幼稚细胞和成熟细胞，病情发展缓慢，自然病程为数年。

白血病的治疗原则：白血病的主要治疗措施为化学治疗、造血干细胞移植、支持疗法及放疗。化疗的目的在于消灭尽可能多的白血病细胞或控制其大量增殖，以解除因

白血病细胞浸润引起的各种临床表现,并为正常造血功能恢复创造条件。在缓解期或慢性期,采用自体或异基因造血干细胞移植。支持疗法是治疗白血病的重要环节,如使用血细胞分离机单采清除过高的白细胞;防治感染;造血生长因子可缩短粒细胞缺乏期;严重贫血可输浓缩红细胞;输注单采血小板悬液防治血小板过低引起的出血;碱化尿液、服用别嘌醇防治尿酸性肾病;维持营养等。

急性白血病的化学治疗可分为诱导缓解治疗和缓解后治疗两个阶段。化疗是诱导缓解治疗阶段治疗的基础和主要方法,即选用数种作用机制不同的药物联合化疗,目的是使患者迅速获得完全缓解。缓解后治疗阶段的主要方法是化疗和造血干细胞移植。间歇应用原诱导缓解方案或采用更为强烈的方案以杀灭残余的白血病细胞。

慢性粒细胞性白血病应着重于慢性期的治疗,一旦急性变,治疗很难奏效。联合化疗骨髓抑制发生率较高,易引起感染和出血,仅适合于中、高危病例,一般不联合化疗。急变期按照急性白血病的治疗方法治疗。

慢性淋巴细胞性白血病应根据临床分期和患者全身状况而定。一般 A 期患者无须治疗,定期复查即可。B 期患者,如有足够数量的正常外周血细胞且无症状,也多不治疗,定期随访。C 期患者应予化疗。但 B 期患者若临床表现加重如出现脾大、淋巴结肿大、持续发热、体重明显减轻等则应开始化疗。

【药物治疗原则】

急性白血病药物治疗原则是早期、联合、充分、间歇、个体化。

1. 及早治疗是因为白血病细胞浸润轻,耐药性较少,化疗效果好,骨髓造血功能好,化疗后功能易恢复。

2. 联合化疗可以提高疗效,减少不良反应,延缓耐药性。联合应用的药物应当作用于肿瘤细胞增殖周期的不同阶段、作用机制不同、不良反应不同。

3. 充分的化疗时间和剂量有利于最大限度地杀灭白血病细胞。白血病细胞增殖周期约 5 天,一个化疗疗程 7～10 天,可使处于各增殖期的白血病细胞都有机会被杀灭。

4. 间歇性化疗。一个化疗疗程结束后,应间歇 2～3 周再进行下一疗程。间歇用药可诱导静止期细胞进入增殖期;化疗药物的不良反应会降低患者的体质,尤其造血功能,适当的间歇有利于功能的恢复。

5. 个体化治疗。应根据患者的年龄、体质、病情、有无并发症以及外周血象、骨髓象进行个体化治疗。

【治疗药物的选用】

（一）常用药物的分类、作用及特点

1. 干扰核酸合成的药物 该类药物属于抗代谢药,干扰核酸尤其是 DNA 合成,作用于细胞周期中的 S 期,属细胞周期特异性药物。如巯嘌呤(6-MP)、阿糖胞苷(Ara-c)、甲氨蝶呤(MTX)是治疗 ALL 的重要药物。

2. 影响 DNA 结构和功能的药物

（1）烷化剂:如氮芥、环磷酰胺等可与 DNA 发生烷化作用,是细胞周期非特异性药。

（2）DNA 嵌入剂:多为抗生素,如柔红霉素(DNR)、多柔比星(ADM)等是细胞周期非特异性药,但对处于细胞增殖周期的细胞作用更强。

3. 影响蛋白质合成的药物 门冬酰胺酶(L-ASP)主要作用于 G_1 期。

4. 抑制有丝分裂的药物 长春新碱(VCR)、长春碱(VLB)、依托泊苷(VP-16)等,主要作用于 M 期,是细胞周期特异性药物。

5.诱导白血病细胞分化成熟的药物

(1)维 A 酸(ATRA):M₃ 患者早幼粒细胞分化成熟发生障碍,在经大剂量 ATRA 诱导后,M₃ 细胞分化成熟。ATRA 用于 M₃ 诱导分化,白血病细胞分化成熟,促凝物质减少,白血病细胞未被破坏,因而治疗中弥散性血管内凝血(DIC)发生率低;ATRA 不引起骨髓抑制和白细胞减少,感染发生率低。

(2)亚砷酸(三氧化二砷):可诱导白血病细胞分化,诱导细胞凋亡。主要用于 M₃ 治疗。它以不依赖于维 A 酸调节途径的方式发挥作用,因此二者之间不存在交叉耐药性。

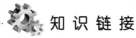 知 识 链 接

维 A 酸和砒霜治疗白血病

1986 年,一个 9 岁的白血病女孩在化疗后出现高烧、感染、出血、肛周脓肿,生命垂危。王振义[上海交通大学医学院(原上海第二医科大学)教授,内科血液学专家]在征得患者家属同意后,尝试用维 A 酸对患者进行抢救治疗。结果,奇迹出现了:用药一周后,患者高烧退了,感染好转;三个月后,病情完全缓解;一年、两年过去,患者康复了(二十几年后的今天,当年的患儿还健康地活着)!这是世界上第一例用维 A 酸成功治愈的白血病患者。

砒霜的主要成分是三氧化二砷,起作用的也是该成分,是一种呈白色(有时略带黄色或红色)粉末状的毒性很强的无机化合物,通常用作杀虫药或杀鼠药。20 世纪 80 年代中期上海交通大学医学院(原上海第二医科大学)的研究者发现部分白血病可通过诱导细胞分化治疗而缓解,并发明了药物维 A 酸。急性早幼粒细胞性白血病(M₃ 型)是最凶险的白血病之一。上海血液学研究所又与哈尔滨医科大学合作阐明了中药砒霜治疗急性早幼粒细胞性白血病的机制,首先提出了针对急性早幼粒细胞性白血病细胞基因产物的综合靶向治疗方法,采用维 A 酸、三氧化二砷和化疗联合治疗,将急性早幼粒细胞性白血病 5 年无病生存率从 20 世纪 80 年代初的小于 20% 提升到目前的 94% 以上。

(二)治疗药物的选用

1.急性淋巴细胞性白血病的药物治疗

(1)诱导缓解治疗:基本方案是由长春新碱(VCR)和泼尼松(P)组成的 VP 方案;VP 加蒽环类药物柔红霉素(DNR)组成 VDP 方案;再加门冬酰胺酶(L-ASP)即为 VDLP 方案;加环磷酰胺(CTX)组成 VDCP 方案。用法用量见表 12-3。

(2)缓解后治疗

强化巩固治疗:①高剂量 Ara-C（1～3g/m²），每 12 小时一次,持续静脉滴注,3～6 天为一疗程。②高剂量 MTX（0.5～5g/m²），持续静脉滴注 24 小时,滴完后用亚叶酸钙解救。

维持治疗:6-MP 和 MTX 联合。6-MP（75mg/m²）每日一次口服;MTX（20mg/m²）每周一次口服,共维持 3 年左右或更长。

表 12-3　急性淋巴细胞性白血病的常用化疗方案

方案	药物组成	剂量 mg/(m²·d)	用法	用药时间
VP	VCR	1.4	静脉注射	第 1、8、15、22 天
	Pred	40~60	口服	第 1~28 天
VDP	VCR	1.4	静脉注射	第 1、8、15、22 天
	DNR	40~60	静脉注射	第 1~3 天
	Pred	40~60	口服	第 1~28 天
VLP	VCR	1.4	静脉注射	第 1、8、15、22 天
	L-ASP	1000U	静脉滴注	第 1~10 天
	Pred	40~60	口服	第 1~28 天
VDLP	VCR	1.4	静脉注射	第 1、8、15、22 天
	DNR	40~60	静脉注射	第 1~3 天
	L-ASP	5000~10 000U	静脉滴注	第 19~28 天
	Pred	40~60	口服	第 1~14 天,第 15 天减量至 28 天

2. 急性非淋巴细胞性白血病的药物治疗

（1）诱导缓解治疗：标准方案为 DA（3 + 7）方案。还有 DAT 方案。用法用量见表 12-4。其他有 IA 方案、HA 方案、HOAP 方案等。

M_3 诱导分化：维 A 酸 25~45mg/(m²·d) 口服治疗直至缓解。亚砷酸 5~10mg 加入液体静脉滴注,1 次 / 日,4~6 周为一疗程。

（2）缓解后治疗：强化巩固治疗：①原诱导方案巩固 4~6 个疗程；②以中等剂量阿糖胞苷为主,联合米托蒽醌、柔红霉素等早期强化治疗；③用与原诱导方案无交叉耐药性的药物（如米托蒽醌 + 依托泊苷）,每 1~2 月化疗一次,共 1~2 年。强化巩固治疗后主张不进行维持治疗。

表 12-4　急性非淋巴细胞性白血病的化疗方案

方案	药物组成	剂量 mg/(m²·d)	用法	用药时间
DA	DNR	45~60	静脉注射	第 1~3 天
	Ara-C	100~200	静脉滴注	第 1~7 天
DAT	DNR	45~60	静脉注射	第 1~3 天
	Ara-C	100~200	静脉滴注	第 1~7 天
	6-TG	80~100	口服	第 1~7 天

3. 慢性粒细胞性白血病的药物治疗

（1）羟基脲（HU）：目前是慢性粒细胞性白血病治疗的首选药物。常用剂量为 3g/d,分 3 次口服（如白细胞明显增多,剂量可达 6g/d）；待白细胞下降至 20×10^9/L 左右时,剂量减半；降至 10×10^9/L 时,改为小剂量维持。

（2）白消安（BUS,马利兰）：初始剂量为 4~6mg/d,当白细胞降至 20×10^9/L 时应停药,待稳定后改小剂量（每 1~3 天 2mg）,使白细胞保持在 $(7~10) \times 10^9$/L。

（3）其他药物：阿糖胞苷、高三尖杉酯碱、6-MP、CTX 等作为二线药物,仅在上述药物无效时才考虑使用。

（4）α-干扰素：300万～500万单位/（m²·d），皮下或肌内注射，每周3～7次，持续用数月至数年不等。对白细胞增多者，宜在第1～2周并用羟基脲或小剂量阿糖胞苷。

（5）伊马替尼：慢性期、加速期、急变期的用量分别为400mg/d、600mg/d、800mg/d，1次/日，口服，服用时大量饮水。

4.慢性淋巴细胞性白血病的药物治疗

（1）苯丁酸氮芥（CLB）：是慢性淋巴细胞性白血病治疗的首选药物。有连续和间断两种用法。连续用药：小剂量4～8mg/（m²·d），口服，每日应用，连用4～8周，每周检查血象，调整药物剂量，淋巴细胞减少50%后改为半量，淋巴细胞减为10×10^9/L后改为维持量。间断用药：0.4～0.7mg/kg，1天或分成4天口服，根据骨髓恢复情况，每2～4周为1疗程。

（2）氟达拉滨：为腺苷类药物，是治疗慢性淋巴细胞性白血病的新药，对难治性慢性淋巴细胞性白血病有效。25～30mg/（m²·d）静脉滴注连续5天，每4周重复1次。

（3）联合化疗：COP（环磷酰胺、长春新碱、泼尼松）方案、CHOP（环磷酰胺、阿霉素、长春新碱、泼尼松）方案、CLB＋泼尼松、CTX＋泼尼松、氟达拉滨＋CLB等。

 知识链接

一、胃癌常用化疗方案

1.单一用药　只用于早期胃癌需化疗的患者或不能承受联合化疗的进展期胃癌患者。常用替加氟（喃氟啶、FT-207）、替加氟/尿嘧啶（优福定）等，胃癌单一用药疗效不佳，常采用联合化疗。

2.联合用药　指采用两种以上化疗药物。一般只选2～3种药物。

（1）FAM方案：F指5-氟尿嘧啶（5-FU），A指多柔米星（ADM），M指丝裂霉素（MMC）。5-FU 600mg/m²，静脉滴注，第1、2、5、6周；ADM 30mg/m²，静脉注射，第1、5周；MMC 10mg/m²，静脉注射，第1周。6周为一疗程。

（2）EAP方案：依托泊苷（VP-16）120mg/m²，静脉滴注，第4、5、6日；多柔比星（ADM）20mg/m²，静脉注射，第1、7日；顺铂（DDP）40mg/m²，静脉滴注，第2、8日，水化。3周为1周期，每3周期为一疗程。

（3）EFP方案：VP-16 60mg/m²，静脉滴注，第1～4日；5-FU 500mg/m²，静脉滴注，第1～4日；DDP 30mg/m²，静脉滴注，第5～7日。3周为1周期，3周期为一疗程。

二、肺癌的化疗方案

1.小细胞癌的化疗方案

（1）CAV方案：CTX（环磷酰胺）1000mg/m²，静脉注射，第1天；ADM（多柔比星）45mg/m²，静脉注射，第1天；VCR（长春新碱）1.4mg/m²，静脉注射，第1天。每3周重复1次，2～3周期为1疗程。

（2）EP方案：DDP（顺铂）80mg/m²（需水化），静脉滴注，第1天；VP-16（依托泊苷）100mg/m²，静脉注射，第1～3天。每3周重复1次。

（3）EAP方案：VP-16 100mg/m²，静脉滴注，第3～5天；DDP 30mg/m²，静脉滴注，第8～12天；ADM 40mg/m²，静脉滴注，第1天。每3周重复1次，2～3周期为1疗程。

（4）其他方案：COMVP 方案、ECHO 方案、VIP 方案等。

2. 非小细胞癌的化疗方案　方案中多含有 DDP、ADM。如：VDS（长春地辛）＋ DDP、VLB（长春碱）＋ DDP、VP-16＋DDP、CTX＋ADM＋VP-16 等。

5. 给药方法

（1）静脉滴注。甲氨蝶呤、阿糖胞苷、高三尖杉酯碱最好在临用前用生理盐水稀释后静脉滴注，防止漏到血管外。而氮芥、环磷酰胺、长春碱、多柔比星等不宜滴注。一般抗肿瘤药不作肌内注射。

（2）治疗中枢神经系统白血病可进行鞘内注射，常用甲氨蝶呤、阿糖胞苷等用脑脊液稀释后缓慢推入。

课堂活动

某白血病患者，医生给予下列药物治疗：长春新碱、柔红霉素、环磷酰胺、泼尼松、昂丹司琼、别嘌醇。

说出其中化疗方案主要组成药物；昂丹司琼及别嘌醇在化疗过程中分别起什么作用？

【药物不良反应及防治】

1. 抗恶性肿瘤药共同的不良反应及防治

（1）骨髓抑制：除糖皮质激素、门冬酰胺酶等少数药物外均可引起。表现为白细胞减少、血小板减少，甚至再障、白血病。应定期检测血象，根据病情减量或停药，或给予升白细胞药等。集落细胞刺激因子可缩短化疗间隔时间，提高对化疗的耐受程度。

（2）胃肠道反应：尤其烷化剂氮芥、环磷酰胺以及甲氨蝶呤、米托蒽醌、阿糖胞苷等显著。止吐可选用甲氧氯普胺、多潘立酮、氯丙嗪、昂丹司琼、格拉司琼等。昂丹司琼等 5-HT$_3$ 受体拮抗药是目前作用较强的止吐药。

（3）肝、肾功能损害：尤其甲氨蝶呤、阿糖胞苷、门冬酰胺酶、6- 巯嘌呤易引起。有肝、肾损害的药物联合化疗时更易出现。应定期监测肝、肾功能，必要时减量、停药或用保肝药。

（4）心脏毒性：尤其多柔比星、柔红霉素、米托蒽醌等抗肿瘤抗生素及三尖杉酯碱等易引起。应做好心脏监测，心脏病者慎用或禁用，出现心律失常或心衰时停药并给予相应处理。

（5）高尿酸血症：尤其环磷酰胺、白消安、多柔比星等明显。防治：碱化尿液；别嘌醇 0.1g，3 次 / 日，口服；大量补液。

（6）其他：脱发、色素沉着、局部刺激、神经系统毒性、致畸等。

2. 药物特有的不良反应及防治

（1）环磷酰胺（CTX）：致出血性膀胱炎。防治：美司钠总剂量为 CTX 的 20%，首剂与 CTX 一起用，4 小时和 8 小时后各重复一次。

（2）维 A 酸

1）一般不良反应：皮肤干燥脱屑、口干、口角皲裂，白细胞增多头痛、头晕，消化道反应，骨关节痛，肝功能损害等。一般较轻，患者能耐受，1～2 周后会减轻或消失，反应重者，减量或停药后可消失。

2）白细胞淤滞症及维 A 酸综合征：由于高白细胞血症，患者出现发热、水肿、呼吸困难、高血压、肾衰竭等。处理：维 A 酸减量，羟基脲 0.5g，3 次／日，或用 DA 方案化疗，老年患者给予阿糖胞苷即可；吸氧、利尿，地塞米松 10mg 静脉注射，2 次／日，白细胞单采和化疗。

3）高颅压综合征：减少维 A 酸用量，用甘露醇降颅压；伴高白细胞血症，可加用化疗、地塞米松。

（3）环孢素：最常见的不良反应是肾毒性，其次是肝毒性，偶见诱发感染、淋巴瘤等。可对症处理，监测血药浓度，适时调整给药剂量，减少毒性反应。初始剂量宜小，如 3～5mg/（kg•d），以后逐渐递增剂量，血药浓度维持在 200～400ng/ml 为宜，若血浆肌酐浓度上升超过基础水平的 30%，则应减量。

（4）阿糖胞苷：大剂量用药时可出现结膜疼痛、畏光，用可的松眼药水可减轻症状。

（5）甲氨蝶呤：导致黏膜炎、肝肾损害。治疗时充分水化、碱化和用大剂量亚叶酸钙解救。

（6）亚砷酸：可引起皮肤干燥、丘疹、红斑、色素沉着，对本品过敏者禁用；胃肠道反应，明显者用止吐药；偶见指尖麻木、转氨酶升高，可停药并对症治疗，待恢复后继续治疗，肝肾功能损害者禁用；急性中毒用二巯丙醇解救。

案 例 分 析

案例

患者，男，36 岁，因患急性白血病住院进行化疗，化疗前给予氯丙嗪 25mg 肌内注射，随后开始静脉滴注化疗药物。输液过程中恶心、呕吐较轻。两个半小时后，输液完毕，因内急立即从床上起身去厕所，在厕所门口突然晕倒，撞伤头部，造成出血。

分析

目前急性白血病的治疗主要依靠化疗，而抗肿瘤药的不良反应较多、较严重，如骨髓抑制、肝毒性、脱发、致癌等，其中常见的不良反应是胃肠道反应。用药过程中患者会出现严重的恶心、呕吐等症状。为减轻化疗药的胃肠道反应，医生常给予患者止吐药，如甲氧氯普胺、654-2、氯丙嗪、昂丹司琼等药物于用药前或用药过程中给予，其中昂丹司琼等 5-HT$_3$ 受体拮抗剂尤其适用于化疗、放疗引起的呕吐。本例患者选用低廉的氯丙嗪在化疗前肌内注射。但止吐药本身也有许多不良反应，如氯丙嗪可引起锥体外系反应、直立性低血压等。本例患者突然晕倒即是由直立性低血压所致。由于未告知患者注意事项，应缓慢起床或休息一段时间，而是突然起身，遂出现上述结果。因此，在用一种药物防治另一种药物不良反应的同时，这种药物本身的不良反应也应注意防治。

【药物相互作用】

1. 维 A 酸联合其他治疗可提高缓解率,降低维 A 酸综合征的发生率和病死率。

2. 化疗时联用造血刺激因子可缩短化疗间歇,但促进白细胞增生,不能用于高白细胞性白血病。

3. 长春碱、多柔比星、阿糖胞苷可增加细胞对 MTX 的吸收,而羟基脲、6-MP 则减少细胞对该药的摄取。

4. 别嘌醇能延迟 6-MP 的代谢,增加药物与细胞的接触时间,增强其抗肿瘤作用与毒性 2~4 倍。二者合用时,6-MP 应减少为常用量的 1/4 左右。

5. 多柔比星与柔红霉素、长春新碱有交叉耐药性,与环磷酰胺、甲氨蝶呤有良好的协同作用。

6. 环孢素与肾毒性药物合用,增加肾毒性发生率;与糖皮质激素合用,导致环孢素血药浓度升高,环孢素可降低糖皮质激素的体内消除,两者合用,疗效会增强,不良反应也可能增加。

点 滴 积 累

1. 白血病的主要治疗措施为化学治疗、造血干细胞移植、支持疗法及放疗。急性白血病的化学治疗可分为诱导缓解治疗和缓解后治疗两个阶段。化疗是诱导缓解治疗阶段治疗的基础和主要方法。

2. 化疗药物分为干扰核酸合成的药物、影响 DNA 结构和功能的药物、影响蛋白质合成的药物、抑制有丝分裂的药物、诱导白血病细胞分化成熟的药物。

3. 常用的化疗方案:急淋:VP、VDP、VDLP;急粒:DA、DAT;M_3:ATRA、亚砷酸;慢粒:羟基脲、白消安;慢淋:苯丁酸氮芥。

4. 化疗药主要不良反应有:骨髓抑制、胃肠道反应、肝肾损害、心脏毒性、高尿酸血症等。其他有出血性膀胱炎、维 A 酸综合征、砷中毒等。

目 标 检 测

一、选择题

(一)单项选择题

1. 下列哪种贫血可用环孢素治疗(　　　)
   - A. 缺铁性贫血
   - B. 巨幼细胞贫血
   - C. 再障
   - D. 白细胞减少症

2. 口服铁剂时,应同时服用(　　　)
   - A. 碳酸氢钠
   - B. 维生素 C
   - C. 西咪替丁
   - D. 氢氧化铝凝胶

3. 口服时胃肠道刺激性小的二价铁制剂是(　　　)
   - A. 硫酸亚铁
   - B. 葡萄糖酸亚铁
   - C. 枸橼酸铁铵
   - D. 山梨醇铁

4. 判断铁剂治疗缺铁性贫血有效的最早指标是(　　　)

A．网织红细胞计数   B．血红蛋白含量

C．红细胞计数   D．临床表现

5．使用铁剂治疗缺铁性贫血应（   ）

A．首选口服铁剂   B．首选铁剂肌内注射

C．血红蛋白恢复正常立即停药   D．与抗酸药同服

6．下列哪项不符合巨幼细胞贫血（   ）

A．由于缺乏叶酸和维生素 B_{12} 所致

B．DNA 合成障碍，核幼浆老

C．红细胞大小不等，MCV 增大

D．巨幼变只累及红系

7．某癌症患者，使用甲氨蝶呤化疗后出现巨幼细胞贫血，此时应选用何药治疗（   ）

A．叶酸   B．维生素 B_{12}

C．亚叶酸钙   D．叶酸＋维生素 B_{12}

8．下列哪种贫血以出血和感染为突出症状（   ）

A．缺铁性贫血   B．重型再障

C．非重型再障   D．巨幼细胞贫血

9．重型再障最主要的治疗药物是（   ）

A．雄激素   B．糖皮质激素

C．联合应用免疫抑制剂   D．造血生长因子

10．再生障碍性贫血的血常规表现是（   ）

A．全血细胞减少   B．平均红细胞体积增加

C．外周血出现幼稚细胞   D．白细胞计数增加

11．非重型再障的治疗首选（   ）

A．中药   B．雄激素

C．环孢素   D．造血生长因子

12．环孢素的主要不良反应是（   ）

A．过敏反应   B．肝肾损害

C．局部刺激   D．雄性化

13．关于白血病的叙述，错误的是（   ）

A．分为急性白血病和慢性白血病

B．急性白血病起病急，进展快

C．慢性白血病起病缓慢，早期无明显症状

D．急性白血病的细胞分化停滞在较晚的阶段，多为较成熟幼稚细胞和成熟细胞

14．哪种白血病应着重于慢性期的治疗，一般不联合化疗（   ）

A．急性淋巴细胞性白血病   B．急性非淋巴细胞性白血病

C．慢性粒细胞性白血病   D．慢性淋巴细胞性白血病

15．哪种药物是干扰核酸合成的药物（   ）

A．巯嘌呤   B．环磷酰胺

C．门冬酰胺酶   D．长春新碱

16．急性淋巴细胞性白血病诱导缓解治疗的基本方案是（   ）

A. VP 方案   B. DA 方案

C. 6-MP 和 MTX 联合   D. DAT 方案

17. 慢性粒细胞性白血病的首选治疗药物是（　　）

    A. 白消安   B. 羟基脲

    C. 环孢素   D. 维 A 酸

18. 急性早幼粒细胞性白血病（M_3）诱导分化最常用的药物是（　　）

    A. 羟基脲   B. 维 A 酸

    C. 环磷酰胺   D. 强的松

19. 抗肿瘤药一般不采用的给药途径是（　　）

    A. 肌内注射   B. 静脉滴注

    C. 口服   D. 治疗中枢神经系统白血病进行鞘内注射

20. 不引起骨髓抑制的抗恶性肿瘤药是（　　）

    A. 糖皮质激素   B. 烷化剂

    C. 干扰核酸合成药   D. 抑制有丝分裂药

21. 尤其适用于化疗、放疗所致呕吐的止吐药是（　　）

    A. 甲氧氯普胺   B. 多潘立酮

    C. 氯丙嗪   D. 昂丹司琼

22. 防治白血病化疗时高尿酸血症，可口服（　　）

    A. 别嘌醇   B. 止吐药

    C. 维生素 B_6 D. 地塞米松

23. 别嘌醇能延缓哪种药物代谢，增强其作用和毒性（　　）

    A. 维 A 酸   B. 长春新碱

    C. 6-MP   D. 环孢素

（二）多项选择题

1. 治疗巨幼细胞贫血时，叶酸可以合用（　　）

    A. 维生素 B_{12} B. 维生素 C

    C. 与维生素 C 混合注射   D. 复方新诺明

    E. 同时补铁

2. 再障的治疗原则包括（　　）

    A. 控制感染   B. 输血、止血

    C. 免疫抑制治疗   D. 刺激骨髓造血

    E. 造血干细胞移植

3. 重型再障的治疗药物包括（　　）

    A. ATG 或 ALG   B. 环孢素

    C. GM-CSF   D. 泼尼松

    E. EPO

4. 免疫抑制药包括（　　）

    A. 环孢素   B. ATG

    C. ALG   D. 雄激素

    E. GM-CSF

5. 再障患者死亡的主要原因是（　　）

  A. 严重贫血导致缺血、缺氧   B. 出血

  C. 感染   D. 营养缺乏

  E. 药物的不良反应

6. 急性白血病药物治疗原则包括（　　）

  A. 早期   B. 联合   C. 充分

  D. 间歇   E. 个体化

7. DVP 方案的组成药物是（　　）

  A. 门冬酰胺酶   B. 柔红霉素

  C. 长春新碱   D. 泼尼松

  E. 维 A 酸

8. 化疗出现呕吐时具有止吐作用的药物包括（　　）

  A. 甲氧氯普胺   B. 多潘立酮

  C. 氯丙嗪   D. 昂丹司琼

  E. 山莨菪碱

9. 维 A 酸的不良反应包括（　　）

  A. 消化道反应   B. 白细胞淤滞症

  C. 高颅压综合征   D. 维 A 酸综合征

  E. 肝功能损害

10. 下列药物不良反应及解救药正确的是（　　）

  A. 骨髓抑制 - 升白细胞药

  B. 维 A 酸所致高颅压综合征 - 甘露醇

  C. 甲氨蝶呤所致巨幼细胞贫血 - 亚叶酸钙

  D. 亚砷酸中毒 - 二巯丙醇

  E. 环磷酰胺所致出血性膀胱炎 - 美司钠

二、问答题

1. 患者出现缺铁性贫血的病因可能有哪些？

2. 应用铁剂治疗缺铁性贫血时，促进和妨碍吸收的因素有哪些？

3. 重型再障的治疗药物有哪些？

4. 急性白血病的治疗分为哪两个阶段？治疗原则是什么？

三、实例分析

1. 患者，男，19 岁，急性淋巴细胞性白血病，用 DVLP 方案化疗 1 个月，未见缓解，反复出现高热、全身多部位出血。给予抗生素抗感染、止血药止血等措施，仍有高热。应选用什么药物退热？能否选用阿司匹林等药物？

2. 缺铁性贫血患者，血红蛋白含量为 90g/L，若右旋糖酐铁注射剂每支含铁元素 50mg，使血红蛋白恢复到 150g/L，需注射约多少支？

（王敏进）

第十三章　泌尿系统疾病的药物治疗

泌尿系统由肾、输尿管、膀胱、尿道及有关血管、淋巴、神经等组成。肾脏不仅是一个泌尿器官，也是一个重要的内分泌器官。泌尿系统疾病除原发于肾小球、肾小管的疾病外，还包括全身各系统疾病引起的继发性肾脏病变，常会引起临床症状、体征、实验室检查等相似的综合征。肾脏疾病根据其病因、发病机制、病变部位、病理诊断及功能诊断的不同，选择不同的治疗方案。常用的包括降压、利尿、减少尿蛋白、免疫抑制、中西医结合等，血液透析、肾脏移植等肾脏替代治疗是慢性肾衰竭唯一有效的治疗方法。本章主要介绍急性肾小球肾炎、慢性肾小球肾炎、泌尿道感染的药物治疗。

第一节　急性肾小球肾炎

急性肾小球肾炎（简称急性肾炎）是由多种原因致病，急性起病，以血尿、蛋白尿、高血压、水肿为特征的肾脏疾病。本节介绍最常见的链球菌感染后急性肾小球肾炎。

链球菌感染后急性肾小球肾炎是由 β 溶血性链球菌"致肾炎菌株"致病，常为 A 组中的 12 型。链球菌的某种成分作为抗原与抗体形成免疫复合物在肾小球基底膜沉积，激活补体系统，同时吸引炎症细胞浸润，并产生炎症介质引起并加重肾小球炎症病变。免疫学检查可发现血清 C_3 及总补体下降，抗"O"滴度可升高。急性肾炎多见于儿童，男性多于女性。发病前 1～3 周常有上呼吸道或皮肤黏膜链球菌感染史。北方患者 90% 发生于呼吸道链球菌感染后。本病起病较急，临床表现轻重不一，轻者可毫无症状，仅尿常规略有异常；典型者呈急性肾炎综合征表现；重症者可发生急性肾衰竭。病程短者数日，长者可达一年，大多数在 4～8 周左右。大多预后良好，常在数月内临床自愈。几乎所有患者都有血尿，轻重不等，肉眼血尿持续时间不长。可伴有轻中度蛋白尿。尿沉渣中可见白细胞、上皮细胞和红细胞管型、颗粒管型。部分患者起病时尿量 <500ml/d，少数患者甚至无尿。80% 患者有水肿，典型表现为晨起眼睑水肿或伴下肢凹陷性水肿。80% 患者出现一过性高血压，多为轻、中度，偶见严重高血压。部分患者出现一过性氮质血症，经利尿后多恢复正常，仅极少数患者出现急性肾衰竭。

知 识 链 接

泌尿系统疾病常见综合征

1. 肾病综合征　大量蛋白尿（>3.5g/d），低蛋白血症（<30g/d），明显水肿和（或）高脂血症。

2. 急性肾炎综合征 蛋白尿、血尿、高血压,急性起病,病程不足一年。

3. 急进性肾炎综合征 蛋白尿、血尿、高血压,肾功能急性进行性恶化,于数月内发展为少尿或无尿的肾衰竭。

4. 慢性肾炎综合征 蛋白尿、血尿、高血压,病程迁延一年以上。

本病治疗以对症治疗为主,旨在改善肾功能、预防和控制并发症,促进机体自然恢复。首先应注意卧床休息,同时应适当限制水分和钠盐的摄入。水肿严重者用利尿药;高血压者应给予抗高血压药;有细菌感染表现时,应给予抗生素抗感染;治疗并发症。必要时应给予透析治疗、扁桃体摘除等。

【药物治疗原则】

急性肾炎大多可自愈,以对症治疗为主,轻症病例不必过多用药。有感染灶存在者,应选用无肾毒性的抗生素治疗。限制水钠后仍有明显水肿者,应适当应用利尿药,也可联用,间歇应用比持续应用效果好。高血压者应给予抗高血压药,尽量选用对肾有保护作用、不减少肾血流量及尿量的药物,如血管紧张素转化酶抑制药(ACEI)、钙通道阻滞药。血压明显升高者,不宜使血压骤降,不追求血压降到正常,以防肾血流量突然减少。若出现心衰、高血压脑病等并发症,应给予针对并发症的药物治疗。

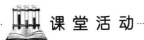 课 堂 活 动

1. 急性肾小球肾炎是否是链球菌感染导致的细菌性炎症?还是由链球菌感染所诱发的免疫反应引起?

2. 抗生素治疗是否是最主要的对因治疗措施?还是以对症治疗为主?

【治疗药物的选用】

(一)常用药物分类、作用和特点

1. 利尿药 根据其效能分为三类:①高效能利尿药:常用速呋塞米,作用迅速强大;同时有血管扩张作用,减轻心脏负荷;减轻脑水肿,降低颅内压。但连续应用易引起水电解质和酸碱平衡紊乱。②中效能利尿药:常用氢氯噻嗪,利尿作用温和,降压作用持久、平稳,长期用药无耐受性,可消除其他抗高血压药引起的水钠潴留。也可引起水电解质和酸碱平衡紊乱、高血脂、高血糖、高尿素氮血症、肾小球滤过率下降等,肾功能不全者慎用。③低效能利尿药:常用螺内酯、氨苯蝶啶,易致高血钾,肾功能不全者慎用,高血钾禁用。

2. 钙通道阻滞药 ①硝苯地平、尼群地平:降压的同时不减少肾血流量,既扩张外周血管也扩张冠状血管,舒张支气管平滑肌,减轻心脏负荷,适用于伴有肾功能不全、冠心病、支气管哮喘、心衰的患者,但维持时间短。②氨氯地平:$t_{1/2}$约30小时,渐进降压,平稳持久,不引起直立性低血压,还可逆转心脏和血管重构,对靶器官有保护作用。③非洛地平、拉西地平:均为长效制剂。

3. ACEI ①卡托普利:为第一代 ACEI,在降压的同时,减轻水钠潴留,扩张肾血管增加肾血流量,还能降低肾小球内压,减少尿蛋白的排出,保护肾功能,延缓病程进

展，并可逆转心脏和血管重构，尤其适用于肾性高血压、高肾素性高血压以及伴有心衰的患者，但作用仅维持6～8小时。②依那普利：为第二代ACEI，降压作用慢而持久，比卡托普利强10倍。③贝那普利：为第三代ACEI，每日仅需给药一次。

4．AT₁受体拮抗剂　氯沙坦、缬沙坦。有肾保护作用，可逆转血管和心脏重构，增加尿酸排泄。与ACEI相比无咳嗽副作用、无首剂低血压反应。

5．其他抗高血压药　①哌唑嗪：拮抗α₁受体，对小动脉扩张作用更强，故舒张压下降明显。②硝普钠：降压迅速、强大、短暂，同时降低心脏前后负荷。

（二）治疗药物的选择

1．水肿的治疗　患者经休息、限制水盐后，仍有水肿者，应给予利尿药，可选用氢氯噻嗪或呋塞米。若肾功能正常，水肿轻，可给予氢氯噻嗪25mg，口服，3次/日；若水肿重或伴有肾功能不全，可给予呋塞米20～60mg/d，静脉注射。氢氯噻嗪可使肾功能不全进一步加重，肾小球滤过率明显下降时，难以产生利尿作用。一般不选用低效能保钾利尿药。

2．高血压的治疗　中重度高血压或经休息、限制水盐后仍有高血压者，应给予抗高血压药物治疗。①ACEI：卡托普利12.5～25mg，2～3次/日，或依那普利5～10mg，1～2次/日，或贝那普利5mg，1次/日，均口服。也可选用AT₁受体拮抗药氯沙坦25～50mg/次，1次/日，可增至100mg/次；缬沙坦80mg/次，1次/日，可增至160mg/d。②钙通道阻滞药：氨氯地平5mg，或非洛地平5～10mg，或拉西地平2～6mg，均1次/日。慎用短效钙通道阻滞药如硝苯地平。③其他：如哌唑嗪、利尿药。④高血压脑病的治疗：首选硝普钠，0.5～10μg/(kg·min)，持续静脉滴注，开始时速度可略快，血压下降后逐渐减慢。立即降压的目标是将舒张压控制在110mmHg(14.7kPa)左右，再缓慢降至所需要水平。血压不要降得太多。若伴有颅内压增高，可给予呋塞米。

3．感染灶的治疗　可给予青霉素注射10～14天，过敏者可用大环内酯类。反复发作的慢性扁桃体炎，待病情稳定后，可考虑做扁桃体摘除。

4．高钾血症的治疗　胰岛素10～20U加入10%～25%葡萄糖200～500ml静脉滴注；也可给予高效能利尿药如呋塞米及血液透析等。

5．其他治疗　心力衰竭的治疗。

【药物不良反应及防治】

1．ACEI　①咳嗽：为最常见。一般在用药1个月后出现，停药1个月后消失。吸烟者及女性多见，夜间加重。防治：色甘酸钠吸入，或换用AT₁受体拮抗药。②皮疹：卡托普利多见，可换用其他ACEI类药或其他类药。③低血压：首剂低血压的危险性较大。防治：纠正脱水，停用利尿药，先给予短效制剂如卡托普利，其他对症处理。④高血钾：注意监测血钾；合用排钾利尿药；胰岛素10～20U加入25%葡萄糖200ml中静脉滴注。⑤其他：急性肾功能损害、味觉改变、造血系统抑制等较少见。

2．利尿药

(1)呋塞米：可引起①低血钾、低血钠、低血氯、低血镁等电解质紊乱，注意监测并补充氯化钾、硫酸镁等纠正。硫酸镁应静脉滴注，口服不吸收。②耳毒性及肾脏损害。避免与有耳毒性的药物如氨基糖苷类抗生素合用。③高尿酸血症。口服别嘌醇50mg，2～3次/日，剂量渐增，2～3周后增至200～400mg/d，分2～3次服，最大量不超过0.6g/d。儿童剂量8mg/(kg·d)。

（2）氢氯噻嗪：①电解质紊乱，如低血钾、低血钠、低血镁、低血氯等，注意监测并补充氯化钾、硫酸镁等纠正。②高尿酸血症、高血糖、高血脂、高尿素氮血症、高肾素活性。β受体拮抗药可降低肾素活性，也可合用ACEI。慢性肾功能不全、糖尿病、有痛风史者、高血脂者应慎用。应从最小有效剂量开始服用。

3．钙通道阻滞药 长效类在治疗量应用时不良反应较少。大剂量时可出现头痛、心悸、水肿、低血压等反应。

4．其他 ①哌唑嗪有首剂现象，首剂应减半（0.5mg），并于睡前服。②硝普钠可出现低血压，需严密监测血压；停药时应逐渐减量，并加用口服扩血管药，以免出现反跳。

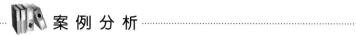
案 例 分 析

案例

患者，男，10岁，因血尿、少尿、水肿5天就诊。测量血压为156/96mmHg（20.8/12.8kPa）；尿常规显示：尿蛋白++。以"急性肾炎"给予呋塞米40mg静脉注射，每日2次。尿量增加、水肿减轻，5天后查血钾为2.9mmol/L。并有低血钠、低血氯。

分析

急性肾炎常有少尿、水肿等表现，可给予利尿药氢氯噻嗪或呋塞米等治疗。但长期应用呋塞米可导致低血钾、低血钠、低血氯等，药效也会降低。因此应注意监测血电解质，尤其血钾，最好间歇用药，停用数天后再用效果更好。

【药物相互作用】

1．ACEI与利尿药合用，降压疗效增强，并减少噻嗪类利尿药引起的低血钾；噻嗪类利尿药引起肾素活性增高和血管紧张素Ⅱ生成增加，而ACEI可减少血管紧张素Ⅱ生成，尤其适用于高肾素性高血压；两药合用时，ACEI用量应减少。卡托普利与呋塞米合用时，呋塞米的作用明显受到抑制。

2．ACEI与钙通道阻滞药合用，降压疗效增强。ACEI可减轻硝苯地平引起的心率增快和踝部水肿，两药合用时尚有轻微的利尿、排钠作用，协同保护肾功能。

3．先用利尿药再加用钙通道阻滞药，降压效应增强。

点 滴 积 累

1．急性肾炎治疗以对症治疗为主，水肿严重者用利尿药；高血压者应给予抗高血压药。

2．急性肾炎使用抗高血压药应尽量选用对肾有保护作用、不减少肾血流量及尿量的药物。

3．钙通道阻滞药中，氨氯地平降压平稳持久，对靶器官有保护作用；ACEI类药物中，贝那普利为第三代，每日仅需给药一次，若咳嗽明显，可换用氯沙坦等。

第二节 慢性肾小球肾炎

慢性肾小球肾炎（简称慢性肾炎）是一组以蛋白尿、血尿、高血压、水肿为基本临床表现的肾小球疾病。起病方式各不相同，病情迁延，病变缓慢进展，可有不同程度的肾功能减退，最终将发展为慢性肾衰竭。

大多数慢性肾炎患者的病因不清楚，仅有少数是由急性肾炎直接迁延发展而来。慢性肾炎的病因、发病机制、病理类型各不相同，但起始因素多为免疫介导炎症。导致病程慢性化的机制除免疫因素外，非免疫非炎症因素有重要作用，如高血压、高脂血症等。慢性肾炎可发生于任何年龄，但以青中年为主，男性多见。多数起病缓慢、隐袭。临床表现呈多样性，个体间差异较大，基本临床表现为蛋白尿、血尿、高血压、水肿，可有不同程度肾功能减退，多数呈渐进性，最终发展为慢性肾衰竭。早期患者可有乏力、疲倦、腰痛、纳差，水肿可有可无，有的患者无明显症状。轻度尿异常，血压可正常或轻度升高，肾功能正常或轻度受损，持续数年甚至数十年，肾功能逐渐恶化。有的患者以高血压为突出表现，舒张压中等以上持续升高。部分患者病情可急骤恶化。肾功能损害进展快慢主要与病理类型有关。

慢性肾炎的治疗原则：患者应注意休息，避免劳累。限制食物中蛋白、脂肪、盐和磷的摄入量。积极控制高血压，应用抗血小板药。治疗目的是防止或延缓肾功能进行性恶化、改善或缓解临床症状、防治并发症。

📚 **课 堂 活 动**

1. 慢性肾炎是否多由急性肾炎发展而来？是否需要抗生素治疗？
2. 比较急性肾炎和慢性肾炎的药物治疗原则有哪些不同？

【药物治疗原则】

目前对本病尚缺乏有效的治疗药物，主要是一般对症治疗。治疗药物宜联合应用，中西医结合。积极控制高血压是十分重要的环节，应选择能延缓肾功能恶化、具有肾功能保护作用的抗高血压药，力争把血压控制在理想水平。一般不主张积极应用糖皮质激素和细胞毒性药物，但患者肾功能正常或轻度受损、肾体积正常、病理类型轻、尿蛋白较多、无禁忌者可试用，无效者逐步撤去。

【治疗药物的选用】

（一）常用药物的分类、作用和特点

1. 抗高血压药

（1）ACEI：ACEI除能够降低血压外，还能减少醛固酮分泌，减轻水钠潴留。近年来还发现，ACEI具有减少尿蛋白和延缓肾功能恶化的肾保护作用，作用机制：除通过对肾小球血流动力学的特殊调节作用（扩张入球和出球小动脉，但对出球小动脉扩张作用强于入球小动脉），降低肾小球内高压力、高灌注压、高滤过外，并能通过非血流动力学作用（抑制细胞因子、减少尿蛋白和细胞外机制的蓄积），起到减缓肾小球硬化的发展和肾保护作用，故ACEI可作为慢性肾炎患者控制高血压的首选药物。另外，ACEI可减少或抑制血管紧张素Ⅱ促心肌、血管平滑肌增生肥大和血管壁中层增厚的作用，有助于防止慢性肾炎高血压患者血管壁增厚和心肌肥大。

（2）AT$_1$受体拮抗药：通过拮抗血管紧张素Ⅱ受体，对抗血管紧张素Ⅱ的缩血管作用。

（3）钙通道阻滞药：见本章第一节。

（4）β受体拮抗药：降压缓慢、平稳，无耐受性，不引起直立性低血压，可对抗其他抗高血压药引起的反射性心率加快、心排血量增加、肾素活性增高等不良反应。

（5）α$_1$受体拮抗药：既扩张容量血管也扩张阻力血管，不减少肾血流量，不引起心率加快，也不增加肾素分泌。

2. 抗凝血药　阿司匹林、双嘧达莫可抑制血小板聚集，防止血栓形成；华法林可对抗维生素K的作用，妨碍凝血因子Ⅱ、Ⅶ、Ⅸ、Ⅹ的合成，作用缓慢持久；肝素可增强抗凝血酶Ⅲ的活性，作用迅速强大。

（二）治疗药物的选择

1. 高血压的治疗　当尿蛋白≥1g/d，血压应控制在125/75mmHg（16.7/10kPa）以下；尿蛋白＜1g/d，血压可放宽到130/80mmHg（17.3/10.7kPa）以下。

（1）首选ACEI，尤其肾素依赖性高血压，如贝那普利10～20mg，1次/日。

（2）AT$_1$受体拮抗药，如氯沙坦50～100mg，1次/日。

（3）钙通道阻滞药，长效者如氨氯地平5～10mg，1次/日。

（4）有水钠潴留容量依赖性高血压患者可选用氢氯噻嗪，12.5～50mg/d，分1～3次口服。

（5）哌唑嗪，首剂0.5mg，后渐增至1～2mg，3次/日。

（6）也可联合应用β受体拮抗药，如阿替洛尔12.5～25mg，2次/日，或美托洛尔25mg，2～3次/日。

（7）高血压难以控制时，可选用上述药物联合应用，如ACEI＋钙通道阻滞药；ACEI＋利尿药；钙通道阻滞药＋β受体拮抗药；钙通道阻滞药＋利尿药；钙通道阻滞药＋α$_1$受体拮抗药。

2. 抗凝治疗　小剂量阿司匹林40～300mg/d，可抑制血小板聚集。

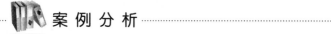

课堂活动

1. 阿司匹林抑制血小板聚集，是否用量越大效果越好？
2. 既能减轻水钠潴留、降压，又能减少尿蛋白的药物有哪些？

3. 其他治疗　一般不主张积极使用激素类药和免疫抑制药；降低或消除尿蛋白常用ACEI或AT$_1$受体拮抗药。

案例分析

案例

患者，男，23岁，血尿、水肿、高血压、蛋白尿（1.5g/24h）。经限制蛋白摄入、利尿、降压等治疗，尿蛋白时多时少。有医生建议给患者用糖皮质激素以减轻尿蛋白

（因为有一肾病综合征患者用糖皮质激素治疗后，尿蛋白迅速得到控制）。

　　分析

　　慢性肾炎药物治疗的目的是防止或延缓肾功能进行性恶化、改善或缓解临床症状、防治并发症，而不以减少尿蛋白为目的。ACEI、AT₁受体拮抗药、抗血小板药等可减少尿蛋白，一般不主张应用糖皮质激素。有人认为，患者肾功能正常或轻度受损、肾体积正常、尿蛋白$\geq$2g/24h、病理类型较轻、无禁忌证可试用。

【药物不良反应及防治】

　　1．氯沙坦不良反应较少。缬沙坦不良反应有头痛、头晕、咳嗽、腹泻、恶心、腹痛、乏力等，也可发生中性粒细胞减少症。偶有肝功能指标升高。钠和血容量不足、肾动脉狭窄及肝、肾功能不全的患者慎用。

　　2．β受体拮抗药使心脏抑制，心排血量减少，肾血流量减少。可诱发或加重支气管哮喘。窦性心动过缓、重度房室传导阻滞、某些心衰患者禁用。由于个体差异较大，应从小剂量开始，长期用药时不可突然停药，应逐渐减量，以防出现反跳现象。

　　3．阿司匹林小剂量应用时不良反应较少。有胃肠反应、凝血障碍、过敏反应等。禁用于活动性溃疡、出血性疾病、孕妇，慎用于哮喘患者。饭后服药、服用肠溶片可减轻胃肠反应；出现凝血障碍可用维生素K防治。

　　4．其他药物的不良反应可见本章第一节。

【药物相互作用】

　　1．β受体拮抗药与钙通道阻滞药合用可加重心肌和传导系统抑制，但与硝苯地平合用则可抵消其反射性心率加快和心肌收缩力增强，有互补作用；因降低肾素活性，可与噻嗪类利尿药合用。

　　2．ACEI与钙通道阻滞药合用，不仅降压效果增强，而且减轻各自的不良反应。ACEI能缓冲钙通道阻滞药对肾素-血管紧张素系统的活化作用，减轻钙通道阻滞药引起的踝部水肿；而钙通道阻滞药能降低靶器官对血管紧张素Ⅱ的反应，抑制前列腺素的合成而减轻ACEI的咳嗽副作用。此外，两药能改善肾小球的血流动力学变化，降低肾小球细胞对损伤因子的反应，而保护肾功能。

点 滴 积 累

　　1．慢性肾炎治疗目的是防止或延缓肾功能进行性恶化、改善或缓解临床症状、防止并发症。

　　2．慢性肾炎时积极控制高血压是十分重要的环节，首选ACEI。

　　3．慢性肾炎应用抗凝药可防止血栓形成，如阿司匹林。

第三节　泌尿道感染

泌尿道感染可分为上尿路感染（主要是肾盂肾炎）和下尿路感染（主要是膀胱炎），

是由细菌等微生物引起的泌尿系统急慢性炎症反应。女性居多,其中已婚妇女、孕妇发病率高。老年人发病率高。病原体主要是细菌,其他常见的有真菌、衣原体、支原体、病毒,以及结核杆菌、滴虫等。本节介绍细菌引起的泌尿道感染。

最常见的致病菌是大肠埃希菌,占70%,其他依次是变形杆菌、克雷伯杆菌、产气杆菌、沙雷杆菌、产碱杆菌、粪链球菌、铜绿假单胞菌和葡萄球菌。致病菌常为一种,但在某些情况下可见多种细菌混合感染。厌氧菌感染罕见。感染途径通常是由上行感染引起的,占泌尿道感染的95%。尿路有复杂情况而致尿流不畅是最主要的易感因素,其感染的发生率较正常者高12倍,有这种情况的感染称为复杂性尿路感染,常见于尿路有器质性梗阻或功能性梗阻、尿路有异物存在、或有肾实质病变等。

临床表现:①急性膀胱炎:占泌尿道感染的60%。主要表现为尿频、尿急、尿痛、排尿不畅、下腹不适等,一般无全身感染症状。其致病菌多为大肠埃希菌,约占75%。②急性肾盂肾炎:急性起病,可有或无尿频、尿急、尿痛,常有腰痛和全身感染症状如寒战、发热及血白细胞计数升高等。致病菌多为大肠埃希菌,其他较常见的是变形杆菌、克雷伯杆菌。③无症状性细菌尿:致病菌多为大肠埃希菌。④慢性肾盂肾炎:多有急性肾盂肾炎病史及反复发作经过,尿路感染表现不明显,可有乏力、低热等全身表现,反复发作、病情迁延可合并肾小管功能损害,出现夜尿增多,低渗、低比重尿等。实验室检查:①尿常规检查可见尿沉渣内白细胞数增加,发现白细胞管型见于肾盂肾炎。②尿细菌定量培养,尿含菌量$\geq 10^5$/ml。③尿沉渣镜检细菌,平均每个高倍视野≥ 20个细菌。④亚硝酸盐试验阳性。

泌尿道感染的治疗原则:多饮水、勤排尿,注意阴部的清洁卫生;避免使用尿路器械,尽可能除去结石、梗阻等易感因素;治疗原发病,提高机体免疫力;在未使用抗菌药物之前,先做尿细菌培养及药敏试验;做好泌尿道感染的定位诊断,治疗方案的选择不同,疗程亦不同;临床症状的缓解,并不意味着细菌学治愈;抗菌治疗无效的患者,应进行全面的泌尿系统检查,发现是否有尿路畸形或功能异常,及时处理。

案例分析

案例

患者,女,40岁,因发热、腰痛,尿频、尿急、尿痛,尿常规显示尿蛋白+、尿白细胞++,以"肾盂肾炎"给予抗感染治疗6周,病情好转但常复发,后经静脉肾盂造影发现泌尿道结石。

分析

泌尿道结石、梗阻等是泌尿道感染的易发因素,有时以泌尿道感染为主要表现,易造成漏诊,且病情反复,不易痊愈。因此,抗菌治疗无效的患者,应及早进行全面的泌尿系统检查,及时去除原发病因。

【药物治疗原则】

根据药敏试验结果选择敏感的抗生素;由于引起泌尿道感染的细菌多为革兰阴性杆菌,在未有药敏试验结果之前,应选用对革兰阴性杆菌有效的抗菌药物;选用肾脏毒性小、尿中浓度高的药物,肾盂肾炎时选用血中和尿中浓度均高的药物;杀菌药效果好于抑菌药;急性单纯性下尿路感染初发患者,可口服毒性小、价格低的抗菌药物,小剂量短疗程;重症肾盂肾炎、慢性肾盂肾炎、复杂性尿路感染、混合感染及出现耐药菌株时,可联合用药,应注射给药,长疗程;在使用抗菌药物的过程中应注意调节尿液的酸碱度,以增强药物的疗效。

【治疗药物的选用】

(一)常用药物的分类

1. β- 内酰胺类抗生素,为繁殖期杀菌药。

2. 氨基糖苷类抗生素,为静止期杀菌药。

3. 喹诺酮类,为杀菌药。

4. 磺胺药和甲氧苄啶(TMP),为慢效抑菌药,二者合用时,使细菌叶酸代谢受到双重拮抗,可使疗效增强数十倍,呈现杀菌作用。

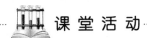 **课 堂 活 动**

泌尿道感染的病原体多为革兰阴性杆菌,选用青霉素或大环内酯类抗生素是否有效?

(二)治疗药物的选用

1. **急性膀胱炎的治疗**　初诊患者,可用 3 天疗法,约 90% 可治愈。给予口服氧氟沙星 0.2g,2 次 / 日;或环丙沙星 0.25g,2 次 / 日;或吡哌酸 0.5g,3 次 / 日;或复方磺胺甲噁唑 1.0g,2 次 / 日。疗程完毕后 1 周复查尿细菌定量培养。

2. **急性肾盂肾炎的治疗**

(1)轻型急性肾盂肾炎:宜口服有效抗菌药物 14 天,常用药物同 3 天疗法用药,首选喹诺酮类。若 72 小时未显效应按药敏试验结果更改抗菌药物。

(2)较严重的急性肾盂肾炎:全身中毒症状较明显者,宜静脉滴注抗菌药物。如环丙沙星 0.25g,每 12 小时 1 次;或氧氟沙星 0.2g,每 12 小时 1 次;或庆大霉素 1mg/kg,每 8 小时 1 次;必要时可加用头孢噻肟 2g,每 8 小时 1 次。也可根据药敏试验结果选择敏感抗菌药物。待热退 72 小时后,可改为口服,完成 2 周疗程。

(3)重症急性肾盂肾炎:患者可有严重的全身感染中毒症状甚至感染性休克等表现,多为复杂性肾盂肾炎,致病菌常为耐药革兰阴性杆菌。应联合应用抗菌药物静脉滴注。氨基糖苷类加半合成广谱青霉素、氨基糖苷类加第三代头孢菌素均可使疗效增强。如哌拉西林 3g,每 6 小时 1 次;庆大霉素 1mg/kg,每 8 小时 1 次;头孢曲松 1g,每 12 小时 1 次,或头孢哌酮 2g,每 8 小时 1 次。

3. **慢性肾盂肾炎的治疗**　慢性肾盂肾炎往往有泌尿系统畸形或存在其他诱发因素,故治疗首先是去除诱因、矫正畸形。应根据肾功能调整抗生素剂量,根据药敏结果选择抗生素,但疗程相对较长,一般为 2~4 周或更长。在治疗结束后的头两个月,每月复查尿常规和尿细菌培养。

系统治疗后仍反复发作者,可采用低剂量(敏感药物治疗剂量的 1/3~1/2)抑菌疗法。于每晚睡前服用。并定期行尿培养和药敏试验,防止产生耐药菌。

4. **妊娠期尿路感染**　应选用毒性较小的抗菌药物,如半合成广谱青霉素类(阿莫西林、氨苄西林)和头孢菌素类。四环素类、氯霉素、喹诺酮类不宜用。复方磺胺甲噁唑、氨基糖苷类慎用。孕妇急性膀胱炎可口服阿莫西林 0.25g,每 8 小时 1 次,或头孢拉定 0.25g,4 次 / 日。孕妇急性肾盂肾炎可静脉滴注阿莫西林或第三代头孢菌素。

5. 男性泌尿道感染 男性 50 岁以后,由于前列腺增生,易发生泌尿道感染,可用环丙沙星,疗程 14 天。50 岁以前男性泌尿道感染少见,常伴有慢性细菌性前列腺炎,可用环丙沙星或复方磺胺甲噁唑治疗 12～18 周。

 知 识 链 接

环境 pH 对抗菌药物作用及不良反应的影响

1. 大环内酯类抗生素在碱性环境中抗菌活性增强;红霉素、麦迪霉素、乙酰螺旋霉素等天然大环内酯类,口服易被胃酸破坏,生物利用度低,常制成肠溶片。

2. 氨基糖苷类抗生素在碱性环境中抗菌活性增强。

3. 磺胺类药物在酸性环境中溶解度低,易析出结晶,损伤肾小管,引起结晶尿、血尿、尿痛等,应碱化体液。

4. 酸性药物如维生素 C 可促进四环素吸收。若同服碳酸氢钠,可使胃液 pH 升高,四环素溶解度降低,减少其吸收;也可使尿液 pH 升高,加快其排泄,作用时间缩短。四环素类抗生素在酸性环境中性质稳定,抗菌作用好。

5. 碱化尿液引起喹诺酮类药物自肾小管内析出,增加对肾脏的损害,易引起结晶尿、血尿。

【药物不良反应及防治】

1. 青霉素类 有过敏反应、局部刺激,超大剂量应用可出现青霉素脑病。出现过敏性休克首选肾上腺素,也可选用糖皮质激素及 H_1 受体拮抗药。

2. 头孢菌素 过敏反应较青霉素少见,过敏性休克处理同青霉素。有肾毒性,第一代明显,应避免与高效能利尿药合用,与氨基糖苷类合用时肾损害增强。凝血障碍可用维生素 K 防治。长期用药可致菌群失调。其他有胃肠反应等。

3. 氨基糖苷类 有耳毒性、肾毒性、过敏反应、神经肌肉接头阻滞等。与高效能利尿药、头孢菌素合用时毒性增加。与地西泮、骨骼肌松弛药合用时加重神经肌肉接头阻滞,可用新斯的明或钙剂解救。

4. 喹诺酮类 有胃肠道反应、中枢神经系统反应、关节损害、结晶尿、肝损害、心脏毒性等。孕妇、未成年人禁用,有癫痫病史者慎用。

5. 磺胺药 泌尿系统损害,可大量饮水或同服等量碳酸氢钠。胃肠刺激,饭后服用可减轻。与 TMP 合用可减少耐药性产生。维生素 B_6 可防治周围神经炎。其他有过敏反应、造血系统抑制等。孕妇禁用。

【药物相互作用】

1. TMP 为抗菌增效剂,与磺胺药联用时,使细菌叶酸代谢受到双重拮抗,疗效可增强数十倍,且减少耐药性的产生,而二者单独应用时都容易产生耐药性。因此 TMP 常与 SD 或 SMZ 组成复方制剂。

2. β- 内酰胺类抗生素为繁殖期杀菌药,氨基糖苷类抗生素为静止期杀菌药,二者合用可产生协同作用,且二者均为杀菌剂,较其他联用效果更强。但应注意青霉素不能与氨基糖苷类混合注射;头孢菌素与氨基糖苷类合用时肾毒性会增加。

3. 磺胺药和 TMP 为慢效抑菌药,与氨基糖苷类联用作用相加,但应注意肾损害也会增强。

4. β- 内酰胺类抗生素与磺胺药和 TMP 合用时作用相加或无关。

5. 在碱性环境中,氨基糖苷类抗菌活性增强,磺胺药溶解度增加,减少结晶,肾脏损害减轻。

6. 喹诺酮类作用机制不同于其他抗菌药物,因此很少有交叉耐药性。与 β- 内酰胺类、氨基糖苷类抗生素合用对某些革兰阳性杆菌有协同作用。

点 滴 积 累

1. 泌尿道感染病原体主要是细菌,G^- 杆菌为主,最常见的致病菌是大肠埃希菌,其次是变形杆菌等。

2. 根据药敏试验的结果选择敏感抗生素,选用肾脏毒性小、尿中浓度高的药物,杀菌药好于抑菌药。

3. 喹诺酮类、氨基糖苷类抗生素常用。

4. 疗程。急性膀胱炎:3 天疗法;急性肾盂肾炎:口服或注射 14 天;慢性肾盂肾炎:更长。

目 标 检 测

一、选择题

(一)单项选择题

1. 急性肾炎最常见的病因是(　　)
   A. 链球菌所致化脓性感染　　　　B. 链球菌感染后引起的免疫反应
   C. 肾小管的损伤　　　　　　　　D. 肾间质纤维化

2. 急性肾炎的表现不包括(　　)
   A. 血尿　　　　　　　　　　　　B. 低血压
   C. 水肿　　　　　　　　　　　　D. 少尿

3. 长效的钙通道阻滞剂是(　　)
   A. 硝苯地平　　　　　　　　　　B. 尼群地平
   C. 氨氯地平　　　　　　　　　　D. 卡托普利

4. 降压药的不良反应错误的是(　　)
   A. 呋塞米—低血钾　　　　　　　B. ACEI—咳嗽
   C. 氢氯噻嗪—肾素活性增高　　　D. 钙通道阻滞剂—首剂现象

5. 贝那普利的用法是(　　)
   A. 10mg/ 次,1 次 / 日　　　　　B. 10mg/ 次,2 次 / 日
   C. 20mg/ 次,2 次 / 日　　　　　D. 10mg/ 次,3 次 / 日

6. 关于慢性肾炎的叙述,错误的是(　　)

A. 多数由急性肾炎直接迁延而来　　B. 最终发展为慢性肾衰竭

C. 患者以中青年为主，男性多见　　D. 一般不主张积极使用糖皮质激素

7. 泌尿道感染的途径主要是（　　）

A. 血行感染　　　　　　　　　　B. 上行感染

C. 淋巴感染　　　　　　　　　　D. 周围组织感染蔓延而来

8. 泌尿道感染最常见的致病菌是（　　）

A. 大肠埃希菌　　　　　　　　　B. 变形杆菌

C. 葡萄球菌　　　　　　　　　　D. 铜绿假单胞菌

9. 泌尿道感染中，哪种情况使用抗生素应小剂量短疗程（　　）

A. 急性膀胱炎　　　　　　　　　B. 重症肾盂肾炎

C. 慢性肾盂肾炎　　　　　　　　D. 复杂性尿路感染

10. 慢性肾盂肾炎的疗程（　　）

A. 3 天　　　　　　　　　　　　B. 2 周

C. 2 个月　　　　　　　　　　　D. 2～4 周或更长

11. 妊娠期尿路感染可选用（　　）

A. 阿莫西林　　　　　　　　　　B. 四环素

C. 氯霉素　　　　　　　　　　　D. 喹诺酮类

12. 使用哪类药物治疗泌尿道感染时应酸化尿液（　　）

A. 氨基糖苷类抗生素　　　　　　B. 喹诺酮类

C. 磺胺类　　　　　　　　　　　D. 大环内酯类抗生素

13. 急性膀胱炎表现不包括（　　）

A. 尿频、尿急、尿痛　　　　　　B. 排尿不畅、下腹不适

C. 尿含菌量增高　　　　　　　　D. 管型尿、发热、腰痛

14. 慢性肾炎时降压首选药物是（　　）

A. 长效钙通道阻滞药　　　　　　B. ACEI

C. 利尿剂　　　　　　　　　　　D. β受体拮抗药

（二）多项选择题

1. 急性肾炎的治疗包括（　　）

A. 利尿药　　　　　　　　　　　B. 降血压

C. 抗感染　　　　　　　　　　　D. 甘露醇减轻水肿

E. 纠正高血钾

2. 急性肾炎的降压治疗药物包括（　　）

A. 利尿药　　　　　　B. ACEI　　　　　　C. 氨氯地平

D. 哌唑嗪　　　　　　E. 氨苯蝶啶

3. 因升高血钾，高血钾时不能用的药物是（　　）

A. 呋塞米　　　　　　B. 氢氯噻嗪　　　　　C. 螺内酯

D. ACEI　　　　　　　E. 胰岛素

4. 哪些药物每日服用一次即可（　　）

A. 卡托普利　　　　　B. 贝那普利　　　　　C. 硝苯地平

D. 氨氯地平　　　　　E. 氢氯噻嗪

5．哪些药物联用可以增强降压疗效或有互补作用（　　　）

A．ACEI 与利尿药

B．ACEI 与钙通道阻滞药

C．利尿药与钙通道阻滞药

D．β 受体拮抗剂与维拉帕米等钙通道阻滞药

E．β 受体拮抗剂与硝苯地平

6．慢性肾炎不主张积极应用（　　　）

A．降压药　　　　　　　　　　B．糖皮质激素

C．细胞毒性药物　　　　　　　D．抗血小板药

E．ACEI

7．慢性肾炎首选 ACEI 降压的原因包括（　　　）

A．减少醛固酮分泌，减轻水钠潴留

B．减少尿蛋白

C．肾保护作用

D．逆转高血压所致血管增厚

E．逆转高血压所致心肌肥厚

8．复杂性肾盂肾炎，致病菌常为耐药革兰阴性杆菌，下列哪些药物可选（　　　）

A．哌拉西林　　　　　　　　　B．庆大霉素等氨基糖苷类

C．头孢曲松等第三代头孢菌素　D．环丙沙星等第三代喹诺酮类

E．青霉素

二、问答题

1．ACEI 为什么可用于肾炎时高血压的治疗？

2．治疗泌尿道感染的常用抗菌药物有哪些？

三、实例分析

患者，男，22 岁，全身疲倦、乏力、腰痛 1 年，1 个月前测血压时发现血压升高（160/95mmHg）。尿常规检查：尿蛋白 +。1 年前查体时未见血压升高。在某医院诊断为慢性肾炎，给予贝那普利 10mg，1 次 / 日。你认为选用药物是否合适？是否可以合用利尿药？

（王敏进）

第十四章　变态反应性疾病的药物治疗

变态反应又称超敏反应，是指已被抗原致敏的机体再次接受相同抗原刺激时，发生的以组织损伤和（或）功能障碍为主的病理性免疫反应。变态反应一般分为四种类型：Ⅰ型、Ⅱ型、Ⅲ型和Ⅳ型。Ⅰ型变态反应是最常见的一种类型，临床主要表现为受累器官的功能障碍，与平滑肌痉挛、血管扩张、毛细血管通透性增加、腺体分泌增加等有关，常见的疾病有过敏性鼻炎、荨麻疹、支气管哮喘、过敏性休克等；Ⅱ型变态反应的临床表现比较复杂，与组织细胞损伤或代谢障碍有关，常见的疾病有输血反应、新生儿溶血症、免疫性血细胞减少症、风湿性心肌炎、甲状腺功能亢进等；Ⅲ型变态反应主要表现为受累部位的炎症性反应，与抗原抗体复合物的沉积部位有关，常见的疾病有类 Arthus 反应、类风湿关节炎、血清病、感染后继发的肾小球肾炎、系统性红斑狼疮等；Ⅳ型变态反应的临床表现与变应原进入的部位有关，常见的疾病有传染性变态反应（胞内微生物感染）、接触性皮炎，其他如移植排斥反应、甲状腺炎、多发性神经炎、变态反应性脑脊髓炎等。

变态反应性疾病的预防和治疗是密切相关的两个方面，一方面要尽可能找出变应原，避免再接触；另一方面应针对疾病的发生发展过程，切断或干扰某个环节，终止其发病。一般治疗原则有以下几个方面：①支持疗法：适当进行室外锻炼，增强抵抗力，不要受凉及过劳，必要时可给予人体丙种球蛋白 6ml 肌内注射；使用易致敏的药物或免疫血清前，必须进行皮肤过敏试验；根据患者出现的临床症状采取非药物治疗措施。②避免接触变应原：查清变应原，避免再接触为最有效的防治措施；如为药物引起的应立即停药，尽快促进体内药物的排泄；如为吸入性变应原引起的常难避免，有条件者可改变居住环境。③特异性脱敏疗法：脱敏疗法的前提是明确患者特异性变应原，然后通过小量特异性抗原的多次刺激，使患者逐渐改变体质，从而增强对变应原的耐受能力。④非特异性药物治疗：根据变态反应的发生机制和（或）患者出现的临床症状选用相应的药物，注意预防和控制继发感染。

【药物治疗原则】

药物治疗适用于各型变态反应，优点是简单方便，不需查明变应原，且见效快，短期内可缓解急性症状；缺点是仅对症治疗，且有些药物有较多的毒副作用。变态反应性疾病通常需要采用多种药物综合治疗，药物治疗原则是：①控制或干扰变态反应发生、发展的某个环节，从而减轻生理功能紊乱或组织损伤；②缓解变态反应性疾病的症状，减轻患者痛苦；③非特异性控制抗原抗体反应，尽量减少糖皮质激素、免疫调节药与免疫抑制药等的不良反应；④预防和控制继发感染。

【治疗药物的选用】

（一）I型变态反应

1. 常用药物的分类、作用及特点　组胺是引起I型变态反应的主要生物活性介质，因此抗组胺药是此类疾病常用的治疗药物，联合使用其他治疗药物效果更佳，必要时可合用糖皮质激素类药。

（1）H_1 受体拮抗药：通过与组胺竞争 H_1 受体而拮抗其引起的病理反应。目前临床常用的 H_1 受体拮抗药有第一代和第二代两代产品。第一代 H_1 受体拮抗药的特点是 H_1 受体拮抗作用强，具有良好的止痒效果，同时又有明显的嗜睡、镇静等不良反应，但因其价格便宜、治疗过敏性皮肤病疗效可靠、对人体各系统和器官无明显的毒副作用，目前仍然使用十分广泛。第二代 H_1 受体拮抗药的特点是 H_1 受体拮抗作用更强、特异性较高，大多数半衰期延长，作用可维持 24 小时，每天只需口服 1 次，且药物较难透过血脑屏障，对中枢神经系统影响较小，不产生或仅有轻微的嗜睡作用，但价格较贵，有些药物还有特殊的毒副作用，目前在皮肤科临床应用也十分广泛，尤其对一些驾驶员、高空作业者等特殊人员及慢性病例较为适用。常用 H_1 受体拮抗药作用特点及用法用量见表 14-1。

表 14-1　常用 H_1 受体拮抗药作用特点及用法用量

常用药物	抗过敏	中枢抑制	防晕止吐	抗胆碱	用法用量
第一代					
苯海拉明	++	+++	++	+++	25～50mg，2～3 次 / 日
异丙嗪	+++	+++	++	+++	12.5～25mg，2～3 次 / 日
氯苯那敏	+++	+	－	++	4～8mg，3 次 / 日
赛庚啶	+++	++	+	++	2～4mg，3 次 / 日
曲吡那敏	++	++	－	/	25～50mg，3 次 / 日
第二代					
阿司咪唑	+++	－	－	－	3mg，1 次 / 日
特非那定	+++	－	－	－	60mg，2 次 / 日
西替利嗪	+++	－	/	/	10mg，1 次 / 日
咪唑斯汀	+++	－	－	－	10mg，1 次 / 日
氯雷他定	+++	－	－	－	10mg，1 次 / 日

注：作用强 +++，作用中等 ++，作用弱 +，无作用 -，无资料 /

（2）过敏介质阻释药：常用药物有：①色甘酸钠：通过稳定肥大细胞膜而减少过敏介质的释放，无松弛平滑肌作用，也没有对抗组胺、白三烯等过敏介质的作用，故主要用于预防过敏性支气管哮喘、过敏性鼻炎及过敏性结膜炎。干粉喷雾吸入每次 20mg，80mg/d；症状减轻后，40～60mg/d；维持量 20mg/d。干粉鼻吸入（或吹入）每次 10mg，4 次 / 日，用于过敏性鼻炎。口服每次 100～600mg，3 次 / 日，连服 1～6 个月，用于胃肠道变态反应性疾病。2% 滴眼液滴眼，每日数次，用于过敏性结膜炎。②酮替芬：对过敏性支气管哮喘疗效显著，预防效果优于色甘酸钠。口服每次 1mg，2 次 / 日，治疗可连服 2～6 周。

（3）糖皮质激素：常用药物有氢化可的松、泼尼松龙、地塞米松、倍氯米松等，通过抑制过敏介质释放、解除小动脉痉挛、降低毛细血管通透性、干扰前列腺素和白三烯的生物合成、从多方面干扰免疫反应等方面起到治疗作用。此类药物适用于各型变态反应,短期效果显著,但不良反应较多,故虽为I型变态反应最有效的治疗药物,一般却只作为次选药,主要用于严重的变态反应,如过敏性休克。在变态反应性疾病治疗方面,糖皮质激素类药有滥用倾向,有的甚至引起严重的用药后并发症,应加注意。

(4)其他对症治疗药:常用的药物有:①茶碱类:常用药物为氨茶碱,可松弛平滑肌,尤其对处于痉挛状态的支气管作用更加明显。②抗胆碱药:常用药物有阿托品、莨菪碱和溴丙胺太林等,通过拮抗M受体而解除平滑肌痉挛。③肾上腺素受体激动药:常用药物有肾上腺素、麻黄碱,可兴奋心脏、收缩支气管黏膜血管、降低毛细血管通透性、松弛支气管平滑肌、抑制过敏介质释放。肾上腺素常作为过敏性休克的首选药。麻黄碱与肾上腺素相比,起效慢,作用弱但较持久,反复使用可产生快速耐受性。缓解哮喘时可用β_2受体激动药如沙丁胺醇、特布他林、克仑特罗等,特点为选择性高,心血管系统不良反应少,稳定性较好、作用维持时间长、可多途径给药。④维生素C和葡萄糖酸钙:除可解除支气管平滑肌痉挛外,尚能降低毛细血管通透性与减少渗出,从而改善靶器官的反应性。

2.治疗药物的选择 应结合临床表现,综合考虑药物作用特点、药物不良反应、患者个体因素、经济因素等来选择合适的治疗药物。①H_1受体拮抗药几乎对所有的I型变态反应引起的皮肤病均有效,如荨麻疹、湿疹、血管神经性水肿等;对过敏性鼻炎,特别是花粉症,疗效亦好;对支气管哮喘的疗效则较差,可选用异丙嗪作为辅助治疗。儿童患者可选用较安全的氯苯那敏和苯海拉明。从事驾驶、机器操作、高空作业等危险工作人员不宜使用第一代H_1受体拮抗药,第二代药物慎用。家庭使用时一般首选最普通、最经济、最安全的第一代药物。②支气管哮喘的发生机制十分复杂,组胺并不是主要发病因素,所以H_1受体拮抗药并不是主要的治疗药物。预防哮喘发作时可选用色甘酸钠、酮替芬;哮喘急性发作首选β_2受体激动药,或β_2受体激动药与异丙托溴铵合用,必要时可全身应用糖皮质激素;慢性哮喘用药随病情而定,可用β_2受体激动药、长效支气管扩张药,严重时可加用糖皮质激素。③过敏性鼻炎分为季节性与常年性两大类。季节性过敏性鼻炎可在发病季节前使用色甘酸钠、酮替芬或局部用糖皮质激素如倍氯米松来预防,发病期内应视具体病情加用H_1受体拮抗药、麻黄碱等缓解症状;常年性过敏性鼻炎有时常以某一症状为主,故应根据病情变化选择或改换药物,可选用H_1受体拮抗药、麻黄碱、色甘酸钠、糖皮质激素、抗胆碱药等。若出现药物耐受性,可换药或与其他药物交替使用。上述药物对鼻症状的抑制作用对比见表14-2。④荨麻疹通常使用H_1受体拮抗药来治疗,目前第二代应用更加广泛。如由感染引起者在选用H_1受体

表14-2 治疗过敏性鼻炎药物对鼻症状的抑制作用对比

药物种类	喷嚏	鼻溢	鼻塞	失嗅
麻黄碱	−	−	+++	−
H_1受体拮抗药	+++	++	+	−
异丙托溴铵	−	++	−	−
鼻用糖皮质激素	+++	++	++	+
全身用糖皮质激素	++	++	+++	++

拮抗药的同时还要选用适当的抗生素。此外,还可使用降低血管壁通透性的药物如维生素 C、钙剂等,常与 H_1 受体拮抗药同用。⑤过敏性休克首选肾上腺素治疗,常合用 H_1 受体拮抗药,严重时给予糖皮质激素,同时还应针对出现的症状使用相应的治疗药物。

 案 例 分 析

案例

患者,男,17 岁。十天前自觉轻度发热、周身不适,因双下肢棕红色斑丘疹七天,腹痛、便血 1 天就诊。查体:体温 37.3℃,脉搏 85 次 / 分,呼吸 20 次 / 分,血压 13.3/9kPa,双下肢皮肤有散在出血点,大小不等,略突出于皮表,压之不褪色,心肺无异常,肝脾未触及。经相关实验室检查,诊断为过敏性紫癜。给予阿托品 0.5mg 肌内注射、阿司咪唑 10mg 每日一次口服、维生素 C 10g 和葡萄糖酸钙 20ml 加入 10% 葡萄糖注射液中每日一次静脉滴注、泼尼松 30mg 每日一次口服,经治疗后好转。

分析

过敏性紫癜是临床常见的血管变态反应性疾病,由于毛细血管脆性和通透性增加,血液外渗,导致皮肤、黏膜及某些器官出血。治疗时除了要消除致病因素外,常采用下述药物治疗:①一般治疗可用 H_1 受体拮抗药、维生素 C(宜大剂量静脉给药)、葡萄糖酸钙、曲克芦丁等,改善血管通透性;②糖皮质激素可抑制抗原 - 抗体反应、减轻炎症渗出、改善血管通透性,轻者口服,重者静脉滴注,症状减轻后改口服,一般疗程不超过 30 天;③对症治疗药物;④必要时可使用免疫抑制药。

3. 给药方法的选择 主要根据疾病的严重程度和药物的不良反应选择适当的给药方法。H_1 受体拮抗药多口服给药,长期、大剂量服用同一种药物时容易引起耐受现象,故服用时间一般 2～3 个月为宜;少数药物如苯海拉明、异丙嗪、氯苯那敏等在需要快速发挥药效时可皮下、肌内或静脉注射;2% 的苯海拉明乳膏可外用于皮肤止痒。重症哮喘或哮喘持续状态使用氨茶碱时需稀释后缓慢静脉给药。β_2 受体激动药以吸入给药为主,亦可口服或注射给药。糖皮质激素以局部用药为主,效果不佳时或急、重症患者可全身用药,一般不宜长期使用。

⚙ 知 识 链 接

过敏性鼻炎的阶梯式治疗

1. 轻度间歇性鼻炎:有症状时口服 H_1 受体拮抗药。

2. 中、重度间歇性鼻炎:鼻内给予倍氯米松 300～400μg/d,必要时治疗一周后,加用 H_1 受体拮抗药和(或)短期内使用口服糖皮质激素。

3. 轻度持续性鼻炎:口服 H_1 受体拮抗药或鼻内给予低剂量倍氯米松 100～200μg/d。

4. 中、重度持续性鼻炎:鼻内给予倍氯米松 300～400μg/d,症状严重者可加用口服 H_1 受体拮抗药和(或)在治疗初期短期内口服糖皮质激素。

（二）Ⅱ型变态反应

可用糖皮质激素和静脉用免疫球蛋白治疗。在自身免疫性溶血性贫血治疗时，用糖皮质激素抑制淋巴细胞功能和免疫球蛋白生成。大剂量静脉用免疫球蛋白治疗自身免疫性血小板减少有效，但对自身免疫性贫血的治疗效果差。此外，Ⅱ型变态反应性疾病若为血型抗体所引起，在有条件的前提下可实施血浆交换或换血疗法除掉细胞毒抗体和致敏红细胞；新生儿溶血症的预防方法为可在初产妇分娩后 72 小时内给予注射抗 Rh 抗体，从而拮抗 Rh^+ 红细胞对母体的致敏作用。

（三）Ⅲ型变态反应

应用糖皮质激素发挥抗炎和抑制机体的病理性免疫反应作用，并能稳定中性粒细胞溶酶体膜，减轻组织损伤和炎症反应。也可合用细胞毒性免疫抑制药。近年对于与免疫复合物有关的自身免疫性疾病，如系统性红斑狼疮，试用左旋咪唑等免疫调节药以加强抑制性 T 细胞功能或产生高亲和力抗体，据称有一定疗效。

（四）Ⅳ型变态反应

传染性变态反应应针对病原体给予相应的有效治疗，如结核病给予抗结核药治疗，急性移植排斥反应则应采用免疫抑制药。糖皮质激素或更特异的免疫抑制药，如细胞毒性免疫抑制药或环孢素可抑制细胞介导的高敏感性反应。

【药物不良反应及防治】

第一代 H_1 受体拮抗药的主要不良反应为镇静、嗜睡、乏力、头昏、注意力不集中等，尤以异丙嗪及苯海拉明明显，故应用此类药时剂量不要过大，从事高空作业、驾驶员、机械操作人员等危险作业者禁用或慎用。此外，少数药物还可引起心动过速、瞳孔散大、黏膜干燥、排尿困难、胃肠道反应等，与药物的抗胆碱作用有关，青光眼、尿潴留、幽门梗阻者禁用。第二代 H_1 受体拮抗药的不良反应主要是室上性心动过速和心脏骤停等不同类型的心脏毒性反应，严重者可致心性猝死，尤以特非那定、阿司咪唑报道最多。心脏毒性反应多与药物配伍不当、盲目增加剂量、患者合并心脏疾患有关，故在使用时应予以注意：①心脏疾病患者避免使用；②电解质紊乱者（如低血钾症、低钙血症、低血镁症等）避免使用，因电解质紊乱可影响心室肌的除极，导致心电图 Q-T 间期延长；③尽量不超过该类药物的推荐剂量，病情较重者可以联合使用不同类型的 H_1 受体拮抗药以提高疗效，为防止耐受现象的发生，H_1 受体拮抗药可交替使用；④过量中毒时，应洗胃、催吐，密切进行心电图监护，可以采用适当的抗心律失常药治疗，但应避免使用可延长 Q-T 间期的抗心律失常药。此外，有些患者使用第二代 H_1 受体拮抗药后可能会有口干、乏力、胃肠道不适、头痛、低血压、焦虑、抑郁、血糖和电解质异常等副作用，部分药物可出现轻度的困倦、嗜睡、眩晕。孕妇及哺乳期妇女禁用第二代 H_1 受体拮抗药。有些人在服用 H_1 受体拮抗药后不但无效，反而会使过敏加重，为抗过敏药的致敏现象，须立即停止用药，并及时去医院治疗。

色甘酸钠不良反应是轻微的和暂时性的。少数患者因粉末刺激可引起呛咳、气急，甚至导致支气管痉挛，使原有的哮喘加重，出现气短，可与 0.1mg 异丙肾上腺素并用预防。当色甘酸钠与糖皮质激素合用时，可减少糖皮质激素用量，但停药后应恢复或加大激素剂量，否则将有严重的哮喘发作。酮替酚副作用主要有嗜睡，尚见有倦怠、胃肠道反应等。

氨茶碱静脉注射速度过快或浓度过高时易引起严重心律失常，甚至死亡，故必须稀释后缓慢静脉注射。对氨茶碱中毒者,目前尚无特效拮抗剂,应及早进行对症处理,采取镇静退热、吸氧排毒、抗休克等治疗措施。

反复使用肾上腺素受体激动药如麻黄碱、β_2 受体激动药等,可产生耐受性,停药 $1 \sim 2$ 周后机体可恢复敏感性。

使用糖皮质激素时应注意长期使用可引起物质代谢和水盐代谢紊乱、抑制机体的正常免疫功能引起并发症,需定期进行实验室检查以减少不良反应,必要时需停药;长期使用后应逐渐减量后停药以减少或避免停药反应。其他免疫抑制药也可抑制机体正常免疫功能,易诱发感染、增加肿瘤发生率及影响生殖系统功能。

【药物相互作用】

1. 第一代 H_1 受体拮抗药　①尽可能避免与复方感冒制剂同时使用,因为许多复方感冒制剂含有此类药成分;②避免与对中枢神经系统有抑制作用的饮品(如酒)、镇静催眠药(如地西泮)、抗精神失常药(如氯丙嗪)同时使用,否则有可能引起头昏、全身乏力、运动失调、视力模糊、复视等中枢神经过度抑制症状,儿童、体弱患者尤易发生;③避免与抗胆碱药(如阿托品)、三环类抗抑郁药(如阿米替林)同时使用,否则可出现口渴、便秘、排尿困难、青光眼症状加重、记忆功能障碍等副作用。

2. 第二代 H_1 受体拮抗药　①禁止与大环内酯类抗生素(如红霉素、阿奇霉素、罗红霉素、克拉霉素)、唑类抗真菌药(如酮康唑、伊曲康唑、氟康唑)一同使用,否则可引起本类药物血药浓度升高,导致室性心律失常,甚至猝死;②避免与抗心律失常药(如奎尼丁)、钙通道阻滞药(如普尼拉明)、镇静催眠药(如水合氯醛)等合用,否则可增加发生心律失常的危险。

课 堂 活 动

患者,女,38 岁。因发作性喘息 2 年,加重 5 天就诊。临床诊断为支气管哮喘合并感染。医生开了下列处方,是否合理?为什么?

Rp.

特非那定片　　　　60mg×12

　　　Sig.　　60mg　　b.i.d.　　p.o.

罗红霉素胶囊　　　75mg×24

　　　Sig.　　150mg　　b.i.d.　　p.o.

提示:大环内酯类抗菌药可改变第二代抗组胺药的代谢,使其血药浓度升高。

点 滴 积 累

1. Ⅰ型变态反应可选用 H_1 受体拮抗药、过敏介质阻释药、糖皮质激素、其他对症治疗药如氨茶碱、抗胆碱药、肾上腺素受体激动药等治疗;Ⅱ型变态反应可选用糖皮质激素、免疫球蛋白治疗;Ⅲ型变态反应可选用糖皮质激素、细胞毒性免疫抑制药治疗;Ⅳ型变态反应中传染性变态反应要针对病原体用药,急性移植排斥反应则用免疫抑制药,高敏感性反应需用糖皮质激素或细胞毒性免疫抑制药治疗。

2. 一般患者口服给药,危重患者可静脉给药。

3.用药时要注意第一代 H_1 受体拮抗药一般可引起中枢抑制和抗胆碱不良反应，第二代 H_1 受体拮抗药过量可致严重的心律失常。糖皮质激素长期使用易引起物质代谢和水盐代谢紊乱，也可抑制生理性免疫反应及引起停药反应。

目 标 检 测

一、选择题

（一）单项选择题

1. Ⅰ型变态反应性疾病最主要的治疗药物是（　　）

    A. H_1 受体拮抗药　　　　　　　　B.糖皮质激素

    C.免疫抑制药　　　　　　　　　　D.肾上腺素

2.异丙嗪可与下列何药合用（　　）

    A.地西泮　　　　　　　　　　　　B.倍氯米松

    C.氯丙嗪　　　　　　　　　　　　D.阿托品

3. H_1 受体拮抗药常用的给药途径为（　　）

    A.口服　　　　　　　　　　　　　B.肌内注射

    C.皮下注射　　　　　　　　　　　D.静脉注射

4.为预防色甘酸钠吸入时引起呛咳和加重哮喘，常合用下列哪种药物（　　）

    A.异丙肾上腺素　　　　　　　　　B.氯苯那敏

    C.地塞米松　　　　　　　　　　　D.阿司咪唑

5.与 H_1 受体拮抗药合用后能增加药物治疗效果的药物是（　　）

    A.红霉素　　　　　　　　　　　　B.酮康唑

    C.苯妥英钠　　　　　　　　　　　D.糖皮质激素

（二）多项选择题

1.用于Ⅰ型变态反应性疾病治疗的药物包括（　　）

    A. H_1 受体拮抗药　　　　　　　　B.肾上腺素

    C.糖皮质激素　　　　　　　　　　D.氨茶碱

    E.普萘洛尔

2.变态反应性疾病的药物治疗原则为（　　）

    A.针对疾病发生、发展环节用药　　B.对症用药

    C.抑制病理性免疫反应　　　　　　D.避免接触变应原

    E.预防和控制继发感染

3.使用第二代 H_1 受体拮抗药可增加心脏毒性的因素有（　　）

    A.有心脏疾病患者　　　　　　　　B.低钾血症

    C.低钙血症　　　　　　　　　　　D.低镁血症

    E.大剂量用药

二、问答题

1.苯海拉明在使用时应注意哪些问题？

2.过敏性休克反应如何选择治疗药物？

3.Ⅰ型变态反应性疾病的药物治疗原则是什么？常用治疗药物有哪些？

三、实例分析

患者，女，8岁。今年自立夏以来，每天早上一起床就喷嚏不断，流清涕，经常搓鼻子、揉眼睛，开始时以为是感冒了，口服了半个月的感冒药不见好转，还经常伴有晚间咳嗽或哮喘，又按气管炎治疗了三个月也没见好转。请为此患者选择治疗药物，并说明其依据。

（张　健）

第十五章　自身免疫性疾病的药物治疗

　　自身免疫性疾病是指以自身免疫应答反应导致组织器官损伤和相应功能障碍为主要发病机制的一类疾病。目前公认的自身免疫性疾病至少有 30 多种,涉及各个不同系统或组织的疾病。本章主要介绍结缔组织疾病中的类风湿关节炎及系统性红斑狼疮的药物治疗。

第一节　类风湿关节炎

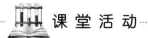

　　一中年妇女,早晨起床扣衣服纽扣非常困难,手像黏了胶一样不灵活,我们发现,她的双手指已经变形,如同"天鹅颈"样。请问她患了什么病?能早期诊治吗?

　　类风湿关节炎(RA)是一种以关节滑膜炎为主要病理特征,以周围对称性多关节肿痛为主要临床表现的全身性自身免疫性疾病。80% 发病在 35～50 岁,女性居多。多以缓慢隐匿的方式起病,在出现明显的关节症状前可有数周的低热,以后逐渐出现关节红肿热痛和"晨僵"现象,可伴有皮下结节及淋巴结肿大等关节外表现,血清中可出现多种自身抗体,病变呈慢性、持续、反复发作过程,晚期组织结构严重破坏,逐渐出现关节僵硬、畸形和功能障碍。少数患者可出现血管、肺、肾、神经系统、血液系统受累。本病的病因和发病机制未完全明确,目前认为与环境因素、遗传因素和免疫紊乱有关,故临床上尚缺乏根治及预防本病的有效措施。

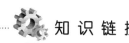

"晨僵"现象

　　"晨僵"现象指类风湿关节炎患者早晨起床后病变关节感觉僵硬,如胶黏着样的感觉,持续时间至少 1 小时者意义较大。有 95% 以上的患者可出现。其持续时间与关节炎的程度成正比,常被作为观察本病活动指标之一。虽然其他关节炎也可出现,但不如本病明显和持久。

　　治疗目标是减轻关节症状、延缓病情进展、防止和减少关节的破坏、保护关节功能。一般治疗原则包括：①早期诊断和早期治疗；②药物治疗；③外科手术治疗；④恢复期关节功能锻炼。其中以药物治疗最为重要。

【药物治疗原则】

1. 早期用药　早期发现进行性或侵袭性疾病患者，尽早应用改变病情药物以控制病变的进展。

2. 联合用药　联合用药可减少单独用药的剂量，减少不良反应的发生，尤其是重症患者应考虑联合用药。

3. 治疗方案个体化　根据患者的病情及对药物的反应，制定个体化治疗方案。

【治疗药物的选用】

1. 药物的分类、作用及特点　根据药物作用机制，治疗类风湿关节炎的药物分为四大类（表 15-1）。

表 15-1　类风湿关节炎的主要治疗药物

分类	药物
非甾体抗炎药（NSAIDs）	布洛芬　双氯芬酸　塞来昔布　萘丁美酮　美洛昔康　依托度酸
改变病情抗风湿药（DMARDs）	柳氮磺吡啶　羟氯喹　金制剂　青霉胺　甲氨蝶呤（MTX）　环磷酰胺（CTX）　来氟米特　环孢素　硫唑嘌呤　白介素 -1 受体拮抗剂（IL-1Ra）　肿瘤坏死因子（TNF）拮抗剂
糖皮质激素	泼尼松　泼尼松龙　曲安西龙　倍他米松
植物药	雷公藤多苷　青藤碱　白芍总苷

（1）非甾体抗炎药：又称一线抗风湿药，此类药物是改善关节炎症状的首选药，但不能控制病情。特点是起效快，可缓解关节疼痛及晨僵等症状。

（2）改变病情抗风湿药：该类药物发挥作用较 NSAIDs 慢，临床症状的明显改善大约需要 1～6 个月，也称二线抗风湿药。

（3）糖皮质激素：糖皮质激素可有效减轻炎症肿痛、迅速缓解病情，但长期使用造成的依赖性导致停药困难，且不良反应较多，故常被列为治疗类风湿关节炎的三线药。

（4）植物药：植物药制剂较多，雷公藤、青藤碱和白芍总苷都适用于类风湿关节炎活动期治疗。

 知 识 链 接

类风湿关节炎的生物制剂治疗

国内外已逐渐使用生物制剂治疗类风湿关节炎，如 TNF-α 拮抗剂、IL-1 拮抗剂、CD20 单克隆抗体、细胞毒 T 细胞活化抗原 -4（CTLA-4）抗体等。临床试验表明它们有抗炎及防止骨破坏作用，本类生物制剂宜与 MTX 联合应用。

2. 治疗药物的选择

（1）非甾体抗炎药：NSAIDs 的疗效并无太大差异，影响其选用的主要因素为药物的不良反应、服药是否方便、作用持续时间和费用等。无论选用何种 NSAIDs，都易产生胃肠道不良反应，使用中必须注意剂量的个体化，只有在一种药物足量使用 1～2 周后无效时才更换另一种药,应避免两种或两种以上 NSAIDs 同用,因疗效不叠加,但不良反应会增多。老年人宜选用半衰期短的药物,对有溃疡病史的老年人,宜服用选择性环氧酶 -2(COX-2)抑制剂以减少胃肠道不良反应,如萘丁美酮、美洛昔康、依托度酸、塞来昔布等。

常用 NSAIDs 的剂量如下:①塞来昔布 0.2g,1 次 / 日,疗效不明显者可增加至 0.4g/日,分 2 次服,一日最大剂量为 0.4g,对磺胺药过敏者禁用;②美洛昔康 15mg,1 次 /日;③双氯芬酸钠 75～150mg/d,分 3 次服,疗效满意后可逐渐减量;④吲哚美辛初始剂量 25～50mg,2～3 次 / 日,一日最大剂量不应超过 150mg;⑤萘普生 0.25g,每天早晚各一次,如无医师意见疗程不超过 10 天;⑥布洛芬 0.4～0.6g,3～4 次 / 日。

(2)改变病情抗风湿药:DMARDs 不能迅速抗炎止痛,但有改善和延缓病情进展的作用。从疗效和费用等考虑,一般首选 MTX,并将它作为联合治疗的基本药物,对单用一种 DMARDs 疗效不好或进展性、预后不良和难治性类风湿关节炎患者可采用机制不同的 DMARDs 联合治疗,如 MTX + 柳氮磺吡啶、MTX + 羟氯喹、MTX + 青霉胺、MTX + 金制剂等。

常用药物的用法用量如下:① MTX 初始剂量为每次 7.5mg,每周 1 次,可酌情增加至每周 20mg,分 1～2 次服。对口服吸收不良者可改用肌内注射或静脉注射,每次10～15mg,每周 1 次。②氯喹 0.25～0.5g/d,分 2 次服;羟氯喹 0.2～0.4g/d,分次服。1～3 个月起效,若 6 个月无效则停药。③青霉胺初始剂量口服 125～250mg/d,以后每1～2 个月增加 125～250mg,平均日剂量为 500～750mg,最大量一般每日不超过 1.0g,常用维持量为 250mg。④柳氮磺吡啶 1.5～3.0g/d,分 2 次饭时服。初始每日用量宜小,对磺胺过敏者禁用。⑤来氟米特 20mg,1 次 / 日,病情控制后可 10～20mg/d。

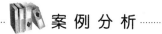 案 例 分 析

案例

女性患者,53 岁。患类风湿关节炎 2 年,反复发作,常用布洛芬治疗,效果欠佳。3 个月前住院,有典型的掌指关节肿痛、晨僵伴低热,住院后查:血沉、类风湿因子滴度均高于正常。治疗:塞来昔布 0.2g/d,一次服用;MTX 10mg,1 次 / 周;柳氮磺吡啶 250mg,3 次 / 日,以后每周增加 500mg,直至剂量达到 1500mg/d。治疗一个月后,病情缓解。

分析

该病例诊断明确,治疗方案及药物选用合理。采取了 NSAIDs 和 DMARDs 联合治疗,以增强抗炎止痛、改善和延缓病情进展的作用。由于患者曾用布洛芬治疗效果欠佳,因此本次改用塞来昔布,加上两种 DMARDs 合用,其用法用量适当,使病情迅速缓解。

(3)糖皮质激素:糖皮质激素具有免疫抑制作用,但效果不持久,一旦停药短期内易复发,且长期应用可导致严重不良反应,因此不作为常规治疗,常在类风湿关节炎血管炎、类风湿关节炎的过渡治疗和局部治疗中应用。小剂量可能减慢关节破坏的进程,具有改善病情的作用。在关节炎急性发作时可给予短效类激素,其剂量根据病情严重程度

而调整，一般应不超过泼尼松 10mg/d，重症患者可增加到 30～40mg/d，症状控制后递减。

（4）植物药：雷公藤多苷 30～60mg/d，分 3 次服；青藤碱 60mg，3 次 / 日，饭前服；白芍总苷 0.3g，2～3 次 / 日；口服金服用方便，3mg/d，1 次 / 日，两周后增到 6mg/d，1 次 / 日，维持治疗直到病情控制。

【药物不良反应及防治】

治疗 RA 的药物种类较多，每类药物不良反应都存在差异，尤其是改变病情的抗风湿药。这里主要介绍两种常见不良反应的防治。

1．胃肠道反应 是多数 NSAIDs 共同的不良反应。布洛芬最常表现为消化性溃疡；吲哚美辛多引起恶心、厌食、腹痛，诱发或加重消化性溃疡；双氯芬酸主要表现为上腹部不适等。防治措施：①饭后服药，避免或减少饮酒，不宜使用复方制剂；②一旦发现 NSAIDs 致消化性溃疡、出血时应立即停药，并积极对症处理；③合用外源性前列腺素：米索前列醇 200μg，2 次 / 日；④服用 H_2 受体拮抗药、质子泵抑制药或胃黏膜保护药，常选奥美拉唑 20mg，1～2 次 / 日，或硫糖铝 1.0g，3 次 / 日，于饭前 1 小时嚼碎服。

2．骨髓抑制 是 DMARDs 严重的不良反应，CTX、MTX、青霉胺等均可引起。患者因红细胞、白细胞、血小板减少而出现贫血、皮肤黏膜内脏及腔道出血，有的可并发严重感染危及生命。防治措施：①用药期间定期进行血液监测，包括白细胞、血小板、血红蛋白，一旦血小板及中性粒细胞开始下降，应准备停药；②加用升白细胞药物：鲨肝醇 100mg，3 次 / 日，4～6 周为一疗程；碳酸锂 0.25～0.5g，3 次 / 日，2～4 周为一疗程；沙格司亭 5～10μg/kg 皮下注射，1 次 / 日；③对症处理：可用止血药、抗感染药，必要时少量多次输成分血、新鲜全血等。

【药物相互作用】

1．糖皮质激素与 MTX 合用可加重后者的毒性，故应减少 MTX 的用量。两药长期合用有可能引起膀胱移行细胞癌，应定期作尿液检查。糖皮质激素与 CTX 合用可增强免疫抑制作用。

2．几乎所有的 NSAIDs 都能抑制 MTX 经肾排泄，增加其毒性，老人、肾衰者及叶酸耗竭者易受影响，老人和肾功能不全者慎用。

点 滴 积 累

1．类风湿关节炎的治疗药物主要分为四大类，即非甾体抗炎药、改变病情抗风湿药、糖皮质激素类药、植物药。

2．非甾体抗炎药易出现胃肠道反应，甚至诱发或加重消化性溃疡；改变病情抗风湿药 CTX、MTX、青霉胺等均可引起骨髓抑制；糖皮质激素应小剂量使用，症状控制后递减。

第二节　系统性红斑狼疮

系统性红斑狼疮（SLE）是一种多系统损害的慢性自身免疫性疾病。多见于育龄期妇女，诱发因素包括阳光照射、感染、妊娠、分娩、药物及手术等。临床症状多样，早期症状不典型。多数活动期患者有发热、皮疹、疲倦、乏力等，以面部蝶形、盘状红斑最具特征性，还可出现光敏感、脱发、对称性多关节疼痛、肿胀，通常不引起骨质破坏。几乎所有患者的肾组织都有病理变化，其中有45%～85%出现狼疮性肾炎（LN）的临床表现，是SLE的主要死亡原因之一。反复发作还可出现心血管系统、神经系统、消化系统、血液系统等多系统损害。患者活动期血沉加快、抗核抗体阳性、狼疮带试验阳性。临床上分为轻型、重型、急性暴发性危重SLE三种类型。

SLE目前尚无根治方法，一般治疗原则包括：①早期诊断，及时治疗，使病情缓解，避免或延缓脏器的损害，维持脏器功能；②急性活动期应卧床休息，避免阳光暴晒，控制炎症反应，免疫调节及对症治疗；③重视心理治疗，帮助患者树立战胜疾病的信心，去除各种诱因，如慢性感染灶、引起药物性狼疮的药物等。

【药物治疗原则】

1. 治疗方案个体化　由于SLE存有多种亚型，病情轻重不一，应根据患者的病情及过去治疗情况制定方案。

2. 分期治疗　疾病活动期及病情重者以强有力的药物控制，使病情缓解，达到长期平稳。缓解后接受维持性治疗。

3. 权衡风险/效果比　许多药物可控制SLE，但均有不同的毒性，必须在控制病情活动和药物毒性之间寻求最适宜的药物种类、剂量和疗程。

【治疗药物的选用】

1. 药物的分类、作用及特点　①糖皮质激素：是治疗SLE的主要药物和基本药物，也是目前治疗重症自身免疫疾病中的首选药物，如泼尼松或甲泼尼龙，鞘内注射时用地塞米松。②抗疟药：有抗光敏和稳定溶酶体膜作用，对皮肤损害、关节痛及轻型患者有效，常用氯喹、羟氯喹。③免疫抑制药：本类药物有利于更好地控制SLE的活动，减少SLE暴发和减少激素的需要量。联合激素治疗可显著减少肾衰竭的发生。常用药包括CTX、硫唑嘌呤、MTX等。

2. 治疗药物的选择

（1）轻型SLE：症状轻微，以皮损和（或）关节症状为主。要注意避免强阳光暴晒和紫外线照射。对只有皮疹者，可短期局部应用激素，如1%醋酸氢化可的松软膏；若皮疹多，外用激素无效，尤其是对光过敏和伴有关节症状者，可用抗疟药氯喹或羟氯喹，辅以非甾体抗炎药。常用药物的用法用量：氯喹200mg/d，1次/日，或羟氯喹200～400mg/d，分1～2次服，治疗2～3周。也可用NSAIDs如双氯芬酸25mg，3次/日。以上治疗无效者可及早用小剂量糖皮质激素如泼尼松0.5mg/kg，晨起顿服。

（2）重型SLE：治疗主要分诱导缓解和维持治疗两个阶段。诱导期指迅速控制病情，阻止或逆转内脏损害，使病情完全缓解。大多需要半年到一年。常选用中效类糖皮质激素如泼尼松60～100mg/d，病情轻者30～40mg/d，持续6～8周病情好转后缓慢减量，最后以≤10mg/d的最小有效量长期维持。在治疗过程中应同时或适时加用免疫抑制剂如CTX 1.0～2.5mg/(kg·d)口服，或静脉用200mg，每周3次或400mg，每周2次，也可选用硫唑嘌呤、MTX或环胞素等，以便更快地诱导病情缓解。达到诱导缓解后，应继续巩固治疗，防止疾病复发，部分患者需终身服用激素。进入巩固维持阶段可选用泼尼松7.5～20mg/d或硫唑嘌呤50～100mg/d，口服。

（3）急性暴发性危重SLE：对于急性暴发性危重SLE，应使用激素冲击疗法，对活动程度严重的SLE，加用细胞毒药物有利于更好地控制SLE活动，减少SLE暴发，同时减少激素的需用量。值得注意的是：①冲击疗法只能解决急性期的症状，随后的治疗必须有一定量的激素与环磷酰胺冲击疗法配合使用，否则病情容易反复。②在大剂量冲击治疗前或治疗中应密切观察有无感染发生，如有感染应及时给予相应的抗感染治疗。激素冲击疗法：甲泼尼龙 500～1000mg/d，加入 5% 葡萄糖 200ml，静脉滴注 1 小时左右，1 次 / 日，连续 3 天为一疗程，间隔 5～30 天，间隔期与冲击后每日服用泼尼松 0.5～1mg/kg。环磷酰胺冲击疗法：0.5～1.0g/m^2 体表面积，静脉注射，每月 1 次，连续 3～6 个月后每 3 个月 1 次，共 2 年。

 知 识 链 接

SLE 合并妊娠的用药

SLE 常发生在育龄期妇女，妊娠可诱发 SLE 活动，特别在妊娠和产后 6 周。糖皮质激素可通过胎盘，进入胎盘的泼尼松可被胎盘产生的酶氧化，故不会对胎儿有害，而地塞米松、倍他米松不能被氧化，故能影响胎儿，不宜使用。氯喹、硫唑嘌呤与激素合用有致畸作用。妊娠期及产后一个月内可按病情需要给予激素治疗，产后避免哺乳。

【药物不良反应及防治】

1. 类肾上腺皮质功能亢进症 SLE 患者由于长期应用糖皮质激素可出现脂质代谢和水盐代谢紊乱，患者表现为水牛背、满月脸、向心性肥胖、皮肤变薄、痤疮、多毛、水肿、高血压、低血钾、糖尿、易感染等表现，但一般不需要特殊治疗，停药后可逐渐消失，数月后可恢复正常。高血压、低血钾、糖尿者可采用低盐、低糖、高蛋白饮食及加用钾盐，可减轻症状。

课 堂 活 动

SLE 好发于青年女性，部分患者担心糖皮质激素所带来的向心性肥胖、满月脸、水牛背等不良反应会严重影响形体美观，因此，对激素治疗产生心理抵触，常拒绝服药或擅自减量停药，给疾病治疗带来影响。医药工作者应如何进行用药指导？

2. 类固醇糖尿病 由于糖皮质激素对糖代谢的影响，长期应用可发生类固醇糖尿病。发病与药物剂量及用药时间有关，病情轻，多数无症状。若出现糖尿，应减量或停用，不能停用者可酌情加用胰岛素或口服降糖药。

3. 骨质疏松 SLE 在用激素治疗的过程中应警惕骨质疏松的发生，临床表现包括椎骨压缩性骨折、长骨骨折、影响骨折愈合、股骨头坏死等。故早期患者应尽量减少糖皮质激素的用量；每日服用维生素 D 500U 和碳酸钙 1g，可避免腰椎棘突和股骨颈转子的骨丢失；每日应用骨化三醇 0.5mg 和钙 1g，可避免骨丢失。骨质疏松一旦出现，也可选用降钙素、氟化物、二膦酸盐及匹伐他汀等药物治疗。

4. 免疫抑制和感染 感染发生率与激素应用时间和剂量相关，在泼尼松用量每日 30mg 以上时呈急剧上升。多由真菌、细菌和疱疹病毒引起，好发部位在皮肤、肠道、胆道及泌尿道，并可迅速发展为败血症。

5.诱发溃疡、精神症状　糖皮质激素使胃酸、胃蛋白酶分泌增加，胃黏液分泌减少，故可诱发或加剧胃、十二指肠溃疡，甚至造成消化道出血或穿孔。溃疡多具隐匿性，最初没有症状，往往被忽略而漏诊。故应密切观察，一经确诊，立即停药，并以抗酸、保护胃黏膜治疗为主。部分患者还可出现精神症状，表现为激动、失眠、幻觉、精神紊乱，甚至诱发精神病。治疗：逐渐减量或停药，并用地西泮治疗，一般诱发的精神异常多于停药后自动消失。

6.骨髓抑制　是环磷酰胺主要的不良反应，临床表现和治疗措施详见本章第一节"类风湿关节炎"。

7.出血性膀胱炎　由环磷酰胺引起。表现为尿频、尿急、血尿及蛋白尿等，应鼓励患者多饮水，并给予美司钠400mg静脉注射。

8.其他　脱发、闭经、肝脏损害。环磷酰胺可影响毛囊的细胞分裂，对头发、毛囊均有明显毒性。用药后引起脱发的严重程度与剂量有关，停药后可逐渐长出新发。

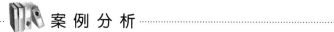 案 例 分 析

案例

患者，女，40岁。有十二指肠球部溃疡史，服药治疗已3～4年，无明显症状。近来因患系统性红斑狼疮，接受泼尼松治疗1个月后，突然上消化道出血，胃镜检查发现胃、十二指肠复合溃疡。

分析

患者有消化性溃疡史，又是长疗程接受泼尼松治疗，应同时服用抗酸药或胃黏膜保护药，因糖皮质激素能使胃酸、胃蛋白酶分泌增加，胃黏液分泌减少，诱发或加剧胃、十二指肠溃疡，甚至造成消化道出血或穿孔。

【药物相互作用】

1.硫唑嘌呤与糖皮质激素合用有致畸作用，妊娠时应禁用。

2.糖皮质激素可使甲氨蝶呤血药水平升高，加重毒性反应，两药联用应减少甲氨蝶呤的用量。

3.硫唑嘌呤与泼尼松联用可改善毛细血管功能并减轻免疫抑制副作用，但易致消化道出血。

点 滴 积 累

1.系统性红斑狼疮是一种多系统损害的慢性自身免疫性疾病，狼疮肾炎是最常见和最严重的临床表现，反复发作也可出现心血管系统、神经系统、消化系统、血液系统等多系统损害。

2.系统性红斑狼疮的治疗药物主要分为三大类：糖皮质激素、抗疟药、免疫抑制药，其中糖皮质激素是治疗的首选药。

目 标 检 测

一、选择题

（一）单项选择题

1. 治疗类风湿关节炎的首选药是（　　）
  A. 糖皮质激素　　　　　　　　B. 非甾体抗炎药
  C. 生物制剂　　　　　　　　　D. 改变病情抗风湿药

2. 环磷酰胺的不良反应不包括（　　）
  A. 恶心、呕吐、脱发　　　　　B. 血压升高
  C. 骨髓抑制　　　　　　　　　D. 出血性膀胱炎

3. 口服甲氨蝶呤治疗类风湿关节炎，下列方法正确的是（　　）
  A. 初始剂量 7.5mg，每周 1 次　　B. 初始剂量 7.5mg，每日 1 次
  C. 初始剂量 7.5mg，每月 1 次　　D. 初始剂量 7.5mg，每周 2 次

4. 治疗 SLE 的首选药是（　　）
  A. 雷公藤制剂　　　　　　　　B. 生物制剂
  C. 糖皮质激素　　　　　　　　D. 非甾体抗炎药

5. 提示类风湿关节炎活动期的指征之一是（　　）
  A. 关节红肿痛　　　　　　　　B. 晨僵
  C. 关节畸形　　　　　　　　　D. 淋巴结肿大

6. 关于 DMARDs 的描述，不正确的是（　　）
  A. 起效慢，改善症状大约需 1～6 个月
  B. 能减轻症状
  C. 可延缓关节病变进展
  D. 为治疗类风湿关节炎的一线药

7. 塞来昔布治疗类风湿关节炎，一日最大剂量为（　　）
  A. 0.4g　　　　　　　　　　　B. 0.3g
  C. 0.2g　　　　　　　　　　　D. 0.1g

8. 有消化性溃疡的类风湿关节炎老年患者宜用（　　）
  A. 阿司匹林　　　　　　　　　B. 吲哚美辛
  C. 双氯芬酸　　　　　　　　　D. 塞来昔布

（二）多项选择题

1. 类风湿关节炎可选用下列哪些药物（　　）
  A. 阿司匹林　　　　　B. 泼尼松　　　　　　　C. 甲氨蝶呤
  D. 雷公藤　　　　　　E. 环磷酰胺

2. 重型 SLE 的诱导缓解阶段用泼尼松治疗时可适当加用（　　）
  A. 硫唑嘌呤　　　　　B. 阿司匹林　　　　　　C. 甲氨蝶呤
  D. 雷公藤　　　　　　E. 环磷酰胺

3. 下列属于一线抗风湿的药物有（　　）
  A. 萘普生　　　　　　B. 双氯芬酸　　　　　　C. MTX
  D. 青霉胺　　　　　　E. 泼尼松

4. 下列哪些药不属于 DMARDs（　　　）

    A. 泼尼松 　　　　　　B. 青霉胺 　　　　　　C. 美洛昔康

    D. 金制剂 　　　　　　E. 环孢素

二、问答题

1. 试述类风湿关节炎的药物治疗原则及药物选择。

2. 如何正确认识糖皮质激素治疗系统性红斑狼疮的作用。

三、实例分析

患者，女性，28 岁，因系统性红斑狼疮复发住院，给予地塞米松 20mg/d 静脉注射，病情好转后改为 1.5mg/d 口服，分 2 次服用，后又改为 0.75mg/d 晨间顿服。约 8 个月左右，患者出现高血压、皮肤感染、股骨头坏死，最后因感染不能控制死亡。请正确评价该病例的用药方案。

（刘晓颖）

第十六章　内分泌代谢疾病的药物治疗

在正常情况下,机体激素在血中的含量与人体组织器官的生理需要相适应。如果某些激素的分泌量异常、激素的结构异常、激素的受体或激素 - 受体结合后的任何环节异常,都会扰乱激素的平衡,引起某些组织器官的功能失调,发生各种内分泌疾病。本章主要介绍甲状腺功能亢进症、糖尿病、骨质疏松症及痛风的药物治疗。

第一节　甲状腺功能亢进症

甲状腺功能亢进症(简称甲亢)是由多种原因引起的甲状腺激素(甲状腺素 T_4 和三碘甲腺原氨酸 T_3)分泌过多,导致体内氧化过程加速、代谢率增高和交感神经系统兴奋性增强的一种疾病。主要表现为乏力、怕热多汗、食欲亢进、体重减轻、紧张多虑、心律失常、女性月经失调等,部分患者有甲状腺肿大、突眼、手舌颤抖,少数患者可出现甲状腺危象。患者血清总甲状腺素(TT_4)、血清总三碘甲腺原氨酸(TT_3)、血清游离甲状腺素(FT_4)、游离三碘甲腺原氨酸(FT_3)升高,促甲状腺激素(TSH)降低。

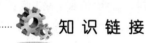知 识 链 接

甲状腺危象

甲状腺危象是甲状腺毒症急性加重的一个综合征,多发生于较重甲亢未予治疗或治疗不充分的患者,常因感染、手术、创伤、精神刺激等而诱发,出现烦躁、高热、大汗、恶心呕吐、心动过速,严重者可有心力衰竭、休克及昏迷等。

甲亢的治疗目前临床普遍采用三种疗法,即抗甲状腺药物治疗、放射性碘治疗和手术治疗。抗甲状腺药物能抑制甲状腺分泌甲状腺激素,从而控制症状,促进免疫功能恢复。放射性碘治疗和手术治疗则是通过破坏甲状腺组织减少甲状腺激素的产生达到治疗目的。

【药物治疗原则】

1. 长期用药　甲亢的药物治疗疗程一般为 1.5～2 年,如果维持时间不足,则容易引起复发。

2. 规则用药　甲亢治疗分为初治期、减量期及维持期,每一期都有明确的进入下一步的指标,不能随意更改药物剂量,否则容易导致病情不稳定。

3. 安全用药　抗甲状腺药物严重的不良反应是骨髓抑制和肝脏损害,在用药期间

必须定期进行血液白细胞数目及肝功能监测。

【治疗药物的选用】

1. 药物的分类、作用及特点　甲亢的治疗药物包括抗甲状腺药、甲亢的辅助治疗药和碘剂。①抗甲状腺药物：分为硫脲类和咪唑类，前者有甲硫氧嘧啶（MTU）和丙硫氧嘧啶（PTU），后者有甲巯咪唑（MMI，他巴唑）和卡比马唑（CMZ，甲亢平）。抗甲状腺药物主要是通过抑制甲状腺的过氧化物酶而减少甲状腺激素合成，还可抑制免疫球蛋白的生成，使甲状腺中淋巴细胞减少，甲状腺刺激抗体（TSAb）下降，对甲亢有一定的病因治疗作用。本类药物应用方便、安全、经济，依从性好，疗效肯定，一般不引起永久性甲状腺功能减退（甲减），但由于对已经合成的甲状腺激素无作用，故需用药2周左右才开始见效。②甲亢的辅助治疗药物：主要是β受体拮抗药，能拮抗甲状腺激素对心脏的兴奋作用，并抑制外周组织 T_4 转变成 T_3，如普萘洛尔、阿替洛尔、美托洛尔等。③大剂量的碘剂：通过抑制甲状腺球蛋白水解酶而减少甲状腺激素的释放。

2. 治疗药物的选择　抗甲状腺药物治疗是甲亢的基础治疗，其适应证为：①症状较轻，甲状腺轻、中度肿大的患者；② 20 岁以下的青少年及儿童患者；③甲状腺次全切除后复发又不适合放射性碘（^{131}I）治疗的患者；④妊娠期妇女、年老体弱或兼有心、肝、肾、出血性疾病等而不宜手术者；⑤甲亢手术前准备；⑥放射性 ^{131}I 治疗前后的辅助治疗。

临床最常选用的是 PTU 和 MMI；β受体拮抗药可改善甲亢患者的心悸、心律失常、多汗、手震颤等症状，用于不宜用抗甲状腺药、不宜手术及 ^{131}I 治疗的患者，常用普萘洛尔，支气管哮喘时可用阿替洛尔或美托洛尔；碘剂使用后甲状腺体积缩小、坚韧、血管减少，仅用于甲状腺术前准备和甲状腺危象的治疗。为预防药物性甲减，根据患者的具体情况可在甲亢治疗的减量期加用甲状腺素。

3. 药物治疗分期　治疗分初治期、减量期及维持期。①初治期：MTU 或 PTU 300～450mg/d 或 MMI 或 CMZ 30～40mg/d，分 2～3 次口服。对轻、中度患者，开始可服用 PTU 300mg/d，重症患者开始服药剂量为 400～600mg/d。初治期治疗至症状缓解或 TT_3、TT_4、FT_3、FT_4、TSH 恢复正常或接近正常时即可进入减量期。②减量期：约每 2～4 周减量 1 次，PTU 每次减 50～100mg，MMI 每次减 5～10mg。待症状完全消除、体征明显好转后再逐渐减至最小，若患者病情较稳定，则进入维持期。③维持期：一般用 PTU 50～100mg/d 或 MMI 5～10mg/d，维持治疗约 1.5～2 年。必要时还可在停药前将维持量减半。

📖 **课 堂 活 动**

患者，女，25 岁，因易激动、怕热和疲乏 1 个月余就诊，脉搏 90 次 / 分，甲状腺中度肿大，查血清甲状腺激素水平增高，确诊为甲亢。给予 PTU 100mg，3 次 / 日口服。患者两周来连续加班工作劳累，未能坚持服药，一周来感冒不愈，出现高热、大汗淋漓、心率快、神志不清……该患者病情发生了什么变化？初诊时的用药是否正确？

4. 甲状腺危象的药物治疗　甲状腺危象是甲亢最严重的并发症，病死率高，应及时抢救。首选 PTU 600mg 口服或胃管内注入，继用 250mg，每 6 小时 1 次口服，待症状控制后减至一般治疗剂量；病情严重者在服用 PTU 后 1～2 小时加用复方碘溶液，抑制 T_3、T_4 的释放，首剂 30～60 滴口服，以后 5～10 滴，每 6～8 小时 1 次，或碘化钠 0.5～1.0g 加入 5% 葡萄糖盐水中静脉滴注 12～24 小时，视病情好转逐渐减量，一般使用 3～7 天停药；为降低周围组织对甲状腺激素的反应性，在无哮喘或心衰的情况下，可大剂量使用普萘洛尔 20～30mg，每 6～8 小时口服 1 次；甲亢危象时还可选用氢化可的松或地塞米松静脉滴注，以纠正危象时可能存在的应激反应。

知 识 链 接

关于甲亢的复发与停药

甲亢复发是指甲亢经药物治疗完全缓解，停药半年以后症状又重新出现者。应积极寻找诱因，对药物治疗有不良反应或不能坚持服药者，可改用放射或手术治疗。为减少复发，在甲亢经药物治疗缓解后，应考虑达到以下指标方可停药：①甲亢的症状消失，体征缓解；②检测甲状腺功能多次正常；③TSH 恢复正常且稳定、TSAb 降至正常。

【药物不良反应及防治】

1. 粒细胞减少　为硫脲类药物的严重不良反应，常在用药后几周发生。应定期检查血象，若白细胞低于 $3.0×10^9$/L（或中性粒细胞低于 $1.5×10^9$/L）或伴有咽痛、发热、皮疹等，则应立即停药，同时使用促进白细胞增生药，如维生素 B_4、小檗胺、鲨肝醇、利血生等；必要时给予泼尼松 30mg/d 口服或重组人粒细胞集落刺激因子（rhG-CSF）75μg/d 皮下注射（过敏者禁用），白细胞上升后再继续应用或改用另一种抗甲状腺药物。

2. 过敏反应　为硫脲类药物最常见的不良反应。常表现为皮疹、皮肤瘙痒，少数伴有发热，可用 H_1 受体拮抗药对抗，不必停药。但应严密观察，皮疹一旦加重，则应立即停药，以免出现严重的剥脱性皮炎。硫脲类药物间存在交叉过敏反应。

3. 肝损害　部分患者用硫脲类药物可出现药物性肝炎，轻者应加用保肝药并在严密观察下减量用药，或者更换其他抗甲状腺药；转氨酶升高趋势明显则应立即停药抢救。

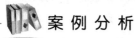

案例

一位重症甲亢住院患者，医生给予 PTU 200mg，2 次/日口服，联合普萘洛尔 10mg，3 次/日，1 个月后改 PTU 100mg，3 次/日，并继续用普萘洛尔治疗。约 3 周后患者出现乏力、纳差、全身皮肤及巩膜黄染，肝功检查明显异常。停用 PTU，并加用保肝药，黄疸逐渐消退，肝功能恢复正常。行 ^{131}I 治疗，甲亢症状缓解出院。

分析

患者是重症甲亢，医生用药符合治疗原则。出现乏力、纳差、全身皮肤及巩膜黄染，肝功检查异常应考虑 PTU 所致的药物性肝炎。故停用 PTU、加强保肝治疗、待肝功能恢复后再选择 ^{131}I 治疗是正确的处理方法。

【药物相互作用】

碘剂可明显延缓硫脲类起效时间,故在应用硫脲类前应避免服用碘剂。抗甲状药物也能干扰碘渗入甲状腺球蛋白,因此在应用放射碘前后应停用这类药物。

 点 滴 积 累

1. 甲亢的治疗药物包括:①抗甲状腺药(甲硫氧嘧啶、丙硫氧嘧啶、甲巯咪唑和卡比马唑);②辅助治疗药物(普萘洛尔、阿替洛尔、美托洛尔等);③碘剂(碘化钾、碘化钠、复方碘溶液)。

2. 硫脲类药物最严重的不良反应为骨髓抑制,最常见的不良反应为过敏反应。

第二节　糖　尿　病

糖尿病(DM)是一组以慢性血糖水平增高为特征的代谢性疾病,由胰岛素分泌和(或)作用缺陷引起,是与遗传、自身免疫和环境因素有关的多因素综合征。国际上将糖尿病分为四大类型:1型(T1DM)、2型(T2DM)、其他特殊类型及妊娠期糖尿病。主要临床表现为"三多一少",即多尿、多饮、多食和体重或体力下降,久病可导致心脑血管病变、肾功能衰竭、双目失明、肢端坏疽等。病情严重或应激时常发生急性代谢紊乱,产生糖尿病酮症酸中毒(DKA)、高渗性昏迷等。糖尿病的诊断主要以血糖异常升高为依据:即空腹血糖≥7.0mmol/L 和(或)餐后 2 小时血糖≥11.1mmol/L,对无急性代谢紊乱表现仅一次血糖达到糖尿病诊断标准者,必须在另一天复查证实。

知 识 链 接

胰岛素抵抗

胰岛素抵抗和胰岛素分泌缺陷是 T2DM 发病机制的两个要素。前者指胰岛素作用的靶器官(主要是肝脏、肌肉和脂肪组织)对胰岛素作用的敏感性下降,分为急性抵抗和慢性抵抗。急性抵抗常由感染、创伤、手术、情绪激动等应激状态引起,慢性抵抗可能与胰岛素抗体产生和胰岛素受体数目减少等有关。

一般治疗原则为:①早期治疗:T1DM 诊断成立应及早给予胰岛素治疗,避免或减少酮症酸中毒的发生;T2DM 应在调整膳食、运动治疗无效时及早进行药物治疗。②长期治疗:目前对糖尿病尚缺乏针对病因的有效治疗手段,故必须坚持长期治疗,治疗中不要随意自动停药,尤其是 T1DM 随意停止胰岛素治疗,有诱发 DKA 的危险。③综合治疗:包括药物、膳食、运动及心理治疗。

【药物治疗原则】

1. 积极控制血糖是药物治疗的根本　理想的控制目标为:空腹血浆葡萄糖 4.4～6.1mmol/L;非空腹状态血浆葡萄糖 4.4～8mmol/L;糖化血红蛋白 A_{1C}(GHbA$_{1C}$)<6.5%。

2. 纠正脂肪代谢紊乱　严格控制血压(<130/80mmHg)、抗血小板治疗(例如阿司匹

林）并要求达标：LDL-胆固醇 2.5mmol/L（97mg/dl），HDL-胆固醇 1.0mmol/L（39mg/dl），甘油三酯 1.5mmol/L（133mg/dl）。

3. 治疗用药个体化　应根据患者性别、年龄、体重、血糖水平、并发症、对药物的反应以及患者对治疗的依从性等制定个体化用药方案，以达安全、有效的目的。

课 堂 活 动

患者，男，68 岁，多尿、多饮、乏力 5 年。5 年前无明显诱因出现多尿、多饮、口干、全身乏力，无多食及体重降低。在当地医院查尿糖阳性，诊断为糖尿病。给予二甲双胍治疗一个月后症状缓解，即停药。以后症状反复出现，间断服药。3 天前上述症状加重，查空腹血糖 9.6mmol/L，餐后 2 小时血糖 14mmol/L。

该患者能确诊为糖尿病吗？过去在诊断和药物治疗方面存在什么问题？

【治疗药物的选用】

1. 药物的分类、作用及特点　糖尿病的治疗药物包括胰岛素和口服降糖药。胰岛素制剂按起效快慢和维持时间长短分为速效（短效）、中效、慢效（长效）三大类。口服降糖药物包括磺酰脲类（SUs）、双胍类、α-葡萄糖苷酶抑制药、非磺酰脲类胰岛素促泌药、胰岛素增敏药（噻唑烷二酮类）。

SUs 类药物有多种，第一代甲苯磺丁脲（D_{860}）等已很少应用，第二代有格列本脲（优降糖）、格列齐特（达美康）、格列吡嗪（美吡达）、格列波脲、格列喹酮（糖适平）、格列美脲等，其中格列本脲虽降糖效果好，但由于产生低血糖（特别是老年患者），故临床医生现也很少采用；双胍类药物不但有降血糖作用，还可有减轻体重和高胰岛素血症的效果，对正常人无明显降糖作用，包括苯乙双胍（降糖灵）、二甲双胍，前者因致乳酸中毒的机会较多，目前临床上已少用；α-葡萄糖苷酶抑制药有阿卡波糖（拜糖平）、伏格列波糖、米格列托等，主要用于降低餐后高血糖；非磺酰脲类促胰岛素分泌药有瑞格列奈（诺和龙）、那格列奈，本类药物吸收快，瑞格列奈具有模拟胰岛素正常生理分泌，恢复 T2DM 胰岛 B 细胞胰岛素分泌的早相高峰，而不易发生晚相胰岛素分泌过多造成的高胰岛素血症和发生低血糖的特点；胰岛素增敏药能降低空腹及餐后的血糖及胰岛素和 C-肽水平，$GHbA_{1C}$ 水平也明显降低，包括曲格列酮、罗格列酮、吡格列酮。

2. 治疗药物的选择

（1）胰岛素：T1DM 患者应无条件接受胰岛素注射治疗。T2DM 有下列情形者也应给予胰岛素治疗：①有酮症酸中毒、乳酸性酸中毒、高渗性非酮症糖尿病昏迷；②各种应激、手术、妊娠、分娩等；③对口服降糖药有严重不良反应不能坚持用药者；④经饮食、运动及口服降糖药（包括联合用药）治疗血糖仍控制不良者；⑤合并有视网膜病变、神经病变、肾病变、下肢坏疽等；⑥合并慢性消耗性疾病、急性心肌梗死、脑卒中等。

用法与用量：T1DM 一般每日皮下注射 3 次短效或超短效胰岛素，均安排在餐前 15～30 分钟。通常每日需要量约为 0.6～0.8U/kg。应从小剂量开始，为计算剂量的 2/3，分配剂量以早餐前最多，晚餐前次之，午餐前最少，并根据患者空腹、餐后 2 小时或餐前血糖以及睡前血糖水平调整不同时间点的剂量。T2DM 如需要胰岛素治疗，可在晚餐前加用 1 次长效胰岛素，或睡前（22～23 时）加用中效胰岛素皮下注射，可以从小剂量开始，一般 6～8U，以后根据空腹血糖调整剂量。值得注意的是胰岛素的注射部位对吸收有影响，故常采取吸收较快的腹壁注射，病情严重者应采取静脉滴注。

（2）口服降糖药：①磺酰脲类：适用于经饮食控制及体育锻炼 2～3 个月疗效不满意、胰岛 B 细胞功能尚存的轻、中度 T2DM 患者。用法：格列本脲 2.5～5mg，1～2 次 / 日；格列吡嗪 2.5～5mg，3 次 / 日；格列齐特 40～80mg，3 次 / 日；格列喹酮 30mg，3 次 / 日；格列美脲 1～2mg，1 次 / 日。以上药物均安排在餐前服用。②双胍类：适应证为 2 型糖尿病，尤适用于肥胖和伴高胰岛素血症者。与磺酰脲类合用有协同作用，与胰岛素合用，可减少胰岛素用量。常用二甲双胍 0.25～0.5g，3 次 / 日，以后根据疗效调整剂量，一般 1～1.5g/d，最大剂量不超过 2g，可餐前即刻服用。③α- 葡萄糖苷酶抑制药：适用于轻度至中度 T2DM，特别是肥胖者或以餐后血糖升高为主的患者。糖耐量减低的患者长期服用可减少发展为 T2DM 的危险性。使用磺酰脲类和（或）双胍类药物血糖控制不理想者，可与本类药物联合应用。常用阿卡波糖，起始剂量为 25mg，2～3 次 / 日，以后逐渐增加至 50mg/ 次，必要时可加至 100mg/ 次，3 次 / 日，一日量不宜超过 300mg。餐前即刻吞服或与第一口主食一起咀嚼服用。④非磺酰脲类促胰岛素分泌药：适应证为胰岛 B 细胞尚有一定分泌功能的 T2DM 患者，特别是餐后胰岛素或 C 肽早相分泌低平、高峰后延、餐后血糖升高明显者及无急性并发症、不合并妊娠、无严重肝肾功能不全者。可单独应用，也可与二甲双胍合用。目前应用较多的是瑞格列奈，餐前 30 分钟内服用，3 次 / 日，推荐起始剂量为 0.5mg，已使用过另一种口服降糖药者开始可用 1mg，最大单次剂量为 4mg。⑤噻唑烷二酮类：适用于以胰岛素抵抗为主，伴有高胰岛素血症的 T2DM 和糖耐量减低的患者。罗格列酮 4～8mg，1 次 / 日；吡格列酮 15～30mg，1 次 / 日。

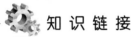 知 识 链 接

患者胰岛素用药教育

使用胰岛素必须严格遵循医嘱，用药前应教会患者掌握自我监测的手段（尿糖、尿酮、血糖）。自行注射用药的患者，要嘱其精确抽取药液，经常更换注射部位。有些糖尿病患者在使用胰岛素过程中没按医嘱正规用药或擅自停药，常导致血糖控制不佳甚至出现严重的并发症，如糖尿病酮症酸中毒，故医药人员应耐心给患者介绍不正规用药的危害，并指导患者常规监测血糖，对有条件的患者可每天检测餐前血糖（指尖末梢血糖）来调整胰岛素的用量。用药期间除定期检查尿糖、血糖以外，还应检查肾功能、视力、眼底、血压及心电图等，有利于并发症的早期防治。

【药物不良反应及防治】

1. 低血糖反应　常由于胰岛素、磺酰脲类降糖药用量过大引起。患者出现饥饿感、出汗、心悸、焦虑、震颤等症状，严重者引起昏迷、惊厥及休克，甚至死亡。为防止低血糖反应要认真监测血糖，逐步调整胰岛素用量并保证定时定量，规律饮食并教会患者感知反应。当发生低血糖反应较轻时摄食或饮糖水即可缓解，较重者立即静脉注射 50% 葡萄糖 40ml 以上，继以静脉滴注 10% 葡萄糖直至清醒状态。

案例分析

案例

患者,男,80 岁。糖尿病史 10 年,近几个月服用格列本脲 2.5mg,3 次／日,格列齐特 80mg,2 次／日。此期间因感冒进食少,在家出现头晕跌倒,昏迷 2 小时后送医院。查即刻血糖 2.14mmol/L。

分析

格列本脲与格列齐特均为磺酰脲类降糖药,两者不宜同时服用。格列本脲虽降糖效果好,但易产生低血糖,患者为高龄,在进食较少情况下更易诱发低血糖。故这是一例因口服降糖药应用不当引起的严重低血糖反应。

2. 胰岛素过敏反应 见于少数患者,可表现为局部性或全身性,前者较后者多。局部过敏表现为注射部位出现红斑、丘疹、硬结,多由于使用不纯制剂引起。全身性过敏反应在注射胰岛素后立即发生,出现荨麻疹、血管神经性水肿、哮喘,严重者发生过敏性休克,甚至死亡,这些反应与对胰岛素本身过敏有关。轻者可给予 H_1R 拮抗药,重者除按过敏性休克抢救外,应立即停用胰岛素,改用口服降糖药治疗。对必须使用胰岛素治疗的患者,应采用高纯度胰岛素制剂、生物合成或半合成的人胰岛素,并进行脱敏治疗。

3. 水肿 是噻唑烷二酮类药物主要的不良反应,也可因使用胰岛素引起。一般在使用胰岛素控制高血糖后 4~6 日发生水钠潴留而出现水肿,常自行缓解而无须停药。

4. 胃肠道反应 多由双胍类、磺酰脲类、非磺酰脲促胰岛素分泌药和 α- 葡萄糖苷酶抑制药所致,主要表现是恶心、呕吐、食欲减退、腹痛、腹泻等,一般在餐中服用可减轻。α- 葡萄糖苷酶抑制药如阿卡波糖多出现腹胀、肠鸣音亢进、排气增多,一般情况下不需要停药,一周左右自然消失。

【药物相互作用】

1. 胰岛素与普萘洛尔合用,因普萘洛尔能拮抗糖原分解,延长胰岛素作用,从而引起低血糖,同时掩盖心动过速和出汗等低血糖症状,因此在老年患者中应慎用。

2. 双胍类药物与胰岛素合用,其降血糖作用增强。促胰岛素分泌药可刺激内源性胰岛素的释放,与胰岛素联合应用时也可增强降糖作用,应调整剂量。

3. α- 葡萄糖苷酶抑制药与磺酰脲类、双胍类、胰岛素合用,可能出现低血糖,应减少药物剂量。

点滴积累

1. 胰岛素适用于 T1DM、T2DM 经饮食和口服降糖药未能良好控制者,可产生低血糖反应、耐受性、过敏等不良反应。

2. 口服降糖药的类型有:磺酰脲类、双胍类、α- 萄糖酶抑制药、非磺酰脲类胰岛素促泌药、胰岛素增敏药。

第三节 骨质疏松症

骨质疏松症（OP）是一种以全身骨量减少和骨组织显微结构受损为特征，导致骨脆性增加和骨折危险度升高的全身性骨代谢疾病。老年女性患病率高。发病与中、老年人性激素分泌减少、消化功能降低致使蛋白质、钙、磷、维生素及微量元素摄入不足、户外运动减少、钙调节激素分泌失调、维生素 D 受体和雌激素受体基因变异等因素有关。骨质疏松症分为原发性、继发性和特发性三大类。原发性骨质疏松症又可分为绝经后骨质疏松症和老年性骨质疏松症。临床主要表现为：①骨痛，以腰背痛多见，常于劳累或活动后加重，负重能力下降或不能负重。②身材缩短、驼背，多在疼痛后出现。③骨折，是退行性骨质疏松症最常见和最严重的并发症，常在弯腰、负重、挤压或摔倒后发生骨折。

骨质疏松症的治疗应遵循早期、综合治疗原则。综合治疗指除药物治疗外，还包括饮食、体育、心理治疗；早期治疗可减轻症状，延缓病变进展，改善预后，降低骨折发生率。

【药物治疗原则】

药物治疗的原则是：①预防为主，防治结合；②局部治疗与整体治疗相结合；③个体化用药原则：根据患者年龄、性别、药物疗效和不良反应等制定不同的用药方案。

课堂活动

一女性顾客到药店咨询："我听说女性进入更年期以后易发生骨质疏松，我现在正处于更年期，有什么药可预防骨质疏松吗？"如果你是药店销售员，该怎样为顾客推荐药物？

【治疗药物的选用】

1. 药物的分类、作用及特点 治疗骨质疏松症的药物分为骨吸收抑制药、骨形成促进药、骨矿化促进药三类。其中，骨吸收抑制药有雌激素和孕激素、二膦酸盐、降钙素、依普拉芬、类黄酮类等，骨形成促进药包括氟化物、同化类固醇激素、甲状旁腺素、维生素 K 等，骨矿化促进药有活性维生素 D、钙剂等。

研究表明雌激素替代能有效地延缓或拮抗绝经后快速的骨质丢失，减低骨折的发生率。降钙素可使破骨细胞结构改变，骨吸收活性降低，还可抑制破骨细胞前体转化为破骨细胞，也有一定促使骨形成的作用。

2. 治疗药物的选择

（1）骨吸收抑制药：原发性骨质疏松症应选用骨吸收抑制药治疗，雌激素应在确认患者有雌激素缺乏的证据、无禁忌证时首选。常用方案：结合雌激素 0.625～1.25mg/d，连用 25 天；甲羟孕酮 5～10mg/d，第 15～25 天用药，停药 7 天后继续下一周期的治疗；尼尔雌醇 1～2mg，每 2 周 1 次，每月口服 2 次。由于单用雌激素替代会引起不规律阴道出血，增加子宫内膜癌和乳腺癌的发病率，故应根据患者的具体病情、权衡利弊，合理应用。目前倾向于雌孕激素联合治疗或雌孕雄三种激素按比例使用。

　　降钙素最适于骨转换率高和不愿接受、不宜采用雌激素的患者,也适于骨折时的急性疼痛,用降钙素时需补充足量的钙剂。常用鲑鱼降钙素 50~100U 皮下或肌内注射,1~2 次 / 日,有效后减量,疗程半年至一年;另有鳗鱼降钙素,20U/ 次,肌内注射,2 次 / 周。

　　二膦酸盐类口服吸收率为 1%~5%,若与食物或钙饮料同服则吸收率更低,因此,服用此类药物时应严格限制在空腹状态。常用依替膦酸二钠口服,200mg/ 次,2 次 / 日,餐前或餐后 2 小时服。本品需间歇、周期服用,即服药 2 周、停药 11 周为一周期。阿仑膦酸钠主要用于绝经后妇女的骨质疏松症,10mg/ 次,1 次 / 日,服用两年左右效果较好。

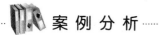 案 例 分 析

案例

　　一位 55 岁妇女,已绝经,有高血压病史,自述腰背部疼痛,于劳累或活动后加重,背微驼。药店销售员考虑顾客可能存在骨质疏松症,故为其推荐尼尔雌醇 1~2mg 口服,1 次 /2 周,2 次 / 月;维生素 D 0.25μg,3 次 / 日;碳酸钙 0.5g,3 次 / 日。

分析

　　该药店销售员考虑顾客可能存在骨质疏松症的思路是正确的,但尼尔雌醇为处方药,须凭医师处方购买,且雌激素的应用原则应严格把握,因顾客并无雌激素缺乏的准确依据,加之有高血压病史,所以不能盲目用药。

　　(2)骨形成促进药:氟化物作为治疗骨质疏松症的药物已经有 30 多年的历史,能促进新骨形成,增加脊椎骨密度。氟制剂有氟化钠、一氟磷酸二钠、一氟磷酸谷酰胺等。在应用时必须加用钙剂,以保证新形成骨的矿化不致滞缓。

　　(3)骨矿化促进药:包括活性维生素 D、钙剂等。钙剂是预防和治疗骨质疏松的重要药物。从营养学角度看,终生足够的钙摄入是预防原发性骨质疏松最重要的措施。首选碳酸钙,0.5~1g,2~3 次 / 日。大部分骨质疏松的患者存在不同程度的维生素 D 缺乏,严重者可出现软骨病。常用活性维生素 D 0.25μg,1~3 次 / 日,配合钙剂或辅以鲜牛奶疗效更好。

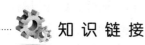 知 识 链 接

合理补钙

　　1. 钙是人体不可缺少的营养素,也是预防和治疗骨质疏松症的重要药物,中年以后就应重视钙剂的补充。判断人体是否缺钙,应去正规医院检查。人体每天需要的钙应随不同的年龄、性别、身体状况而异。

　　2. 食物钙是最好的来源,其中奶制品的吸收量可达含钙量的 30%。口服钙剂应当选择高纯度、含钙量高的制剂。补钙应日日均衡,随三餐补充,同时适当补充锰、铜、锌、维生素 D、雌激素(绝经期妇女)及加强体育锻炼等均有利于钙的吸收和利用。

【药物不良反应及防治】

1. 雌激素的致癌、血栓形成、糖和脂代谢改变、胆石症、高血压等问题,一直为人们所关注,其致癌作用目前尚未定论。雌激素的不良反应与剂量有关,口服雌激素常引起恶心、呕吐、头昏等,适当减量或注射给药,可以减轻。

2. 应用降钙素带来的恶心、呕吐、头昏及面部潮红也与剂量有关,必要时可暂时性减少药物剂量。本药系多肽制剂,有引起过敏性休克的可能,应用前须做过敏试验。用药中出现过敏、喘息、眩晕、便意、耳鸣等应立即停药。

3. 约 10% 的患者应用二膦酸盐后发生胃肠道反应,但通常很轻微。部分患者可以产生消化道黏膜刺激,应指导患者用一杯水吞服药物,并在服药的 30 分钟及当天第一次进食之前不要躺卧。患者不要咀嚼或吮吸药片,以防口咽部溃疡。

4. 维生素 D 的不良反应与维生素 D 过量相似,如高血钙综合征或钙中毒。故应用维生素 D 需定期监测血钙和尿钙。

【药物相互作用】

二膦酸盐与钙剂、抗酸药等药物同时服用,后者会干扰二膦酸盐的吸收,因此要尽量避免同服;活性维生素 D 与噻嗪类利尿药合用会增加高钙血症的危险,正在进行洋地黄类药物治疗的患者如发生高钙血症可能会诱发心律失常,所以应谨慎确定药物剂量。

点 滴 积 累

治疗骨质疏松症的常用药包括:①骨吸收抑制药:雌激素、二膦酸盐、降钙素等;②骨形成促进药:氟化物、甲状旁腺素、维生素 K 等;③骨矿化促进药:活性维生素 D、钙剂等。

第四节 痛 风

痛风是人体嘌呤代谢异常所致的一组综合征,除高尿酸血症外患者可出现急性关节炎、痛风石、慢性关节炎、关节畸形、慢性间质性肾炎和尿酸性尿路结石等临床表现,此时称之为"痛风"。根据发病原因,可将其分为原发性痛风和继发性痛风两种类型。原发性痛风有明显的家族遗传倾向,好发于中老年人,发病高峰为 30~50 岁,约 95% 为男性,5% 女性常为绝经期后发病,常与肥胖、糖脂代谢紊乱、高血压、动脉硬化和冠心病聚集发生。继发性痛风则由某些系统性疾病或药物引起。痛风患者在无症状期可仅有高尿酸血症,部分患者可终身不出现症状。部分患者会出现关节红、肿、热、痛和功能障碍。痛风石是痛风的特征性临床表现。肾脏损害主要表现为痛风性肾病,早期有间歇性蛋白尿,晚期可发展为肾功能不全,表现水肿、高血压、血尿素氮升高等。10%~25% 的患者肾有尿酸结石。辅助检查血尿酸增高,X 线、CT 检查、核磁共振扫描对明确诊断有一定的价值。

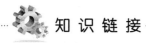 知 识 链 接

痛风的发生

临床只有部分高尿酸血症发展为痛风。当血尿酸浓度过高和(或)在酸性环境下,尿酸可析出结晶,沉积在骨关节、肾脏和皮下等组织,造成组织病理学改变,导致痛风性关节炎、痛风肾和痛风石的发生。

一般治疗应嘱咐患者控制饮食总热量,限制饮酒和高嘌呤食物,如动物心、肝、肾、脑及鱼虾类、海蟹类、豆类、酵母等,多饮水增加尿酸排出。

【药物治疗原则】

痛风的药物治疗原则:控制高尿酸血症,预防尿酸盐沉积;迅速终止急性关节炎的发作;防止尿酸结石形成和肾功能损害。

【治疗药物的选用】

1. 药物的分类、作用及特点 治疗痛风的药物分为抑制炎症反应药、抑制尿酸生成药、促进尿酸排泄药三类。其中,抑制炎症反应药有秋水仙碱、非甾体抗炎药、糖皮质激素,抑制尿酸生成药可选用别嘌醇,促进尿酸排泄药有苯溴马隆、丙磺舒等。秋水仙碱主要通过抑制粒细胞的浸润,对急性痛风性关节炎有选择性抗炎作用。别嘌醇能抑制尿酸合成;苯溴马隆、丙磺舒通过抑制近端肾小管对尿酸盐的重吸收,从而增加尿酸的排泄。

2. 治疗药物的选择

(1) 控制高尿酸血症:对肾功能良好者可选择排尿酸药,常用苯溴马隆,25～100mg/d;丙磺舒初始剂量0.25g,2次/日,2周后可逐渐增加剂量,最大剂量不超过2g/d。别嘌醇适用于尿酸生成过多或不适合使用排尿酸药物者,100mg/次,2～4次/日,最大剂量600mg/d,与排尿酸药合用效果好。碳酸氢钠可碱化尿液,使尿酸不易在尿中积聚形成结晶,成人口服3～6mg/d。

(2) 抑制炎症反应:秋水仙碱是治疗急性痛风性关节炎的特效药,应早期应用。口服法:初始剂量为1mg,随后0.5mg/h或1mg/2h,直到症状缓解。静脉法:1～2mg溶于20ml生理盐水中,5～10分钟内缓慢静脉注射。非甾体抗炎药可抑制前列腺素合成达到消炎镇痛作用。患者上述药物治疗无效时或不能使用秋水仙碱和非甾体抗炎药时可考虑使用糖皮质激素,如泼尼松,起始剂量为0.5～1mg/(kg·d),3～7天后迅速减量或停用,疗程不超过2周。

案 例 分 析

案例

患者张某,夜间突然右脚大脚踇趾疼痛惊醒,疼痛难忍不能入睡直到第二天早上,去医院就诊。经检查血中尿酸升高,趾关节X光可见针尖大小颗粒尿酸盐结晶,被确诊为痛风病。在服用医生开的别嘌醇片和布洛芬片期间,因工作应酬,吃火锅,喝啤酒,痛风治疗效果欠佳。

分析

患者诊断明确，别嘌醇可抑制尿酸生成，布洛芬可缓解痛风性关节炎，故医生用药正确。但患者未注意饮食治疗，未限制蛋白质摄入，且摄入含大量嘌呤的啤酒，故治疗效果不佳。

【药物不良反应及防治】

1. 苯溴马隆不良反应轻，少数患者有胃肠道反应、过敏性皮炎，一般不影响肝肾功能。

2. 约5%的患者用丙磺舒后可出现皮疹、发热、胃肠刺激等不良反应。

3. 别嘌醇可引起胃肠道刺激、皮疹、发热、肝损害、骨髓抑制等。肾功能不全者剂量减半。

4. 秋水仙碱不良反应较多，与剂量有明显相关性。常见胃肠道反应，长期服用可出现出血性胃肠炎、骨髓抑制，故应定期监测血常规及肝肾功能。静脉注射时应避免药液外漏，以免引起剧烈疼痛和组织坏死。

课 堂 活 动

高血压伴痛风患者，用下列药物是否合理？并说明原因。
硝苯地平控释片、氢氯噻嗪片、丙磺舒片、阿司匹林肠溶片。

【药物相互作用】

1. 禁止同用两种或多种非甾体抗炎药，否则会加重不良反应。

2. 用排尿酸药期间应多饮水，并同服碳酸氢钠，使尿酸不易在尿中形成结晶。

3. 秋水仙碱可导致可逆性的维生素 B_{12} 吸收不良。

4. 丙磺舒不能与噻嗪类利尿药等增加尿酸的药物合用；与阿司匹林或其他水杨酸盐同用时，可抑制本药的排尿酸作用。

点 滴 积 累

1. 痛风的药物治疗原则：控制高尿酸血症，预防尿酸盐沉积；迅速终止急性关节炎的发作；防止尿酸结石形成和肾功能损害。

2. 痛风的常用治疗药物：丙磺舒、别嘌醇、秋水仙碱、非甾体抗炎药、碳酸氢钠等。

目 标 检 测

一、选择题

（一）单项选择题

1. 轻度甲亢的初治期采用 PTU 治疗，开始剂量为（ ）

    A. 400mg/d，分2～3次口服   B. 300mg/d，分2～3次口服

    C. 500mg/d，分2～3次口服   D. 600mg/d，分2～3次口服

2. 下列哪种药可增强磺酰脲类药物的降糖作用（　　）

  A. 糖皮质激素   B. 甲状腺素

  C. 双香豆素   D. 噻嗪类利尿药

3. 下列哪项不是胰岛素的不良反应（　　）

  A. 过敏反应   B. 低血糖

  C. 水肿   D. 肝脏损害

4. 治疗原发性骨质疏松症的首选药是（　　）

  A. 雌激素   B. 二膦酸盐

  C. 降钙素   D. 钙剂

5. 治疗痛风下列不合理的是（　　）

  A. 丙磺舒初始剂量 0.25g，2 次 / 日，2 周后可逐渐增加剂量

  B. 口服秋水仙碱初始剂量为 1mg，随后 0.5mg/h 或 1mg/2h，直到症状缓解

  C. 痛风性关节炎明显者需合用两种非甾体抗炎药

  D. 用排尿酸药期间应多饮水，同服碳酸氢钠

6. 对甲亢的诊断具有决定意义的是（　　）

  A. 甲状腺肿大   B. 食欲亢进

  C. 体重下降   D. 血清甲状腺激素测定值增高

7. 甲亢的内科治疗宜选择使用（　　）

  A. 小剂量碘   B. 大剂量碘

  C. 甲状腺素   D. 甲巯咪唑

8. 药物治疗甲亢的疗程一般为（　　）

  A. 2～3 周   B. 1～3 个月

  C. 0.5～1 年   D. 1.5～2 年

9. 糖尿病患者多尿的主要因素是（　　）

  A. 高血糖   B. 合并肾病

  C. 合并尿路感染   D. 脑垂体功能障碍

10. T1DM 必须使用的降糖药物是（　　）

  A. 磺酰脲类   B. 双胍类

  C. 胰岛素   D. α- 葡萄糖苷酶抑制药

（二）多项选择题

1. 抢救甲状腺危象可用（　　）

  A. 氢化可的松   B. 复方碘溶液

  C. 丙硫氧嘧啶   D. 甲状腺素

  E. 普萘洛尔

2. 治疗糖尿病的药物包括（　　）

  A. 磺酰脲类   B. 胰岛素增敏药

  C. 双胍类   D. 胰岛素

  E. α- 葡萄糖苷酶抑制药

3. 控制高尿酸血症的药物包括（　　）

  A. 丙磺舒   B. 苯溴马隆

  C. 别嘌醇　　　　　　　　　　D. 秋水仙碱

  E. 布洛芬

4. 下列哪些是糖尿病的并发症（　　　）

  A. 酮症酸中毒　　　　　　　　B. 感染

  C. 血管病变　　　　　　　　　D. 高渗性昏迷

  E. 眼的病变

5. 当胰岛功能丧失时，下述哪些药物仍有降糖作用（　　　）

  A. 胰岛素　　　　　　　　　　B. 格列齐特

  C. 二甲双胍　　　　　　　　　D. 格列美脲

  E. 阿卡波糖

二、问答题

1. 抗甲状腺药物最严重的不良反应是什么？如何防治？

2. 简述糖尿病的药物治疗原则。

3. 骨质疏松症的药物治疗有哪些方法？

三、实例分析

1. 张某，女性，19 岁。消瘦、怕热、心悸、出汗、多食 1 个月余。1 个月前，患者开始出现食欲亢进，但体重下降，并有出汗伴心悸。烦躁易怒，与家人、同学、邻里常有争吵，性格明显改变。查体：甲状腺无明显肿大，血液检查：T_3、T_4 均升高，TSH 降低。医院诊断：甲状腺功能亢进症。请为该患者制定药物治疗方案并说出依据。

2. 男性 T1DM 患者，体重 60kg，无急、慢性并发症，无感染、手术、外伤及脑卒中、心肌梗死等。请为该患者推荐合适的治疗药物并说出剂型、用法与用量。

（刘晓颖）

第十七章　病毒感染性疾病的药物治疗

迄今，全世界已发现的病毒超过 3000 种，而且新的病毒还在不断被发现，其中使人类致病的病毒有 1200 多种。20 世纪 80 年代以来，科学家新发现重要的人类传染性病毒有人获得性免疫缺陷病毒（HIV）、SARS 冠状病毒、人疱疹 8 型病毒（HHV-8）、埃博拉（Ebola）病毒、肺和肾综合出血热辛诺伯（Sin Nombre）病毒、南美出血热 Sabia 病毒和 Guanarito 病毒、高致病性 H_5N_1 禽流感病毒等。有数据显示，超过 60% 的传染病是由病毒感染引起的，而对病毒性疾病的治疗至今仍缺乏专属性强的药物。抗病毒药的作用在某种意义上说只是病毒繁殖的抑制剂，不能直接杀灭细胞内病毒和破坏病毒体。某些病毒性疾病如脊髓灰质炎和狂犬病目前只能靠疫苗预防，一旦错过防疫期，后果十分严重。

 知 识 链 接

病毒感染性疾病治疗药物的分类

临床治疗病毒感染性疾病的药物主要有如下几类：①抑制病毒复制药；②免疫调节药；③对症治疗药；④防止继发感染药；⑤疫苗等。其中与抑制病毒复制有关的抗病毒药物分类如下：

一、按照抗病毒药物的作用范围分类

1. 抗脱氧核糖核酸病毒药物　碘苷、安西他滨、阿糖胞苷、阿糖腺苷、曲氟尿苷、阿昔洛韦、伐昔洛韦、喷昔洛韦、更昔洛韦、西多福韦、拉米夫定、齐多夫定、司他夫定、氟双脱氧腺苷、BAY57-1293、BILS197BS 等。

2. 抗核糖核酸病毒药物　甲红硫脲、吗啉胍、去羟肌苷、扎西他滨、阿德福韦、阿巴卡韦、奈韦拉平、德拉韦丁、依非韦伦、沙奎那韦、茚地那韦、瑞妥拉韦、奈非那韦、安伦拉韦、罗平拉韦、金刚烷胺、金刚乙胺、扎纳米韦、奥司他韦、帕拉米韦、BCX1812、Pleconaril 等。

3. 广谱抗病毒药　利巴韦林、干扰素等。

二、按照抗病毒药物对酶的抑制作用分类

1. 抗 H5N1 禽流感病毒表面 M2 受体的药物　金刚烷胺、金刚乙胺。

2. 抗神经氨酸苷酶的药物　扎纳米韦、奥司他韦、帕拉米韦。

3. 抗单磷酸次黄嘌呤核苷酸脱氢酶的药物　利巴韦林。

4. 抗病毒 DNA 多聚酶的药物　阿昔洛韦、伐昔洛韦、泛昔洛韦、喷昔洛韦、更昔洛韦、西多福韦、拉米夫定、齐多夫定、司他夫定、磷甲酸盐、缬更昔洛韦。

5. 抗 HIV 逆转录酶的药物　齐多夫定、扎西他滨、司他夫定、拉米夫定、去羟肌苷、依非韦伦、阿巴卡韦、奈韦拉平、德拉韦丁、氟双脱氧苷。

6. 抗 HIV 蛋白酶的药物　沙奎那韦、茚地那韦、瑞妥拉韦、奈非那韦、安伦拉韦。

7. 抗唾液酸酶的药物　BCX1812、Pleconaril。

8. 抗解旋酶 - 引物酶复合体的药物　BAY57-1293、BILS197BS。

第一节　病毒性肝炎

目前,根据病毒的生物特征、临床、流行病学特征将病毒性肝炎分为甲、乙、丙、丁、戊、庚等 6 型,急性病毒性肝炎包括甲型、戊型病毒性肝炎及非嗜肝病毒性肝损害。此类肝炎属于自限性的,一般以保证休息和摄入易消化吸收的营养为主,过度治疗对患者无益。

案例分析

案例

女,21 岁,某高校学生,3 天前突起畏寒、发热,全身乏力,体温 39℃,自服"板蓝根"等药,第 2 天热退,但出现恶心、呕吐,每天 10 余次,量不多,无咖啡色样物,同时伴有腹泻、腹痛,大便黄色,为稀水样便,无脓血,每天 4 次。病后几乎未进食,小便浓茶样。既往体健,否认结核、肝炎、伤寒等传染病史。2 周前曾与同学利用国庆假期外出旅游 3 天。查体:急性病容,巩膜轻度黄染,未见皮疹和出血点,浅表淋巴结无肿大,心、肺正常,腹平软,无明显压痛和反跳痛,肝肋下 2cm,质软,轻触痛,脾未及,肠鸣音正常。肝功能:ALT 200U/L,AST 180U/L,血清白蛋白 42g/L,球蛋白 30g/L。病原学检查,甲型肝炎抗原(+)。①该患者最可能是什么疾病? 有何依据?②该患者应如何处理?

分析

(1)诊断:甲型病毒性肝炎。诊断依据:①病原学依据:甲型肝炎抗原阳性;②感染途径:国庆外出旅游史,有不洁饮食的可能;③典型症状和体征:急性起病,发热,明显消化道症状;尿如浓茶,巩膜黄疸,肝大、有触痛等。

(2)治疗:该患者的治疗按急性病毒性肝炎处理。①传染病护理常规,床旁隔离,报疫情;②卧床休息,进食清淡富于营养的食物;③补充维生素 B、C、K;④给予护肝药物,不进行抗病毒治疗。

乙、丙型肝炎较为严重,可演变为慢性肝炎、肝硬化及原发性肝癌,且目前仍缺少有效的治疗方法。系统的乙肝治疗包括抗病毒、抗纤维化、保肝、免疫调节等几方面,其中有些属于对症治疗,有些属于对因治疗。过去很长一个阶段只注意"保肝治疗",甚至错误地认为,转氨酶正常了,肝脏的损害就停止了。其实,保肝不过是治标而没有治本,当前在医学界已经达成共识:治疗乙肝最关键的措施还是抗病毒治疗。

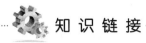 知 识 链 接

乙型肝炎病毒的复制

HBV 侵入人体后，与肝细胞膜上的受体结合，脱去包膜，穿入肝细胞质内，然后脱去衣壳，部分双链环状 HBV-DNA 进入肝细胞核内，在宿主酶的作用下，以负链 DNA 为模板延长正链，修补正链中的裂隙区，形成共价闭合环状 cccDNA，然后以 cccDNA 为模板，在宿主 RNA 聚合酶 II 的作用下，转录成几种不同长短的 mRNA，其中 3.5kb 的 mRNA 含有 HBV-DNA 序列上全部遗传信息，称为前基因组 RNA（pgRNA）。后者进入肝细胞质，作为模板在 HBV 逆转录酶作用下，合成负链 DNA；再以负链 DNA 为模板，在 HBV-DNA 聚合酶作用下，合成正链 DNA，形成子代的部分双链环状 DNA，最后装配成完整的 HBV，释放至肝细胞外。胞质中的子代部分双链环状 DNA 也可进入肝细胞核内，再形成 cccDNA 并继续复制。cccDNA 半衰期长，很难从体内彻底清除。

【药物治疗原则】

什么样的肝炎病情需要药物治疗？选择何种药物治疗方案？这是面对肝炎患者，药物治疗学必须首先回答的问题。

1. 必须确立抗病毒是慢性乙型肝炎治疗的关键性措施的理念。中国肝炎基金会调查结果表明：不同地区、不同医院、不同级别的医生和药师，对慢性 HBV 感染相关肝病治疗的认识仍然存在差距。在接受调查的专业医生中认为抗病毒是慢性乙型肝炎治疗关键性措施的不到 20%，超过 6% 的专科医师甚至认为抗病毒治疗的关键目标是消除黄疸。

2. 制定抗病毒药物治疗方案时必须有很强的针对性，统一地优先考虑某一个或某一类药物是不符合实际的，尤其是病毒的载量、变异与耐药；患者的基础疾病、ALT 水平与免疫功能状态；抗病毒药物在作用机制、副作用、疗效、适应证等方面的差异都需要综合评价。此外，药物的毒性也决定了某些患者，或者在某些病期不适合使用某种药物。

3. 血清 HBV-DNA 载量是影响慢乙肝患者预后的独立危险因素和传染性强弱的决定因素，也是导致肝癌的独立危险因素。对于转氨酶正常、但 HBV-DNA 高载量者应该推荐抗病毒治疗，我们必须态度明朗地告诉患方高病毒载量可能带来的后果，同时结合药物经济学的理论向患者和家属阐明利弊。疗效低不等于没有疗效，任何抑制病毒复制、即使不能完全清除病毒但可以降低其载量的治疗措施也可能使患者受益。

4. 联合用药是临床用药的一种很好的策略。目前存在的主要问题是在制定乙肝抗病毒治疗方案时缺乏循证医学数据支撑，尤其是选择哪种或哪几种药物、联合的依据、组合方式、疗程、主次等方面，尚缺乏经过严格的大样本、多中心、随机对照研究的证据。

5. 从消除病因的角度考虑，只要有病毒在体内复制，治疗学上都是有适应证的。目前的多种抗 HBV 药物还不能肯定是否可以彻底清除细胞核内的 HBV-cccDNA，因此，只要能持久抑制病毒复制，哪怕是通过长期治疗甚至终生治疗，将体内病毒控制在相对较低的水平，就可以保证患者病情的相对稳定、减少严重肝病出现的机会和（或）

延缓出现的时间,从药物经济学的角度衡量,这是划算的。

6. 如果乙肝表面抗原(HBsAg)、乙肝 e 抗体(抗 HBe)和乙肝核心抗体(抗 HBc)三项指标阳性,而 e 抗原阴性的"小三阳"患者血液里检查不到病毒基因,一般可认为没有传染性,没有病毒复制,也不需要治疗,但必须每半年进行一次肝功能检查、甲胎蛋白检查以及肝脏超声检查。这是因为现有的免疫学病毒检测敏感度只能达到 10^3,病毒量低于这个水平的"小三阳"患者会在病毒的作用下不知不觉迁延成肝硬化,坚持随访就是为了防止这类情况出现。

7. 若患者 HBsAg、HBeAg 和抗 HBc 三项指标阳性,而转氨酶正常,肝组织穿刺检查基本正常,则提示机体处于免疫耐受期。此期抗病毒治疗的效果比较差,患者因药物治疗造成的毒性和经济负担往往超过治疗的得益。此时,一般以定期检查和随访为主,不必立即抗病毒治疗。

8. 核苷类似物是可以取代或嵌入基因序列的,这是干扰乙肝病毒复制的机制之一。但核苷类似物是否能干扰人类基因目前尚无证据,由于胎儿、幼童的基因复制处于活跃状态,一旦发生核苷类似物对正常基因核苷的取代,将会造成无法弥补的后果!所以幼儿期应慎用核苷类似物,孕妇禁用。

9. HBV-DNA 阴性的 HBsAg 终身携带者非常普遍,把 HBsAg 阴转作为理想的治疗终点是不现实的。在确定干扰素治疗终点时,一般抗 HBsAg 出现,基本上就可以认定慢性乙型肝炎得到治愈。

【治疗药物的选用】

乙型肝炎治疗的重要进展源自抗病毒药物干扰素和核苷类似物在临床上的广泛使用。抗病毒药物在改善 HBV 感染者生活质量、延长寿命的同时,也使得垂直传播和水平传播机会减少。熟悉与这两类药物有关的基础和临床知识,对提高乙型肝炎的治疗效果有重要的指导意义。

1. 干扰素　干扰素(IFN)的生物活性非常广泛,具有抗病毒、抗细胞增殖、抗肿瘤、免疫调节和抗肝脏纤维化五大作用。大量的临床研究和应用表明,慢性病毒性肝炎经干扰素治疗后,HBsAg 的阴转率可以高达 8%,且有直接防治肝硬化和肝癌的作用。干扰素的应用,改变了以往慢性病毒性肝炎没有有效抗病毒药物的局面,是 HBV、HCV 和 HDV 感染的标准治疗药物。

常用的 IFN 有 α、β、γ 三种类型,分别由人白细胞、成纤维细胞、T 淋巴细胞产生,在同种细胞中具有广泛抗病毒活性及免疫调节活性。三种 IFN 中,以 IFNγ 免疫调节作用最强,IFNα 次之。常用的 IFNα 有 20 余种亚型,β 和 γ 干扰素无亚型,用基因工程制成的干扰素称基因重组干扰素(rIFN)。

IFN 本身不直接灭活病毒,它直接激活靶细胞引起细胞核内基因表达的变化,从而产生一些抗病毒蛋白,以降解病毒 RNA,随之逆转录停止,DNA 复制消失。干扰素还通过激活巨噬细胞,调节细胞毒性 T 细胞和 NK 细胞活性,发挥协同抗病毒效应。

IFN 也存在一定的局限性:①疗效不很满意,治疗慢性乙型病毒性肝炎只有 30%～40% 病例有持久应答,且个体差异大,使个体化治疗不能很好地开展。②不良反应多且发生率高,常导致药物减量和治疗暂停。常见的如流感样综合征、恶心、头痛等发生率高达 95% 左右,少部分患者甚至会发生骨髓抑制、甲状腺功能亢进、肝损害加重,尤其是胆红素升高等,使得治疗适应证和患者的依从性受到一定的限制。用药期间需密切随访,尤其要注意血象的变化。③有严格的适应证及禁忌证,肝功能失代偿者禁用。④肌内注射,使用不便。⑤长期应用易诱导 IFN 抗体产生,降低疗效。⑥普通 IFN 半衰期较短,致使血药浓度反复波动,影响疗效。

 知 识 链 接

聚乙二醇干扰素

聚乙二醇干扰素(PegIFN)的研制成功进一步提高了干扰素的抗病毒效果和减少了副作用,是病毒性肝炎治疗史上的一次重要突破。PegIFN 不仅疗效比 IFNα 提高了 10% 左右,而且毒副反应没有增加。PegIFN 与利巴韦林合用,对丙型肝炎病毒感染的持久疗效接近 70%,这是一个突破性的数据。此外,PegIFN 还有如下特点:①半衰期长,所以又称其为"长效干扰素",只需一周给药一次,减少痛苦,方便用药,提高了患者的依从性;②可降低干扰素抗体的产生,减少治疗失败的可能;③降低白细胞的副作用比传统干扰素明显和发生率高。

2. 核苷类似物 迄今大多数有效的抗病毒药物都属于核苷类似物。这类药物最初是用来治疗其他病毒感染的,1998 年美国 FDA 批准将拉米夫定治疗慢性乙型肝炎纳入新的适应证后,核苷类似物成为继干扰素之后又一类全新的抗乙肝病毒药物。

核苷类似物的抗病毒机制是抑制松弛环状 DNA 向 cccDNA 转化,长期服用这类药物能够清除细胞内的 cccDNA 池,有效降低病毒复制及受染肝细胞数,消除肝损伤及有效降低肝癌危险性。

拉米夫定是一种很强的逆转录酶抑制剂,在 AIDS 治疗方面发挥了很重要的作用。后来的研究证实,它抑制 HBV 复制的有效药物浓度远远低于抑制 HIV 之所需,因此转而成为抗 HBV 的重点药物。该药的主要特点是抑制 HBV 复制的能力强,且副作用较少和较轻,每日只需一次给药,患者的依从性好。但该药在临床使用的核苷类似物中,耐药发生率最高,5 年耐药率高达 70%。停药后有可能加重病情,迄今无法确定疗程等缺陷,尤其对肝硬化失代偿期患者可能会产生严重后果。

继拉米夫定之后,一系列高效、副作用小,尤其是避免或减少耐药发生率的核苷类抗乙肝病毒药物相继应用于临床,具有代表性的药物有阿德福韦和恩替卡韦。

阿德福韦在 2002 年经美国 FDA 批准用于治疗慢性乙肝,该药除了与拉米夫定一样有依从性好、抗病毒效果确实等特点外,它的另一个特点是对拉米夫定耐药的患者有效,故可以作为既往使用拉米夫定后发生临床耐药的替代药物,也可以用于初治患者。但是该药抑制病毒复制的作用比拉米夫定弱,用药后发生病毒学应答的速度慢,另外,长期使用可能有潜在的肾毒性。

恩替卡韦在 2005 年经美国 FDA 批准用于治疗慢性乙型肝炎,该药对 HBV 的抑制作用很强,初治患者使用恩替卡韦后的完全应答率优于拉米夫定和阿德福韦,3 年临床试验仅分别在第 1 年、第 3 年各发现 1 例基因型和表型耐药,无生化耐药。对拉米夫定临床耐药的病例使用 1 至 3 年后的耐药率分别为 1%、9% 和 12%,而且无须与拉米夫定重叠用药。目前尚未发现明显和严重的毒副反应。

核苷类似物的局限性在于:① e 血清转换率低于 IFN。疗程 48 周,聚乙二醇干扰素 e 血清转换率可达 51.7%,而拉米夫定仅有 17%,恩替卡韦 21%。核苷类似物的 HBsAg 血清转换率更低,接近自然阴转率,停药易复发。②需长期用药,晚期肝病患者需终身用药,因耐药发生病毒反弹的晚期肝病患者,易导致肝功能衰竭。③长期用药易诱导病毒基因发生突变,导致耐药株产生,引起 HBV-DNA 反弹,从而降低疗效甚至导致治疗失败。④停药标准难以确定,停药后持续应答率低,复发率高,拉米夫定停药 6 个月,持续应答率不到 5%,疗程 48 周,停药后几乎所有患者复发。

课堂活动

学习本节课程内容后,请同学针对对慢性乙型肝炎治疗认识的转变,自由发言。最好能介绍自己熟悉的患者情况,供大家讨论,以消除对慢性乙型肝炎认识的误区。

点 滴 积 累

1. 系统的乙肝治疗包括抗病毒、抗纤维化、保肝、免疫调节等几方面,最关键的措施是抗病毒治疗。

2. 干扰素和核苷类似物在临床上的广泛使用是乙型肝炎治疗的重要进展。

第二节 获得性免疫缺陷综合征

获得性免疫缺陷综合征(AIDS,艾滋病)是人类免疫缺陷病毒(HIV)感染人体所致。由于 HIV 的易感性、后果的严重性和目前尚无特效治疗方法,AIDS 已经成为世界性的公共健康问题。

 ## 知 识 链 接

人类免疫缺陷病毒(HIV)

1983 年发现 HIV-1 型,典型的病毒颗粒呈球形,病毒核心由单链 RNA、逆转录酶和结构蛋白组成。核心之外为病毒衣壳,含有蛋白质。病毒最外层为包膜,包膜上有刺突,含有与宿主细胞结合的部位。1986 年分离到 HIV-2 型。HIV-1 型与 HIV-2 型的包膜蛋白有明显差异。HIV 主要存在于患者或感染者的血液、淋巴液、精液和阴道分泌物中,而唾液、眼泪、尿、乳汁、粪便中较少。

HIV 为严重损害患者免疫系统的逆转录病毒,它主要攻击 CD$_4^+$ 辅助 T 淋巴细胞及其前体细胞,进入细胞内释放病毒 RNA,在逆转录酶的作用下转录成 DNA,与宿主细胞的染色体 DNA 整合。此后,病毒 DNA 被宿主细胞转录成病毒 mRNA,并翻译合成病毒所需要的结构蛋白。RNA 与结构蛋白在细胞膜上重新装配新的病毒颗粒,通过芽生而释放。

AIDS 患者都经历了一个相似的过程：消瘦，在健康状况时好时坏的反复中免疫系统功能逐渐下降直至完全耗竭，最终死亡。临床表现为以下三个阶段：

1. 艾滋病病毒感染　约有 90% 艾滋病病毒感染者没有任何临床症状，仅血里检查艾滋病病毒抗体阳性，当机体抵抗力下降时，则会发病。

2. 艾滋病相关综合征　患者出现多处原因不明的持续淋巴结肿大，并出现发热、疲劳、食欲不振、消瘦、体重减轻、持续性腹泻、夜间盗汗等全身症状，一部分人停留在这种状态，而另一部分患者则发展为严重的艾滋病。

3. 艾滋病阶段　突出表现为易发严重感染和恶性肿瘤的发生，以及找不到原因的细胞免疫缺陷。临床表现有四种类型：肺型、中枢神经型、胃肠型和发热原因不明型。

【药物治疗原则】

尽可能对所有 HIV 感染者都提供抗病毒治疗，首先在明显免疫缺陷出现前就实施抗病毒治疗，此时免疫系统健全，药物对人体的毒副反应也小。治疗时应监测血浆病毒浓度（病毒负荷量）和 CD_4^+ 细胞计数，血浆病毒负荷量低于 5000 个复制体 / 毫升，CD_4^+ 细胞数正常（大于 350 个 / 立方毫米）为抗病毒的疗效标准，据此决定是否进行治疗药物的调整，努力达到以下目标：

1. 病毒学目标　通过合理的抗病毒治疗，将患者血浆中的 HIV-RNA 抑制到检测不到的水平，且长期维持。

2. 免疫学目标　使被 HIV 破坏的人类免疫功能获得恢复或部分恢复，称之为免疫功能重建。而对于免疫功能正常或基本正常的早期患者，通过治疗可以维持免疫功能。

3. 流行病学目标　减少 HIV 的传播。

4. 终极目标　延长生命并提高生存质量。

【治疗药物的选用】

至今尚无根治 HIV 感染的药物，抗病毒治疗的目的是防止 HIV 感染者出现临床症状和实验室检查异常，使感染者血浆病毒负荷长期保持在低水平，这样就有可能实现感染者长期不出现恶化的目标。

目前国际上常用的抗病毒药物有四类：核苷类逆转录酶抑制剂（NRTIs）、非核苷类逆转录酶抑制剂（NNRTIs）、蛋白酶抑制剂（PIs）及融合抑制剂（FIs）。其中 NRTIs 和 NNRTIs 的作用靶位虽然都是通过抑制逆转录酶的活性，拮抗 HIV 生命周期的早期阶段，以达到降低病毒复制的目的，但实际上是两类完全不同的药物。

1. 核苷类逆转录酶抑制剂（NRTIs）　如齐多夫定（叠氮胸苷，AZT）、去羟肌苷（双脱氧肌苷，地单诺辛，ddI）、扎西他滨（双脱氧胞苷，ddC）、拉米夫定（3TC）、司他夫定（d4T）等，这些药物首先进入被感染细胞，然后磷酸化形成具有竞争抑制 HIV-1 逆转录酶活性的三磷酸化合物，拮抗病毒 RNA 基因的逆转录，导致病毒的双股 DNA 的合成受阻。

2. 非核苷逆转录酶抑制剂（NNRTIs）　是一组化学结构与核苷无关的特异性 HIV-1 逆转录酶抑制剂，通过与 HIV-1 逆转录酶活性点附近的疏水区结合而干扰酶的活性。临床应用的有三种药物：奈韦拉平（NVP）、地拉韦定（DLV，LOV）和依法韦恩（EFV）。NNRTIs 对其他逆转录病毒无效，也不抑制其他的 DNA 多聚酶，细胞毒性小。缺点是与 PIs 相比，易产生耐药性。

3. 蛋白酶抑制剂（PIs）　此类药物抑制蛋白酶活性，使新产生的病毒不成熟，HIV-1

须多位点的变异才会产生耐药。已经应用于临床的有沙奎那韦（SQV）、茚地那韦（IDV）、利托那韦（RTV）、奈非那韦（NFV）和阿普那韦（APV）。PIs 具有很强的抗病毒作用，使用及时，能缓解临床症状，延迟发病和死亡，但不能消除机体内已有的 HIV 病毒，对肝脏、骨髓、造血器官有明显毒性。

4. 融合抑制剂（FIs） 2004 年 10 月经 FDA 批准上市的合成肽类药物注射用恩夫韦肽是近年来唯一用于 HIV 治疗的融合抑制剂。这种新的融合拮抗机制与已有的抗病毒治疗方法的不同之处在于它是通过作用在 CD$_4^+$T 细胞外部来防止艾滋病毒侵入细胞。当 HIV 与 CD$_4^+$ 细胞受体结合时，病毒膜与 CD$_4^+$ 细胞膜接近、融合，病毒颗粒进入细胞。注射用恩夫韦肽通过与抑制 HIV 与宿主细胞的融合来干预这一过程。由于缺乏足够的临床药理资料，注射用恩夫韦肽目前仅仅被批准与其他抗病毒药物合用来抑制艾滋病毒的生长。注射点反应是使用注射用恩夫韦肽时最常见的不良反应，其他的常见不良反应有腹泻（32%）、恶心（23%）、乏力（20%）。价格昂贵和给药不方便（每天注射两次，在腹部、腿和上臂轮换）也限制了该药的广泛应用。

 知 识 链 接

鸡尾酒疗法

该疗法是在新思路指导下的联合用药，被誉为艾滋病治疗中的一个里程碑。临床实践表明：单独使用任何一种抗逆转录病毒药物，均易产生耐药性，并且毒性很大，往往不能达到满意效果，目前已经不再推崇单一的治疗。相反，积极鼓励选用没有重叠毒性作用，而又有抗病毒协同作用的药物联合治疗，是目前针对 AIDS 公认有效的治疗方法。

鸡尾酒疗法就是将逆转录酶抑制剂和蛋白酶抑制剂联合应用，分别作用于 HIV 复制周期中的不同阶段、不同细胞群和细胞部位，减少抗药病毒株出现，减少各协同药物剂量和毒性。大多数情况下，连续治疗几个月，就能使病毒负荷量降低 90% 以上。一般选用 2 种核苷类（AZT/ddI、AZT/ddC、AZT/3TC、d4T/3TC 或 d4T/ddI）和 1 种二代的蛋白酶抑制剂（RTV、IDV 或 NFV），这种疗法对病毒负荷量的降低能达到 99%，且 3 年内保持稳定。鸡尾酒疗法也有一些缺陷：如强烈的消化道反应，有人甚至因为无法忍受而拒绝服药。此外治疗费用昂贵（每年仅药费一项可达 2 万美元）。

【药物不良反应及防治】

1. 消化道症状 大多数患者在治疗的早期和换药时出现恶心、腹胀、腹泻等常见副作用，一般为期不会太长，可通过改变饮食或对症处理来缓解。但要注意 AIDS 本身也可出现上述表现，如果腹泻持续好几天，而且不是因为新的药物组合造成，就要多做一些检查，以确定有无继发感染。

2. 高敏反应综合征 许多抗艾滋病药物都会导致皮疹，但是皮疹的严重程度和持续时间则各有不同，有时会导致严重的后果，尤其因为服用奈韦拉平出现过敏性反应停用之后又再服用，其死亡几率是 4%，过敏者须禁用奈韦拉平。一般原因的皮疹多为轻、中度斑丘疹，在治疗的第 4～6 周出现，位于颜面和躯干部，可伴有瘙痒，大多表现为自限性,不治疗就会消失,抗组胺药物治疗有效。

3. 周围神经病变　是一些抗艾滋病药物相当普遍的副作用,特别是核苷类制剂多见,很难确定到底是什么造成的,也有可能是 HIV 感染引起。但如果双手或双脚都麻痛,很可能是药物的副作用。在开始有症状时就应该立即换药,越早换药,症状越有可能恢复,中度和严重的神经病变很少能完全恢复的,但换药能阻止症状恶化。

4. 肝脏毒性　大部分抗艾滋病药物都会影响肝脏,尤其 PIs。女性、肝炎、饮酒、吸毒等因素会增加肝脏毒性的风险。若怀疑可能有肝脏毒性时,一般要停药让肝脏休息以复原。当肝功能恢复正常时,即可恢复服用抗艾滋病毒药物,但有必要改变抗艾滋病药物组合或减少剂量,以防止再发生肝脏损害。对同时合并 HCV 或 HBV 感染的艾滋病患者,应首先进行有效的抗肝炎病毒治疗。

5. 乳酸毒性反应　虽然少见但却有潜在的致命危险。核苷类似物在阻止病毒复制的同时,也可干扰线粒体氧化磷酸化过程,使用药者发生乳酸增多症。临床以不明原因的躯体不适、恶心、呕吐、疲劳、呼吸急促为特征,随之可很快出现肝功能衰竭、心律紊乱而致命。线粒体功能受损还引起肝脏的氧化磷酸化代谢障碍,脂肪酸氧化减少,丙酮酸堆积,甘油三酯大量增加,导致肝脏的脂肪变性。长期应用核苷类似物者,持续存在轻、中度血清高乳酸症,提示患者已有潜在线粒体功能的丧失,此时停药后可使高乳酸血症缓慢消失,受损的线粒体功能亦可逐渐恢复。

6. 其他　依法韦恩可导致异常梦、白日梦、性格改变,严重的副作用导致包括想自杀及妄想等忧郁症状。齐多夫定易于引起疲劳、头痛和贫血。很多服用茚地那韦的患者都有皮肤干燥、嘴唇破裂、头发稀少变化,换药后可改善或复原。大约20%的人在肾脏产生茚地那韦结晶体,4%～10%的人出现肾结石,在服药后应立刻大量喝水。约半数治疗1年以上的患者可发生脂肪代谢障碍,以颜面、四肢、臀部等周围脂肪减少,胸、腹部向心性脂肪堆积为特征。抗 HIV 药物还有导致骨质疏松的可能,治疗期间戒烟、戒酒、运动、饮食摄取适量的钙质、蛋白质、维生素 D 可以减缓骨损害。

点 滴 积 累

1. 目前 HIV 尚无特效治疗方法。治疗目的是防止 HIV 感染者出现临床症状,减少HIV 传播,延长生命并提高生存质量。

2. 抗病毒药物分四类:核苷类逆转录酶抑制剂(NRTIs)、非核苷类逆转录酶抑制剂(NNRTIs)、蛋白酶抑制剂(PIs)及融合抑制剂(FIs)。

目 标 检 测

一、选择题
（一）单项选择题
1. 治疗乙型病毒性肝炎最关键的措施是（　　）
　　A. 抗病毒　　　　　　　　B. 抗纤维化
　　C. 降转氨酶　　　　　　　D. 增强免疫功能
2. 可导致性格改变、异常梦、白日梦的抗 HIV 药物是（　　）

A. 齐多夫定   B. 茚地那韦

C. 奈韦拉平   D. 依法韦恩

3. 本身不能直接抑制病毒,但增强细胞抗病毒能力的药物是(   )

A. 拉米夫定   B. 干扰素

C. 沙奎那韦   D. 氧氟沙星

4. 现阶段艾滋病治疗的最终目标是(   )

A. 延长患者生命和提高生活质量

B. 减少 HIV 的传播

C. 恢复或部分恢复患者的免疫功能

D. 将患者血浆中 HIV 控制在检测不到的水平

(二)多项选择题

1. 在目前已查明的各型肝炎中,较为严重的是(   )

A. 甲型肝炎   B. 乙型肝炎

C. 丙型肝炎   D. 戊型肝炎

E. 庚型肝炎

2. 针对病毒性肝炎的病因治疗药物有(   )

A. 抗肝脏纤维化药物   B. 降转氨酶药物

C. 干扰素   D. 核苷类似物

E. 融合抑制剂

3. 以下正确的叙述是(   )

A. 孕妇禁用拉米夫定

B. 部分乙型肝炎患者未经治疗可以自愈

C. 机体处于免疫耐受期时,可暂停保肝治疗

D. 目前临床应用的抗病毒药物不能直接杀灭病毒

E. 统一或优先考虑某一种药物治疗乙型肝炎是不恰当的

4. 关于抗艾滋病药物肝脏毒性,正确的叙述是(   )

A. PIs 肝脏毒性最为多见

B. 女性、肝炎、饮酒、吸毒等因素会增加肝脏副作用的可能

C. 出现肝脏毒性时,一般要停药让肝功能恢复后继续抗艾滋病治疗

D. 对同时合并肝炎病毒感染的艾滋病患者,应首先治疗肝炎病毒

E. 经常改变抗艾滋病药物组合或减少剂量,可以减轻肝脏损害

5. 抗 HIV 病毒药物包括(   )

A. 核苷类逆转录酶抑制剂   B. 非核苷类逆转录酶抑制剂

C. 蛋白酶抑制剂   D. 融合抑制剂

E. 干扰素

二、问答题

1. 简述干扰素的临床应用和主要不良反应。

2. 艾滋病的治疗目标有哪些?

三、实例分析

患者,女,25 岁,2 年前感乏力、食欲减退,肝功能检查发现转氨酶升高,诊断为急

性肝炎。经护肝及中药治疗，效果不明显，近 1 个月来因症状加重就诊。检查：巩膜轻度黄染，颜面及颈部有数枚蜘蛛痣，肝在肋下 1.5cm，质软，压痛，表面光滑，脾可及 0.5cm，质软，压痛，HBsAg（+），HBeAg（+），抗 -HBc（+），ALT 2000U/L，血清白蛋白 30g/L，球蛋白 40g/L。

1. 该患者最可能的诊断是什么？请列出诊断依据。
2. 请根据患者情况给出合适治疗方案。

（吴争鸣）

第十八章　疼痛的药物治疗

第一节　疼痛治疗的基础知识

国际疼痛学会(IASP)于 1986 年提出：疼痛是由实际的或潜在的组织损伤引起的一种不愉快的感觉和情感体验。当机体受到损伤性刺激后，局部释放致痛物质，这些致痛物质作为疼痛信号，通过伤害感受器到达中枢，使机体感受到疼痛。疼痛是许多疾病的症状，是机体受到伤害性刺激时的一种保护性反应，也是疾病诊断的重要依据，在疾病确诊之前慎用镇痛药，以免掩盖病情，贻误诊治，但剧烈的疼痛和慢性持续性疼痛不仅给患者带来痛苦，还可引起生理功能严重紊乱甚至休克、死亡，因此，合理应用镇痛药尤为重要。

规范化疼痛处理(good pain management,GPM)是近年来倡导的镇痛治疗新观念，只有强调规范化才能有效提高疼痛的诊疗水平，减少疼痛处理过程中可能出现的并发症。疼痛的治疗目的是缓解疼痛、改善功能，提高生活质量，其中包括身体状态、精神状态、家庭、社会关系等的维护和改善。

【疼痛的诊断及评估】

1. 掌握正确的评估方法　临床上对疼痛的评价和记录要求客观、准确、直观、便捷。对疼痛患者的初始评价内容包括：①疼痛病史及疼痛对社会、职业、生理和心理功能的影响；②既往接受的诊断评估方法、其他来源的咨询结果和结论以及手术和药物治疗史；③药物、精神疾病和物质滥用史，评估合并疾病或其他情况；④有目的地进行体格检查；⑤疼痛程度评估。

由于疼痛是一种主观感受，因此在进行疼痛强度的评价时应始终强调患者本人叙述自身疼痛。

2. 定期再评价　关于再评价的时间间隔，不同诊断、不同疼痛强度以及不同治疗计划都有不同要求，但一般来讲，对慢性疼痛患者应该每个月至少进行 1 次评价，内容包括治疗的疗效与安全性(如主观疼痛评价、功能变化、生活质量、不良反应、情绪的改善)、患者的依从性。如果患者接受强阿片类药物治疗，应严格实施阿片类药物治疗与管理原则，同时还要注意观察患者是否有一些异常行为。

【疼痛的治疗】

1. 制定疼痛治疗计划　治疗计划的制定需要考虑疼痛强度、疼痛类型、患者的基础健康状态、合并疾病以及患者对镇痛效果的期望和对生活质量的要求。规范化疼痛处理的原则包括：有效消除疼痛，最大程度减少药物不良反应，把疼痛及治疗带来的心理负担降到最低，全面提高患者的生活质量。规范化治疗的关键是遵循用药和治疗原则。控制疼痛的标准是：数字评估法的疼痛强度<3 或达到 0；24 小时内突发性疼痛次数<3 次；24 小时内需要镇痛药的次数<3 次；国外也有学者提出将睡眠时无痛、静止时无痛及活动时无痛作为疼痛控制标准。

 知 识 链 接

疼痛的数字分级法（NRS）

目前国际上推行这一分级法，即将疼痛分为 0～10，用 0～10 的数字代表不同程度的疼痛，0 为无痛，10 为极度痛，让患者圈出一个最能代表自己疼痛程度的数字。并将记分大致分为三级：1～3 为轻度疼痛，4～6 为中度疼痛，7～10 为重度疼痛。

2. 处理不良反应　要重视对不良反应的处理，镇痛药物与控制不良反应的药物应合理配伍，同等考虑，决不能等患者耐受不了时才考虑处理。此外，在疼痛治疗过程中，不能忽视对心理、精神问题的识别与处理。

3. 采取有效的治疗　包括采用多种形式综合疗法治疗疼痛。一般应以药物治疗为主，除此之外还有非药物疗法。药物疗法的主要镇痛药物为非甾体抗炎药和阿片类药物。对于中、重度慢性非癌痛患者，采用其他常用镇痛方法无效时即可采用阿片类药物，对于需要使用强阿片类药物的慢性非癌痛患者，可以参考《强阿片类药物治疗慢性非癌痛使用指南》。辅助药物有抗抑郁药、抗惊厥药等。对于癌痛患者，应遵照 WHO 提出的三阶梯镇痛原则。非药物疗法可在慢性疼痛治疗全过程中的任一时点予以使用，可供选用的方法有外科疗法、神经阻滞疗法、神经毁损疗法、神经刺激疗法等。药物疗法与非药物疗法宜结合使用。

 知 识 链 接

世界镇痛日

2003 年，欧洲各国疼痛学会联盟发起"欧洲镇痛周"，旨在提高人民对及时防治疼痛之必要性的科学意识。这一活动受到国际疼痛学会（IASP）的高度评价，决定在全球推广。从 2004 年起，将 10 月 11 日确定为"世界镇痛日"，并建议根据各国情况，可以把 10 月中旬的一周定为"镇痛周"。

中华疼痛学会积极响应，将 2004 年 10 月 11 日至 17 日（10 月的第 3 周）定为第一个"中国镇痛周"，并在世界镇痛日提出了"免除疼痛，是患者的基本权利"的宣传主题，以唤起人们对疼痛的关注。

历年"世界镇痛日"/"中国镇痛周"宣传主题：
2005 年 10 月 10～16 日："免除疼痛——患者的基本权利，医生的神圣职责"
2006 年 10 月 16～22 日："关注老年疼痛"
2007 年 10 月 15～21 日："关注女性疼痛"

【药物治疗原则】
1. 选择适当的镇痛药物和剂量　选择适当药物是基于每个疼痛患者的疼痛类型和

疼痛强度与目前治疗的相互作用而定。如癌痛属长期治疗计划，应按 WHO 的三阶梯治疗方案来指导使用镇痛药，按疼痛强度分别给予相应阶梯的药物，如轻度疼痛用一阶梯药物，重度疼痛选三阶梯药物。

2．选择给药途径　首选给药途径为口服或无创给药，此类方法简单，易于掌握，患者愿意接受。有吞咽困难和芬太尼透皮贴剂禁忌证的患者可舌下含化或直肠给药。对于口服或皮肤用药后疼痛无明显改善者，可肌内注射或静脉注射给药；全身镇痛产生难以控制的不良反应时，可选用椎管内给药或复合局部阻滞疗法。

3．制定适当的给药间隔　根据药物不同的药动学特点，制定合适的给药间期，不仅可能提高药物的镇痛疗效，还可减少不良反应。如各种盐酸盐或硫酸盐控释片的镇痛作用可在给药后 1 小时出现，2～3 小时达高峰，可持续 12 小时；而静脉给药可在 5 分钟内起效，持续 1～2 小时。治疗持续性疼痛，定时给药是非常重要的，如芬太尼透皮贴剂的镇痛作用可在给药后 6～12 小时出现，持续 72 小时，因此每三天给药一次即可。

4．调整药物剂量　在疼痛治疗之初有一个药物剂量调整过程。如果突发性疼痛反复发作，需频繁追加药物剂量，则可能存在药物剂量不足。此时可适当增加剂量，增加幅度一般为原用药剂量的 25%～50%，最多不超过 100%，以防各种不良反应造成的危害。对于因其他辅助治疗使疼痛已经减轻的患者，有必要进行渐进性镇痛药物剂量下调，一般每天可减少 25%～50%，但首先应在保证镇痛良好的基础上调整。当出现严重不良反应而需调整药物剂量时，应首先停药 1～2 次，再将剂量减少 50%～70%，然后加用其他种类的镇痛药，逐渐停掉有不良反应的药物。

5．镇痛药物的不良反应及处理　长期使用阿片类药物可因肠蠕动受抑制而出现便秘，可选用中药软化和促进排便；阿片类所致的呕吐可选用氟哌啶醇类镇静、镇吐；对阿片类药引起的呼吸抑制等并发症，可在进行生命支持的同时，采用阿片受体拮抗药纳洛酮进行治疗。

6．辅助治疗　辅助治疗的方法和目的应依不同病种、不同类型的疼痛而定，同时，辅助治疗可以加强某些镇痛药的镇痛效果，减少镇痛药的用量，减轻镇痛药的不良反应。如 NSAIDs 对骨转移、软组织浸润、关节炎、筋膜炎以及术后痛有明显的辅助治疗作用，糖皮质激素对急性神经压迫、内脏膨隆、颅内压增高等都有较好的缓解作用；三环类抗抑郁药是治疗神经痛、且改善潜在抑郁和失眠较理想的药物；对骨转移引起的疼痛，除了放射治疗和上述药物治疗外，降钙素也是近几年来使用的比较有效的药物。

总之，选用药物治疗疼痛时多种药物的联合应用、多种给药途径的交替使用可取长补短，提高疗效。但在药物选择上应予以重视，避免盲目联合用药，力争用最少的药物、最小的剂量达到满意的镇痛效果。

点 滴 积 累

疼痛的药物治疗原则包括选择适当的镇痛药物和剂量、选择适当的给药途径、制定适当的给药间隔、根据病情调整药物剂量、及时处理镇痛药物的不良反应、依据不同疾病的不同类型的疼痛进行辅助治疗。

第二节 慢性疼痛的药物治疗

IASP 将慢性疼痛定义为"超过正常的组织愈合时间（一般为 3 个月）的疼痛"。而从实际出发，一般认为持续时间超过 6 个月的疼痛才是慢性疼痛。慢性疼痛的特点是病因复杂，常与其基础病变不相符或没有可解释的器质性病变，其发生、发展、持续、加重与心理因素密切相关。慢性疼痛包括三叉神经痛、带状疱疹后遗神经痛、反射性交感神经萎缩症、幻肢痛、癌症痛等顽固性慢性疼痛；其他慢性疼痛如偏头疼、腰背痛、关节炎所致的疼痛等，如得不到及时有效的治疗，也会由局部长期的普通疼痛，变成复杂局部疼痛综合征或中枢性疼痛综合征，使疼痛变得非常剧烈，成为难治的疼痛病。慢性疼痛根据病因可分为非癌性疼痛和癌性疼痛。目前主要治疗方法有去除病因、药物治疗、神经阻滞、外科手术治疗、心理治疗和其他治疗如针刺、物理疗法等。

【药物治疗原则】

慢性疼痛药物治疗遵循 WHO 用于癌痛治疗的三阶梯镇痛原则：

1. 口服给药 尽可能采用口服给药途径，避免创伤性给药途径。若患者不能口服，则选用直肠或经皮的无创伤性给药途径。只有在以上方法不适合或无效时，才考虑肠道外给药途径。口服给药便于患者长期用药，简单、无创，可增加患者的独立性。阿片类镇痛药口服给药时，因其吸收慢，峰值较低，不易产生药物依赖性。

2. 按时给药 即按照规定的间隔时间给药，而不是按需给药即患者疼痛时才给药，以保证疼痛缓解的连续性。

3. 按阶梯给药 镇痛药物选择应根据疼痛程度由弱到强的顺序逐级提高。辅助用药是针对有特殊适应证的患者，如特殊性神经痛或有心理情绪障碍、精神症状者均可加用（表 18-1）。

表 18-1 三阶梯镇痛方法

疼痛程度	治疗药物
轻度疼痛	非阿片类镇痛药＋辅助药物
中度疼痛	弱阿片类＋非阿片类镇痛药＋辅助药物
重度疼痛	强阿片类＋非阿片类镇痛药＋辅助药物

4. 个体化给药 即对于轻度疼痛的患者应主要选用非甾体抗炎药；若为中度疼痛应选用弱阿片类药物；若为重度疼痛应选用强阿片类药物。注意镇痛药的使用由弱到强逐级增加，应注重具体患者实际疗效，镇痛剂量应根据患者需要由小到大逐步增加直至患者疼痛感觉被解除为止，而不应对药量限制过严，导致用量不足。

5. 注意具体细节 严密观察患者用药后的变化，及时处理各类药物的不良反应，观察评定药物疗效，及时调整药物剂量，目的是使患者获得最佳疗效且不良反应最小。

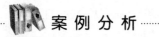 案例分析

案例

患者，男，43 岁，6 个月前行胃大部切除术。术后一直疼痛难忍，生活质量较差。

口服非甾体抗炎药双氯芬酸钠肠溶片 50mg，3 次 / 日，疗效甚微，每晚需服用地西泮能勉强入睡，患者不堪忍受疼痛的折磨吞服了约 30 片地西泮（2.5mg/ 片）意图自杀，家人及时发现送来医院抢救后脱险。为了缓解患者的疼痛，提高生活质量，给予吗啡缓释片 15mg，2 次 / 日，患者疼痛稍有缓解，情绪未见明显好转，睡眠不佳，每晚睡前口服地西泮，经过两次调整吗啡缓释片剂量为 30mg，2 次 / 日，疼痛明显缓解，情绪好转，睡眠明显改善，偶尔服用地西泮。随访 2 个月，患者食欲增加、活动增多、情绪良好。

分析

本例患者术后一直疼痛难忍，严重影响其生活质量，应采取疼痛的药物疗法，疼痛较重，服用非甾体抗炎药无效的情况下，应考虑阿片类镇痛药，否则患者疼痛难忍，生活质量难以保证。应用阿片类镇痛药时，应用时从小剂量开始，逐渐增大剂量，同时应用镇静催眠药辅助治疗，效果良好，明显缓解了患者的疼痛，提高了生活质量。本例用药中体现了口服给药、按阶梯给药、个体化给药等原则。

【治疗药物的选用】

1. 非甾体抗炎药 主要通过抑制环氧酶（COX）减少前列腺素（PG）等炎性介质的合成而产生外周镇痛作用。该类药物无成瘾性，但不良反应较多，且存在封顶效应，即超过最大有效剂量，镇痛作用也不再增加，故应避免同时使用两种同类药物和超量使用，但一种药物治疗无效时可换另一种药物。对头痛、牙痛、神经痛、关节痛、肌肉痛及月经痛等中等程度的钝痛效果较好，对轻度癌性疼痛也有较好镇痛作用，对外伤性剧痛及内脏平滑肌绞痛无效。常用药物有阿司匹林、对乙酰氨基酚、保泰松、吲哚美辛等（表 18-2）。

表 18-2 常用非甾体抗炎药的用途及用法剂量

分类	药物	用途	用法剂量
水杨酸类	阿司匹林	感冒发热、肌肉痛、关节痛、痛经、神经痛和癌症患者的轻、中度疼痛等	0.3～0.6g，3 次 / 日，需要时 4 小时 1 次
	二氟尼柳	轻、中度疼痛如术后镇痛、骨骼肌扭伤痛及癌性疼痛等	开始服 1000mg，以后每 8～12 小时服 500mg
苯胺类	对乙酰氨基酚	感冒发热、肌肉痛、关节痛、痛经、神经痛和癌症患者的轻、中度疼痛等	0.6～1.8g/d，日量不超 2g，疗程不超 10 天
吡唑酮类	保泰松	类风湿关节炎、风湿性关节炎、强制性脊柱炎及急性痛风	0.1～0.2g，3 次 / 日，不超过 0.8g/d，1 周后如无不良反应，可继续服用并递减至维持量 0.1～0.2g/d
吲哚乙酸类	吲哚美辛	急、慢性风湿性关节炎、痛风性关节炎的抗炎镇痛及偏头痛、痛经、癌性疼痛的缓解	25mg，2～3 次 / 日
芳基烷酸类	布洛芬	一般解热镇痛、风湿及类风湿关节炎引起的疼痛	0.2～0.4g，每 4～6 小时 1 次，成人最大限量 2.4g/d

续表

分类	药物	用途	用法剂量
	萘普生	类风湿关节炎、骨关节炎、强直性脊柱炎、痛风、运动系统的慢性疾病引起的轻、中度疼痛	开始时 0.5g,必需时经 6~8 小时后再服 0.25g,不超过 1.25g/d
选择性 COX-2 抑制药	塞来昔布	急慢性骨关节炎和类风湿关节炎	0.1~0.2g,2 次/日

2. 中枢性镇痛药　包括阿片类和非阿片类。阿片类镇痛药通过激动中枢阿片受体产生强大的镇痛作用,无封顶作用,多为麻醉性镇痛药,根据药物作用的强度,分为强效阿片受体激动药和弱效阿片受体激动药。一般年龄大于 40 岁、疼痛病史超过 4 周、无阿片类药物滥用史的中、重度慢性疼痛患者,在其他镇痛方法无效时,可考虑采用强阿片类药物治疗(表 18-3)。

表 18-3　其他常用中枢性镇痛药的作用特点及用途、用法用量

药物	作用特点及用途	用法用量
强阿片类		
吗啡	镇痛作用强大,久用易成瘾,常用于其他镇痛药无效的急性锐痛或长期应用于癌症诱发的剧痛	口服:5~15mg/次,15~60mg/d,极量 30mg/次,100mg/d;皮下注射:5~15mg/次,15~40mg/d,极量 20mg/次,60mg/d;静脉注射:5~10mg/次
吗啡控释片	强效镇痛药,主要适用于晚期癌症患者镇痛	整片吞服,个体差异较大,宜从每 12 小时服用 10mg 或 20mg 开始,根据镇痛效果调整剂量
芬太尼	镇痛效力是吗啡的 80 倍,起效快,持续时间短,成瘾性小,可用于各种剧痛,与氟哌利多合用有"神经松弛镇痛"效果	肌内注射 0.05~0.1mg
美沙酮	镇痛效力与吗啡相似,起效慢,维持时间长,成瘾性小常用于创伤性、癌性剧痛、外伤手术后和慢性疼痛	口服:成人 10~15mg/d,极量 20mg;肌内注射或皮下注射:10~15mg/d
哌替啶	镇痛效力为吗啡的 1/10~1/8,成瘾性较吗啡轻,用于各种剧痛,与阿托品合用治疗胆绞痛和肾绞痛	口服:50~100mg/次,200~400mg/d,极量 150mg/次,600mg/d;皮下注射或肌内注射:25~100mg/次,100~400mg/d,极量 150mg/次,600mg/d,两次用药间隔不宜少于 4 小时
喷他佐辛	镇痛效力较强,属非成瘾性镇痛药,用于慢性剧痛	静脉注射、肌内注射或皮下注射,30mg/次;口服:25~50mg/次,必要时 3~4 小时 1 次
弱阿片类		
可待因	镇痛效力是吗啡的 1/12~1/7,不易成瘾,常与对乙酰氨基酚合用治疗中等程度的疼痛,如头痛、背痛等	15~30mg/次,3 次/日
非阿片类		
罗通定	非成瘾性镇痛药,用于消化性溃疡的疼痛、月经痛、分娩后宫缩痛等,因有催眠作用,尤适用于因疼痛而失眠患者	口服:60~120mg/次,1~4 次/日;肌内注射:60~90mg/次

3．M 受体拮抗药　通过拮抗 M 受体松弛胃肠平滑肌而缓解内脏疼痛。阿托品用于胃肠痉挛引起的疼痛、肾绞痛、胆绞痛、胃及十二指肠溃疡疼痛时，皮下注射每次 0.5mg；山莨菪碱用于胃及十二指肠溃疡疼痛时，肌内注射或静脉注射每次 5～10mg。

4．辅助药物

（1）糖皮质激素类药：通过减轻疼痛部位的充血、水肿、阻止炎性介质对组织的刺激而缓解疼痛。常用药物有泼尼松、泼尼松龙、倍他米松等。应用糖皮质激素时应注意：①严格掌握适应证，尽量不用或短期小剂量应用；②治疗中根据需要常规小剂量应用，长期大剂量应用时应积极防治并发症。

（2）三环类抗抑郁药：慢性疼痛常伴有抑郁，此类药物是治疗慢性疼痛的常用辅助药，用于镇痛、镇静、改变心境，应从小剂量开始以防发生不良反应，镇痛作用较抗抑郁作用用量小、显效早，对无抑郁者有协同镇痛作用，常用药物有阿米替林、氟西汀等。

（3）抗惊厥药：卡马西平、苯妥英钠可抑制自发性神经元放电，有效地用于特种神经痛如自发性闪电样或刀割样疼痛和放化疗后疼痛，常联合抗抑郁药、糖皮质激素辅助吗啡治疗神经性疼痛。

（4）镇静催眠药：通过减轻患者的焦虑状态或改善烦躁情绪，提高睡眠质量等作用辅助镇痛。常用药物有地西泮、艾司唑仑等。

（5）局麻药：利多卡因对慢性疼痛合并电击样痛效果好，5% 利多卡因贴剂镇痛效果长达 12 小时，几无全身作用或副作用。

　　　　　　课 堂 活 动

　　说说你曾经经历的疼痛，并回想当时疼痛的处理方法，试用所学知识制定较合理的疼痛治疗方案。

【药物不良反应及防治】

1．非甾体抗炎药　①胃肠道反应：因抑制胃肠 COX-1 易出现胃肠道反应，口服常引起恶心、呕吐、上腹部不适等，停药后多可消失，饭后服用可减轻胃肠刺激症状，大剂量长期应用可诱发胃溃疡、出血或穿孔，应及时就医诊治，有活动性溃疡或消化道出血的患者禁用此类药物。②造血系统影响：镇痛剂量阿司匹林可抑制血小板聚集，长期使用抑制凝血酶原生成，引起出血，应定期检查出血时间和凝血时间，可用维生素 K 预防，术前一周应停药，吲哚美辛可引起粒细胞减少、再生障碍性贫血，长期应用应定期检查血常规。③肝肾功能损害：长期或大剂量应用对乙酰氨基酚等非甾体抗炎药时易引起肝、肾功能损害，应定期检查肝、肾功能。④其他不良反应：少数患者可引起过敏反应，严重者可引起过敏性休克，此类药物之间存在交叉过敏现象，故对一种药物过敏时，应避免再次选用同类其他药物；某些哮喘患者服用阿司匹林后可诱发"阿司匹林哮喘"，病毒感染伴发热的儿童和青少年患者服用阿司匹林后可致瑞夷综合征，应慎用；长期大量服用阿司匹林可引起急性中毒，表现为头痛、眩晕、耳鸣、视力减退、谵妄、虚脱、昏迷甚至危及生命，除洗胃、导泻外，还应口服大量碳酸氢钠及静脉滴注 5% 葡萄糖和 0.9% 氯化钠溶液。

2．阿片类镇痛药　①耐受性和成瘾性：吗啡连续使用 3～5 天即产生耐受性，表现为对吗啡的需求量增大及用药间隔时间缩短;应用一周以上可致成瘾,停药后出现戒断症状,表现为兴奋、失眠、流涕、流泪、震颤、出汗、呕吐、腹泻、肌肉疼痛、瞳孔散大、焦虑、甚至虚脱和意识丧失,吗啡停药后 6～10 小时开始出现戒断症状,36～48 小时症状最严重;哌替啶连续应用易成瘾,应避免长期应用。②中毒反应:吗啡应用过量可引起急性中毒,表现为昏迷、呼吸深度抑制、瞳孔极度缩小、血压下降等,除进行人工呼吸、吸氧外,可用阿片受体拮抗药纳洛酮解救,一般 0.4～0.8mg 静脉注射或肌内注射,必要时 2～3 分钟重复一次或将纳洛酮 2mg 溶于生理盐水或 5% 葡萄糖 500ml 内静脉滴注;哌替啶用量过大可抑制呼吸,偶尔出现震颤、肌肉挛缩、反射亢进甚至惊厥等中枢兴奋症状,除应用纳洛酮外,还应配合使用巴比妥类药物;美沙酮因呼吸抑制时间较长,禁用于分娩镇痛。③其他:长期使用阿片类药物可致便秘,应选用适当药物软化或促进排便,阿片类所致的呕吐可选用止吐药缓解。

3. M 受体拮抗药　常见不良反应有口干、视力模糊、排尿困难、心悸等,一般停药后逐渐消失,无须特殊处理。

【药物相互作用】

1. 非甾体抗炎药　①与其他非甾体抗炎药合用镇痛疗效不加强,而胃肠道不良反应增加,引起出血危险的几率增加,引起肝、肾损害的可能加大;②与抗凝血药、溶栓药合用,增加出血危险;③与糖皮质激素合用,增加胃肠溃疡和出血的危险;④吲哚美辛、布洛芬等药与强心苷合用时,可使后者的血药浓度升高而增加毒性,应注意调整剂量;⑤与呋塞米合用,非甾体抗炎药抑制前列腺素的合成,减少肾血流量,能降低呋塞米的利尿作用,加重肾损害。

2. 阿片受体激动药　①吗啡与局麻药合用,中枢抑制作用加强,应及时调整剂量;②吗啡与苯二氮䓬类药物合用,可引起呼吸暂停;③哌替啶与单胺氧化酶抑制剂合用,因中枢 5-羟色胺浓度增加、哌替啶的代谢速度减慢可引起中枢兴奋、抑制,甚至死亡。

 知 识 链 接

癌痛治疗常见误区

误区一:疼痛剧烈时才用镇痛药

事实上,及时、按时用止痛药更安全有效,而且所需的剂量也较低。

误区二:使用非阿片类药更安全

对于慢性癌痛需要长期用止痛药的患者,使用阿片类药(如吗啡)更安全有效。

误区三:使用哌替啶是最安全有效的镇痛药

实际上,因毒性大、止痛效果差,WHO 已将哌替啶列为癌症疼痛治疗不推荐的药物。

误区四:吗啡易成瘾

实验研究和临床实践均证实,癌痛患者口服吗啡或使用透皮贴剂,极少发生成瘾。癌症疼痛患者长期使用阿片类镇痛药可能需要逐渐增加用药剂量,在疼痛缓解时也可以成功撤药。但非医疗目的使用阿片类药物属于药物滥用,如反复静脉注射大剂量阿片类药物易导致成瘾。

误区五：癌症患者服用吗啡意味着已面临死亡

国外的资料显示，吗啡的正确应用延长了癌症患者的生命，这是由于：①疼痛消失；②改善了睡眠；③增强了食欲和体质。并且阿片类药的应用不是根据预计生命的长短，而是根据疼痛的程度来决定的。

点 滴 积 累

1. 癌痛治疗的三阶梯镇痛原则包括口服给药、按时给药、按阶梯给药、个体化给药、注意具体细节。

2. 慢性疼痛的治疗药物包括非甾体抗炎药、中枢性镇痛药、M受体拮抗药及糖皮质激素类药、三环类抗抑郁药、抗惊厥药、镇静催眠药、局麻药等辅助药物。

目 标 检 测

一、选择题

（一）单项选择题

1. 关于非甾体抗炎药的叙述,正确的是（　　）

　　A. 无封顶作用

　　B. 两药合用,镇痛作用增强

　　C. 可用于内脏平滑肌绞痛

　　D. 在一种药物治疗无效时,可换另一种药物

2. 镇痛作用最强的是（　　）

　　A. 阿司匹林　　　　　　　　B. 哌替啶

　　C. 吗啡　　　　　　　　　　D. 可待因

3. 关于吗啡的叙述,错误的是（　　）

　　A. 使用方便、剂型多样、镇痛作用稳定、无极量

　　B. 与局麻药合用,中枢抑制作用增强

　　C. 与苯二氮䓬类药物合用,对呼吸无明显抑制作用

　　D. 过量可引起中毒,可用特效解救药纳洛酮解救

4. 在应用镇痛药时,错误的是（　　）

　　A. 用药一般从小剂量开始,增幅一般为原用剂量的25%～50%

　　B. 出现严重不良反应时,立即停药

　　C. 对因其他辅助治疗疼痛已减轻的患者,应每天减少镇痛药剂量的25%～50%

　　D. 在其他镇痛药无效的中、重度疼痛患者可选用强阿片类镇痛药

（二）多项选择题

1. 规范化疼痛处理的原则包括（　　）

　　A. 有效消除疼痛

　　B. 最大限度地减少不良反应

　　C. 把疼痛及治疗带来的心理负担降至最低

　　D. 全面提高患者的生活质量

　　E. 彻底消除原发病

2. 控制疼痛的标准是（　　　）

　　A. 疼痛强度 <3 或达到 0

　　B. 24 小时内突发疼痛次数 <5 次

　　C. 24 小时内突发疼痛次数 <3 次

　　D. 24 小时需要镇痛药次数 <5 次

　　E. 24 小时需要镇痛药次数 <3 次

二、问答题

1. 试述疼痛的缓解标准。

2. 试述慢性疼痛的药物治疗原则。

三、实例分析

　　李某，男，53 岁，肺癌晚期，骨转移，疼痛剧烈不能忍受，睡眠受到严重干扰，伴有自主神经功能紊乱，吗啡 10mg 口服无效。请为此患者选择治疗药物，并说明依据。

（石少婷）

第十九章　抗菌药物的合理应用

德国科学家埃利希（Paul Ehrich）在 20 世纪初首次提出了"化学治疗"的概念："我们必须学会用魔弹消灭人体内的细菌，这种疗法应该是体内消毒的一种形式。"100 多年来，人们一直在致力于应用化学药物进行"体内消毒"的研究。

事实证明，随着化学治疗的快速发展，由细菌引发的疾病已不再是人类的致命威胁，每一种传染病用抗菌药物治疗都曾经取得很好的疗效，但这是抗菌药物被滥用之前的事情了。目前的现状是："超级耐药菌"在世界各地被频繁报道，临床抗菌治疗用药的选择余地越来越小。

3. 交叉耐药性 是指病原体间的耐药性互相传递,使得多种病原体同时对某种抗菌药或某种病原体对某类药物敏感性降低。交叉耐药性多见于结构相似的抗菌药物之间,如目前大肠埃希菌对喹诺酮类的交叉耐药率已超过60%。

合理应用抗菌药物涉及的问题很多,目的就是根据患者感染特点、微生物对抗菌药物的敏感性、抗菌药物的药效学和药动学特点等来决定适宜的抗菌药物、给药途径、剂量和疗程,提高疗效,避免或减少本不应该发生或原本可以避免的不良反应,延缓耐药现象发生,减轻患者经济负担。

课堂活动

讨论临床抗菌治疗用药的选择余地为何越来越小。

讨论抗菌药物和抗生素概念的异同。

第一节　抗菌药物体内过程的特点

不同抗菌药物或不同的患者口服抗菌药物后吸收情况很不一致,例如氯霉素、阿莫西林、克林霉素、利福平、多西环素、磺胺药、异烟肼等的生物利用度可达90%以上,而氨基糖苷类、多黏菌素类、万古霉素、两性霉素B等生物利用度仅为0.5%～3%。天然四环素类因易与钙、镁、铝、铋、铁等金属离子螯合而影响其吸收,生物利用度一般在70%以下,其活性也可为碱性物质所抑制,故不宜与抗酸药合用。

口服和肌内注射抗菌药的血药峰浓度一般于1～4小时内即可到达,静脉给药后即刻到达,重症患者宜采用静脉途径给药。抗菌药进入血液后不同程度地与血浆蛋白呈可逆性结合,并与游离药物保持动态平衡。结合型药物无活性,也不易透过各种屏障。抗菌药物吸收后在各组织中的分布差异是选择药物的重要依据,胸、腹腔、关节腔和各种体液中浓度一般为血药浓度的50%～100%。透过正常血脑屏障进入脑脊液中的量极少,但脑膜有炎症时,部分第三代头孢菌素、氟喹诺酮类、乙胺丁醇、氨苄西林、青霉素等在脑脊液中可达有效浓度。红霉素、喹诺酮类等应用后有一定量进入前列腺组织,林可霉素类、磷霉素在骨组织中有较高的浓度。分泌至胆汁中的药物以四环素类、大环内酯类、林可霉素类、利福平等浓度较高。除氯霉素、磺胺嘧啶、异烟肼、甲硝唑等外,痰及支气管分泌液中的药物浓度大多低于同时期血药浓度,以红霉素、氯霉素、氟喹诺酮类、利福平、甲氧苄啶等的浓度较高。

大多数抗菌药的主要排泄途径是肾脏,受到肾脏浓缩作用的影响,肾小管液药物浓度往往数倍于血浆浓度,肾脏毒性的风险也随之加大。

课堂活动

讨论口服抗菌药物与静脉给予抗菌药物的利弊,在什么情况下才必须采取静脉给药。

点 滴 积 累

1. 不同抗菌药物或不同的患者口服吸收情况很不一致。

2. 血浆蛋白结合的药物与游离药物保持动态平衡。

3. 抗菌药物很少透过正常血脑屏障；胸、腹腔、关节腔等各种体液中药物浓度大多低于同期血药浓度。

4. 肾脏是大多数抗菌药的主要排泄途径。

第二节 细菌耐药现象及预防

耐药性是指细菌对药物的不敏感现象。分为固有耐药和获得性耐药两类，固有耐药主要是基因的天然遗传，由细菌染色体决定，具有稳定的遗传性，可代代相传，故有绝对耐药之说，如肠道革兰阴性杆菌对天然青霉素耐药、链球菌对庆大霉素耐药等。细菌在抗菌药选择压力的作用下获得对抗菌药的抵抗能力则称为获得性耐药。

一、耐药性的发生与发展

基因的变异是产生耐药菌的主要原因。在自然状况下，变异菌在微生物的生存竞争中未必处于优势地位，较易被淘汰。抗菌药物的滥用则是这类细菌今日如此盛行的导火线，由于滥用抗菌药物，客观上对微生物进行了定向选择，使得自然界的优势种群被淘汰，而抗菌药物无法控制的细菌则取得了生存斗争的优势地位，从而得以大量繁衍、传播；天然突变形成的耐药基因还可以通过接合、转导和转化等传播方式，使得耐药微生物种类越来越多，耐药的速度越来越快，耐药的程度越来越重，甚至出现多重耐药现象。耐药造成的后果越来越棘手，耐药造成的负担越来越不堪承受。在 20 世纪 60 年代，全世界每年死于感染性疾病的人数约为 700 万，而这一数字到了 21 世纪初上升到 2000 万，死于败血症的人数上升了 89%，大部分人死于"超级细菌"带来的用药困难。

细菌耐药性是抗菌药物广泛应用，特别是无指征滥用的后果。每年全世界有 50% 的抗生素被滥用，近期的药物流行病学调查结果显示：我国住院患者的抗菌药物应用率为 79%，新生儿病房抗生素使用率甚至达 100%。全球性抗微生物药物的大量应用和滥用（包括农牧、养殖业等非医疗方面的广泛使用），促使耐药菌株不断增加和耐药基因蔓延速度加快。最令人焦急的是 MDR 的上升，使患者无法得到有效的治疗，也使抗感染的治疗成本急剧增加，对耐药菌治疗所需的费用约为敏感菌的 100 倍。迄今为止，在人类和细菌近一个世纪的竞争中，抗菌药仅保持了微弱的领先地位。越来越多的证据表明，目前细菌产生耐药速度已超过了新药开发的速度。一般新的抗菌药物从研发到上市的时间周期平均在 10 年左右，而发现对此耐药的细菌仅需 2 年左右时间。例如青霉素自从 1943 年问世到 1976 年分离出第一株耐药菌株，经历了 30 多年；1971 年美国批准用于治疗淋病的大观霉素到了 1985 年即发现耐药菌株，经历 15 年；现在有的只要几年时间就产生耐药，美国在 2000 年 4 月刚批准上市的"超级抗菌药"利奈唑胺（linezolid），在同年的 5～12 月已有 5 例耐药报告。过去一个患者用几十单位的青霉素就能活命，而相同病情，现在几百万单位的青霉素也没有效果。部分悲观的学者甚至认为,21 世纪人类将重新回到没有抗微生物药物的时期,大量的传染性疾病将重新危害人类的生命。

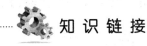 **知 识 链 接**

细菌的耐药机制

1. 酶介导的耐药性　β- 内酰胺类、氨基糖苷类、氯霉素、大环内酯类、林可霉素类等抗生素都已发现可被细菌产生的酶所灭活。如 β- 内酰胺酶、氨基糖苷灭活酶、乙酰转移酶、酯酶Ⅰ、酯酶Ⅱ、核苷酸转移酶等。而且,不同种类的细菌也可以产生具有同样效应的酶。例如,不论需氧菌或厌氧菌,革兰阳性菌还是阴性菌,在接触 β- 内酰胺类抗生素后,都能产生 β- 内酰胺酶,此酶能不同程度地水解灭活 β-内酰胺类抗生素而产生耐药性。

2. 靶位蛋白的改变而产生耐药性　细菌可以通过降低靶位蛋白与抗菌药物的亲和力,使药物不能与其有效结合;或增加靶位蛋白的数量,甚至还可以产生假靶位蛋白来消耗抗菌药物。例如 β- 内酰胺类抗生素与敏感菌的青霉素结合蛋白(PBPs)结合,影响细胞壁合成,进而溶菌。但细菌在与抗菌药物的长期斗争中,迫于抗菌药物强大的筛选压力,使 PBPs 数量改变,与抗菌药物之间的亲和力减弱,表现出程度不等的耐药性。

3. 外膜屏障及外泵机制所产生的耐药性　细菌外膜中的孔蛋白(porin)是水的通道,亲水的抗菌药物也借此通道进入菌体发挥抗菌作用。在抗菌药物的选择压力下,细菌孔蛋白表达水平的降低或缺失以及加快药物泵出速度等改变均可使这类抗菌药物难以进入,从而导致细菌产生耐药。

就某个细菌而言,以上三方面的耐药机制可能单独或同时存在,同一耐药机制也因细菌产酶量、品种类别的差异导致耐药程度的不同。例如,大肠埃希菌对 β- 内酰胺类抗生素的耐药机制除产生 β- 内酰胺酶外,还有 PBPs 的改变、外膜蛋白通透性降低、抗药性质粒在细菌间扩散传播速度等因素的参与。

值得注意的是耐药性的形成与用药剂量大小、时间长短并非绝对相关。如铜绿假单胞菌对头孢吡肟和美罗培南迄今很少耐药;呋喃妥因已用 50 多年,其敏感株仍未发现明显耐药。一般认为,一种药物在临床应用两年内就发生耐药者,继续使用耐药性可继续存在或进一步发展;若两年内未发生耐药者,即使长期使用也不易发生严重耐药现象。

二、耐药性的预防对策

控制抗菌药物滥用是当前最紧迫的问题,2005 年卫生部出台的《抗菌药物临床应用指导原则》就是针对目前抗菌药物使用过多过滥,以及不正确使用导致药物不良反应增多、细菌耐药性严重和医疗费用增加、医疗资源浪费现状而提出的政府和行业规范,主要对策包括:

1. 制定抗微生物药物应用指南,并强制实施。

2. 明确各级医疗诊所、医院处方范围,明确各级医师处方权限。

3．尽可能根据药敏试验选药，根据药效学／药动学特征制订方案。

4．原则上尽量选用窄谱抗菌药，一般疗程7～10天，如3天无效应更换药品。

5．联合用药应有明确指征，一般以2～3种为宜，最好不同时使用抗菌药、抗真菌药、抗病毒药、抗原虫药和抗结核病药。

6．严格控制预防使用和在农、林、牧、副、渔以及饲料的使用。

7．采取限用策略，如轮作制，即将某些抗菌药停用一段时期后再用，以恢复细菌对药物的敏感性，国家可以制定规划，医院也可分期分批实施。

8．加强监控，掌握致病菌变化以及耐药情况，及时反馈临床。

9．实施以教育为基础的抗微物药物管理计划，包括及时提供信息与建议。

10．坚决制止在经济利益驱动下滥用。

点 滴 积 累

1．细菌耐药性包括固有耐药和获得性耐药。

2．细菌耐药性是抗菌药物无指征滥用的后果。

3．控制抗菌药物滥用，是延缓细菌耐药的主要策略。

第三节 抗菌药物的不良反应及防治

应用抗菌药物可以使很多感染性疾病的病死率大幅降低，但同时也带来不良反应，严重者可致残或致死。在实际应用抗菌药物时，人们往往只注重其治疗作用，对不良反应注意不够，这也是造成治疗失败的重要原因之一。

根据抗菌药物的定义，目前常用抗菌药物的不良反应基本可分为三类：一是与抗菌效应有关的，由于滥用抗菌药物造成的体内菌群紊乱所致疾病，正确合理地选用抗菌药物可以有效避免；二是药物固有的人体毒性，可以通过调整药物、给药剂量和密切观察加以缓解；三是由于个体差异造成的药物变态反应。

 知 识 链 接

医景网2013医学新闻大事件盘点第七项——药物安全警示

1．阿奇霉素会引起尖端扭转型心动过速风险，因此使用该药物的患者需要经过认真筛选。

2．氟喹诺酮类增加永久性周围神经病变风险。

3．使用钙拮抗剂的患者应用克拉霉素，会增加急性肾损伤、低血压和死亡风险。

一、抗菌药物常见不良反应

1．神经系统毒性 氨基糖苷类损害第8对脑神经，表现为听力障碍，还可致神经肌肉阻滞，引起心肌抑制、血压下降和呼吸抑制，偶可致周围神经炎。氟喹诺酮类可影响中枢神经系统,表现为颅内压增高、头痛、头晕、疲倦、昏厥、失眠、耳鸣、感觉变化或嗜睡甚至幻觉、抑郁或癫痫发作等。大环内酯类、磺胺类、多肽类、多烯类抗真菌药、氯霉素偶尔也出现此类不良反应。

2. 造血系统毒性 磺胺类和氯霉素能抑制骨髓,引起白细胞减少症,发生再生障碍性贫血和血小板减少症。氨基糖苷类如庆大霉素、卡那霉素偶见贫血、血小板和白细胞减少、嗜酸性粒细胞增多。四环素类可使血浆凝血酶原活性减低,导致溶血性贫血。

3. 肝肾毒性 氨基糖苷类、多肽类及多烯类主要损伤肾小管,轻者尿异常改变,重者氮质血症、肾功能不同程度损害,甚者肾衰竭。磺胺类、四环素类、大环内酯类可引起黄疸、转氨酶升高,甚至肝功能减退、肝变性坏死。

4. 胃肠道反应 主要表现为恶心、呕吐、腹泻、腹胀痛、食欲减退等。大环内酯类中以红霉素最重,有报道红霉素偶尔可致肠梗阻、急性弥漫性肠出血;四环素类和利福平偶可致胃溃疡;氟喹诺酮类也可引起该类反应。

5. 过敏反应 一般分为过敏性休克、血清病型反应、药热、皮疹、血管神经性水肿和变态反应性心肌损害等。最常见药物有磺胺类和β-内酰胺类,其次还有氨基糖苷类、喹诺酮类等。

6. 二重感染 抗菌药可导致菌群失调,引起维生素 B 族和维生素 K 缺乏。β-内酰胺类中第三代头孢菌素、亚胺培南或氨苄西林等治疗时间过长,易出现二重感染,表现为真菌和条件致病菌感染,如口腔、肠道白色念珠菌感染。氨苄西林可致急性出血性肠炎。林可霉素类、四环素类可引起假膜性肠炎。

7. 其他不良反应 长期口服大剂量新霉素和应用卡那霉素引起肠黏膜退行性变,导致吸收不良综合征,致婴儿腹泻和长期体重不增。氯霉素可致灰婴综合征。氟喹诺酮类致光敏性皮炎、骨关节反应。少数人用抗菌药后可引起肛门瘙痒及肛周糜烂,停药后症状消失。某些药物停用后可引起后遗效应,如氨基糖苷类引起的永久性耳聋。许多化疗药可引起"三致"作用,利福平的致畸率为 4.3%,氯霉素和某些抗菌药有致突变和致癌作用等。

二、抗菌药物不良反应的防治原则

1. 认真询问既往史,包含既往用药史、家族史及药物过敏史等。
2. 应用任何抗菌药物前应充分了解其可能发生的各种反应及防治对策。
3. 慎用毒性较强的抗菌药物,联合用药时要警惕毒性的协同作用。
4. 避免长时期大剂量使用抗菌药物尤其是广谱抗菌药物。
5. 出现不良反应要立即采取相应抢救及治疗措施。

三、合理应用治疗药物监测

大多数常用抗菌药物的毒性低,治疗安全范围宽,在有效治疗剂量或浓度范围内不致发生毒性反应,因此对治疗药物监测(TDM)没有特别的要求。但在下列特殊情况下,TDM 对制定合理给药方案,提高疗效,减少不良反应具有重要价值。

1. 应用毒性较大,安全范围较小的药物时。
2. 肝、肾功能严重减退患者应用较长疗程或较大剂量抗菌药物时。

3．需用大剂量抗菌药以保证在脑脊液、关节腔等特定部位达到有效药物浓度，同时考虑血药浓度过高可能导致毒性反应时。

4．新生儿或老年人使用易发生中毒的药物时。

点 滴 积 累

1．用药前应充分了解可能发生的各种反应及防治对策；慎用毒性较强的抗菌药物；避免长时期大剂量使用抗菌药物尤其是广谱抗菌药物。

2．以下情况应考虑 TDM：药物的毒性大，安全范围小；患者肝、肾功能严重减退，需用大剂量抗菌药，同时考虑血药浓度过高可能导致毒性反应时；新生儿或老年人使用易发生中毒的药物时。

第四节 抗菌药物应用的基本原则

抗菌药物的应用与其他药物一样应当遵循"安全、有效、经济"这一总原则。此外，在具体应用时还须注意：

1．非细菌感染引起的疾病一般不用抗菌药物原则 临床上有许多疾病并非细菌感染所致，判断疾病是否由细菌感染引起则至关重要，非细菌感染性疾病一般不应使用抗菌药。事实上，临床滥用抗菌药的现状很严峻，WHO 对我国滥用抗菌药的评估是：中国 97% 的病毒性上呼吸道感染患者使用了抗菌药，在初级医疗保健体系中 30%～60% 非细菌感染性患者使用了抗菌药。

2．致病菌对首选药物敏感原则 这是选用抗菌药物的基本原则。即使是广谱抗菌药，也只有部分细菌对其特别敏感。因此，确立正确的病原为合理选用抗菌药的先决条件。细菌学诊断是选择抗菌药物最可靠的依据，凡有条件的地方都应根据细菌学检查和药敏试验结果，选择 1～2 种最敏感的抗菌药作治疗。但如果受条件的限制，或病情危急，亦可根据感染过程、发病部位、病状和体征来推断致病菌（这需要丰富的临床经验），选择一种有效药，待药敏试验报告出来之后，即时调整用药方案。

3．避免低剂量，长疗程用药原则 抗菌药物的治疗作用取决于药物在体液、组织中是否达到杀菌或抑菌有效浓度。血药浓度应为 MIC 或最小杀菌浓度（MBC）的 2～10 倍才能达到有效抑菌或杀菌水平。当剂量相同时，提高滴注速度或调节滴注时间，适当延长给药间隔，可使 C_{max} 值升高。通常抗菌药应持续应用至体温正常、症状消退后 48～72 小时，但败血症、感染性心内膜炎、骨髓炎、化脓性脑膜炎、伤寒、布鲁菌病、结核病等不在此列。如用药后效果不显著，急性感染在 48～72 小时内应考虑更换药物或调整剂量。

4．关闭或尽量缩小"耐药突变选择窗"的原则 耐药突变选择窗（MSW）指可诱导产生耐药菌株的血药浓度范围。使药物浓度保持在 MSW 以上，安全浓度以下是最为理想的范围，既可杀灭敏感菌又不产生耐药株。其方法是使血浆药物浓度快速通过MSW，并使治疗浓度保持在 MSW 之上，从而最大限度地缩短突变选择的时间；也可采取联合用药方法关闭或缩小 MSW。

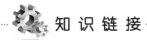

知识链接

浓度依赖与时间依赖型杀菌药

根据药物浓度对抗菌效应的影响，杀菌药可分为两类：①浓度依赖型杀菌剂：浓度越高杀菌力越强，采取加大给药剂量，减少给药次数的给药方案可获得较好的杀菌效果。如氨基糖苷类为每日 1 次，氟喹诺酮类为每日 1～2 次为宜。②非浓度依赖型杀菌剂（时间依赖型）：其 C_{max} 相对不重要，而药物浓度维持在 MIC 以上的时间对杀菌力更为重要，为此需要高效、长效的药物，或每日多次给药，或持续滴注，尽可能维持较为长久的 MIC。

以前设计抗菌药物给药方案主要靠药动学数据作参考，忽视了药物对细菌生长繁殖规律的影响。而抗生素后效应（PAE）理论指出：给药间隔取决于药物浓度超过 MIC 或 MBC 的时间加上 PAE 的持续时间。因此，间歇静脉滴注给药或大剂量冲击疗法，同样能达到甚至优于持续静脉滴注给药的疗效，且不良反应有所降低。例如治疗 123 例严重感染患者，应用有较强 PAE 的庆大霉素，一次 40mg/kg 静脉滴注，随机分两组：一日 1 次用药组和一日 3 次用药组。结果两组疗效相似，而且一日 1 次给药组的肾、耳等毒性比一日 3 次给药组明显减少。对阿米卡星一日 1 次和一日 2 次给药方案的研究也有类似结果。

5. 根据患者生理、病情、病史选药，并密切注意药物不良反应的原则

（1）营养不良、水电解质紊乱、酸碱平衡失调以及长期使用免疫抑制剂的患者应使用杀菌剂，而不用抑菌剂，同时必须加强综合治疗措施，改善身体状况。

（2）凡属过敏体质或有过敏史的患者对易发生过敏反应的抗菌药应慎用或禁用，并注意药物间的交叉过敏反应。

（3）肾衰、尿毒症及尿少者，使用主要经肾排泄的抗菌药时应减少剂量或延长给药间。肝功能不良时，主要经肝代谢的抗菌药应慎用或禁用。

（4）新生儿体内酶系发育不全、血浆蛋白结合药物的能力较弱、肾小球滤过率较低，药物不良反应多见。老年人的血浆蛋白大多减少、肾功能也减退，这些人群应用常规剂量抗菌药物后血药浓度和半衰期常有增高和延长，故用量以偏小为宜。

（5）用药期间要定期检查血、尿常规和肝、肾功能，有条件时宜定期监测血药峰、谷浓度，一旦出现异常应立即调整剂量或停药。

（6）注意抗菌药在妊娠期应用时的危险性。FDA 将抗菌物药物在妊娠期应用时的危险性分为 A、B、C、D 及 X 类，可供药物选用时参考。

6. 减轻患者经济负担，减少卫生资源浪费的原则　目前我国医疗单位的用药结构中，排名前 15 位的畅销药绝大部分为抗菌药物，其中不合理使用所浪费的资源相当可观。随着卫生体制改革的深化，这个状况正在逐步得到改善。

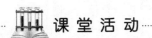

课堂活动

讨论抗菌药物不合理应用对卫生资源的浪费现象及对策。

点 滴 积 累

抗菌药物的应用应当遵循安全、有效、经济的用药原则。

第五节　抗菌药物的联合应用

临床多数细菌感染用一种抗菌药即可,不合理的联合用药徒然增加不良反应和治疗费用。要严格掌握联合用药的原则和指征,熟悉药物相互作用,以达到协同抗菌,减少不良反应,延缓细菌耐药性产生的目的。

抗菌药物的联合用药一般应遵循以下原则:

1. 必须有明确指征,权衡利弊,严加控制。

(1)病原体不明的严重感染;

(2)单一药物不能有效控制的混合感染、严重感染和(或)耐药菌株感染;

(3)减少单一抗菌药物剂量,从而减少不良反应的发生率和危害程度;

(4)某些细菌感染需要长期用药时,以延缓细菌耐药性的产生。

2. 一般宜限 2 种非同类抗菌药,最多也不应超过 3 种。同类抗菌药由于作用部位相近,不一定产生协同作用,且可使不良反应相加。

3. 注意药物的合理配伍

根据对细菌的作用性质可将抗菌药物分为四类:

Ⅰ类:繁殖期杀菌剂　青霉素类、头孢菌素类、喹诺酮类

Ⅱ类:静止期杀菌剂　氨基糖苷类、多黏菌素类

Ⅲ类:速效抑菌剂　四环素类、大环内酯类、氯霉素、林可霉素类

Ⅳ类:慢效抑菌剂　磺胺类

(1)Ⅰ、Ⅱ类联合应用可获得增强作用。例如青霉素类破坏细菌细胞壁的完整性,有利于氨基糖苷类进入细胞内发挥作用,这种联合有临床意义。但头孢菌素类与氨基糖苷类合用有可能导致肾毒性增强。

(2)Ⅱ、Ⅲ类联合应用常有相加作用。因为Ⅱ、Ⅲ类抗菌药的作用机制都是干扰敏感菌的蛋白质合成,只是干扰的环节不同,因此有相加作用。

(3)Ⅲ、Ⅳ类联合应用一般可获得相加作用。

(4)Ⅰ、Ⅳ类合用对两者的作用无重大影响,若有联合用药指征时,亦可合用。如流行性脑膜炎,青霉素与磺胺嘧啶(SD)合用可提高疗效。

(5)Ⅰ、Ⅲ类联合应用产生拮抗作用,临床上应加以避免。例如,青霉素与四环素或大环内酯类抗生素合用,由于后者迅速抑制细菌蛋白质合成,阻止细菌生长、繁殖,而使细菌处于静止状态,致使青霉素干扰细胞壁合成的作用不能充分发挥,从而降低青霉素的杀菌效果。

点 滴 积 累

联合用药必须有明确指征,权衡利弊,严加控制。一般宜限 2 种非同类抗菌药,最

多也不应超过 3 种,要警惕毒性的协同作用。

第六节　抗菌药物的预防应用

抗菌药物的预防应用一般应遵循以下原则:

1. 抗菌药物预防应用要严加控制或尽量避免,特别是以下情况不考虑使用:

(1) 已明确为单纯性病毒感染,且继发细菌感染的可能性较小者不需预防应用抗菌药物。

(2) 预防性应用的抗菌药物应具备安全、有效、不良反应少、给药方便、价格低廉等特点,不能盲目地选用广谱抗菌药或多种药物联用。

(3) 清洁手术时间较短者,可不用抗菌药物。

2. 抗菌药物预防应仅限以下少数情况:

(1) 如果不用药一旦感染后果严重,且预防用药应有相当或一定效果者。如风湿热患者定期采用青霉素 G,以消灭咽部溶血性链球菌,防止风湿复发。

(2) 预防继发感染,如预防昏迷、休克和麻疹继发的细菌感染。

(3) 在健康人群或个体中,针对某种特定细菌感染作预防应用,如脑膜炎球菌引起的脑膜炎流行时,抗菌药的群体性预防应用。

(4) 如有感染高危因素、有污染的手术患者,预防应用抗菌药能降低手术切口的感染率。但应严格掌握适应证,必须根据本地区或本院可能流行的致病菌、手术污染程度、手术创伤程度、手术持续时间等因素,合理选用抗菌药物。已证实:术后持续预防用药超过 42 小时,不仅增加医疗费用和耐药菌株的产生,甚至诱发二重感染,不良后果十分明显。

 知 识 链 接

Ⅰ类切口手术的预防用药问题

Ⅰ类切口手术通常不需预防用抗菌药物,仅在下列情况时可考虑预防用药:①手术范围大、时间长、污染机会增加;②手术涉及重要脏器,一旦发生感染将造成严重后果者,如头颅手术、心脏手术、眼内手术等;③异物植入手术,如人工心瓣膜植入、永久性心脏起搏器放置、人工关节置换等;④高龄或免疫缺陷者等高危人群。

 案 例 分 析

案例

患者,女,26 岁,62kg,临床诊断:双侧乳腺纤维腺瘤,行双乳肿块切除术。用药:头孢呋辛 1.5g、头孢硫脒 2.0g、0.9% 氯化钠 150ml i.v.gtt,术前用药 1 次,术后用药 5 天。

分析

①Ⅰ类切口手术无高危因素使用抗菌药物;②手术预防用抗菌药物选择不合理;③同类抗生素不应联合应用;④手术预防用药时间偏长;⑤超限使用抗菌药物无上级医师签字。

点 滴 积 累

1. 抗菌药物应尽量避免预防应用,更不能盲目选用广谱抗菌药或多种药物预防性应用。

2. 以下情况可考虑预防应用抗菌药物:一旦感染后果严重,且预防用药有相当或一定效果者;针对某种特定细菌感染作预防应用;有感染高危因素、如污染手术时,预防应用抗菌药降低切口感染率。

第七节 抗菌药物的给药方法

抗菌药物的投药法如给药途径、给药间隔时间、饭前或饭后给药、静脉滴注快慢、剂量和疗程等均会影响到治疗效果,因此在采用任何抗菌药物前必须充分了解其临床药理特点,特别是药动学和可能发生的不良反应。由于不同个体对药物存在着药动学和耐受性差异,故应用毒性较大的抗菌药物时应尽可能做到用药个体化,有条件单位宜开展TDM,并依此而作出给药方案。

一、给药途径

1. 口服 全身应用中以口服最为简单,诊治门诊患者尤为方便。很多抗菌药物如四环素类、氯霉素、大环内酯类、复方磺胺甲噁唑、磺胺嘧啶、异烟肼、利福平、喹诺酮类、阿莫西林、青霉素Ⅴ、头孢拉定、头孢氨苄、头孢克洛、头孢呋辛酯、头孢克肟、硝基咪唑类、林可霉素类、呋喃妥因、呋喃唑酮等均可口服。

大多抗菌药物口服制剂均有较高的生物利用度,口服后约可吸收给药量的80%～90%以上。药峰浓度一般于1～3小时内即可到达,组织脏器中的浓度也可望于数小时内升达有效水平,因此轻、中度感染均可采用口服法给药。

氨基糖苷类、多烯类、多黏菌素类、万古霉素、大多数β-内酰胺类等口服后极少吸收,故不能用口服法治疗全身性感染,但可选用其中某些药物口服治疗敏感致病菌所致的肠道感染,或作为肠道手术前预防用药以杀灭肠道中的敏感菌群。

2. 肌内注射 处理中等度感染除口服抗菌药物外,尚可采用肌内注射给药,肌内注射后药峰浓度一般于0.5～1小时到达。重症感染静脉注射用药,病情改善后也可改为肌内注射。某些药物的局部刺激性较强,常需与局麻剂如利多卡因等同用,即使如此,局部仍可有硬结形成而影响药物的迅速吸收。局部刺激性过强的药物不宜肌内注射给药,宜缓慢滴入静脉内。

3. 静脉推注和静脉滴注 对于伴毒血症或休克的严重感染如败血症、脓毒性胆管炎、化脓性脑膜炎等患者，口服或肌内注射给药由于吸收差和血药浓度低，故均不适合。应将抗菌药物溶于适量注射用水或其他溶剂中，分 1～4 次推注或滴注于静脉内，同时密切观察静脉炎的可能发生，并给予相应的措施如热敷等。

4. 局部用药　①选用的药物应没有或极少刺激性，以免损伤局部组织；②药物应不易使人体发生过敏反应；③用于大面积烧伤或创伤时，要注意抗菌药物因创面吸收而发生不良反应的可能；④宜多采用主要供局部应用的药物如新霉素、杆菌肽、磺胺嘧啶银等，而少用供全身应用的抗菌药物，以免细菌对这些药物产生耐药性。

5. 气溶吸入　主要适用于呼吸道炎症或肺部感染、经痰液引流及全身用药而效果不显著者。常用的气溶吸入药物有氨基糖苷类、两性霉素 B 等，浓度以偏低为宜。庆大霉素的浓度为 0.05%～0.1%，两性霉素 B 为 0.01%～0.02%，每日以超声雾化吸入 2～3 次，每次 5～10ml。

二、给药间隔时间

给药间隔时间（不论口服、肌内注射或静脉注射），一般每 6～12 小时给药 1 次为宜，即 1 日量分 2～4 次给予。传统的"白天给药、晚间停用"方案，明显不符合抗菌药物的药动学要求。现大多抗菌药物的 1 日量可平分 2～3 次给予，2 次者 8 时及 20 时各给 1 次，3 次者 6 时、14 时及 22 时各给 1 次。24 小时持续静脉滴注一般并无必要。

目前大多学者主张，氨基糖苷类 PAE 较长，一日量 1 次静脉滴注给予，与多次静脉滴注（2～3 次）相比，不仅疗效相同，且毒性反应也可因血谷浓度低、肾皮质和内耳淋巴液中药物积聚量较少而有减轻。头孢曲松、氟罗沙星、罗红霉素、阿奇霉素等半衰期较长的抗菌药，均可每日用药 1 次。第三代头孢菌素如头孢哌酮、头孢他啶等由于血药浓度高和抗菌活性强，氟喹诺酮类如氧氟沙星、环丙沙星等由于半衰期较长和较明显的 PAE，给药间隔时间均可延长为 12 小时。治疗淋病性尿道炎可单次肌内注射头孢曲松、大观霉素等或单次口服阿奇霉素、氟喹诺酮类等。

氨基糖苷类和多黏菌素类等的每次静脉滴注时间不宜少于 1 小时，以免产生神经肌肉接头阻滞作用。氟喹诺酮类和亚胺培南 - 西司他丁注射液的每次静脉滴注时间也宜为 1～2 小时，否则可因脑内药物浓度过高而导致包括癫痫在内的一系列中枢神经毒性。红霉素乳糖酸盐对静脉的刺激性特强，滴注时间一般为 5 小时左右。万古霉素每次静脉滴注时间需在 1 小时以上。两性霉素 B 的滴注浓度不超过 10mg/100ml，每次滴注时间为 6 小时以上，滴注过快有引起心室颤动或心跳骤停的可能。β- 内酰胺类应于静脉内快速滴注，每次用量在 30 分钟～1 小时内滴入。此外，每日量分次快速静脉滴注者脑脊液中的药物浓度较持续静脉滴注同量者为高。

三、用药剂量与疗程

1. 抗菌药物剂量可按体重或体表面积计算，国内大多以体重为基础，成人以 50～60kg（除去过多脂肪的标准体重）为准。早产儿和新生儿的肝、肾功能尚未发育健全，各抗菌药物的每日用量需适当减少，儿童的每日用量较成人标准折算后可相应略增，老年人则相应减少。

2. 抗菌药物在血中的浓度是否恰当，应以致病微生物的药敏为依据，这对毒性较强的抗菌药物尤为重要。虽药动学的一些数据可供用药时的参考，但个体间差异较大，故有条件单位宜定时监测血中峰、谷浓度,用于调整剂量时参考。

3.普通抗菌药物治疗剂量时,最大稳态血药浓度与MIC之比通常为数倍至数十倍以上,在某些第三代头孢菌素则可达数百倍,甚至更高,此类药物一般无监测血药浓度的必要。但在肾功能减退患者中,氨基糖苷类、万古霉素等的血药浓度测定仍很重要,因浓度过高会引起耳、肾毒性,过低则不易控制感染。

4.抗菌药物在尿中的浓度大多高出血药浓度数倍以至数百倍;某些抗菌药物在胆汁中的浓度可为血药浓度的数倍以至数十倍;经肝肠循环的药物在粪便中也可有较高的浓度,因此处理尿路、肠道和胆管感染时应综合考虑病原菌药敏和所选药物在该处的浓度及动态改变,而血药浓度仅具有次要的参考意义。

5.同一抗菌药物的给药剂量可因不同感染、不同部位、不同给药途径等而有差别。如以氯霉素治疗化脓性脑膜炎时宜用较大量静脉注射,而用以治疗伤寒时则可用较小量口服。

6.抗菌药物的疗程因不同感染而异,如前述,一般宜用至体温降达正常、症状消退后72~96小时,但败血症、骨髓炎、感染性心内膜炎、化脓性脑膜炎、伤寒、布鲁菌病、溶血性链球菌咽峡炎、结核病等不在此列。感染性心内膜炎的疗程宜为4~6周以上,且最好采用杀菌剂。伤寒在热退尽后宜继续用药7~10日以上以防复发。处理败血症,宜用药至症状消退后1~2周,以彻底消除病原菌。布鲁菌病最易复发,四环素类与氨基糖苷类联合应用的疗程可达6周以上。溶血性链球菌咽峡炎的症状在应用青霉素后1~2日内即见消退。如抗菌药物的临床疗效不显著,急性感染在48~72小时内应考虑药物的调整。

为了保证抗菌药物的合理应用,除了上述抗菌药物的治疗、预防应用原则,抗菌药物合理给药策略外,我们还应兼顾制定管理法规、普及抗菌药物使用知识宣传等措施。

课堂活动

理想抗菌药物标准的判定

方法:教师在黑板上划分出待定标准和公认标准两个区域,学生通过表述各自理由后,提出的标准首先进入待定标准区,经多数学生讨论认可的待定标准即可转入公认的理想标准区。最后由教师点评,并给出正确标准。

点滴积累

1.药敏是选用抗菌药物的主要依据。轻、中度感染均可采用口服法给药;严重感染者或强刺激性药物应静脉给药;局部用药应选用刺激性小的药物;大面积用药要注意吸收毒性。

2.以体重为基础计算给药剂量时,成人以50~60kg为准,儿童和老年人相应减少。半衰期较长和有明显PAE的药物,给药间隔时间均可延长为12小时以上。

3.抗菌药物的疗程因不同感染而异,如抗菌药物的临床疗效不显著,急性感染在48~72小时内应考虑药物的调整。

目 标 检 测

一、选择题

（一）单项选择题

1. 错误的合理用药目的是（　　）
   - A. 避免或减轻不良反应
   - B. 选择合适的抗菌药
   - C. 消除细菌耐药性
   - D. 节约医疗费用

2. 以下正确的叙述是（　　）
   - A. 抗菌药物容易透过血脑屏障进入脑脊液中
   - B. 合理应用抗菌药的基本原则是安全、有效、经济、方便
   - C. 支气管分泌液中药物浓度大多低于同期血浆药物浓度
   - D. 氯己定栓剂通过体内消毒的方式治疗阴道炎

3. 耐药菌越来越多的原因是（　　）
   - A. 细菌的固有耐药性
   - B. 细菌的接合、转导和转化
   - C. 抗菌药物品种不断增加
   - D. 滥用抗菌药物

4. 根据对细菌的作用性质，喹诺酮类药物属于（　　）
   - A. 繁殖期杀菌剂
   - B. 静止期杀菌剂
   - C. 速效抑菌剂
   - D. 慢效抑菌剂

（二）多项选择题

1. 联合用药指征包括（　　）
   - A. 病原体不明的严重感染
   - B. 单一药物不能有效控制的混合感染、严重感染和（或）耐药菌株感染
   - C. 减轻患者经济负担，减少卫生资源浪费
   - D. 某些细菌感染需要长期用药时，以延缓细菌耐药性的产生
   - E. 减少单一抗菌药物剂量，从而减少不良反应的发生率和危害程度

2. 决定抗菌药物给药间隔的影响因素有（　　）
   - A. 药物的 $t_{1/2}$
   - B. 药物的 PAE
   - C. 药物的毒性
   - D. 药物的刺激性
   - E. 药物的生物利用度

3. 为保证抗菌药物合理应用，下列那些措施是必要的（　　）
   - A. 提倡预防用药
   - B. 根据药敏选药
   - C. 制定相关管理法规
   - D. 开展抗菌药物使用知识的普及宣传
   - E. 禁止抗菌药物的非临床应用

4. 临床需要优先选用杀菌剂的情况有（　　）
   - A. 新生儿感染
   - B. 过敏体质
   - C. 营养不良
   - D. 长期使用免疫抑制剂
   - E. 原因不明感染

5. 抗菌药物的主要不良反应包括（　　）
   - A. 停药反跳
   - B. 特异质反应
   - C. 毒性反应
   - D. 变态反应
   - E. 二重感染

二、问答题

1. 为什么不同国家、地区或时间不同，微生物的耐药性有显著差异？
2. MSW 和 MPC（防突变浓度）对临床合理用药有何指导意义？

三、实例分析

顾某，女，63 岁，因尿频、尿急、尿痛一周到当地卫生室就诊。乡村医生按尿路感染给予克林霉素 0.4～0.6g，一日 4 次口服，连续服药 4 周后，原有症状未见好转，又出现恶心、呕吐、腹痛、腹泻等症状；继续给予解痉、止泻等药物对症处理，但上述症状未见缓解。患者自行转至上级医院诊治：诊断同前，但停用上述药物，改用环丙沙星 0.5g，每日 2 次口服，2 天后病情明显改善，服药一周后全部症状消失。请讨论该患者的两种药物治疗方案的合理性，并说明理由。

（吴争鸣）

临床药物治疗学实训

模块一　处方调配与处方分析实训

实训一　处 方 调 配

【实训目的】

1. 学会处方调配的方法。

2. 熟练掌握处方调配的程序。

【实训内容】

1. 判断合格处方和不合格处方。

2. 对合格处方,严格按处方调配程序进行调配。

3. 将合格处方分类。

【实训步骤】

1. 每位同学将 20 张处方中的合格处方和不合格处方区分开来,并向教师说明不合格的原因。

2. 调配合格处方。发药时详细交代用法、用量、不良反应和用药注意事项,回答教师提出的有关用药指导的问题(教师充当患者)。

3. 分组讨论,总结处方不合格的原因、处方调配的程序及注意事项、处方调配过程中遇到的问题及解决办法,每组推出 1 位同学作总结性发言。

4. 在总结讨论结果的基础上,每组推出 1 位同学作处方调配示范,其他同学注意观看,进行自由点评。

5. 将所有的合格处方按普通处方、急诊处方、儿科处方、麻醉药品处方、第一类精神药品处方及第二类精神药品处方分类,并说明保存期限。

6. 教师总结。

【实训提示】

一、处方解读

(一) 处方概念

处方是指由注册的执业医师和执业助理医师在诊疗活动中为患者开具的、由取得药学专业技术职务任职资格的药学专业技术人员审核、调配、核对、并作为发药凭证的医疗文件。

（二）处方结构

处方由前记、正文、后记三部分组成（见处方结构示例）。

1. 处方前记　包括医疗机构名称、门诊或住院病历号、处方编号、科别或病室和床位号、费别、患者姓名、性别、年龄、临床诊断、开具日期等。

2. 处方正文　以处方头 Rp 或 R 标示，分列药物名称、剂型、规格、数量、用法用量。

3. 处方后记　医生签名和（或）加盖专用签章、药品金额以及审核、调配、核对、发药的药学专业技术人员签名。

处方结构示例

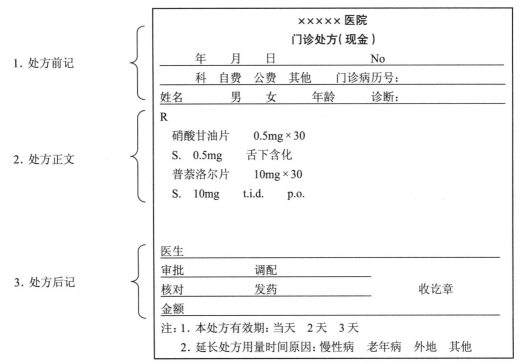

（三）处方常用拉丁文缩写

缩写	中文含义	缩写	中文含义
q.d.	每日一次	a.c.	饭前
b.i.d.	每日二次	p.c.	饭后
t.i.d.	每日三次	a.m.	上午
q.i.d.	每日四次	p.m.	下午
q.2d.	每2日一次	p.r.n.	必要时（可重复数次；长期医嘱）
q.o.d.	隔日一次	s.o.s.	需要时（限用一次；短期医嘱）
q.h.	每小时一次	Cito!	急！急速地！
q.6h.	每6小时一次	stat!; st!	立即
q.m.	每晨	lent!	慢慢地！
q.n.	每晚	p.o.	口服
h.s.	睡时	i.d.	皮内注射

缩写	中文含义	缩写	中文含义
i.h.	皮下注射	Caps.	胶囊剂
i.m.	肌内注射	Pil.	丸剂
i.v.	静脉注射	Sol.	溶液剂
i.v.drip; i.v.gtt.	静脉滴注	Syr.	糖浆剂
Rp.	取	Mist.	合剂
Sig.; S.	标记（用法）	Tinct.	酊剂
aa	各	Inhal.	吸入剂
Co.	复方的	Ung.	软膏剂
ad.	加至	Ocul.	眼膏剂
q.s.	适量	Gtt.	滴眼剂
U	单位	Aur.	滴耳剂
I.U.	国际单位	Nar.	滴鼻剂
Tab.	片剂	Supp.	栓剂
Inj.	注射剂	us int	内服
Amp.	安瓿剂	us ext	外用

（四）处方规则

1. 处方必须在专用处方笺上书写。

处方种类	处方颜色	右上角标注
普通处方	白色	
急诊处方	淡黄色	急诊
儿科处方	淡绿色	儿科
麻醉药品和第一类精神药品处方	淡红色	麻、精一
第二类精神药品处方	白色	精二

2. 处方内容必须填写完整，字迹清晰，不得涂改；如需涂改，须在涂改处签名并注明日期。

3. 一般项目填写清晰完整，除特殊情况外，应注明临床诊断，并与病历记录一致。患者年龄应当填写实足年龄，新生儿、婴幼儿应填写日龄、月龄。

4. 每个药物占一行，在药名后写明剂型，规格和数量写在药名右面，用药方法写在下一行。所开药物为两种或两种以上时，按主次顺序写。每张处方不得超过5种药物。

5. 药品名称、剂型、规格、数量、用法、用量必须准确规范。药品名称应使用药品通用名称，即国际非专利名称（INN）；药品数量、剂量一律用阿拉伯数字表示；药品用量单位采用药典规定的法定计量单位，重量以克（g）、毫克（mg）、微克（μg）为单位，容量以升（L）、毫升（ml）为单位，国际单位（I.U.）、单位（U），其中 g 和 ml 可省略，其他单位不能省略；药物浓度一般采用百分比浓度。

6. 药物剂量应按药典规定的常规剂量使用，一般不得超过药典规定的极量，如因病情特殊需要超过极量时，应在剂量旁边签名。

7. 药物总量应根据病情和药物的性质决定。

8. 处方开具当日有效,特殊情况下需延长有效期的,需由开具处方的医师注明有效期限,但最长不得超过3天。急诊处方当日有效。

二、处方调配

配方程序为:收方→审方→计价→调配→包装标示→核对→发药。

1. 收方　从患者处接收处方。

2. 审方　审方包括"处方规范审核"和"用药安全审核"。

(1) 处方规范审核:开方医师的资质是否符合?不同的药品是否用规定的处方笺开写?处方内容是否完整?书写是否规范?字迹是否清晰?

(2) 用药安全审核:①对规定必须作皮试的药物,处方医师是否注明过敏试验及结果的判定?②处方用药与临床诊断是否符合?③药品名称、剂量、用法是否正确?④选用的剂型与给药途径是否合理?⑤是否有重复给药现象?⑥是否有潜在的临床意义的药物相互作用和配伍禁忌?

审方后如认为存在用药安全性问题,应拒绝调配,并及时告知处方医师,但不得擅自更改或配发代用药品。

3. 计价　自费药品先经患者同意,处方上注明"自费"字样。

4. 调配处方　①仔细阅读处方,按处方药品顺序自上而下逐一调配;②取药完毕后应及时将储放药品的容器或包装归原位;③药品配齐后,与处方逐条自下而上核对药名、剂型、规格、数量和用法,调配的药品必须完全与处方相符;④调配好一张处方上的所有药品后再调配下一张处方,以免发生差错;⑤严禁用手直接接触药品;⑥配方人签名。

5. 包装、标示　于分装袋或分装容器上贴上或写上药名、规格、用法、用量、用药注意事项及有效期限。标注用法、用量及用药注意事项要明确易懂。

6. 核对　调配处方必须做到"四查十对":查处方,对科别、姓名、年龄;查药品,对药名、剂型、规格、数量;查配伍禁忌,对药品性状、用法用量;查用药合理性,对临床诊断。在核对剂量时,对老年人和婴幼儿患者尤应仔细。核对人签名。

7. 发药　①核对患者姓名,逐一核对药品与处方的相符性,检查规格、剂量、数量并签名;②详细交代每种药品的用法、用量、不良反应和用药注意事项,耐心回答患者的询问。

三、处方保存

处方由调剂、出售处方药品的医疗、预防、保健机构或药品零售企业妥善保存。普通处方、急诊处方、儿科处方保存1年,医疗用毒性药品、精神药品及戒毒药品处方保存2年,麻醉药品处方保存3年。处方保存期满后,经医疗、预防、保健机构或药品零售企业主管领导批准、登记备案,方可销毁。

【实训思考】

1. 如何正确审方?

2. 调配处方时的注意事项是什么?

【实训报告】

1. 分析处方不合格的原因,并将不合格处方修改为合格处方。

2．写出处方调配程序。

3．针对所调配的处方，写出应向患者交代的用法、用量、不良反应和用药注意事项。

4．回答实训思考中提出的问题。

5．写出实训体会。

【实训测试】 1～4 为单项选择题，5、6 为多项选择题，7～10 为简答题。

题型	问题	标准分	实得分
1 单选	处方中药品名称应使用 A. 商品名　　B. 通用名　　C. 化学名 D. 英文名　　E. 汉语拼音名	1	
2 单选	处方中每日二次的缩写词是 A. q.d.　　B. q.2d.　　C. b.i.d.　　D. t.i.d.　　E. q.i.d.	1	
3 单选	处方中缩写词 i.m. 的含义是 A. 皮内注射　　B. 皮下注射　　C. 肌内注射 D. 静脉注射　　E. 静脉滴注	1	
4 单选	处方中可以省略的单位是 A. g、L　　B. g、ml　　C. mg、L　　D. mg、ml　　E. μg、ml	1	
5 多选	处方正文包括 A. Rp.　　　　　　　　　B. 患者姓名、性别、年龄 C. 药物名称、剂型、规格、剂量　　D. 用法 E. 医师签名	1	
6 多选	发药时应向患者详细交代的内容包括 A. 用法　　　B. 用量　　　C. 不良反应 D. 药品价格　　E. 用药注意事项	1	
7 简答	不同处方印刷用纸的颜色分别是什么？保存年限是什么？	2	
8 简答	处方由哪几部分组成？每一部分包括哪些内容？	3	
9 简答	简述处方规则。	4	
10 简答	调配处方时"四查十对"的内容是什么？	4	
	答题流畅	1	
总分		20	

（曹 红）

实训二 处方分析

【实训目的】

1．学会处方分析的方法。

2．掌握不合理处方的分析与处理。

【实训内容】

处方1. 医生给一位虹膜炎伴有青光眼的患者开了下列处方,请分析是否合理,为什么?

Rp.

1%硝酸毛果芸香碱滴眼液　　　10ml

S.　滴眼　q.i.d.

1%硫酸阿托品滴眼液　　　　　10ml

S.　滴眼　q.i.d.

(交替滴眼)

处方2. 某全身感染患者,同时出现荨麻疹,医生开具以下处方,请分析是否合理,为什么?

Rp.

硫酸庆大霉素注射液　　　8万U

5%葡萄糖注射液　　　　500ml　　／×10

S.　iv.gtt.　q.d.

盐酸苯海拉明片　　　25mg×42

S.　50mg　t.i.d.　p.o.

处方3. 一位孕妇出现失眠,医生给开了下列处方,请分析是否合理,为什么?

Rp.

地西泮片　　　5mg×10

S.　5mg　p.o.　st!

1. 分析处方,说明用药缘由。

2. 判断处方是否合理。

3. 如不合理,写出改进意见。

【实训步骤】

1. 分析处方

(1) 方法:5~8人为一个小组,对指定的处方进行分析,详细记录分析内容,每组推出1位同学发言。

(2) 分析内容

1) 患者疾病:患者疾病的特点,该病的治疗原则。

2) 选用药物:分析所用药物的类别、药理作用、在此处方中的用药目的、不良反应。

3) 分析合理性:药物之间、药物与患者潜在疾病之间有无相互作用,是否合理。

2. 讨论　分组讨论,指出其成功与不足之处,每组推出1名同学总结发言。

3. 改进处方　根据讨论结果,提出合理调整建议。

4. 教师总结　带同学进行分析,详细说明依据。

【实训提示】

医师给患者开处方时,应充分注意到药物的相互作用、患者的并发症、给药方式和患者的一般状况,以达到最好的疗效和最轻的不良反应,反之就会开出不合理处方。药学人员应学会审查处方,如发现有不合理之处甚至差错,必须经医师修改。

处方分析应从以下几个方面入手:

1. 药物相互作用

（1）配伍禁忌：药物尚未进入机体之前，药物相互间发生化学或物理性相互作用，使药性发生变化。

（2）药动学相互作用：是指一种药物使另一种并用的药物发生药动学改变，而使后一种药物的血药浓度发生改变，进而影响疗效或加重不良反应。

（3）药效学相互作用：一种药物增强或减弱另一种药物的药物效应，而对血药浓度没有明显影响。

2. 药物与患者相互影响

（1）药物的不良反应对患者的影响：药物的不良反应可能会加重患者的症状，如氢氯噻嗪加重糖尿病，水杨酸类诱发潜在性溃疡等。

（2）患者的身体状况或并发症对药物的影响：患者的病理状态能改变药物在体内的药动学，并能改变机体对药物的敏感性，从而影响药物的效应。

3. 给药方式　用药时也应注意根据药物的特点和患者的情况选择合理的给药方式，如硝酸甘油、胰岛素不能口服，小儿尽量不要皮内注射，控制哮喘的药物尽量采用吸入给药。

处方举例：

1. 琥乙红霉素 + 阿莫西林、乙酰螺旋霉素 + 头孢氨苄

阿莫西林、头孢氨苄为 β- 内酰胺类抗生素，与细菌细胞膜上的青霉素结合蛋白结合而妨碍细菌细胞壁黏肽的合成，使之不能交联而造成细胞壁的缺损，致使细菌细胞破裂而死亡。这一过程发生在细菌细胞繁殖期，是繁殖期杀菌药。琥乙红霉素、乙酰螺旋霉素为大环内酯类抗生素，主要阻碍细菌蛋白质的合成，抑制细菌细胞分裂，从而使细菌繁殖力下降，从而降低 β- 内酰胺类的杀菌效果。

2. 雷尼替丁（或法莫替丁或奥美拉唑）+ 多潘立酮（或甲氧氯普胺）

雷尼替丁等主要抑制胃酸分泌，使溃疡面修复，其疗效与胃内滞留时间密切相关。而多潘立酮、甲氧氯普胺均能促进胃肠蠕动，使雷尼替丁等在胃内停留时间缩短而降低生物利用度。

3. 医生给一位风湿性关节炎的患者开出下列处方，请分析。

Rp.

双氯芬酸钠缓释胶囊 10mg×10

S.　10mg　p.o.　t.i.d

双氯芬酸钠缓释胶囊为缓解制剂，通过缓慢释放药物达到长效目的。每日一次即可达到有效血药浓度，又不易发生蓄积中毒。根据药动学原理，药物剂量增加，并不能使药物作用强度相应增加，只能增加毒副作用。

4. 医生给 2 型糖尿病患者开出以下处方：

消渴丸　　　　6g　p.o.　t.i.d

格列本脲片　2.5mg　p.o.　t.i.d.

吡格列酮片　15mg　p.o.　q.d.

该处方存在的主要问题是由于不了解中药复方制剂的组成而导致重复用药。消渴丸每 10 丸（2.5g）含格列本脲 2.5mg，患者每次服用 6g 消渴丸和 2.5mg 格列本脲，相当于每天总量为 25.5mg，极易诱发低血糖、癫痫发作、脑血管意外及偏瘫等不良反应，严

重时有致死的危险,因此服用消渴丸时禁止加服磺酰脲类药物。此外,吡格列酮、格列本脲合用有协同降血糖的效果,联用更易导致低血糖的发生。建议避免同时应用消渴丸与格列本脲或其他磺酰脲类降糖药物。

【实训思考】

一位癫痫患者,又因感染结核,医生开写下列处方。

Rp.

丙戊酸钠片　0.2g×50

S.　0.4g　p.o.　t.i.d.

异烟肼片　0.1g×30

S.　0.3g　p.o.　t.i.d.

利福平片　0.15g×50

S.　0.15g　p.o.　t.i.d.

分析用药缘由、处方合理性、该处方的修改措施。

【实训报告】

1．根据处方,写出分析处方的步骤、用药的注意事项。

2．回答实训思考中提出的问题。

3．写出实训体会。

【实训测试】　1～4为单项选择题,5、6为处方分析题,7～9为简答题。

题型	问题	标准分	实得分
1 单选	联合用药时产生协同作用的是 A．乳酶生＋四环素　　　B．林可霉素＋红霉素 C．华法林＋维生素K　　D．鱼精蛋白＋肝素 E．硝酸甘油＋普萘洛尔	1	
2 单选	可发生竞争性拮抗作用的是 A．肾上腺素和去甲肾上腺素 B．苯海拉明和组胺 C．毛果芸香碱和新斯的明 D．阿托品和后马托品 E．酚妥拉明和酚苄明	1	
3 单选	与呋塞米合用可加重对第八对脑神经损害的药物是 A．β-内酰胺类　　B．大环内酯类　　C．氨基糖苷类 D．磺胺类　　　　E．喹诺酮类	1	
4 单选	联合用药正确的是 A．地高辛＋葡萄糖酸钙　　　B．青霉素＋红霉素 C．硫酸亚铁＋维生素C　　　D．庆大霉素＋阿米卡星 E．胰岛素＋普萘洛尔	1	
5 处方分析	一消化性溃疡患者,伴有血栓栓塞,请分析下列处方是否合理。 Rp. 阿司匹林片　0.1g×30 S.　0.1g　q.d.　p.o. 华法林片　5mg×20 S.　5mg　q.d.　p.o.	4	

题型	问题	标准分	实得分
6 处方分析	一支气管哮喘患者,车祸引起粉碎性骨折,请分析下列处方是否合理。 Rp. 盐酸吗啡注射液 10mg×1 S. 10mg i.h. st!	3	
7 简答	分析处方的步骤是什么?	3	
8 简答	分析处方应从哪几方面入手?	3	
9 简答	分别举例说明药物的相互作用表现在哪几方面。	2	
	答题流畅	1	
总分		20	

（宋　芸）

模块二 药物治疗方案的制定与评价实训

实训三 癫痫的药物治疗方案制定与评价

【实训目的】

1. 学会制定和评价癫痫药物治疗方案的方法。

2. 学会正确推荐和介绍治疗癫痫的药物,培养用药指导和用药咨询的能力。

3. 掌握治疗癫痫的常用药物及其用量、用法。

4. 熟悉癫痫的问病内容。

【实训内容】

患儿,女,4岁,间断性全身痉挛发作2次,可自行缓解,多发生于玩耍时。

1. 向患者详细询问病情;

2. 给出最可能的诊断;

3. 制定药物治疗方案;

4. 介绍治疗方案中的药品。

【实训步骤】

1. 问病练习

(1)方法:2位同学一组,其中一人充当典型的癫痫患者,另一人充当问病者,抽签决定问病者和患者,进行问病练习,其余同学注意观看(每位同学课前须认真预习)。

(2)问病内容

1)问主要症状:发作前是否有先兆;发作时肢体抽搐是双侧还是单侧;先后顺序如何;有无咬舌、尿失禁及外伤;有无意识障碍或精神失常;有无口吐白沫、牙关紧闭、握拳等症状;持续时间是多少;发作有无昏迷→熟睡→清醒的规律变化;发作后期有无意识朦胧、昏睡、头痛、肌肉痛、疲乏无力等。

2)问诱因:发病前是否有情绪波动。

3)问发作的频度:先后发作过几次。

4)问诊疗经过:发病后作过什么检查,结果如何,有无确诊;用过什么药治疗,药物的剂型、剂量、用法是什么,疗效如何。

5)问一般情况:饮食、睡眠、大小便、体重是否受影响。

6)问既往病史,对家族史及生长发育史也必须详尽了解。

根据对病史的详细了解,初步判断发作类型:全面性或部分性发作;全面发作中,是全面性强直-阵挛发作(癫痫大发作)或失神性发作(癫痫小发作);部分发作中,是单纯部分发作还是复杂部分发作(精神运动性发作)。

2．讨论　分组讨论，指出其问病和回答的成功和不足之处，每组推出 1 位同学作总结性发言。

3．优化问病练习　在总结讨论结果的基础上，另选 2 位同学再次进行问病练习。

4．制定药物治疗方案

（1）分组讨论，能否将上述病例确定为癫痫？属于何种类型？列出诊断依据，制定药物治疗方案。

（2）每组推出 1 位同学代表发言。

（3）教师总结，并带同学进行病例分析，详细说明给药依据。

5．介绍上述治疗方案中的药品　说明药物名称、作用、用法、用量、不良反应及用药注意事项等。

【实训提示】

癫痫是一组由大脑神经元异常放电所引起的短暂中枢神经系统功能失常为特征的慢性脑部疾病。疲劳、饥饿、饮酒、情感冲动、睡眠不足、颅脑肿瘤、颅内寄生虫等是激发癫痫发作的常见诱因。

临床特征：癫痫据临床类型不同而表现迥异。癫痫全面性强直 - 阵挛发作的特点为意识丧失及全身抽搐；癫痫失神性发作的特征为突然短暂的意识障碍；部分运动性发作则局限于一侧肢体、口角、拇指或足趾的抽动，也可涉及整个一侧面部或一个肢体远端，有时表现语言中断；感觉性发作的表现为局限于口角、手指、足等部位的感觉异常；复杂部分发作的主要特征是在意识障碍为背景的基础上，出现错觉、幻觉等精神症状以及自动症等。

诊断要点：根据典型症状及发作时的脑电图波可做出诊断。

治疗原则：消除诱因，控制症状。早期控制癫痫发作极为重要，因为它能够保证患者的正常生活，避免急性的身体伤害和与癫痫反复发作有关的长期病态心理。

药物治疗：以抗癫痫药物为主，明确药物治疗原则、药物作用及机制，根据癫痫发作类型和脑电图特征、药物作用特点、患者个体差异和耐受性合理选用抗癫痫药物。临床常用的抗癫痫药物包括：

（1）二苯乙内酰脲类：如苯妥英钠、卡马西平、丙戊酸钠、乙琥胺等。

（2）巴比妥类：如苯巴比妥、扑米酮等。

（3）苯二氮䓬类：如地西泮、氯硝西泮等。

（4）其他类：如加巴喷丁等。

药物治疗方案举例：

（1）癫痫全面性强直 - 阵挛发作

苯妥英钠片　0.1g　t.i.d　p.o.

苯巴比妥钠　首次静脉注射剂量为 150～200mg，速度不超过 25mg/min，以后每隔 15～20 分钟注入 25～50mg，直至抽搐停止或总量达 400mg。

丙戊酸钠片　0.1g　t.i.d.　　p.o.

（2）癫痫失神性发作

乙琥胺胶囊　0.5g　b.i.d.　p.o.

丙戊酸钠片　0.1g　q.d.　p.o.

（3）癫痫复杂部分发作

卡马西平片　0.1g　t.i.d.　p.o.

（4）癫痫持续状态

首选地西泮　首次静脉注射剂量为 5～10mg，速度不超过 5mg/min，以后每隔 10～20 分钟重复一次，直至抽搐控制或总量达 30mg。或：

苯妥英钠　首次静脉注射量为 0.125～0.25g 加 5% 葡萄糖注射液 20～40ml，缓慢静脉注射，速度不超过 0.05g/min。

根据患者的症状控制情况和耐受情况随时调整药物剂量，注意个体化用药。

（5）疗程：预防治疗、发作期治疗和防治并发症。注意全程、规律用药，减少发作次数。

【实训思考】

患者，男，83 岁，1 周前曾因做噩梦心情不悦，昨日与家人发生矛盾，5 分钟后突然倒地，并全身痉挛、牙关紧闭、神志不清，持续约 60 秒后自行缓解。今晨无明显诱因再次发作，伴口吐白沫，口唇发绀，双手紧握，持续约 5 分钟，于是来院就诊。查体：神志不清，消瘦，面色发青。右侧顶部有一 10cm×8cm 左右肿块，颈项稍硬，肌张力增强，巴彬征阳性、布鲁氏征阳性，心率 85 次 / 分，心律齐。肺部未闻及干湿啰音。体温 37℃、脉搏 85 次 / 分、呼吸 22 次 / 分，余未见异常。无外伤史。诊断为继发性癫痫。

处方用药：

20% 甘露醇注射液　150ml　i.v.gtt　q.d.

苯妥英钠注射液 0.25g＋5% 葡萄糖注射液 100ml　i.v.gtt.

丙戊酸钠片　0.1g　t.i.d.　p.o.

请分析用药是否合理，说明理由。

【实训报告】

1. 根据问病练习中的实训病例，制定出癫痫患者的药物治疗方案，说明选药依据，写出应向患者交代的用药注意事项。

2. 回答实训思考中提出的问题。

3. 写出实训体会。

【实训测试】　1～4 为单项选择题，5、6 为多项选择题，7～10 为简答题。

题型	问题	标准分	实得分
1 单选	癫痫全面性强直 - 阵挛发作的特征是 A. 意识丧失及全身抽搐　　B. 突然短暂的意识障碍 C. 一侧拇指的抽动　　　　D. 出现错觉及自动症 E. 局限于口角等部位的感觉异常	1	
2 单选	治疗癫痫持续状态的首选药物是 A. 丙戊酸钠　　B. 苯巴比妥　　C. 劳拉西泮 D. 地西泮　　E. 苯妥英钠	1	
3 单选	失神性发作的特点是 A. 出现错觉及自动症　　B. 突然短暂的意识丧失 C. 局限于口角等部位的感觉异常　　D. 全身抽搐　　E. 昏迷	1	
4 单选	癫痫的诊断要点是 A. 典型症状及脑电图　　B. 典型热型及体温升高 C. 典型热型　　　　D. 体温升高　　　　E. 体温正常	1	

续表

题型	问题	标准分	实得分
5 多选	诱发癫痫发作的常见因素有 A. 疲劳 B. 睡眠不足 C. 情感冲动 D. 饮酒 E. 颅内占位变	2	
6 多选	治疗癫痫全面性强直 - 阵挛发作有效的药物是 A. 苯妥英钠 B. 丙戊酸钠 C. 苯巴比妥 D. 地西泮 E. 乙琥胺	2	
7 简答	癫痫的常见类型有哪些？如何对症选药？	2	
8 简答	治疗癫痫药物的用药原则是什么？	2	
9 简答	癫痫的治疗包括哪些？药物治疗时应向患者交代的用药注意事项有哪些？	4	
10 简答	癫痫的治疗原则有哪些？	3	
	答题流畅	1	
总分		20	

（杜海凤）

实训四　抑郁症的药物治疗方案制定与评价

【实训目的】

1. 学会制定和评价抑郁症药物治疗方案的方法。

2. 学会正确推荐和介绍治疗抑郁症的药物，培养用药指导和用药咨询的能力。

3. 掌握治疗抑郁症的常用药物及其用量、用法。

4. 熟悉抑郁症的问病内容。

【实训内容】

患者，女，49 岁，自觉高兴不起来，兴趣减退伴消极意念 8 个月，加重 1 个月。

1. 向患者详细询问病情；

2. 给出最可能的诊断；

3. 制定药物治疗方案；

4. 介绍治疗方案中的药品。

【实训步骤】

1. 问病练习

（1）方法：2 位同学一组，其中一人充当典型的抑郁症患者，另一人充当问病者，抽签决定问病者和患者，进行问病练习，其余同学注意观看（每位同学课前须认真预习）。

（2）问病内容

1）问主要症状：是否有情绪低落、常感觉悲伤、沮丧、失望，是否有愉快感，有无烦躁、紧张、恐惧感，有无自责、无用感，是否有过自杀念头。有无睡眠障碍。症状轻重是否与季节有关，是否与昼夜有关。症状持续多长时间。

2）问诱因：发病前是否有精神刺激、突发事件及负性社会心理因素。

3）问伴随症状：有无躯体运动障碍，有无躁狂发作。

4）问诊疗经过：发病后作过什么检查，结果如何，有无确诊；用过什么药治疗，药物的剂型、剂量、用法是什么，疗效如何。

5）问一般情况：有无酗酒或使用过精神药物，饮食、大小便、体重有无改变，从事何种工作、是否受影响。

6）问既往病史及家族史：过去患过何种疾病及相关的童年经历，对生活环境中的哪些情形或事件不适应，有无外伤史，家中有无相同症状患者。

2．讨论　分组讨论，指出其问病和回答的成功和不足之处，每组推出 1 位同学作总结性发言。

3．优化问病练习　在总结讨论结果的基础上，另选 2 位同学再次进行问病练习。

4．制定药物治疗方案

（1）分组讨论，能否将上述病例确定为抑郁症？列出诊断依据，制定药物治疗方案。

（2）每组推出 1 位同学代表发言。

（3）教师总结，并带同学进行病例分析，详细说明给药依据。

5．介绍上述治疗方案中的药品　说明药物名称、作用、用法、用量、不良反应及用药注意事项等。

【实训提示】

抑郁症是以显著而持久的心境低落为主要特征的疾病。遗传因素在发病中占有重要地位，可能与 5-HT、NA 及 DA 功能降低有关。心理社会因素如应激性生活事件或长期不良处境可为诱因。大多数为急性或亚急性起病，好发季节为秋冬季，平均病程为 6～8 个月。女性患病率高于男性。

临床特征：抑郁症以心境低落、思维迟缓、意志活动减退和躯体症状为主要临床表现。心境低落主要表现为显著而持久的情感低落、抑郁悲观，是抑郁的中心症状。典型病例的抑郁心境有晨重晚轻的特点。在心境低落的影响下，患者自我评价低，产生无用感、无希望感、无价值感、自责感、无助感。思维迟缓表现为主动性语言减少、语速明显减慢、声音低沉、反应迟钝。意志活动减退表现为行为缓慢、生活被动。严重抑郁发作的患者常伴有消极自杀观念或行为，这是抑郁症最危险的症状。躯体症状主要有睡眠障碍、乏力、食欲减退、体重下降、便秘、身体任何部位的疼痛、性欲减退、阳痿、闭经等，其中睡眠障碍主要表现为早醒，醒后不能再入睡。

诊断要点：根据典型病史、患者表现和病程特点确定诊断。

治疗原则：抑郁症的治疗包括药物治疗、电抽搐治疗和心理治疗。以药物治疗为主；对有严重消极自杀企图或抗抑郁药物治疗无效的抑郁发作患者，可采用电抽搐治疗；心理治疗应贯穿治疗的全过程，以提高疗效和治疗依从性，预防复发。

药物治疗：以抗抑郁药物为主，明确药物治疗原则、药物作用及机制，根据临床症状特点、药物作用特点、患者躯体状况和耐受性选择药物。临床常用的抗抑郁药物包括：

（1）三环类抗抑郁药（TCAs）：如丙米嗪、氯米帕明、曲米帕明、地昔帕明、阿米替林、去甲替林、多塞平等。

（2）四环类抗抑郁药：如马普替林等。

（3）单胺氧化酶抑制药（MAOIs）：如吗氯贝胺等。

（4）选择性 5-HT 再摄取抑制药（SSRIs）：如氟西汀、帕罗西汀、氟伏沙明、舍曲林、西酞普兰等。

（5）选择性 NA 再摄取抑制药（NRIs）：如瑞波西汀、阿莫沙平等。

（6）NA 能和特异性 5-HT 能抗抑郁药（NaSSAs）：如米安色林、米塔扎平等。

（7）5-HT 和 NA 再摄取抑制药（SNRIs）：如文拉法辛等。

（8）5-HT 受体拮抗药 / 再摄取抑制药（SARIs），如曲唑酮、萘法唑酮等。

（9）NA 和 DA 再摄取抑制药（NDRIs），如安非他酮等。

（10）5-HT 再摄取促进药：如噻奈普汀等。

药物治疗方案举例：

（1）丙米嗪片　　　100mg　b.i.d.　p.o.

（2）阿米替林片　25mg　b.i.d.　p.o.

（3）帕罗西汀片　20mg　q.d.　p.o.

根据患者的症状改善情况和耐受情况调整药物剂量，注意足量用药，以控制症状。

（4）疗程：急性期治疗、巩固期治疗、维持期治疗。注意足疗程用药，以防复发。

【实训思考】

患者，女，25 岁，自觉情绪低落 1 年，2 月来明显加重。患者经常无故哭泣，对以前的业余爱好失去兴趣，觉得没有能力胜任最基本的工作，连累了家庭。食欲下降，体重下降 6kg。近来出现睡眠障碍，经常半夜醒来，无法再入睡，白天精力差。曾经有过自杀念头。体格检查和实验室检查正常，甲状腺功能正常，未服用精神类药品，不酗酒。

处方用药：舍曲林片　50mg　q.d.　p.o.

请分析用药是否合理，说明理由。说出舍曲林的不良反应和用药注意事项。

【实训报告】

1. 根据问病练习中的实训病例，制定出抑郁症患者的药物治疗方案，说明选药依据，写出应向患者交代的用药注意事项。

2. 回答实训思考中提出的问题。

3. 写出实训体会。

【实训测试】　1～5 为单项选择题，6 为多项选择题，7～11 为简答题。

题型	问题	标准分	实得分
1 单选	抑郁发作患者睡眠障碍的特点是 A. 入睡困难　B. 睡眠过多　C. 早醒 D. 多梦　E. 易惊醒	1	
2 单选	抑郁症最危险的症状是 A. 心境低落　B. 思维迟缓　C. 精力减退 D. 兴趣缺失　E. 自杀行为	1	
3 单选	抑郁发作的平均病程约为 A. 2～4 个月　B. 4～6 个月　C. 6～8 个月 D. 8～10 个月　E. 10～12 个月	1	
4 单选	对伴有精神病性症状的抑郁症患者不宜选用 A. 阿莫沙平　B. 安非他酮　C. 舒必利 D. 利培酮　E. 奥氮平	1	

续表

题型	问题	标准分	实得分
5 单选	对双相情感障碍抑郁发作应慎用的治疗药物是 A. 锂盐　　　　B. 拉莫三嗪　　　C. 丙戊酸钠 D. 卡马西平　　E. 抗抑郁药	1	
6 多选	抑郁症的药物治疗原则包括 A. 个体化用药原则　　　　B. 单一药物治疗原则 C. 小剂量开始用药、逐渐增量和逐渐减量的原则 D. 早发现、早治疗原则　　　E. 全程治疗原则	1	
7 简答	抑郁发作的临床表现是什么？好发于什么季节？	2	
8 简答	常用的 TCAs 有哪些？如何应用？有何不良反应？应向患者交代的用药注意事项是什么？	4	
9 简答	常用的 SSRIs 有哪些？如何应用？有何不良反应？应向患者交代的用药注意事项是什么？	4	
10 简答	服用 MAOIs 类抗抑郁药期间，能否进食奶酪、酵母、鸡肝、葡萄酒等，为什么？	2	
11 简答	简述抑郁症的药物治疗分期。	1	
	答题流畅	1	
总分		20	

（曹　红）

实训五　失眠的药物治疗方案制定与评价

【实训目的】

1. 学会制定和评价失眠药物治疗方案的方法。

2. 学会正确推荐和介绍治疗失眠的药物，培养用药指导和用药咨询的能力。

3. 掌握治疗失眠的常用药物及其用量、用法。

4. 熟悉失眠的问病内容。

【实训内容】

患者，女性，54 岁，入睡困难 1 个月余。

1. 向患者详细询问病情；

2. 给出最可能的诊断；

3. 制定药物治疗方案；

4. 介绍治疗方案中的药品。

【实训步骤】

1. 问病练习

（1）方法：2 位同学一组，其中一人充当失眠患者，另一人充当问病者，抽签决定问病者和患者，进行问病练习，其余同学注意观看（每位同学课前须认真预习）。

（2）问病内容

1）问主要症状：睡眠诱导时间，睡眠持续时间，有无早醒。

2）问诱因：近期有无精神刺激，有无突发作息规律改变和生活环境改变。

3）问伴随症状：有无白天嗜睡和疲乏，有无梦魇、打鼾，有无肢体末端的"针刺感"或"虫爬感"。

4）问诊疗经过：发病后用过什么药治疗，效果如何；作过什么检查，有无确诊。

5）问一般情况：饮食、大小便、体重有无改变，工作是否受影响，有无吸烟、酗酒、饮茶等生活习惯。

6）问既往病史，问家族史：有无癫痫、头痛、外伤、哮喘等疾病及相关精神疾病。

2. 讨论　分组讨论，指出其问病和回答的成功和不足之处，每组推出 1 位同学作总结性发言。

3. 优化问病练习　在总结讨论结果的基础上，另选 2 位同学再次进行问病练习。

4. 制定药物治疗方案

（1）分组讨论，能否将上述病例确定为失眠症？列出诊断依据，制定药物治疗方案。

（2）每组推出 1 位同学代表发言。

（3）教师总结，并引导同学进行病例分析，详细说明给药依据。

5. 介绍上述治疗方案中的药品　说明药物名称、作用、用法、用量、不良反应及用药注意事项等。

【实训提示】

失眠失眠通常指患者对睡眠时间和（或）质量不满足并影响白天社会功能的一种主观体验。失眠的诊断是建立在主观感受基础之上的，是一种持续相当长时间的睡眠的质和（或）量令人不满意的状况。常表现为难以入睡，维持睡眠困难和早醒。失眠比较常见，一般人群患病率10%～20%，男女差别不大。

临床特征：主要症状为睡眠发动或维持困难，或醒后仍疲乏，睡眠障碍又引起显著的苦恼或职业社交受损。

诊断要点：根据典型病史，需排除其他的躯体疾病（如癫痫、头痛、外伤、心血管疾病等）、精神疾病（心境障碍、焦虑障碍）和精神类药物滥用。

治疗主要包括：非药物治疗、药物治疗。

治疗原则：消除病因，消除导致失眠的各种因素，治疗原发性疾病。可给予镇静催眠药，应根据患者潜在的原因及其自诉病程的长短，制定符合于每个患者需要的药物和非药物治疗方案。

药物治疗：目前临床应用的镇静催眠药可大体分为：①苯二氮䓬类，包括地西泮、硝西泮、艾司唑仑、氟西泮、三唑仑和咪哒唑仑等；②新型镇静催眠药和抗焦虑药，如丁螺环酮、佐匹克隆和唑吡坦等；③巴比妥类；④水合氯醛。

药物治疗方案举例：

1. 地西泮片　5～10mg　p.o.　q.n.

2. 唑吡坦片　10mg　p.o.　q.n.

【实训思考】

患者，女，51 岁，干部。3 月前因丧偶出现入睡困难，关灯后至少需 3 小时才能入睡，睡眠维持 4 小时左右，醒后难以再次入睡，次日感觉疲乏困倦，严重影响工作。这种状况每周至少出现 4 次。曾经自行服用镇静催眠药,睡眠未见明显改善。

处方用药:艾司唑仑片   2mg   p.o.   q.n.

请分析用药是否合理,说明理由。

【实训报告】

1. 根据问病练习中的实训病例,制定出失眠患者的药物治疗方案,写出应向患者交代的用药注意事项。

2. 回答实训思考中提出的问题。

3. 写出实训体会。

【实训测试】 1、2 为单项选择题,3~5 为多项选择题,6~9 为简答题。

题型	问题	标准分	实得分
1 单选	下列关于失眠的描述,错误的是 A. 入睡困难 B. 睡眠持续时间短 C. 睡眠中频发梦魇 D. 偶然一次失眠立即使用镇静催眠药治疗 E. 轻度失眠可采用非药物治疗的方法	1	
2 单选	下列不属于治疗失眠的药物是 A. 苯妥英钠 B. 三唑仑 C. 地西泮 D. 苯巴比妥 E. 水合氯醛	1	
3 多选	失眠的非药物治疗措施可以包括 A. 建立良好的医患关系 B. 保持固定的卧床时间和觉醒时间 C. 避免白天打瞌睡 D. 晚间剧烈锻炼 E. 少用酒精、咖啡、烟草	1	
4 多选	失眠的发病原因包括 A. 心理因素 B. 环境因素 C. 睡眠节律改变 D. 药物和食物因素 E. 精神障碍	1	
5 多选	确诊失眠症应包括 A. 排除躯体疾病引起的继发性失眠 B. 排除精神障碍引起的继发性失眠 C. 排除偶尔失眠 D. 持续一个月以上 E. 对社会功能有损害	1	
6 简答	可用于催眠的药物种类有哪些?代表药物有哪些?	2	
7 简答	应用药物治疗失眠时,应提醒患者哪些注意事项?	4	
8 简答	长期大量使用苯二氮䓬类药物后突然停药引起的戒断症状有哪些?如何预防与处理?	4	
9 简答	长效和短效苯二氮䓬类药物作用有何不同?	4	
	答题流畅	1	
总分		20	

(宋 芸)

实训六 冠心病的药物治疗方案制定与评价

【实训目的】

1. 学会制定和评价冠心病药物治疗方案的方法。

2. 学会正确推荐和介绍治疗抑郁症的药物,培养用药指导和用药咨询的能力。

3. 掌握治疗冠心病的常用药物及其用量、用法。

4. 熟悉冠心病的问病内容。

【实训内容】

患者,女性,62 岁,胸闷 10 天,劳累后心前区疼痛 2 天。查心电图 ST 段严重缺血性改变,来院就医前曾在某医院做冠脉造影,检查结果显示冠状动脉左前降支严重狭窄。

1. 向患者详细询问病情;

2. 给出最可能的诊断;

3. 制定药物治疗方案;

4. 介绍治疗方案中的药品。

【实训步骤】

1. 问病练习

(1) 方法:2 位同学一组,其中一人充当典型的冠心病患者,另一人充当问病者,抽签决定问病者和患者,进行问病练习,其余同学注意观看(每位同学课前须认真预习)。

(2) 问病内容

1) 问主要症状:疼痛程度、性质、定位是否清楚,休息能否缓解;是否有典型的放射痛。

2) 问诱因:发病前是否有发热、咳嗽、咳痰。

3) 问伴随症状:有无呕吐、肢体活动障碍、大汗、气促。

4) 问诊疗经过:发病后作过什么检查,有无确诊;用过什么药治疗,药物的剂型、剂量、用法是什么,疗效如何。

5) 问一般情况:饮食、睡眠、大小便、体重有无改变,工作是否受影响。

6) 问既往病史、家族史(家中有无相同症状患者)。

2. 讨论 分组讨论,指出其问病和回答的成功和不足之处,每组推出 1 位同学作总结性发言。

3. 优化问病练习 在总结讨论结果的基础上,另选 2 位同学再次进行问病练习。

4. 制定药物治疗方案

(1) 分组讨论,能否将上述病例确定为冠心病?列出诊断依据,制定药物治疗方案。

(2) 每组推出 1 位同学代表发言。

(3) 教师总结,并带同学进行病例分析,详细说明给药依据。

5. 介绍上述治疗方案中的药品 说明药物名称、作用、用法、用量、不良反应及用药注意事项等。

【实训提示】

冠心病是指冠状动脉粥样硬化性心脏病,也称缺血性心脏病。一些病变使本来平滑的冠状动脉内膜变得凹凸不平,管腔变窄甚至完全堵塞,导致心脏本身的血液供应减少，造成心肌缺血、缺氧和功能下降，患者可表现为心绞痛、心律失常、心肌梗死或猝死。

临床特征：由于冠心病患者的年龄、性别、体质状态、敏感程度、病情进展程度和侧支循环建立情况的差异，使临床表现千差万别，多种多样。最初患者可无任何症状或不适，偶而在查体时发现。若冠状动脉粥样硬化病变进一步发展，管腔狭窄程度≥75%时，便可严重影响心肌供血而发生心绞痛。多数表现为发作性胸骨后或心前区的压榨样或紧缩样疼痛，并向左肩、左臂、左手指内侧放射。而有的心绞痛发生在胸部以外，或表现为头痛、牙痛、咽痛，或表现为上腹部胀痛或不适，有的单独表现为腿痛等，常需要与相应器官所致的不适相鉴别。某些老年人，特别是合并糖尿病的患者，仅表现为胸闷或呼吸困难等症状，而不发生胸痛，甚至发生了急性心肌梗死却无胸痛的症状（即无痛性心梗），常以休克为主要临床表现而就诊。

诊断要点：①有心绞痛或心肌梗死，而无主动脉瓣或冠状动脉病变者；②中年以上发现心脏增大、心力衰竭，或严重心律失常而无明显高血压等疾病者；③隐性冠心病诊断要点：中年以上无临床症状，但休息心电图有缺血、损伤或运动后心电图阳性。

治疗主要包括：药物治疗、手术治疗、导管介入治疗。

治疗原则：①改善冠脉循环，改善心肌缺血；②减少和防治冠脉痉挛；③防止诱发因素；④降低高血黏状态；⑤有高血压者进行降压治疗，使血压保持适宜水平；⑥对高脂血症给予降血脂治疗；⑦适当体力活动，防止过度劳累；⑧防止心律失常；⑨改善饮食结构，少吃高胆固醇食物；⑩预防心肌梗死及猝死。

药物治疗：

（1）β受体拮抗药：如美托洛尔等。

（2）硝酸酯类：如硝酸甘油等。

（3）钙通道阻滞药：如硝苯地平等。

（4）抗血小板药物：如阿司匹林、噻氯匹定等。

（5）ACEI类：如卡托普利、依那普利等。

药物治疗方案举例：

（1）降低心肌耗氧量

美托洛尔片　　12.5～50mg　　b.i.d.　　p.o.

普萘洛尔片　　10mg　　　　t.i.d.　　p.o.

（2）扩张血管，改善心肌供血

硝酸甘油皮肤喷雾剂　　发作时1～2喷，10分钟内可重复同样剂量

卡托普利片　　12.5～25mg　　b.i.d.　　p.o.

硝苯地平控释片　　30mg　　　q.d.　p.o.

（3）预防血栓形成

阿司匹林片　　50～300mg　　　q.d.　　p.o.

双嘧达莫片　　25～50mg　　　t.i.d.　　p.o.

（4）疗程：药物治疗需长期坚持。

【实训思考】

患者，女，65岁。发作性心前区闷痛1月，加重1天。近1个月来经常无明显诱因劳累后出现心前区闷痛，持续2～5分钟，休息后缓解。近1天情绪欠佳，爬四层楼后再次出现心前区闷痛，但较前加重，伴有发绀。

处方用药：硝苯地平控释片　　30mg　　　　　q.d.　p.o.

　　　　　　阿司匹林片　　　　 50～300mg　q.d.　p.o.

请分析用药是否合理，说明理由。

【实训报告】

1．根据问病练习中的实训病例，制定出冠心病患者的药物治疗方案，说明选药依据，写出应向患者交代的用药注意事项。

2．回答实训思考中提出的问题。

3．写出实训体会。

【实训测试】　1～4为单项选择题，5、6为多项选择题，7～9为简答题。

题型	问题	标准分	实得分
1 单选	硝酸甘油、普萘洛尔治疗心绞痛的共同作用是 A．缩小心室容积　　　B．缩小心脏体积　　　　C．减慢心率 D．降低心肌耗氧量　　E．抑制心肌收缩力	1	
2 单选	同时具有抗心绞痛和抗心律失常作用的药物是 A．普萘洛尔　　　　　B．硝酸甘油　　　C．硝酸异山梨酯 D．单硝酸异山梨酯　　E．硝苯地平	1	
3 单选	治疗变异型心绞痛的最佳药物是 A．普萘洛尔　　B．硝酸甘油　　C．硝酸异山梨酯 D．硝苯地平　　E．阿替洛尔	1	
4 单选	冠心病患者服用抗血小板药物的治疗目的是 A．扩张冠脉　　　　　B．防止血栓形成 C．减少心肌耗氧量　　D．增加心肌收缩力 E．增加心肌供氧量	1	
5 多选	冠心病的药物治疗包括下列哪些作用 A．改善冠脉循环，改善心肌缺血 B．减少和防治冠脉痉挛 C．降低高血黏状态 D．对高脂血症给予降血脂治疗 E．预防心肌梗死及猝死	1	
6 多选	药物缓解心绞痛的途径是 A．舒张冠状动脉　　B．促进侧支循环的形成 C．降低前后负荷　　D．减慢心率 E．减弱心肌收缩力	1	
7 简答	哪些治疗冠心病的药物可以缓解心绞痛的发作？	5	
8 简答	请简评普萘洛尔治疗冠心病的作用。	5	
9 简答	简述冠心病的治疗原则。	4	
	答题流畅	1	
总分		20	

（宋　卉）

实训七 高血压的药物治疗方案制定与评价

【实训目的】

1. 学会制定和评价高血压药物治疗方案的方法。

2. 学会正确推荐和介绍治疗高血压的药物,培养用药指导和用药咨询的能力。

3. 掌握治疗高血压的常用药物及其用量、用法。

4. 熟悉高血压的问病内容。

【实训内容】

患者,女性,62 岁,头痛伴头晕、耳鸣、头面部红胀 2 个月。

1. 向患者详细询问病情;

2. 给出最可能的诊断;

3. 制定药物治疗方案;

4. 介绍治疗方案中的药品。

【实训步骤】

1. 问病练习

(1)方法:2 位同学一组,其中一人充当典型的高血压患者,另一人充当问病者,抽签决定问病者和患者,进行问病练习,其余同学注意观看(每位同学课前须认真预习)。

(2)问病内容

1)问主要症状:头痛程度、性质、定位是否清楚,是否为血管搏动性疼痛;休息能否缓解。

2)问诱因:发病前是否有发热、精神刺激、用某些药。

3)问伴随症状:有无呕吐、肢体活动障碍、胸闷、气促。

4)问诊疗经过:发病后作过什么检查,有无确诊? 用过什么药治疗,药物的剂型、剂量、用法是什么,疗效如何。

5)问一般情况:饮食、睡眠、大小便、体重有无改变,工作是否受影响。

6)问既往病史、家族史(家中有无相同症状患者)。

2. 讨论 分组讨论,指出其问病和回答的成功和不足之处,每组推出 1 位同学作总结性发言。

3. 优化问病练习 在总结讨论结果的基础上,另选 2 位同学再次进行问病练习。

4. 制定药物治疗方案

(1)分组讨论,能否将上述病例确定为高血压? 列出诊断依据,制定药物治疗方案。

(2)每组推出 1 位同学代表发言。

(3)教师总结,并带同学进行病例分析,详细说明给药依据。

5. 介绍上述治疗方案中的药品 说明药物名称、作用、用法、用量、不良反应及用药注意事项等。

【实训提示】

高血压是指收缩压(SBP)和(或)舒张压(DBP)升高的临床综合征,成人 SBP≥40mmHg 和(或)DBP≥90mmHg。根据发病原因可分为原发性高血压和继发性高血压。

临床特征:早期无症状或症状轻微,不易被发现,高血压常见症状有头痛目花、心悸、失眠、脚步轻飘、注意力不集中、容易疲倦等。

诊断要点：根据典型病史、血压监测等可做出诊断，应明确有无并发症。

治疗主要包括：非药物治疗、药物治疗。

治疗原则：

（1）非药物治疗：即采取健康的生活方式。降低血压的主要生活方式的调整包括：超重和肥胖者减轻体重；采用终止高血压膳食疗法，指富含钾和钙的饮食方法；减少钠的摄入；增加体力活动；限制饮酒。调整生活方式能降低血压，提高降压药物的疗效，降低心血管危险。

（2）药物治疗

1）个体化用药：应根据年龄、病程、血压水平、心血管病危险因素、靶器官损害程度、血流动力学状态及并发症等选择合适药物。

2）降压应逐步进行：除非是血压较高或高血压急症，降压药物应从小剂量开始，使血压逐渐下降，老年人尤应如此。

3）药物治疗时，一般从一线药物、单种药物开始。药物的选择一般先单独应用利尿药或β受体拮抗药，并同时配合非药物治疗；无效时可采用β受体拮抗药与利尿药联合用药；仍无效时可加用肼屈嗪或哌唑嗪或硝苯地平；对有外周血管疾病、哮喘、房室传导阻滞等不适合β受体拮抗药治疗者，可先用硝苯地平，无效时加用利尿药，仍无效时，加用可乐定。

4）药物治疗需长期坚持，一般都要坚持长期甚至终生治疗。

治疗药物：

（1）利尿降压药：如氢氯噻嗪、呋塞米等。

（2）血管紧张素转化酶抑制药（ACEI）及血管紧张素Ⅱ受体（AT_1受体）拮抗药：依那普利、氯沙坦等。

（3）钙通道阻滞药：氨氯地平、尼莫地平等。

（4）β受体拮抗药：美托洛尔、普萘洛尔等。

（5）交感神经抑制药（包括中枢性抗高血压药、神经节拮抗药、去甲肾上腺素能神经末梢抑制药、其他肾上腺素受体拮抗药）：如可乐定、利血平等。

（6）扩血管药（包括直接扩血管药、钾通道开放药）：如肼屈嗪、硝普钠等。

药物治疗方案举例：

（1）降低血容量

氢氯噻嗪片　12.5mg　　　　q.d.　　p.o.

吲哒帕胺片　1.25～2.5mg　q.d.　　p.o.

（2）扩张血管

卡托普利片　　　　12.5～25mg　bid　　p.o.

贝那普利片　　　　10～20mg　　q.d.　　p.o.

氯沙坦片　　　　　50～100mg　q.d.　　p.o.

硝苯地平控释片　　30mg　q.d.　　p.o.

氨氯地平片　　　　5～10mg　　q.d.　　p.o.

拉西地平片　　　　4～6mg　　　q.d.　　p.o.

维拉帕米缓释片　　120～240mg　q.d.　　p.o.

（3）降低心肌收缩力

美托洛尔片　50mg　每日1～2次

阿替洛尔片　50mg　每日1～2次

（4）疗程：坚持长期甚至终生治疗。

【实训思考】

患者，男，45岁，汽车司机，近1个月来经常加班开长途，渐出现头痛、头晕伴耳鸣等症状，近4天加重。期间曾测血压2次，分别为160/100mmHg、164/102mmHg，未曾用药治疗。

处方用药：氢氯噻嗪片　12.5mg　q.d.　　　p.o.

肼屈嗪片　0.2g　　　t.i.d.　p.o.（首剂加倍）

请分析用药是否合理，说明理由。

【实训报告】

1. 根据问病练习中的实训病例，制定出高血压患者的药物治疗方案，说明选药依据，写出应向患者交代的用药注意事项。

2. 回答实训思考中提出的问题。

3. 写出实训体会。

【实训测试】　1～5为单项选择题，6、7为多项选择题，8～10为简答题。

题型	问题	标准分	实得分
1 单选	高血压非药物治疗不包括下列哪种措施 A. 超重和肥胖者减轻体重　　B. 高脂饮食 C. 富含钾和钙的饮食　　　　D. 减少钠盐摄入 E. 限制饮酒	1	
2 单选	下列哪种药物可迅速降低血压 A. 甲基多巴　　B. 氢氯噻嗪　　C. 硝普钠 D. 哌唑嗪　　E. 酚妥拉明	1	
3 单选	长期服用噻嗪类药物，应告诉患者进食哪种元素含量高的食物 A. 钙　　B. 钾　　C. 镁　　D. 铁　　E. 硒	1	
4 单选	高血压治疗的疗程是 A. 血压下降20mmHg即可停止治疗 B. 血压下降正常时可停止治疗 C. 没有临床症状时即可停止治疗 D. 并发症治疗痊愈后即可停止治疗 E. 需终身治疗	1	
5 单选	伴有轻度水肿的高血压患者宜服用哪类药物 A. 直接扩张血管药　　B. 降低心肌收缩力药 C. 交感神经抑制药　　D. 利尿药　　E. ACEI	1	
6 多选	如果高血压患者同时患有慢性支气管炎，应该避免服用下列哪些药物 A. 普萘洛尔　　B. 硝苯地平　　C. 卡托普利 D. 氯沙坦　　E. 氨氯地平	1	
7 多选	哪些药物通过扩张血管而降低血压 A. 卡托普利　　B. 氯沙坦　　C. 硝苯地平 D. 氨氯地平　　E. 维拉帕米	1	

题型	问题	标准分	实得分
8 简答	为什么高血压要强调个体化治疗？	3	
9 简答	老年人治疗高血压时应注意什么？	3	
10 简答	请说明各类治疗高血压药物的不良反应。	6	
	答题流畅	1	
总分		20	

（宋　卉）

实训八　支气管哮喘的药物治疗方案制定与评价

【实训目的】

1. 学会制定和评价支气管哮喘药物治疗方案的方法。

2. 学会正确推荐和介绍治疗支气管哮喘的药物，培养用药指导和用药咨询的能力。

3. 掌握治疗支气管哮喘的常用药物及其用量、用法。

4. 熟悉支气管哮喘的问病内容。

【实训内容】

患者，女，24岁，反复发作性胸闷、气喘13年，复发伴呼吸困难2天。每次发作持续5～10分钟不等，冬春季好发。

1. 向患者详细询问病情；

2. 给出最可能的诊断；

3. 制定药物治疗方案；

4. 介绍治疗方案中的药品。

【实训步骤】

1. 问病练习

（1）方法：2位同学一组，其中一人充当典型的支气管哮喘患者，另一人充当问病者，抽签决定问病者和患者，进行问病练习，其余同学注意观看（每位同学课前须认真预习）。

（2）问病内容

1）问主要症状：发作前有无诱因和先兆；发作时是否连续喷嚏或干咳、流涕伴有哮鸣音的呼气性呼吸困难；是否自行缓解；发作持续时间多长。

2）问诱因：发病前是否接触过敏物质等；或反复患气管炎。

3）问伴随症状：发作时有无胸闷、气喘、发绀等。

4）问诊疗经过：发病后作过什么检查，结果如何，有无确诊；用过什么药治疗，药物的剂型、剂量、用法是什么，疗效如何。

5）问一般情况：饮食、睡眠、大小便、体重有无改变，工作是否受影响。

6）问既往史及家族史：详细询问患者的职业及家族史、过敏史。

2. 讨论　分组讨论，指出其问病和回答的成功和不足之处，每组推出1位同学作总结性发言。

3．优化问病练习　在总结讨论结果的基础上，另选2位同学再次进行问病练习。

4．制定药物治疗方案

（1）分组讨论，能否将上述病例确定为支气管哮喘？列出诊断依据，制定药物治疗方案。

（2）每组推出1位同学代表发言。

（3）教师总结，并带同学进行病例分析，详细说明给药依据。

5．介绍上述治疗方案中的药品　说明药物名称、作用、用法、用量、不良反应及用药注意事项等。

【实训提示】

支气管哮喘是由多种原因引起的发作性气道慢性炎症。嗜酸性粒细胞、肥大细胞和T淋巴细胞等多种炎症细胞是引起支气管平滑肌痉挛的主要环节。遗传因素、过敏因素与支气管哮喘有一定关系，如接触过敏原、细胞内 cAMP/cGMP 的比例倒置等。

临床特征：多数患者有明显的过敏原接触史。发作前常有鼻痒、连续喷嚏、干咳等黏膜过敏先兆，继之出现伴有哮鸣音的呼气性呼吸困难，胸闷时被迫采取坐位，严重时出现发绀。持续数分钟至数小时或更长时间。可自行缓解或治疗后缓解。有些青少年表现为运动时出现胸闷和呼吸困难（运动性哮喘）。

诊断要点：根据典型临床症状与体征可作出诊断，应明确有无过敏、感染或左心功能不全。

治疗原则：消除病因，控制症状。避免接触过敏原，以及合理用药。即：平喘、缓解呼吸困难、预防发作。

药物治疗：以平喘药为主，明确药物治疗原则、药物作用及机制，根据临床症状特点、药物作用特点、患者躯体状况和耐受性选择药物。临床常用的平喘药包括：

（1）肥大细胞稳定药：如色甘酸钠、酮替芬等。

（2）糖皮质激素类：如倍氯米松等。

（3）茶碱类：如氨茶碱、二羟丙茶碱等。

（4）β_2 受体激动药：如沙丁胺醇、特布他林、克仑特罗等。

（5）抗胆碱药：如异丙托溴铵等。

（6）白三烯调节药：如扎鲁司特、孟鲁司特等。

药物治疗方案举例：

（1）氨茶碱片　　0.1g　t.i.d.　p.o.

（2）沙丁胺醇控释片　8mg　b.i.d.　p.o.

（3）倍氯米松气雾剂　2～3揿/次　2～3次/日　吸入

（4）异丙托溴铵气雾剂　0.02～0.04mg　3～6次/日　吸入

（5）酮替芬胶囊　1mg　b.i.d.　p.o.

【实训思考】

患者，女，5岁，18kg。3天前曾患"上呼吸道感染（咽痛、流涕、咳嗽）"，未进行任何药物治疗，近2日患者出现明显呼吸困难和咳嗽进行性加重，于是来就诊（患者近2年内已数次患过支气管炎，并在3个月前因为肺炎住院治疗）。查体：患儿焦虑，处于中度呼吸窘迫状态并可闻及呼气相哮鸣音，偶尔咳嗽，呼气相延长，胸部过度充气以及三凹征阳性(胸骨上窝、锁骨上窝和肋间隙凹陷),听诊发现吸气相和呼气相哮鸣音和左上肺呼吸音减弱。体温 37.8℃,呼吸 30 次/分,血压 110/83mmHg,心率 130 次/分。余未见异常。诊断为急性支气管哮喘。

处方用药:0.5% 沙丁胺醇溶液 0.5ml 雾化吸入 10 分钟以上。

请分析用药是否合理,说明理由。

【实训报告】

1. 根据问病练习中的实训病例,制定出支气管哮喘患者的药物治疗方案,说明选药依据,写出应向患者交代的用药注意事项。

2. 回答实训思考中提出的问题。

3. 写出实训体会。

【实训测试】 1~4 为单项选择题,5、6 为多项选择题,7~10 为简答题。

题型	问题	标准分	实得分
1 单选	支气管哮喘的本质是 A. 发作性气道慢性炎症　　B. 支气管松弛 C. 气道畸形　　D. 气道癌变　　E. 气道无效腔扩大	1	
2 单选	用于治疗过敏性哮喘的药物是 A. 沙丁胺醇　　B. 肾上腺素　　C. 酮替芬 D. 氨茶碱　　E. 异丙托溴铵	1	
3 单选	治疗急性支气管哮喘的常用药物是 A. 色甘酸钠　　B. 酮替芬　　C. 美沙酮 D. 甘草　　E. 沙丁胺醇	1	
4 单选	不明原因的哮喘治疗药物常选用 A. 酮替芬　　B. 沙丁胺醇　　C. 异丙托溴铵 D. 氨茶碱　　E. 倍氯米松	1	
5 多选	支气管哮喘的诊断要点有 A. 是否接触过敏原　　　　B. 是否有家族遗传史 C. 进行性呼气性呼吸困难　　D. 三凹征阳性 E. 肺部闻及呼气性哮鸣音	1	
6 多选	引起支气管哮喘的炎性细胞主要有 A. 嗜酸性粒细胞　　B. 肥大细胞　　C. 嗜碱性粒细胞 D. 单核细胞　　E. T 淋巴细胞	1	
7 简答	支气管哮喘的主要临床表现特点是什么?好发于什么季节?	2	
8 简答	与支气管哮喘有直接关联的常见因素是什么?	2	
9 简答	支气管哮喘的治疗原则有哪些?	4	
10 简答	治疗支气管哮喘的常用药物有哪几类?每一类列举一个药物。	5	
	答题流畅	1	
总分		20	

(杜海凤)

实训九　肺结核的药物治疗方案制定与评价

【实训目的】

1. 学会制定和评价肺结核药物治疗方案的方法。

2. 学会正确推荐和介绍治疗肺结核的药物,培养用药指导和用药咨询的能力。

3. 掌握治疗肺结核的常用药物及其用量、用法。

4. 熟悉肺结核的问病内容。

【实训内容】

患者,女,18 岁,午后低热、乏力、食欲减退、消瘦、盗汗半年余,近日出现咳嗽伴少量鲜血。

1. 向患者详细询问病情;

2. 给出最可能的诊断;

3. 制定药物治疗方案;

4. 介绍治疗方案中的药品。

【实训步骤】

1. 问病练习

(1) 方法:2 位同学一组,其中一人充当典型的肺结核患者,另一人充当问病者,抽签决定问病者和患者,进行问病练习,其余同学注意观看(每位同学课前须认真预习)。

(2) 问病内容

1) 问主要症状:发病前是否有持续性干咳等;发病后的表现:近期是否出现体重下降,连续咳嗽并伴有低热、乏力、食欲减退;是否有盗汗;出现的时间;是否有咯血;咯血的次数和量;是否有痰;量多还是量少;痰液黏稠还是稀薄;是否容易咳出等。

2) 问诱因:发病前是否有劳累;是否营养不良或者接触过结核患者。

3) 问伴随症状:咳嗽时有无胸痛;发病期有无高热;持续时间;有无月经失调或闭经。

4) 问诊疗经过:发病后作过什么检查,结果如何,有无确诊;用过什么药治疗,药物的剂型、剂量、用法是什么,疗效如何。

5) 问一般情况:食欲、体重有无改变,学习是否受影响。

6) 问既往病史、家族史及结核患者接触史,是否接种过卡介苗。

2. 讨论　分组讨论,指出其问病和回答的成功和不足之处,每组推出 1 位同学作总结性发言。

3. 优化问病练习　在总结讨论结果的基础上,另选 2 位同学再次进行问病练习。

4. 制定药物治疗方案

(1) 分组讨论,能否将上述病例确定为肺结核?列出诊断依据,制定药物治疗方案。

(2) 每组推出 1 位同学代表发言。

(3) 教师总结,并带同学进行病例分析,详细说明给药依据。

5. 介绍上述治疗方案中的药品　说明药物名称、作用、用法、用量、不良反应及用药注意事项等。

【实训提示】

肺结核是由结核杆菌引起的慢性呼吸道传染病,排菌患者为重要传染源。结核杆菌侵入人体后 4～8 周,身体组织对结核菌及其代谢产物发生敏感反应,使局部出现变性、渗出炎症,甚至干酪样坏死,是其主要发病环节。

临床特征:表现为午后低热、乏力、食欲不振、体重减轻、盗汗等。当肺部病灶急剧进展播散时,可有高热,妇女可有月经失调或闭经。呼吸系统症状一般有干咳或只有少量黏液痰。伴继发感染时,痰呈黏液性或脓性。约 1/3 患者有不同程度咯血。多为痰中带血,一旦病灶损伤小血管或空洞的血管瘤破裂则咯血量较多。

诊断要点:根据典型临床症状与体征,以及结核菌素试验、痰涂片可做出诊断,应明确有无结核患者或结核杆菌接触史,以及是否接种过卡介苗。

治疗原则:早期、联合、适量、规律和全程使用敏感药物。

药物治疗:以抗结核药物为主,明确药物治疗原则、药物作用及机制,根据临床症状特点、药物作用特点、患者个体差异选择药物。临床常用的抗结核药物包括:

(1)一线抗结核病药:如异烟肼、利福平、乙胺丁醇、吡嗪酰胺、链霉素等。

(2)二线抗结核病药:如对氨基水杨酸、卡那霉素、丙硫异烟胺、环丝氨酸等。

药物治疗方案举例(MCPO 疗法):

①硫酸链霉素注射剂　　0.5g　　i.m.　　b.i.d.

②异烟肼片　　　　　　0.3g　　q.d.　　p.o.

③利福平胶囊　　　　　0.45～0.6g/d　　空腹顿服

根据患者的症状改善情况和耐受情况随时调整药物剂量,注意个体化用药,以减少不良反应。

【实训思考】

患者,男,28 岁。半年来反复感冒,近 3 个月连续咳嗽,痰少、淡黄色,低烧,自行服用润肺合剂、阿莫西林等药物,咳嗽症状稍有改善。近日加班后咳嗽加剧,再次服用润肺合剂未见好转(6 个月前同宿舍同学曾患肺结核),于是来院就诊。主诉头晕、乏力、手脚发热、食欲减退伴进行性体重减轻 1 个月余。查体:患者精神萎靡,神志清楚,体温 38.3℃,血压 100/70mmHg,心率 84 次/分,呼吸 21 次/分。余正常。实验室检查:血沉加快,抗“O”阳性,结核菌素试验阳性。X 线片:右侧肺门有一 1.6cm×2.0cm 左右阴影。诊断为右肺原发性肺结核。

处方用药:异烟肼片　　0.3g　　q.d.　　p.o.

请分析用药是否合理,说明理由。

【实训报告】

1. 根据问病练习中的实训病例,制定出肺结核患者的药物治疗方案,说明选药依据,写出应向患者交代的用药注意事项。

2. 回答实训思考中提出的问题。

3. 写出实训体会。

【实训测试】　1～4 为单项选择题,5、6 为多项选择题,7～10 为简答题。

题型	问题	标准分	实得分
1 单选	肺结核的病原菌是 A. 结核杆菌　　　B. 麻风杆菌　　　C. 伤寒沙门菌 D. 痢疾志贺菌　　　E. 破伤风杆菌	1	

续表

题型	问题	标准分	实得分
2 单选	治疗肺结核的常用药物是 A. 阿米卡星　　B. 异烟肼　　C. 异丙嗪 D. 青霉素　　E. 氯霉素	1	
3 单选	肺结核的治疗不包括 A. 药物治疗　　B. 肺成熟度测定　　C. 对症治疗 D. 心理治疗　　E. 依据个体差异选药	1	
4 单选	纤维空洞性肺结核的传播途径主要是 A. 消化道　　B. 生殖道　　C. 泌尿道 D. 呼吸道　　E. 血液	1	
5 多选	治疗结核病的一线药物有 A. 异烟肼　　B. 吡嗪酰胺　　C. 乙胺丁醇 D. 乙胺嘧啶　　E. 利福平	1	
6 多选	属于二线抗结核病的药物有 A. 对氨基水杨酸　　B. 环丝氨酸　　C. 对乙酰氨基酚 D. 丙硫异烟胺　　E. 卡那霉素	1	
7 简答	肺结核的主要临床表现特点是什么？	2	
8 简答	肺结核药物的治疗原则有哪些？	2	
9 简答	肺结核的诊断要点有哪些？	4	
10 简答	肺结核的分型及主要症状有哪些？	5	
	答题流畅	1	
总分		20	

（杜海凤）

实训十　消化性溃疡的药物治疗方案制定与评价

【实训目的】

1. 学会制定和评价消化性溃疡药物治疗方案的方法。

2. 学会正确推荐和介绍治疗消化性溃疡的药物，培养用药指导和用药咨询的能力。

3. 掌握治疗消化性溃疡的常用药物及其用量、用法。

4. 掌握消化性溃疡的问病内容。

【实训内容】

患者，女性，26岁，间断上腹疼痛3年，进食后缓解，冬春季多发。

1. 向患者详细询问病情；

2. 给出最可能的诊断；

3. 制定药物治疗方案；

4. 介绍治疗方案中的药品。

【实训步骤】

1. 问病练习

（1）方法：2 位同学一组，其中一人充当典型的胃溃疡或十二指肠溃疡患者，另一人充当问病者，抽签决定问病者和患者，进行问病练习，其余同学注意观看（每位同学课前须认真预习）。

（2）问病内容

1）问主要症状：上腹疼痛居中或偏左偏右，隐痛还是胀痛，有无放射，餐前或餐后出现，进食后能否缓解？好发季节？

2）问诱因：发病前是否饮食不规则、压力大、用某些药？

3）问伴随症状：有无反酸、嗳气、上腹饱胀、厌食？有无黑便？

4）问诊疗经过：发病后用过什么药治疗，效果如何？作过什么检查，有无确诊？

5）问一般情况：饮食、睡眠、大小便、体重有无改变，工作是否受影响？

6）问既往病史及家族史：家中有无相同症状患者？

2. 讨论　分组讨论，指出其问病和回答的成功和不足之处，每组推出 1 位同学作总结性发言。

3. 优化问病练习　在总结讨论结果的基础上，另选 2 位同学再次进行问病练习。

4. 制定药物治疗方案

（1）分组讨论，能否将上述病例确定为消化性溃疡？列出诊断依据，制定药物治疗方案。

（2）每组推出 1 位同学代表发言。

（3）教师总结，并带同学进行病例分析，详细说明给药依据。

5. 介绍上述治疗方案中的药品　说明药物名称、作用、用法、用量、不良反应及用药注意事项等。

【实训提示】

消化性溃疡是指发生在胃和十二指肠的慢性溃疡。胃酸分泌过多、幽门螺杆菌（Hp）感染、胃黏膜保护作用减弱是引起消化性溃疡的主要环节。遗传因素、环境因素与消化性溃疡也有一定关系，如各种刺激性药物的使用、酗酒、吸烟以及精神因素等。

临床特征：大多数患者以中上腹疼痛开始起病。少数患者可无症状，或以出血、穿孔等并发症为首次症状。消化性溃疡的特点：慢性过程、周期性发作、节律性上腹疼痛（其中十二指肠溃疡表现为空腹痛和午夜痛，胃溃疡疼痛常在餐后 1 小时左右发生），疼痛多呈钝痛、烧灼样或饥饿痛，可有反酸、嗳气、上腹饱胀、厌食等其他消化道症状。

诊断要点：根据典型病史、纤维胃镜或 X- 线钡餐检查可做出诊断，应明确有无幽门螺杆菌感染。

治疗主要包括：一般治疗、药物治疗。

治疗消化性溃疡的原则是：消除病因，控制症状、促进溃疡愈合、预防复发和避免并发症。必须坚持联合用药、定时服药和完成必要的疗程，同时重视非药物治疗，精神治疗，劳逸结合，生活有规律，戒烟戒酒，以保证疗效。

药物治疗：

（1）降低胃内酸度：①抗酸药；②抑酸药：H_2 受体拮抗药、质子泵抑制药、M 受体拮抗药、促胃泌素受体拮抗药。

（2）保护胃黏膜：①铋剂；②硫糖铝；③前列腺素衍生物。

（3）根除 Hp 治疗（三联疗法）：铋剂 + 2 种抗菌药；

质子泵抑制药 + 2 种抗菌药。

药物治疗方案举例：

（1）抑制胃酸

法莫替丁片　　20mg　　　b.i.d.　　　p.o.　或

奥美拉唑片　　20mg　　　q.d.　　　p.o.

（2）保护胃黏膜

枸橼酸铋钾胶囊　　240mg　　　b.i.d.　　　p.o.　或

硫糖铝片　　　　　1.0　　　t.i.d.　　　p.o.

（3）根除 Hp

奥美拉唑片　　20mg　　　b.i.d.　　　p.o.

阿莫西林片　　1000mg　　b.i.d.　　　p.o.

甲硝唑片　　　400mg　　　b.i.d.　　　p.o.

连续用药 1 周

或：

枸橼酸铋钾胶囊　　240mg　b.i.d.　　　p.o.

克拉霉素片　　　　250mg　b.i.d.　　　p.o.

替硝唑片　　　　　400mg　b.i.d.　　　p.o.

连续用药 1 周

（4）疗程：十二指肠溃疡（DU）4 周，胃溃疡（GU）6 周。

【实训思考】

患者，男，45 岁，汽车司机，反复上腹痛、反酸、嗳气 5 年，加重 4 天，黑便 2 次，呕血 1 次。5 年来常因饮食不规律及吃辛辣食物后，出现上腹部隐痛，多发生在餐后 2 小时或深夜，伴反酸嗳气和胃部灼热感，每次发作持续 5～10 天不等，自服法莫替丁可使症状缓解。4 天前因过劳、关节疼痛服用吲哚美辛，出现上述症状。诊断为十二指肠溃疡并出血。

处方用药：氢氧化铝凝胶　　10ml　t.i.d.　p.o.

云南白药　　　　0.5　t.i.d.　p.o.

奥美拉唑片　　　20mg　i.v.

请分析用药是否合理，说明理由。

【实训报告】

1. 根据问病练习中的实训病例，制定出消化性溃疡患者的药物治疗方案，说明选药依据，写出应向患者交代的用药注意事项。

2. 回答实训思考中提出的问题。

3. 写出实训体会。

【实训测试】　1～4 为单项选择题，5、6 为多项选择题，7～10 为简答题。

题型	问题	标准分	实得分
1 单选	与消化性溃疡发病有关的细菌是 A. 大肠埃希菌　　B. 克雷伯杆菌　　C. 幽门螺杆菌 D. 溶血性链球菌　　E. 铜绿假单孢菌	1	
2 单选	在消化性溃疡形成过程中起决定性作用的因素是 A. 胃酸　　B. 胃蛋白酶　　C. 饮食不规则 D. 精神因素　　E. 遗传因素	1	
3 单选	解热镇痛药参与消化性溃疡形成的机制是影响了 A. 黏液 -HCO_3^- 屏障的功能　　B. 黏膜的血运 C. 前列腺素的合成　　　　　　D. 细胞的更新 E. 表皮生长因子的产生	1	
4 单选	治疗十二指肠溃疡的药物疗程为 A. 2～3 周　　B. 3～4 周　　C. 4～6 周 D. 5～7 周　　E. 6～8 周	1	
5 多选	根除幽门螺杆菌感染联合用药治疗方案中包括以下哪三种药物 A. 奥美拉唑　　B. 阿莫西林　　C. 雷尼替丁 D. 甲硝唑　　E. 硫糖铝	1	
6 多选	消化性溃疡的常见并发症有 A. 出血　　B. 穿孔　　C. 幽门梗阻　　D. 栓塞　　E. 癌变	1	
7 简答	消化性溃疡临床表现的三大特点是什么？消化性溃疡好发于什么季节？	3	
8 简答	常用的 H_2 受体拮抗药和质子泵抑制药有哪些？如何应用？有何不良反应？应向患者交代的用药注意事项是什么？	4	
9 简答	枸橼酸铋钾治疗消化性溃疡的机制是什么？如何应用？有何不良反应？应向患者交代的用药注意事项是什么？	4	
10 简答	消化性溃疡的发病与哪些因素有关？	3	
	答题流畅		
总分		20	

（梁　谷）

实训十一　缺铁性贫血的药物治疗方案制定与评价

【实训目的】
1. 学会制定和评价缺铁性贫血药物治疗方案的方法。
2. 学会正确推荐和介绍治疗缺铁性贫血的药物，培养用药指导和用药咨询的能力。
3. 掌握治疗缺铁性贫血的常用药物及其用量、用法。
4. 熟悉缺铁性贫血的问病内容。
【实训内容】
患者，女性，42 岁，头晕乏力，面色苍白 2 年。
1. 向患者详细询问病情；
2. 给出最可能的诊断；

3．制定药物治疗方案；

4．介绍治疗方案中的药品。

【实训步骤】

1．问病练习

（1）方法：2 位同学一组，其中一人充当典型的缺铁性贫血患者，另一人充当问病者，抽签决定问病者和患者，进行问病练习，其余同学注意观看（每位同学课前须认真预习）。

（2）问病内容

1）问主要症状：发病时间；持续性或阵发性。

2）问诱因：有无明显诱因；是否有出血情况存在。

3）问伴随症状：有无耳鸣、眼花；有无心慌、胸闷；有无注意力、记忆力障碍。

4）问诊疗经过：发病后用过什么药治疗，剂量、用法是什么；效果如何；是否做过心电图、血常规检查，有无确诊。

5）问一般情况：饮食、睡眠、大小便、体重有无改变，工作是否受影响。

6）问既往病史、家族史：尤其是否有心血管病、神经系统病史，家中有无相同症状患者。

2．讨论　分组讨论，指出其问病和回答的成功和不足之处，每组推出 1 位同学作总结性发言。

3．优化问病练习　在总结讨论结果的基础上，另选 2 位同学再次进行问病练习。

4．制定药物治疗方案

（1）分组讨论，能否将上述病例确定为缺铁性贫血？列出诊断依据，制定药物治疗方案。

（2）每组推出 1 位同学代表发言。

（3）教师总结，并带同学进行病例分析，详细说明给药依据。

5．介绍上述治疗方案中的药品　说明药物名称、作用、用法、用量、不良反应及用药注意事项等。

【实训提示】

缺铁性贫血是由于体内铁缺乏时，引起血红蛋白合成减少所致的小细胞低色素性贫血，占贫血类型的 80% 左右，在青少年和妇女中发病率高。慢性失血、铁的需要量增加、铁的吸收障碍是导致缺铁的主要原因。通过问诊和查体往往能找到病因，为诊断和治疗提供帮助。

临床特征：常有头晕乏力、心慌气短、面色苍白和注意力不集中、记忆减退以及原发病症状，如消化性溃疡患者有嗳气、反酸、上腹痛及黑便病史；女性患者可能有月经过多病史；儿童患者可能有厌食、偏食病史。血常规检查可见血红蛋白减少、红细胞计数减低、平均红细胞体积降低、红细胞比容降低。

诊断要点：根据典型病史，应考虑贫血，根据血常规化验检查结果可做出明确诊断，应进一步做相关检查以明确病因。如怀疑消化性溃疡出血，应做胃镜或钡餐透视及大便潜血试验等。

治疗主要包括：病因治疗、药物治疗。缺铁性贫血找到病因是关键。

治疗原则：消除病因，治疗原发病，补充铁剂。使用铁剂的基本原则是：①首选口服铁剂,安全且疗效可靠;②去除原发病因后,铁剂治疗无效应考虑铁剂的质量和生物利用度;③血象恢复正常后,铁剂仍需继续服用3～6个月,以补充机体铁的储备;④有持续出血或溶血伴血红蛋白尿患者要持续补铁。

药物治疗:

(1)首选口服铁剂。可根据患者的状况选择不同制剂。如因铁剂胃肠道刺激明显者,可选用葡萄糖酸亚铁、富马酸亚铁;儿童不能吞服药片者,可选用枸橼酸铁铵。

(2)不能耐受口服铁剂、消化道吸收障碍或需迅速获得疗效者,可给予注射铁剂。

(3)同时服用维生素C可促进铁的吸收。

药物治疗方案举例:

(1)硫酸亚铁片　　　0.3　　　t.i.d.　　　p.o.　　　p.c.

　　维生素C片　　　0.2　　　t.i.d.　　　p.o.

(2)右旋糖酐铁注射剂　　　100mg　　　i.m.　　　q.d.

(3)应用铁剂治疗5至7天,应检查网织红细胞计数是否升高;2至4周时应检查血红蛋白含量是否增高;2个月左右应检查血红蛋白是否恢复正常。血红蛋白恢复正常后还应半量服药3个月,以补充铁的储备。

【实训思考】

患者,女,48岁,因"心慌、乏力3年",自己怀疑有心脏病,到当地医院心内科就诊,经心电图、血压等检查未发现有心血管疾病,血常规检查发现有贫血。请血液内科会诊,建议做骨髓穿刺,以明确诊断。患者拒绝。后因同样症状来医院就诊,血常规检查结果:Hb 75g/L,RBC 3.6×10^{12}/L,MCV 78fl。进一步追问病史,患者说出月经不规则4年,每次持续近20天。遂建议到妇科检查。妇科检查结果:宫颈息肉,子宫肥大症。建议手术治疗。后经手术及补充铁剂治疗痊愈。

许多贫血患者常因心慌、乏力、头晕、记忆减退、耳鸣、食欲不振等症状到心内科、神经内科、消化内科等科室就诊,尤其老年人、农村贫困人口,对自己病情不重视,女性患者不愿说出甚至故意隐瞒妇科病史,给诊断增加困难。因此,应仔细询问病史,找到病因,才能根治。这是缺铁性贫血诊疗的关键。

(1)如何帮助患者找到缺铁的原因?病因可能有哪些?

(2)患者拿到药物后,应嘱咐患者哪些用药注意事项(如不能与哪些药物同时服用、何时服药、注意复查等)?

【实训报告】

1.根据问病练习中的实训病例,制定出缺铁性贫血患者的药物治疗方案,说明选药依据,写出应向患者交代的用药注意事项。

2.回答实训思考中提出的问题。

3.写出实训体会。

【实训测试】　1～5为单项选择题,6为多项选择题,7～8为简答题。

题型	问题	标准分	实得分
1 单选	诊断缺铁性贫血主要依据 A.头晕乏力、面色苍白等症状　　B.体格检查结果 C.血常规检查血红蛋白含量、红细胞计数低于正常 D.血常规检查全血细胞减少　　E.补充铁剂治疗有效	1	

续表

题型	问题	标准分	实得分
2 单选	判断铁剂治疗缺铁性贫血有效的最早指标是 A. 网织红细胞计数　　B. 血红蛋白含量 C. 红细胞计数　　　　D. 临床表现 E. 平均红细胞体积	1	
3 单选	注射用铁剂右旋糖酐铁和山梨醇铁每毫升含铁元素 A. 25mg　　B. 50mg　　C. 100mg D. 200mg　　E. 75mg	1	
4 单选	服用硫酸亚铁治疗后2个月,血红蛋白为140g/L,此时应 A. 停止口服,以免中毒 B. 继续按原剂量口服半年 C. 剂量减半,继续服药3个月 D. 在1个月内逐渐减量,以免出现反跳 E. 改为注射给药	1	
5 单选	硫酸亚铁片剂每片为0.3g,儿童误服多少片以上就可能中毒甚至死亡 A. 2片　　B. 7片　　C. 20片　　D. 50片　　E. 100片	1	
6 多选	下列哪些情况下应采用铁剂注射给药 A. 口服铁剂胃肠刺激强　　B. 慢性腹泻患者 C. 胃大部切除　　D. 胃十二指肠溃疡　　E. 儿童患者	1	
7 简答	患者口服铁剂后出现明显的恶心呕吐,是什么原因?应如何处理?	4	
8 简答	血常规检查,血红蛋白含量、红细胞、白细胞、血小板的正常值分别是多少?	4	
9 简答	如何计算注射用铁剂的总用量?	3	
10 简答	各种口服铁剂的特点是什么?	3	
总分		20	

（王敏进）

实训十二　泌尿道感染的药物治疗方案制定与评价

【实训目的】

1. 学会制定和评价泌尿道感染药物治疗方案的方法。

2. 学会正确推荐治疗泌尿道感染的药物,培养用药指导和用药咨询的能力。

3. 掌握治疗泌尿道感染的常用药物及其用量、用法。

4. 熟悉泌尿道感染的问病内容。

【实训内容】

患者,女性,26岁,尿频、尿急、尿痛3天。

1. 向患者详细询问病情;

2. 给出最可能的诊断;

3．制定药物治疗方案；

4．介绍治疗方案中的药品。

【实训步骤】

1．问病练习

（1）方法：2位同学一组，其中一人充当典型的泌尿道感染患者，另一人充当问病者，抽签决定问病者和患者，进行问病练习，其余同学注意观看（每位同学课前须认真预习）。

（2）问病内容

1）问主要症状：尿路症状如尿频、尿急、尿痛等具体表现，发病时间；持续时间；是否有全身症状如寒战、发热。

2）问诱因：是否有不注意会阴部卫生的习惯。

3）问伴随症状：有无血尿、腰痛、尿量多少。

4）问诊疗经过：发病后用过什么药治疗，剂量、用法是什么；效果如何；作过什么检查尤其尿常规，有无确诊。

5）问一般情况：饮食、睡眠、大便、体重有无改变，工作是否受影响。

6）问既往病史、家族史、婚姻史：是否有糖尿病、尿路结石病史；是否已婚。

2．讨论　分组讨论，指出其问病和回答的成功和不足之处，每组推出1位同学作总结性发言。

3．优化问病练习　在总结讨论结果的基础上，另选2位同学再次进行问病练习。

4．制定药物治疗方案

（1）分组讨论，能否将上述病例确定为泌尿道感染？定位诊断？列出诊断依据，制定药物治疗方案。

（2）每组推出1位同学代表发言。

（3）教师总结，并带同学进行病例分析，详细说明给药依据。

5．介绍上述治疗方案中的药品　说明药物名称、作用、用法、用量、不良反应及用药注意事项等。

【实训提示】

泌尿道感染由细菌等微生物引起的泌尿系统急慢性炎症反应。女性居多，其中已婚妇女、孕妇发病率高。这与女性泌尿系统的解剖结构特点有关。其他易感因素有：尿路梗阻、器械检查、机体免疫力低下、尿道周围炎症等。病原体多为细菌，尤其大肠埃希菌多见。

临床特征：急性膀胱炎主要表现为尿频、尿急、尿痛、排尿不畅、下腹不适等，一般无全身感染症状，可有血尿、白细胞尿。其致病菌多为大肠埃希菌。急性肾盂肾炎急性起病，可有或无尿频、尿急、尿痛，常有腰痛和全身感染症状如寒战、发热及血白细胞计数升高等。慢性肾盂肾炎多有急性肾盂肾炎病史及反复发作经过，尿路感染表现不明显，可有乏力、低热等全身表现，反复发作、病情迁延可合并肾小管功能损害，出现夜尿增多，低渗、低比重尿等，静脉肾盂造影有助鉴别。

诊断要点：根据典型病史，应考虑泌尿道感染。临床表现结合尿细菌学检查、尿沉渣白细胞计数等可作出病因诊断和定位诊断。

治疗原则：多饮水、勤排尿，注意阴部的清洁卫生；避免使用尿路器械，尽可能除去结石、梗阻等易感因素；治疗原发病，提高机体免疫力；发现有尿路畸形或功能异常，及时处理。

药物治疗：根据病原体的种类选择敏感的抗菌药物。在未出药敏试验结果前，应选用对革兰阴性杆菌有效的药物。

（1）喹诺酮类：如吡哌酸、诺氟沙星、环丙沙星等。

（2）β-内酰胺类抗生素：阿莫西林、头孢噻肟等。

（3）氨基糖苷类抗生素：庆大霉素、阿米卡星等。本类药物口服难吸收，需注射给药。

药物治疗方案举例：

（1）吡哌酸片　　　0.5　　t.i.d.　　p.o.

（2）阿莫西林片　　0.5　　t.i.d.　　p.o.

（3）庆大霉素注射液　8万U　i.m.　b.i.d.

（4）疗程：急性膀胱炎3天，急性肾盂肾炎14天。

【实训思考】

患者，女，35岁，已婚。因畏寒、发热伴尿频、尿急、尿痛3天入院。患者三天前突然出现畏寒、发热、头痛、乏力、恶心、呕吐、食欲不振，每日排尿十多次，量不多、但排不尽，并伴有腰酸及下腹胀痛。患者平素健康，无特殊病史。查体：体温39℃，心率100次/分，呼吸20次/分，血压110/75mmHg，神清，急性病容，皮肤黏膜无皮疹、瘀点，心肺（－），腹软、肝脾未触及，肋腰点压痛，双肾区叩击痛。实验室检查：RBC 4.5×10^{12}/L，Hb 120g/L，WBC 12×10^9/L。尿常规：尿略混浊，白细胞（+++），红细胞（+），白细胞管型少许。临床诊断为急性肾盂肾炎。

处方用药：

氨苄西林2.5（皮试）+0.9%氯化钠注射液100ml　i.v.gtt.　b.i.d.

阿米卡星0.2＋5%葡萄糖注射液250ml　i.v.gtt　b.i.d.

碳酸氢钠片　1.0　t.i.d.　p.o.

（1）请分析用药是否合理，说明理由。泌尿道感染是否需要作出定位诊断？给药方法和疗程是否一样？

（2）泌尿道感染的病原体多为大肠埃希菌或其他革兰阴性杆菌，选用青霉素治疗是否有效？

【实训报告】

1. 根据问病练习中的实训病例，制定出泌尿道感染患者的药物治疗方案，说明选药依据，写出应向患者交代的用药注意事项。

2. 回答实训思考中提出的问题。

3. 写出实训体会。

【实训测试】　1～4为单项选择题，5、6为多项选择题，7～10为简答题。

题型	问题	标准分	实得分
1 单选	泌尿道感染最常见的病原体是 A. 大肠埃希菌　　B. 金黄色葡萄球菌　　C. 真菌 D. 厌氧菌　　　　E. 链球菌	1	

续表

题型	问题	标准分	实得分
2 单选	泌尿道感染最常见于 A. 未婚青年女性　　B. 已婚青年女性　　C. 老年男性 D. 青年男性　　　　E. 儿童	1	
3 单选	急性膀胱炎的主要症状是 A. 腰痛　　B. 尿频、尿急、尿痛　　C. 全身无力、发热 D. 血白细胞计数增高　　E. 多饮、多食、多尿	1	
4 单选	药物治疗急性膀胱炎的疗程一般为 A. 3天　　B. 5天　　C. 10天　　D. 15天　　E. 30天	1	
5 多选	对革兰阴性杆菌有效的抗菌药物包括 A. 青霉素　　B. 氨基糖苷类　　C. 喹诺酮类 D. 第三代头孢菌素　　E. 氨苄西林	1	
6 多选	肾盂肾炎与膀胱炎的表现不同之处有 A. 尿频、尿急、尿痛　　B. 发热　　C. 管型尿 D. 腰痛　　E. 尿细菌含量多少	1	
7 简答	泌尿道感染为什么多见于女性(根据女性泌尿系统结构特点阐述)?	2	
8 简答	泌尿道感染时如何联合应用抗菌药物可使疗效增强?	4	
9 简答	孕妇发生泌尿道感染时选用哪些抗菌药物是较安全的?	4	
10 简答	泌尿道感染除了药物治疗,一般治疗还有哪些?	3	
	答题流畅	1	
总分		20	

（王敏进）

实训十三　荨麻疹的药物治疗方案制定与评价

【实训目的】

1. 学会制定和评价荨麻疹药物治疗方案的方法。

2. 学会正确推荐和介绍治疗荨麻疹的药物,培养用药指导和用药咨询的能力。

3. 掌握治疗荨麻疹的常用药物及其用量、用法。

4. 熟悉荨麻疹的问病内容。

【实训内容】

患者,男,18岁,全身反复起风团,瘙痒3年,每年冬春发作,遇冷尤甚,得暖后减轻。

1. 向患者详细询问病情;

2. 给出最可能的诊断;

3. 制定药物治疗方案。

4.介绍治疗方案中的药品。

【实训步骤】

1.问病练习

(1)方法:2位同学一组,其中一人充当典型的荨麻疹患者,另一人充当问病者,抽签决定问病者和患者,进行问病练习,其余同学注意观看(每位同学课前须认真预习)。

(2)问病内容

1)问主要症状:风疹块出现前的主观感受(局部是否有发痒或麻刺感),风疹块的大小、颜色、形状、边界、数目、出现部位,是否可以自行消失及持续时间,疹退后是否留有痕迹;好发季节;与温度是否有关。

2)问诱因:发病前的饮食、接触物,是否有理化因素刺激;是否有感染、用过哪些药;发病与精神因素及内分泌的关系。

3)问伴随症状:有无恶心、呕吐、心跳加快、腹泻及腹痛、头痛或发热等不适症状;有无局部淋巴结肿大;有无食欲减退。

4)问诊疗经过:发病后作过什么检查,结果如何;有无确诊;用过什么药物治疗,药物的剂型、剂量、用法是什么,疗效如何。

5)问一般情况:饮食、睡眠、大小便、体重有无改变,工作是否受影响。

6)问既往病史及家族史:过去患过何种疾病,家中有无相同症状患者。

2.讨论 分组讨论,指出其问病和回答的成功和不足之处,每组推出1位同学作总结性发言。

3.优化问病练习 在总结讨论结果的基础上,另选2位同学再次进行问病练习。

4.制定药物治疗方案

(1)分组讨论,能否将上述病例确定为荨麻疹?列出诊断依据,制定药物治疗方案。

(2)每组推出1位同学代表发言。

(3)教师总结,并带同学进行病例分析,详细说明给药依据。

5.介绍上述治疗方案中的药品 说明药物名称、作用、用法用量、不良反应及用药注意事项等。

【实训提示】

荨麻疹俗称风团、风疹块、风疙瘩,是一种常见的皮肤黏膜过敏性疾病,好发于过敏体质。引起荨麻疹的原因很多,如食物(动物性食物如鱼、虾、蟹、蛋、奶、牛肉等、植物性食物如草莓、核桃、番茄等及食品的添加剂如调味品、色素、防腐剂等)、药物(如青霉素类、磺胺药、血液制品、疫苗等)、感染、昆虫叮咬(如螨、跳蚤、臭虫等)、吸入物(各种花粉、汽油、粉尘、真菌的孢子等)、接触物(动物的毛、皮屑、某些纺织品等)、内科疾病(肿瘤、结缔组织病、血管炎、糖尿病等)、遗传以及精神因素、理化因素(冷、热、日光、摩擦等及某些化学物质)等均可诱发。

临床特征:根据病程,荨麻疹一般分为急性和慢性两类。①急性荨麻疹:迅速出现风疹块,在出疹前几分钟,局部常发痒或有麻刺感。有的患者在风疹块出现数小时或一两天内有全身症状,如食欲减退、恶心、呕吐、腹痛、发热或头痛等。风疹块大小不等,数目不定,形态不规则,扁平发红或呈苍白色水肿性斑,边缘有红晕,多时会融合成片,伴明显瘙痒,皮损多时可遍布全身。风疹块出现快,消失也快,一般在24小时内可自行消退,但其他部位常有新皮损陆续出现。风疹块消失后皮肤恢复正常,有时有暂时的色素斑。②慢性荨麻疹：风疹块时多时少,此起彼伏,反复发生,病程常达数月或数年之久。

诊断要点：询问病史与查体,应尽量找出病因,必要时行实验室检查(如胸部 X 线检查、腹部 B 超等)及皮肤试验、变应原检测。

治疗主要包括：一般治疗、药物治疗。

治疗原则：能明确病因的,可针对病因进行特异性治疗。但有些荨麻疹患者的病因无法查明,故对症治疗仍占有重要地位。患者应穿棉质宽松衣物、皮带不要系得太紧、不要用热水洗澡、不要搔抓皮损处,同时应注意控制感染、戒酒。荨麻疹主要由组胺引起,抗组胺药有良好的疗效。

药物治疗：

(1)内用药：①H_1受体拮抗药：如氯苯那敏、苯海拉明、阿司咪唑、西替利嗪、咪唑斯汀等；②降低血管壁通透性的药物：如维生素 C、钙剂；③糖皮质激素：如氢化可的松、泼尼松等,一般不宜长期应用。

(2)局部用药：具有止痒和收敛作用的洗剂,如以薄荷酚洗剂、氧化锌洗剂或炉甘石洗剂涂敷。

药物治疗方案举例：

(1)内用药

1)H_1受体拮抗药：氯苯那敏片　　4mg　t.i.d.　p.o. 或

　　　　　　　　　西替利嗪片　10mg　q.d.　p.o.

2)降低血管壁通透性的药物：葡萄糖酸钙片　　1g　　　t.i.d.　p.o.

　　　　　　　　　　　　　维生素 C 片　　100mg　t.i.d.　p.o.

3)糖皮质激素：泼尼松片　10mg　t.i.d.　p.o.

(2)局部用药

薄荷酚洗剂　t.i.d.　涂敷　 或

炉甘石洗剂　t.i.d.　涂敷

【实训思考】

患者,女,30 岁,全身皮肤反复起风团,瘙痒 5 年。每年冬春即发作,遇冷水、冷风后加重,得暖后减轻。一周前接触冷水后,身体遍发风团、瘙痒难忍。查体：胸背、四肢散发大小不等的灰白色风团,稍隆起,部分皮疹连成片,可见抓痕、血痂。诊断为慢性荨麻疹急性发作。

处方用药：氯苯那敏片　　4mg　t.i.d.　p.o.

　　　　　葡萄糖酸钙片　1g　t.i.d.　p.o.

　　　　　维生素 C 片　　100mg　t.i.d.　p.o.

　　　　　炉甘石洗剂　　t.i.d.　涂敷

请分析用药是否合理,说明理由。说出氯苯那敏的特点。

【实训报告】

1.根据问病练习中的实训病例,制定出荨麻疹患者的药物治疗方案,说明选药依据,写出应向患者交代的用药注意事项。

2.回答实训思考中提出的问题。

3.写出实训体会。

【实训测试】 1～3 为单项选择题，4～7 为多项选择题，8～10 为简答题。

题型	问题	标准分	实得分
1 单选	严重的荨麻疹或其他药物治疗效果不明显时才使用的药物是 A．泼尼松　　　B．西替利嗪　　　C．乳酸钙 D．维生素 C　　　E．氯苯那敏	1	
2 单选	急性荨麻疹伴咽充血、扁桃体肿大者除了使用西替利嗪、维生素 C 治疗外，宜加用 A．肾上腺素　　　B．阿奇霉素　　　C．阿托品 D．氯苯那敏　　　E．大剂量泼尼松	1	
3 单选	下列治疗荨麻疹的药物中给药方式与其他药物不同的是 A．西替利嗪　　　B．氢化可的松片　　　C．薄荷酚洗剂 D．乳酸钙　　　E．维生素 C 片	1	
4 多选	风疹块的特点有 A．出现快，消失快　　　B．形态规则　　　C．伴瘙痒 D．一般可自行消退　　　E．多时可融合成片	1	
5 多选	与荨麻疹发病有关的因素是 A．花粉　　　B．昆虫叮咬　　　C．食用虾、蟹 D．穿棉质宽松衣物　　　E．家里养宠物	1	
6 多选	荨麻疹患者使用糖皮质激素治疗时应 A．早期使用　　　B．其他药物治疗效果不明显时使用 C．长期使用　　　D．短期使用　　　E．大剂量使用	1	
7 多选	对荨麻疹的正确描述是 A．俗称风团　　　B．俗称风疹块　　　C．俗称风疙瘩 D．属于皮肤黏膜过敏性疾病　　　E．好发于过敏体质	1	
8 简答	荨麻疹的临床特征是什么？	4	
9 简答	荨麻疹在治疗时应注意哪些问题？	4	
10 简答	举出几种常用的治疗荨麻疹的药物并分析其主要作用。	4	
	答题流畅	1	
总分		20	

（张　健）

实训十四　类风湿关节炎的药物治疗方案制定与评价

【实训目的】

1．学会制定和评价类风湿关节炎药物治疗方案的方法。

2．学会正确推荐和介绍治疗类风湿关节炎的药物，培养用药指导和用药咨询的能力。

3．掌握治疗类风湿关节炎的常用药物及其用量、用法。

4．熟悉类风湿关节炎的问病内容。

【实训内容】

患者，女性，45 岁，近日来乏力，左手拇指指间关节梭形肿胀，硬而疼痛。

1．向患者详细询问病情；

2．给出最可能的诊断；

3．制定药物治疗方案；

4．介绍治疗方案中的药品。

【实训步骤】

1．问病练习

（1）方法：2 位同学一组，其中一人充当典型的类风湿关节炎患者，另一人充当问病者，抽签决定问病者和患者，进行问病练习，其余同学注意观看（每位同学课前须认真预习）。

（2）问病内容

1）问主要症状：倦怠乏力、关节肿胀开始的时间，关节疼痛是单侧还是双侧，肿胀局部有无发红，晨起关节活动情况如何。关节处有无硬结、有无游走性关节疼痛，疼痛有无进行性加重。

2）问诱因：发病前是否有受凉、过度疲劳；有无创伤、感染和精神刺激等。居住环境是否潮湿。

3）问伴随症状：病程中有无发热，是否测过体温，热度如何。

4）问诊疗经过：发病后作过什么检查，有无确诊；用过什么药治疗，药物的剂型、剂量、用法是什么，疗效如何。

5）问一般情况：是否能胜任日常生活和各项活动，饮食、睡眠、大小便、体重有无改变，工作是否受影响。

6）问既往病史及家族史：过去有无患病，家中有无相同症状患者，有无吸烟嗜好。

2．讨论　分组讨论，指出其问病和回答的成功和不足之处，每组推出 1 位同学作总结性发言。

3．优化问病练习　在总结讨论结果的基础上，另选 2 位同学再次进行问病练习。

4．制定药物治疗方案

（1）分组讨论，能否将上述病例确定为类风湿关节炎？列出诊断依据，制定药物治疗方案。

（2）每组推出 1 位同学代表发言。

（3）教师总结，并带同学进行病例分析，详细说明给药依据。

5．介绍上述治疗方案中的药品　说明药物名称、作用、用法、用量、不良反应及用药注意事项等。

【实训提示】

类风湿关节炎是一种以关节滑膜炎为特征的慢性全身性自身免疫疾病，主要侵犯手足小关节。

临床特征：对称性、慢性、进行性多关节炎，早期有关节红肿热痛和功能障碍，最常出现的部位为腕、掌指关节、近端指间关节，其次是足趾、膝、踝、肘、肩等关节。多呈对称性、持续性,疼痛的关节有压痛。95%以上的患者早晨起床后感觉病变关节僵硬,可伴有发热、皮下结节及淋巴结肿大等关节外表现。病变呈持续、反复发作过程,最终导致关节畸形,影响功能。血清抗双链DNA抗体(+),类风湿因子(+)。

诊断要点:根据典型的症状、体征及辅助检查可明确诊断。

治疗原则:类风湿关节炎应争取早期诊断和早期治疗,包括药物治疗、外科手术治疗及恢复期关节功能锻炼。其中以药物治疗最为重要。

药物治疗:临床常用治疗类风湿关节炎的药物包括:

(1)非甾体抗炎药(NSAIDs):如布洛芬、双氯芬酸钠、塞来昔布、萘丁美酮、美洛昔康、依托度酸等。

(2)改变病情抗风湿药(DMARDs):如甲氨蝶呤(MTX)、金制剂、雷公藤、青霉胺等。

(3)糖皮质激素:如泼尼松等。

药物治疗方案举例:

(1)改善关节炎症状

双氯芬酸钠片　　25mg　　q.d.　　p.o.　　或

美洛昔康片　　15mg　q.d.　p.o.

(2)改变病情抗风湿

甲氨蝶呤片　　7.5mg　　q.w.　　p.o.　　或

青霉胺片　　125mg　　q.d.　　p.o.　　或

雷公藤片　　20mg　　b.i.d.　p.o.

(3)有关节外症状或上述治疗无效时

泼尼松片　　20mg　　b.i.d.　p.o.　　或

甲氨蝶呤片　　7.5 mg　　q.w.　　p.o.

氯喹片　　0.25g　　q.d.　　p.o.　　或

青霉胺片　　125mg　　q.d.　　p.o.

(4)疗程:应用糖皮质激素在症状控制后递减;DMARDs在病情缓解后减量维持治疗。

【实训思考】

患者,男,56岁,因反复多关节疼痛2年伴活动受限半年余。2年前患者开始出现关节痛,仅累及双腕关节,经服用止痛药后缓解。半年前关节痛再次反复出现伴发热,体温37.6℃,且疼痛关节数增加,累及双手、双足小关节和膝、肘关节,疼痛程度加重伴肿胀,有晨僵现象,每日持续2小时,影响持物。查:血沉加快,类风湿因子阳性、抗双链DNA抗体阳性。初步诊断为类风湿关节炎。

处方用药:双氯芬酸钠片　　25mg　　q.d.　　p.o.

美洛昔康片　　15mg　q.d.　　p.o.

泼尼松片　　20mg　　b.i.d.　p.o.

请分析用药是否合理,说明理由。说出双氯芬酸钠的主要不良反应。

【实训报告】

1.根据问病练习中的实训病例,制定类风湿关节炎患者的药物治疗方案,说明选药依据,写出应向患者交代的用药注意事项。

2. 回答实训思考中提出的问题。

3. 写出实训体会。

【实训测试】 1～4 为单项选择题,5、6 为多项选择题,7～10 为简答题。

题型	问题	标准分	实得分
1 单选	提示类风湿关节炎活动期的指征之一是 A. 关节红肿痛　　B. 晨僵　　C. 关节畸形 D. 淋巴结肿大　　E. 心包炎	1	
2 单选	关于 DMARDs 的描述,不正确的是 A. 起效慢　　　　B. 改善症状大约需 1～6 个月 C. 能减轻症状　　D. 延缓关节病变进展 E. 为治疗类风湿关节炎的一线药	1	
3 单选	塞来昔布治疗类风湿关节炎,一日最大剂量为 A. 0.4g　　B. 0.1g　　C. 0.3g　　D. 0.2g　　E. 0.5g	1	
4 单选	有消化性溃疡的类风湿关节炎老年患者宜用 A. 阿司匹林　　B. 吲哚美辛　　C. 双氯芬酸 D. 塞来昔布　　E. 萘普生	1	
5 多选	下列属于一线抗风湿的药物有 A. 萘普生　　B. 双氯芬酸　　C. MTX D. 青霉胺　　E. 泼尼松	2	
6 多选	下列哪些药不属于 DMARDs A. 泼尼松　　B. 青霉胺　　C. 美洛昔康 D. 金制剂　　E. 环孢素	2	
7 简答	一位药品销售员给类风湿关节炎患者推荐布洛芬加双氯芬酸联合治疗,是否恰当? 为什么?	3	
8 简答	阐述 NSAIDs 治疗类风湿关节炎出现消化性溃疡的处理。	3	
9 简答	简述 MTX 引起骨髓抑制的防治措施。	3	
10 简答	类风湿关节炎患者,医生给予泼尼松 10mg,3 次 / 日;MTX 20mg,1 次 / 周,分析用药是否合理? 为什么?	2	
	答题流畅	1	
总分		20	

(刘晓颖)

实训十五　系统性红斑狼疮的药物治疗方案制定与评价

【实训目的】

1. 学会制定和评价系统性红斑狼疮药物治疗方案的方法。

2. 学会推荐和介绍治疗系统性红斑狼疮的药物,培养用药指导和用药咨询的能力。

3. 掌握治疗系统性红斑狼疮的常用药物及其用量、用法。

4. 熟悉系统性红斑狼疮的问病内容。

【实训内容】

患者，女性，已婚，27岁，反复发热1个月余，伴双膝关节疼痛、面部红斑15天。

1. 向患者详细询问病情；

2. 给出最可能的诊断；

3. 制定药物治疗方案；

4. 介绍治疗方案中的药品。

【实训步骤】

1. 问病练习

(1) 方法：5位同学一组，其中1人充当系统性红斑狼疮（SLE）患者，其余学生充当问病者（1人主问），主问者和患者均由抽签决定，其余同学注意观看（每位同学课前必须认真预习）。

(2) 问病内容

1) 问主要症状：发热开始的时间，发热前有无畏寒，发热时是否测量过体温，热度多少；关节疼痛的时间、性质、是否影响活动，有无关节红肿和其他关节疼痛；面部红斑的形状、有无瘙痒、水肿、光敏感现象。

2) 问诱因：发病前是否有受凉，是否有长期服药史。

3) 问伴随症状：是否有肌痛、乏力、体重下降，有无脱发现象。

4) 问诊疗经过：发病后是否自服过药物，效果如何；作过什么检查，有无确诊。

5) 问一般情况：饮食、睡眠、大小便如何；工作是否受影响。

6) 问既往病史及家族史：既往患过什么病？家族中有无相同症状患者。

7) 问生育情况。

2. 讨论　分组讨论，指出其问病和回答的成功和不足之处，每组推出1位同学作总结性发言。

3. 优化问病练习　在总结讨论结果的基础上，另选3位同学再次进行问病练习。

4. 制定药物治疗方案

(1) 分组讨论，能否将上述病例确定为SLE？列出诊断依据，制定药物治疗方案。

(2) 每组推出1位同学代表发言。

(3) 教师总结，并带同学进行病例分析，详细说明给药依据。

5. 介绍上述治疗方案中的药品　说明药物名称、作用、用法、用量、不良反应及用药注意事项等。

【实训提示】

系统性红斑狼疮（SLE）是一种多系统损害的慢性自身免疫性结缔组织病。患者血清中出现以抗核抗体为代表的多种自身抗体。发病与环境、性激素、药物和遗传等多种因素有关，多见于育龄期妇女。

临床特征：大多数活动期患者有发热等全身症状，80%患者出现皮疹，以面部蝶形、盘状红斑最具特征性，无明显瘙痒，损害呈多形性，以水肿性红斑最常见。SLE还可出现光敏感、脱发等。同时可伴有对称性多关节疼痛、肿胀，常累及膝关节，通常不引起骨质破坏。反复发作可出现肾、心血管、神经系统、消化系统、血液系统等多系统损害。狼疮性肾炎（LN）所引起的肾衰竭是患者死亡原因之一。

诊断要点：根据典型病史、患者表现和辅助检查可明确诊断。

治疗原则：SLE应早期诊断，及时治疗，使病情缓解，避免或延缓脏器的损害，维持脏器功能；急性活动期应卧床休息，避免阳光暴晒，控制炎症反应，免疫调节及对症治疗；应重视心理治疗，去除各种诱因。

药物治疗：

（1）控制炎症：①糖皮质激素：如泼尼松等；②免疫抑制剂：如环磷酰胺、环孢素、硫唑嘌呤等。

（2）抗光敏：抗疟药：如氯喹、羟氯喹等。

药物治疗方案举例：

（1）轻型SLE

氯喹片　　　　200mg　　　q.d.　　p.o.　　或

羟氯喹片　　200mg　　　q.d.　　p.o.　（疗程2～3周）

（2）重型SLE

诱导期（约半年到一年）：

泼尼松片　　　20mg　t.i.d.　p.o.（持续6～8周病情好转后缓慢减量）

环磷酰胺片　50mg　b.i.d.　p.o.

巩固维持：

泼尼松片　　　7.5mg　q.d.　　p.o.

硫唑嘌呤片　50mg　b.i.d.　　p.o.

（3）急性暴发性危重SLE

1）激素冲击疗法：甲泼尼龙注射液1000mg＋5%葡萄糖注射液200ml，i.v.gtt.（1小时），q.d.，连续三天为1个疗程，间隔5～30天。间隔期与冲击后：

泼尼松片　　10mg　　t.i.d.　　p.o.

2）环磷酰胺冲击疗法：环磷酰胺注射液1000mg＋0.9%氯化钠注射液500ml，i.v.gtt.，每月1次，连续3～6个月后每3个月1次，共2年。

【实训思考】

患者，女，30岁，有十二指肠球部溃疡史，服药治疗已3～4年，无明显症状。以后两年间关节疼痛反复发作，未作治疗。3周前出现发热和关节肿痛，以近端指间关节、腕关节为主，体温38.5℃，1天前关节痛加重并伴有面部皮疹。查：抗核抗体阳性。初步诊断为系统性红斑狼疮。

处方用药：羟氯喹片　　　　200mg　q.d.　　p.o.

双氯芬酸钠片　25 mg　　t.i.d.　p.o.

硫糖铝片　　　1.0　　　t.i.d.　　p.o.

请分析用药是否合理，说明理由。如果上述方案治疗效果不好，应如何处理？

【实训报告】

1. 根据问病练习中的实训病例，制定出系统性红斑狼疮患者的药物治疗方案，说明选药依据，写出应向患者交代的用药注意事项。

2. 回答实训思考中提出的问题。

3. 写出实训体会。

【实训测试】　1～4为单项选择题，5、6为多项选择题，7～10为简答题。

题型	问题	标准分	实得分
1 单选	药店人员对疑似SLE顾客的问病内容不包括 A. 问关节情况　　B. 问体温情况　　C. 问皮疹情况 D. 问骨折情况　　E. 问发病前的服药情况	1	
2 单选	SLE典型的红斑是 A. 环形红斑　　B. 结节性红斑　　C. 网状红斑 D. 蝶形红斑　　E. 不规则红斑	1	
3 单选	目前治疗SLE的基本药物是 A. 免疫抑制剂　　B. 非甾体抗炎药 C. 抗疟药　　　　D. 糖皮质激素　　　E. 以上都是	1	
4 单选	轻型SLE,皮疹多,对光过敏者可选用 A. 羟氯喹　　B. MTX　　C. 泼尼松 D. 环磷酰胺　　E. 双氯芬酸	1	
5 多选	小剂量泼尼松治疗轻型SLE,下列不正确的是 A. 0.5mg/kg,晨起顿服　　B. 60~100mg/d C. 0.25mg/kg,晨起顿服　　D. 30~40mg/d E. 500~1000mg/d	2	
6 多选	SLE合并妊娠时,下列哪些药物不能使用 A. 泼尼松　　B. 地塞米松　　C. 氯喹+泼尼松 D. 倍他米松　　E. 硫唑嘌呤+泼尼松	2	
7 简答	当青年女性SLE患者因担心影响美容而拒绝服用糖皮质激素时,你如何处理?	2	
8 简答	如何防治用环磷酰胺治疗SLE引起的出血性膀胱炎?	3	
9 简答	简述SLE的药物治疗原则。	3	
10 简答	叙述激素冲击疗法治疗急性暴发性危重SLE的方法。	3	
	答题流畅	1	
总分		20	

（刘晓颖）

实训十六　甲状腺功能亢进的药物治疗方案制定与评价

【实训目的】

1. 学会制定和评价甲亢药物治疗方案的方法。

2. 学会推荐和介绍治疗甲亢的药物,培养用药指导和用药咨询的能力。

3. 掌握治疗甲亢的常用药物及其用量、用法。

4. 熟悉甲亢的问病内容。

【实训内容】

患者,女,35岁,甲状腺肿大两月余。近来因小事常与家人、邻居争吵,说话情绪激动,紧张、焦虑。两眼炯炯有神,瞬目减少。

1. 向患者详细询问病情;

2. 给出最可能的诊断;

3. 制定药物治疗方案;

4. 介绍治疗方案中的药品。

【实训步骤】

1. 问病练习

（1）方法:通过当地社区卫生医疗服务机构,聘请一位甲亢患者到课堂,推荐 5 位学生代表扮演医药人员,进行问病练习,其余同学注意观看(每位同学课前须认真预习)。

（2）问病内容

1）问主要症状:何时起病,主要表现是什么,有无颈部肿大,有无怕热、易饥饿现象,食量与平时相比有无增加,过去性格、人际关系如何,近来性情是否有较明显的变化,体重有无下降。

2）问诱因:发病前是否压力大、有无受到过精神刺激。

3）问伴随症状:有无肌肉软弱无力、心慌及注意力不集中的表现。

4）问诊疗经过:作过什么检查,有无确诊;发病后用过什么药治疗,效果如何。

5）问一般情况:睡眠、大小便、体重如何,工作是否受影响。

6）问月经情况,有无经量少或闭经现象。

7）问既往病史及家族史:过去患过什么病,家族中有无相同症状患者。

2. 讨论　分组讨论,指出其问病的成功和不足之处,并提出改进意见。每组推出 1 位同学作代表性发言。

3. 优化问病练习　在总结讨论结果的基础上,另选 2 位同学再次进行问病练习(患者、医药人员均由学生扮演)。

4. 制定药物治疗方案

（1）分组讨论:该社区患者能否确定为甲亢? 列出诊断依据,提出药物治疗方案。

（2）每组推出 1 位同学代表发言。

（3）教师总结,并带同学进行病例分析,强调问诊时应注意观察患者的情绪、注意甲状腺肿大的程度及突眼的程度。详细说明给药依据。

5. 介绍上述治疗方案中的药品　说明药物名称、作用、用法用量、不良反应及用药注意事项等。

【实训提示】

甲状腺功能亢进症是由多种原因引起甲状腺激素分泌过多所致的一组内分泌疾病。常以感染、精神刺激为主要诱因。

临床特征:起病缓,部分患者有甲状腺肿大、突眼、手舌颤抖。典型的表现为乏力、怕热多汗、皮肤潮湿,患者经常有饥饿感,进食多反而体重减轻。容易激动、焦虑烦躁,有的出现性情改变;失眠多梦、注意力不集中、记忆力减退,也可出现心律失常,稀便、排便次数增多。女性常有月经减少或闭经,男性有阳痿。实验检查甲状腺激素(T_3、T_4)升高、促甲状腺激素(TSH)降低。

诊断要点:典型病例通过详细询问病史、依靠临床症状及体征和实验室检查,方可确定诊断。

治疗原则:目前临床普遍采用三种疗法,即药物治疗、放射性碘治疗和手术治疗。

药物治疗：甲状腺功能亢进症的药物治疗主要包括抗甲状腺药物、碘剂、β受体拮抗药。其中，抗甲状腺药物治疗是甲亢的基础治疗，也用于手术和放射性碘治疗前的准备阶段。

（1）抗甲状腺药物：如丙硫氧嘧啶（PTU）、甲巯咪唑（MMI）等。

（2）β受体拮抗药：常用普萘洛尔。

（3）甲状腺激素：甲状腺片（为防止药物性甲状腺功能减退）。

药物治疗方案举例：

（1）初治期

丙硫氧嘧啶片　　　0.1　　　t.i.d.　　p.o.

若患者心悸明显，精神紧张或伴失眠，可用：

①甲巯咪唑片　　　10mg　　t.i.d.　　p.o.

②普萘洛尔片　　　10mg　　t.i.d.　　p.o.

③地西泮片　　　　2.5mg　　h.s.　　p.o.

当症状缓解或 T_3、T_4 恢复正常，药物可减量。为防止药物性甲状腺功能减退，可加服甲状腺片。

（2）维持期

丙硫氧嘧啶片　50mg　　q.d.　　p.o.　或

甲巯咪唑片　　50mg　　q.d.　　p.o.

（3）疗程：维持治疗一般为 1.5～2 年。不能随意中断药物，定期复查 T_3、T_4、肝功能和血常规。

【实训思考】

患者，女，25岁，易激动、怕热、心悸 1 个月余。患者 1 月前开始出现怕热多汗，食量增加，伴体重进行性下降。查：甲状腺肿大，T_3、T_4 升高。诊断为甲状腺功能亢进症。

处方用药：丙硫氧嘧啶片　　　50mg　q.d.　p.o.

　　　　　复方碘溶液　　　　1ml　t.i.d.　用水稀释后口服

请分析用药是否合理，说明理由。

【实训报告】

1. 根据问病练习中的实训病例，制定出甲亢患者的药物治疗方案，说明选药根据，写出应向患者交代的用药注意事项。

2. 回答实训思考中提出的问题。

3. 写出实训体会。

【实训测试】　1～4 为单项选择题，5、6 为多项选择题，7～10 为简答题。

题型	问题	标准分	实得分
1 单选	对甲亢的诊断具有决定意义的是 A. 甲状腺肿大　　B. 食欲亢进　　C. 体重下降 D. 情绪不稳定　　E. 血清甲状腺激素测定值增高	1	
2 单选	抗甲状腺药物最严重的不良反应是 A. 胃肠道反应　　B. 骨髓抑制　　C. 粒细胞减少 D. 过敏反应　　　E. 消化性溃疡	1	

续表

题型	问题	标准分	实得分
3 单选	甲亢的内科治疗宜选择使用 A. 小剂量的碘　　B. 大剂量的碘　　C. 甲状腺素 D. 甲巯咪唑　　E. 三碘甲腺原氨酸	1	
4 单选	药物治疗甲亢的疗程一般为 A. 5～10 周　　B. 1～3 周　　C. 半年～1 年 D. 1.5 年～2 年　　E. 6～8 周	1	
5 多选	下列哪些药物可抑制甲状腺功能,在与硫脲类药物合用时应调整剂量 A. 磺胺类　　B. 巴比妥类　　C. 磺酰脲类 D. 酚妥拉明　　E. 对氨基水杨酸	2	
6 多选	治疗甲状腺危象时可选用的药物包括 A. 小剂量碘剂　　B. 大剂量的 PTU　　C. 复方碘溶液 D. 普萘洛尔　　E. 肾上腺皮质激素	2	
7 简答	抗甲状腺药物的适应证有哪些?药物治疗分哪三期?	3	
8 简答	药物治疗甲亢,停药的指征有哪些?	3	
9 简答	产生甲状腺危象的诱因是什么?预防措施包括哪些?	3	
10 简答	甲亢时用普萘洛尔的目的是什么?	2	
	答题流畅	1	
总分		20	

（刘晓颖）

实训十七　糖尿病的药物治疗方案制定与评价

【实训目的】
1. 学会制定和评价糖尿病药物治疗方案的方法。
2. 学会推荐和介绍治疗糖尿病的药物,培养用药指导和用药咨询的能力。
3. 掌握治疗糖尿病的常用药物及其用量、用法。
4. 熟悉糖尿病的问病内容。

【实训内容】
患者,男,52 岁,近 1 个月来烦渴、多尿;
1. 向患者详细询问病情;
2. 综合分析经问诊所取得的资料,给出最可能的临床诊断;
3. 制定药物治疗方案;
4. 介绍治疗方案中的药品。

【实训步骤】

1. 问病练习

（1）方法：5 位同学一组，通过与社区卫生服务中心联系，征得患者同意，上门对糖尿病患者进行一次用药情况调查。每位同学课前必须认真预习糖尿病药物治疗的相关内容。

（2）问病内容

1）问主要症状：何时起病，起病时有哪些不适，有无多尿现象，饮水的程度，有无易饥、多食及体重下降。

2）问伴随症状：有无乏力、水肿及视物模糊、恶心、嗜睡等症状。

3）问一般情况：询问饮食、睡眠、精神、大小便及工作是否受影响。

4）问诊疗经过：发病后自服过什么药治疗，效果如何；作过什么检查，结果如何，是否确诊。

5）问既往病史及家族史：过去有无患病史，家庭中有无类似疾病患者。

2. 讨论　调查结束后回校进行分组讨论，将收集的情况进行归纳、分析、总结，找出成功和不足之处，每组推出一位同学作汇报总结发言。

3. 优化问病练习　分组讨论，在总结讨论结果的基础上，另选 2 位同学，分别模拟糖尿病患者、医药人员再次进行问病练习。

4. 制定药物治疗方案。

（1）分组讨论：能否将所调查病例确诊为糖尿病？属于哪一类型？列出诊断依据，制定药物治疗方案。

（2）每组推出 1 位代表发言。

（3）教师总结，并带同学进行病例分析，详细说明给药依据。

5. 介绍上述治疗方案中的药品　说明药物名称、作用、用法用量、不良反应及用药注意事项等。

【实训提示】

糖尿病是一组由胰岛素分泌和（或）作用缺陷引起的慢性代谢性疾病。发病与遗传、自身免疫、感染、肥胖及环境因素有关。人群中以 2 型糖尿病居多。

临床特征：为慢性血葡萄糖（简称血糖）水平增高，同时可伴有蛋白质、脂肪代谢异常。临床上出现典型的"三多一少"症状，即多尿、多饮、多食和体重减少。患者还可有皮肤瘙痒，尤其是外阴瘙痒，有的患者伴有视力障碍。久病可引起多系统损害，导致大血管、微血管、神经、眼及其他病变。病情严重或应激时可发生急性代谢紊乱，发生酮症酸中毒、高渗性昏迷等。

诊断要点：根据患者临床上出现典型的"三多一少"症状及血糖检查即可确诊。

治疗原则：临床上主张早期治疗、长期治疗和综合治疗原则。包括药物、膳食、运动及心理治疗。

药物治疗：糖尿病的治疗药物包括胰岛素和口服降糖药。后者包括：

（1）磺酰脲类：如格列本脲、格列齐特、格列吡嗪、格列喹酮、格列美脲等。

（2）双胍类：二甲双胍。

（3）α-葡萄糖苷酶抑制药：如阿卡波糖等。

（4）非磺酰脲类促胰岛素分泌剂：如瑞格列奈等。

（5）胰岛素增敏药（噻唑烷二酮类）：如罗格列酮等。

药物治疗方案举例：

（1）T1DM

胰岛素注射液　　10U/早、6U/中、8U/晚　　i.h.　餐前15分钟

二甲双胍片　　　0.25g　t.i.d.　p.o.（必要时）或

阿卡波糖片　　　50mg　t.i.d.　p.o.（必要时）

（2）T2DM体胖患者

二甲双胍片　　　0.25g　t.i.d.　　　p.o.

阿卡波糖片　　　50mg　t.i.d.　　　p.o.　a.c.

T2DM体瘦患者

格列美脲片　　　1mg　q.d.　　　p.o.　a.c.

阿卡波糖片　　　50mg　t.i.d.　　　p.o.　a.c.

T2DM用磺酰脲类效果无效的患者

瑞格列奈片　　　1mg　t.i.d.　　　p.o.　　　餐前或餐时

二甲双胍片　　　0.25g　t.i.d.　　　p.o.

【实训思考】

患者，男，56岁。近半年来出现口渴、喜饮水，每日饮水量约在3000ml以上，小便次数及每次尿量明显增加，常有饥饿感，食量增加，体重下降5kg。偶有心慌、头昏、乏力、出冷汗等表现，每次喝糖水或进食糕饼后症状消失。近半月来双下肢水肿，睡前明显，晨起消退。3个月前两次查血糖：空腹8.6mmol/L、9.0mmol/L，餐后2小时14.6mmol/L、16.8mmol/L。确诊为T2DM。医生嘱其控制饮食、体育锻炼，暂不用药。1周前再次复查血糖，空腹及餐后血糖均未下降。

处方用药：格列美脲片　　1mg　　　q.d.　早餐前即服

　　　　　　阿卡波糖片　　25mg　t.i.d.　餐前即服

请分析用药是否合理，说明理由。

【实训报告】

1. 根据问诊练习中的实训病例，制定出糖尿病患者的药物治疗方案，说明选药依据，写出应向患者交代的用药注意事项。

2. 回答实训思考中提出的问题。

3. 写出实训体会。

【实训测试】　1～4为单项选择题，5、6为多项选择题，7～10为简答题。

题型	问题	标准分	实得分
1 单选	糖尿病患者多尿的主要因素是 A.喝水多　　B.合并肾病　　C.合并尿路感染 D.高血糖　　E.脑垂体功能障碍	1	
2 单选	适用于T2DM体胖患者的口服降糖药是 A.格列本脲　　B.格列齐特　　C.格列吡嗪 D.格列美脲　　E.二甲双胍	1	
3 单选	T1DM必须使用的降糖药物是 A.磺酰脲类　　B.双胍类　　C.胰岛素 D.非磺酰脲类胰岛素促泌剂　　E.α-葡萄糖苷酶抑制药	1	

题型	问题	标准分	实得分
4 单选	胰岛素治疗 T2DM 可以从小剂量开始,即 A. 4~6U B. 6~8U C. 8~12U D. 10~20U E. 16~30U	1	
5 多选	下列哪些是糖尿病的并发症 A. 酮症酸中毒 B. 感染 C. 血管病变 D. 高渗性昏迷 E. 眼的病变	2	
6 多选	当胰岛功能丧失时,下述哪些药仍有降糖作用 A. 胰岛素 B. 格列齐特 C. 二甲双胍 D. 格列美脲 E. 阿卡波糖	2	
7 简答	作为药品销售人员,如何针对 T2DM 患者的病情介绍和推荐口服降糖药?	3	
8 简答	糖尿患者临床表现的"三多一少"是什么?	3	
9 简答	目前治疗糖尿病的口服药分几大类?举出每一类中的一种药物。	2	
10 简答	目前国际上将糖尿病分为哪些类型?以哪一型最常见?	3	
	答题流畅	1	
总分		20	

(刘晓颖)

实训十八 普通感冒的药物治疗方案制定与评价

【实训目的】

1. 学会对治疗普通感冒药物和常用复方制剂的正确评价和合理选用。

2. 学会正确推荐和介绍药品,提高普通感冒用药指导和咨询能力。

3. 熟悉老人、婴幼儿、孕产妇、患有其他疾病等感冒患者的用药特点。

4. 熟悉普通感冒与流感的区别、病毒性感冒与细菌性感冒的鉴别。

5. 了解普通感冒常见并发症。

【实训内容】

1. 讨论病毒性感冒的症状、诊断、治疗原则;

2. 正确评价常用治疗病毒性感冒药物的处方。

【实训步骤】

1. 问诊和用药调查

(1) 分组进行,小组成员轮流担任问病者和模拟患者,进行问病练习;

(2) 问诊内容包括诱因、主要症状、伴随症状、既往病史、诊疗经过、检查情况、用药情况和治疗效果;

(3) 有条件时,可以小组为单位到学校附近药店或社区卫生服务站进行感冒用药情况调查。

2．讨论　分组讨论，根据收集的相关病例资料列出诊断依据，重点分析用药情况，提出合理的药物治疗方案。

3．答辩　在总结讨论结果的基础上每组推出 1 位同学代表，参加班级汇报答辩。指导教师对汇报答辩情况进行点评。

4．完成实训测试和实训报告

【实训提示】

普通感冒，俗称"伤风"，是由多种病毒引起的一种呼吸道常见病。一般不会引起其他疾病，而且有自愈性。任何季节都可发生，但多发于初冬，一般人在受凉、淋雨、过度疲劳后，因抵抗力下降发病。特点是散发性不引起流行，以上呼吸道症状为主，症状较轻，若处理不当，常易合并细菌感染。

流感是由流感病毒引起的，特点是具有流行性，季节性流感的症状非常典型，一发病即出现高烧，常达 39℃以上，伴有肌肉酸痛、头痛、咽痛、乏力，并可能导致严重并发症，甚至死亡。此病极易传播，故应及早隔离和治疗。

临床特征：感冒起病时鼻内有干燥感及痒感、打喷嚏、全身不适或有低热，以后渐有鼻塞、嗅觉减退、流大量清水鼻涕、鼻黏膜充血、水肿、有大量清水样或脓性分泌物等。若无并发症，病程约为 7～10 天。

诊断要点：排除流感和其他病毒感染，根据典型症状可做出诊断，应明确有无细菌感染。

治疗原则：缓解症状，预防继发细菌感染，避免并发症是药物治疗感冒的主要目的。

药物治疗：

(1) 对因治疗：普通感冒一般无特效对因治疗药物。可供选用的抗病毒药物有：

金刚烷胺：一次 100mg，一日 2 次，常见副作用有精神不集中，出现幻觉、失眠、厌食及吞咽困难等，停药后上述症状便可消失；

利巴韦林：一次 100～200mg，一日 3 次，对呼吸道合胞病毒、流感病毒有效，但在动物实验中有致胎儿畸形作用，故孕妇禁用；

吗啉胍：一次 100～200mg，一日 3 次，对鼻病毒、呼吸道合胞病毒、腺病毒及流感病毒均有效，常见副作用有胃肠不适、出汗、低血糖等，与氯苯那敏、维生素 C 合用，可减轻上述副作用。如发热明显、鼻腔有脓性分泌物、中性粒细胞增高时可考虑适当应用抗菌药。

(2) 对症治疗：普通感冒一般疼痛不明显，无须专门处理；体温高于 38.5℃才有必要使用退烧药，使用时一定要注意安全剂量。一般来说，用退烧药要做到见好就收，以免产生毒性。如果连续 3 天服用退烧药物，但仍无明显好转，应到医院做进一步的详细检查和治疗。若有明显的呼吸道症状，如：鼻塞、流涕、流泪，可用 1% 麻黄碱滴鼻，一次 2～4 滴，一日 3 次，并可口服氯苯那敏 4～8mg，一日 3 次。咽痛者可口含碘喉片，一次 1～2 片，一日 3～4 次，或溶菌酶片，一次 1～2 片，一日 4～6 次。咳嗽频繁者，可服复方甘草合剂，一次 10ml，一日 3 次；喷托维林，一次 25mg，一日 3 次。若咳嗽痰多，痰液黏稠，则可加用溴己新，一次 16mg，一日 3 次；若咳嗽剧烈，影响工作和休息时，可临时或短时口服磷酸可待因，一次 30mg。其他如感冒清热冲剂、速效感冒胶囊等也可部分缓解上述症状。

（3）复方制剂：以下是处方分析示例：

处方组成：金刚烷胺 100mg、对乙酰氨基酚 250mg、人工牛黄 10mg、咖啡因 15mg、氯苯那敏 2mg。

组方说明：

金刚烷胺　抗病毒药物，主要是抗 A 型流感病毒，能阻止病毒进入人体细胞，故有预防作用；实验证明对病毒有明显抵抗作用；

对乙酰氨基酚　解热镇痛作用出现快，副作用少；

人工牛黄　有退热、解毒、消炎、祛痰作用；

咖啡因　缓解头痛，对抗金刚烷胺嗜睡、眩晕的副作用；

氯苯那敏　减轻鼻黏膜充血水肿，改善鼻塞流涕等症状。

处方特点：兼有解热、镇痛、抗炎、抗过敏、预防亚洲 A 型流感病毒作用。

复方制剂虽然组方不同，药物的剂量、用法、副作用各有特点，但复方制剂固有的缺陷始终存在，法定的药物成分使得对症选药较为困难，部分无治疗意义的药物强加给患者增加了不良反应的发生率。为减少不良反应，患者不可同时服用两种以上含有多种成分的复方制剂。

【实训思考】

根据以下示例，收集两种 OTC 感冒药，分析同时服用的危险。

示例：请根据药物成分分析同时服用以下 2 种以上感冒药物是否合理？

1. 速效伤风胶囊　含对乙酰氨基酚、咖啡因、氯苯那敏、人工牛黄。

2. 感冒清　含对乙酰氨基酚、吗啉胍、氯苯那敏、大青叶。

3. 康必得　含对乙酰氨基酚、葡萄糖酸锌、二氧丙嗪、板蓝根。

4. 复方氨酚烷胺片　含对乙酰氨基酚、咖啡因、金刚烷胺、人工牛黄。

5. 复方大青叶片　含对乙酰氨基酚、咖啡因、异戊巴比妥、维生素C、大青叶提取物。

6. 维生素C银翘片　含对乙酰氨基酚、维生素C、氯苯那敏、金银花、连翘、牛蒡子。

【实训报告】

1. 根据问病练习中的实训病例，制定出普通感冒的药物治疗方案，说明选药依据，写出应向患者交代的用药注意事项。

2. 回答实训思考中提出的问题。

3. 写出实训体会。

【实训测试】　1～4 为单项选择题，5、6 为多项选择题，7～10 为简答题。

题型	问题	标准分	实得分
1 单选	普通感冒最常见的病原体是 A. 流感杆菌　　B. 柯萨奇病毒　　C. 冠状病毒 D. 流感病毒　　E. 鼻病毒	1	
2 单选	抑制病毒进入细胞的药物是 A. 阿司匹林　　B. 右美沙芬　　C. 金刚烷胺 D. 伪麻黄碱　　E. 利巴韦林	1	
3 单选	解热镇痛药对何种感冒症状无效 A. 卡他症状　　B. 发热　　C. 头痛 D. 关节痛　　E. 肌肉痛	1	

题型	问题	标准分	实得分
4 单选	青光眼患者感冒时应选用 A. 速效伤风胶囊　　B. 康必得　　C. 复方氨酚烷胺片 D. 复方大青叶片　　E. 维生素 C 银翘片	1	
5 多选	金刚烷胺对下列何种疾病有效 A. 普通感冒　　B. 流行性感冒　　C. 艾滋病 D. 细菌性感冒　　E. 禽流感	1	
6 多选	感冒的并发症是 A. 鼻窦炎　　B. 气管炎　　C. 肺炎 D. 中耳炎　　E. 咽炎	1	
7 简答	普通感冒和流感是不是一回事,如何鉴别?	2	
8 简答	普通感冒的典型症状有哪些?	3	
9 简答	哪些感冒患者必须预防性地使用抗菌药物?	4	
10 简答	如何正确选用复方感冒药物?	4	
	答题流畅	1	
总分		20	

（吴争鸣）

实训十九　头痛的药物治疗方案制定与评价

【实训目的】

1. 学会制定和评价头痛药物治疗方案的方法。

2. 学会正确推荐和介绍治疗头痛的药物,培养用药指导和用药咨询的能力。

3. 掌握治疗头痛的常用药物及其用量、用法。

4. 熟悉头痛的问病内容。

【实训内容】

患者,女,24 岁。感冒后出现前额、双颞部阵阵胀痛,较剧烈,影响夜间休息,伴发热,体温 37.8℃,持续 2 天,不伴恶心、呕吐、咳嗽、咳痰、复视、视物不清等。服用美息伪麻片(含对乙酰氨基酚、盐酸伪麻黄碱、右美沙芬、盐酸苯海拉明),2 天后,体温 36.8℃,头痛无明显改善,睡眠不佳。

1. 向患者详细询问病情;

2. 给出最可能的诊断;

3. 制定药物治疗方案;

4. 介绍治疗方案中的药品。

【实训步骤】

1. 问病练习

(1) 方法：2 位同学一组，其中一人充当头痛患者，另一人充当问病者，抽签决定问病者和患者，进行问病练习，其余同学注意观看（每位同学课前须认真预习）。

(2) 问病内容

1）问主要症状：头痛的部位、性质、程度、持续时间及发作次数，持续性还是阵发性，症状轻重是否与时间有关，与原发病的病情变化是否有关。

2）问诱因：发病前是否有受凉、劳累、用药、外伤或感染等诱因？

3）问伴随症状：有无咳嗽、咽喉肿痛等呼吸系统症状，有无恶心、呕吐、视力障碍等颅压升高的症状，有无精神症状、颅神经麻痹及其他自主神经症状等。

4）问诊疗经过：发病后作过什么检查，结果如何，有无确诊；用过什么药治疗，药物的剂型、剂量、用法是什么，疗效如何。

5）问一般情况：饮食、睡眠、大小便、体重有无改变，工作是否受影响？

6）问既往病史及家族史：过去患过何种疾病，家中有无相同症状患者。

2. 讨论　分组讨论，指出其问病和回答的成功和不足之处，每组推出 1 位同学作总结性发言。

3. 优化问病练习　在总结讨论结果的基础上，另选 2 位同学再次进行问病练习。

4. 制定药物治疗方案

(1) 分组讨论，能否将上述病例确定为感冒引起的头痛？列出诊断依据，制定药物治疗方案。

(2) 每组推出 1 位同学代表发言。

(3) 教师总结，并带同学进行病例分析，详细说明给药依据。

5. 介绍上述治疗方案中的药品　说明药物名称、作用、用法、用量、不良反应及用药注意事项等。

【实训提示】

头痛是最常见的临床现象之一，它不是一个独立的疾病，而是某种疾病伴随的症状。根据病因可将头痛分为原发性头痛（即没有明确病因的头痛）和继发性头痛（即继发于颅内、外器质性病变而产生的头痛）；根据头痛的性质可分为以下几类：①牵引性头痛，常见于颅内占位病变等疾病；②血管性头痛，主要见于偏头痛、颅脑损伤、严重感染等；③肌张性头痛，主要见于原因不明的原发性肌紧张头痛和继发于颈部疾病的症状性肌紧张头痛；④放射性神经痛，多见于三叉神经炎等；⑤牵涉性头痛，主要见于五官疾病反射性地引起的头面部的牵涉性疼痛；⑥心因性头痛，常见于心理紧张、焦虑、抑郁等心境障碍引起的神经功能失调。因病因复杂，极易导致误诊误治，采取正确有效的治疗尤为重要。

诊断要点：根据头痛的性质、部位、时间性、诱因以及先兆症状和其他伴随症状等病史，可以概括了解头痛的原因，缩小诊断范围，借助于辅助检查，确定诊断。

治疗主要包括：一般治疗、药物治疗。药物治疗的主要方案是止痛药与其他对症治疗药联合应用，使头痛缓解。

治疗原则：消除病因，缓解疼痛，防治并发症。

治疗药物：

（1）麦角胺类药物：是治疗偏头痛发作的第一类特效药。主要优点是价格便宜，疗效确切；缺点是口服吸收不稳定，且有持续收缩血管的作用，过量易致头痛反跳，每次处方不应超过日常用量。常用药物及用法：麦角胺咖啡因，口服一次 1～2 片，如无效，隔 0.5～1 小时后再服 1～2 片，每次发作一日总量不超过 6 片；酒石酸麦角胺，口服，一次 1～2mg，一日不超过 6mg，一周不超过 10mg。

（2）非甾体抗炎药：对终止偏头痛发作有一定的疗效。该类药应用于偏头痛的治疗时必须强调不能随意联用，原则上单药短期使用。根据半衰期长短，选择一天用药 1～3 次，一周最多用 2～3 天，剂量不能过大，疗程不能过长，避免造成耐受性、滥用或导致严重的药物不良反应。常与咖啡因制成复方制剂用于肌收缩性头痛。常用药物及用法：阿司匹林，口服一次 0.3～0.6g，一日 3 次；对乙酰氨基酚，一日 0.6～1.8g，日量不超 2g，疗程不超 10 天。

（3）中枢性镇痛药：该类药主要是阿片类受体激动药，包括吗啡、哌替啶、喷他佐辛、布桂嗪等，其镇痛作用强，但容易成瘾，故一般情况不用。另外，罗通定也为中枢性镇痛药，有镇痛、镇静作用，但为非吗啡类，无成瘾性，广泛应用于临床，口服一次 60～120mg，一日 1～4 次。

（4）普坦类药物：为选择性 5-HT 受体激动药，对缓解中、重度偏头痛发作效果良好，已成为治疗中、重度偏头痛发作的一线药物。常用药物及用法：舒马普坦，口服每次 100mg，依病情可间隔 2 小时反复给药；皮下注射每次 6mg，用于中、重度偏头痛患者治疗，10 分钟起效，1 小时症状明显减轻或消失；静脉注射每次 3mg。佐米曲普坦，治疗偏头痛发作的推荐剂量为 2.5mg，如果 24 小时内症状持续或复发，再次服药仍有效，如需二次服药，时间应与首次服药时间最少相隔 2 小时，服用本品 2.5mg，头痛减轻不满意者，在随后的发作中，可服用 5mg，通常服药 1 小时内效果最明显，偏头痛发作期间无论何时服用本药，都同样有效，建议发病后尽早服用，反复发作时，建议 24 小时内服用总量不超过 15mg，本品不作为偏头痛的预防性药物，肾损害患者使用本品无须调整剂量。

（5）抗癫痫药：卡马西平对三叉神经痛效果好，常见副作用有嗜睡、眩晕、胃肠道症状、皮疹、白细胞一过性减少等，长期用药应定期查血常规。用法与剂量：镇痛，开始一次 0.1g，一日 2 次；第二日后每隔一日增加 0.1～0.2g，直到疼痛缓解，维持量每日 0.4～0.8g，分次服用；最高量每日不超过 1.2g。

（6）苯二氮䓬类药物：小剂量、短疗程应用地西泮等药物，除镇静、抗焦虑作用外，还有肌肉松弛作用，有利于缓解慢性肌收缩性头痛症状。常用药物及用法：地西泮，抗焦虑，一次 2.5～10mg，一日 2～4 次；催眠，一次 5～10mg，睡前服用。艾司唑仑，镇静、抗焦虑，口服，一次 1～2mg，一日 3 次；催眠，口服，一次 1～2mg，睡前服。

（7）三环类抗抑郁药：阿米替林是预防偏头疼复发的有效药物，伴有睡眠障碍和抑郁的偏头痛患者首选。用法与剂量：口服一次 25mg，一日 2 次，维持量一日 50～150mg，老年患者和青少年一日 50mg，分次或夜间 1 次服。

药物治疗方案举例：

处方用药：复方对乙酰氨基酚片　　1 片　　　t.i.d　p.o.

　　　　　罗通定片　　　　　　　60mg　h.s.　　　p.o.

　　　　　维生素 C 片　　　　　　25mg　t.i.d　p.o.

注：复方对乙酰氨基酚每片含对乙酰氨基酚 250mg、异丙安替比林 150mg、咖啡因 50mg。

【实训思考】

王某，女，30 岁，公司高级职员。右侧头痛，呈搏动性，每周发病 2 次，每次持续 6～12 小时，伴烦躁，夜晚不能入睡，口服麦角胺咖啡因片，无明显改善。自 20 岁开始，偶尔发作，头痛之前常有极度疲劳感，当头痛发作时，对光和声音特别敏感，常有恶心症状，但没有呕吐过。头痛发作时靠服用布洛芬和躲在黑暗的房间里来缓解头痛。查体结果未见异常，不吸烟，偶尔饮酒。

处方用药：舒马普坦片　　100mg　t.i.d　p.r.n.　p.o.

　　　　　艾司唑仑片　　2mg　　h.s.　p.o.

请分析用药是否合理，说明理由。

【实训报告】

1. 根据问病练习中的实训病例，制定出头痛患者的药物治疗方案，说明选药依据，写出应向患者交代的用药注意事项。

2. 回答实训思考中提出的问题。

3. 写出实训体会。

【实训测试】　1～5 为单项选择题，6、7 为多项选择题，8～11 为简答题。

题型	问题	标准分	实得分
1 单选	一感冒患者因头痛到药店购药，下列哪项不是售药人员必须做的 A. 问感冒后用过何药，效果如何 B. 问体温、伴随症状及是否影响睡眠等情况 C. 根据用药情况推荐给药，避免重复用药 D. 建议到医院 CT 检查 E. 交代所售药物的不良反应及防治措施	1	
2 单选	非甾体抗炎药治疗头痛，下列说法正确的是 A. 可长期用药　　　　B. 剂量越大镇痛效果越好 C. 应用乙酰氨基酚的疗程一般不超 10 天 D. 为头痛首选药物　　E. 对偏头痛无效	1	
3 单选	可用于预防偏头痛复发的有效药物是 A. 阿司匹林　　B. 麦角胺咖啡因　　C. 阿米替林 D. 佐米曲普坦　　E. 哌替啶	1	
4 单选	肌张性头痛宜选用 A. 麦角胺类药物　　　B. 非甾体抗炎药与咖啡因的复合制剂 C. 中枢性镇痛药　　D. 普坦类药物　　E. 其他镇痛药物	1	
5 单选	治疗三叉神经痛引起的放射性头痛首选 A. 阿司匹林　　B. 卡马西平　　C. 吗啡 D. 阿米替林　　E. 舒马普坦	1	
6 多选	关于普坦类药物，下列说法正确的是 A. 选择性激动 5-HT 受体 B. 对缓解中、重度偏头痛发作效果良好 C. 佐米曲普坦治疗偏头痛发作的推荐剂量为 2.5mg D. 肾损害患者使用佐米曲普坦时应减小剂量 E. 舒马普坦可依病情间隔 2 小时反复给药	1	

续表

题型	问题	标准分	实得分
7 多选	头痛的治疗原则包括 A. 消除病因　　B. 缓解疼痛　　C. 防治并发症 D. 以药物治疗为主　　E. 首选特效药	1	
8 简答	简述头痛的分类。	3	
9 简答	简述头痛的问病内容有哪些要点。	3	
10 简答	治疗头痛的常用药物有哪些？简述其作用特点。	4	
11 简答	试列举其他缓解头痛的治疗方法。	2	
	答题流畅	1	
总分		20	

（石少婷）

模块三　非处方药推荐和介绍实训

实训二十　非处方药的推荐和介绍

【实训目的】

1. 学会正确推荐和介绍非处方药的方法。

2. 掌握推荐和介绍非处方药的基本程序和注意事项。

【实训内容】

假如你是药店销售员，请根据以下情景，向患者推荐和介绍非处方药。

情景：

1. 患者为中学生，因面临考试，过于紧张和劳累，昨天上学途中又遭雨淋，现在感觉头痛、咽痛，在家测体温升高，怀疑自己感冒了，想买治疗感冒的药。

2. 患者为一中年男性，最近经常出现上腹部疼痛、恶心、反酸、嗳气、呕吐等症状，怀疑自己得了胃病，来药店购买治疗的药物。

3. 患者，男性，25岁，在每年春天花开季节出现阵发性鼻痒、打喷嚏、流水样鼻涕，医生诊断为过敏性鼻炎。今年又出现这样的症状，来药店购买治疗的药物。

4. 某大学男生，同宿舍同学患有足癣，某天误穿其拖鞋，几天后出现脚趾间刺痒、糜烂，怀疑被传染，来药店购药。

5. 患者，男，55岁，经常有排便困难、腹胀、食欲不振等症状，这次已有3天未排便，来药店购买治疗的药物。

6. 患者，女，50岁，多年以来乘坐汽车、火车等交通工具时都会出现头晕、出汗、恶心、呕吐等晕动病的症状，最近又要出门去旅游，来药店购买预防的药物。

7. 患者，女，22岁，月经前和月经期间出现下腹疼痛，医生诊断为痛经，无生殖系统器质性疾病，来药店购买止痛的药物。

8. 患者，男，22岁，在路边小吃摊吃完饭后出现腹痛、腹泻，来药店购买治疗的药物。

9. 患者，男，31岁，因感冒引起剧烈干咳，尤其夜间加重，影响睡眠，来药店购买止咳的药物。

10. 患者，女，17岁，游泳回来后感觉双眼痒、畏光，结膜发红、有脓性分泌物，来药店购买治疗的眼药水。

【实训步骤】

1. 问病荐药　2位同学一组，抽签决定药店销售员和患者，抽签选情景，进行问病荐药，其余同学注意观看（每位同学课前须认真预习）。

（1）向患者详细询问病情，作出诊断并说出诊断依据。

（2）向患者推荐药品并说出药品选择依据。

（3）向患者介绍药品并指导患者合理用药。

2．讨论　分组讨论，指出其问病荐药的成功和不足之处，每组推出1位同学作总结性发言。

3．教师归纳总结，当场打分。

其他各组依次按上述步骤进行。

【实训提示】

推荐和介绍非处方药是药店为公众提供药学服务的重要方式之一，系指不需要医师处方，由具有一定医药理论知识和实践经验的药学专业技术人员根据患者的病情，售给非处方成药并指导合理用药。

1．问病内容

（1）问症状：患者感受最明显最严重的症状及其发生时间、部位、性质、持续时间，伴随症状有哪些。症状是持续性还是间歇性、是进行性加重还是逐渐减轻或持续未变、是规律性或周期性发作还是时愈时发。哪些症状减轻或消失，又有哪些新症状出现。

（2）问病史：患者是否作过检查和治疗，结果怎样。若已进行过治疗，则应问明使用过的药物名称、剂型、剂量、用法和疗效。过去健康状况如何，患过何种疾病，预防接种情况以及手术、外伤、中毒和过敏史等。

（3）问病后一般情况：饮食、睡眠、体重、体力、大小便及精神状态有无改变等。

（4）必要时需了解的一般内容：社会经历、职业及工作条件、起居与卫生习惯、饮食规律与质量、烟酒嗜好与摄取量、个人性格及有无精神创伤。婚否、对方健康状况。双亲与兄弟、姐妹及子女的健康与疾病状况，特别应询问是否有与患者同样的疾病，有无与遗传有关的疾病等。

（5）必要时需了解的女性患者的内容：月经初潮年龄、月经周期和经期天数、经血的量和色、经期症状、有无白带、末次月经日期、闭经日期、绝经年龄。妊娠与生育次数和年龄、人工或自然流产的次数、有无死胎、手术产、产褥热及计划生育情况等。

2．问病注意事项

（1）态度：亲切和蔼、热情耐心，让患者感觉到值得信赖。

（2）语言：一般要先问患者感受最明显、最容易回答的问题，其次询问患者需要经过思考才能回答的问题。注意应避免套问和暗示性诱问。语言要通俗易懂，避免患者在不甚解其意的情况随声附和，给疾病的判断和药品的推荐造成困难。

（3）过程：在问病的过程中，要边听患者的叙述，边观察患者，并随时分析患者所陈述的各种症状间的内在联系，分清主次、辨明因果、抓住重点、深入询问。在倾听患者陈述病情的时候，要根据所述事实，联想到有哪些可能的疾病。以此为指导详细询问，并逐步将一些疾病排除，将某些疾病保留。对诊断和鉴别诊断有意义的部分，一定要询问清楚。

【实训思考】

1．推荐和介绍非处方药的基本程序是什么？注意事项有哪些？

2．从哪些方面对患者进行用药指导？如何对患者进行用药指导？

【实训报告】

1．针对实训情景中的患者，写出推荐的非处方药，说明选择推荐的依据，写出应向患者交代的药物的用法、用量、不良反应及用药注意事项等。

2.回答实训思考中提出的问题。

3.写出实训体会。

【实训测试】

1.问病态度和蔼、语言通俗(2分)。

2.问病要点清楚、全面(4分)。

3.疾病判断准确(2分)。

4.推荐药品正确,并能准确说出所推荐药品的选择依据(4分)。

5.介绍药品准确、全面(4分)。

6.指导合理用药清楚、全面(4分)。

注:凡疾病判断错误、推荐药物错误、推荐药物之间存在配伍禁忌等情况,均不给分,须重新准备,再次表演。

（曹　红）

模块四　合理用药调查实训

实训二十一　抗菌药物的合理应用

【实训目的】

1. 学会全面、辩证地评价抗菌药物,能够正确地开展抗菌药物用药指导。
2. 熟悉常用抗菌药物体内过程、给药方法、抗菌范围、不良反应和适应证。
3. 熟悉联合用药和预防用药的意义及注意事项。
4. 了解老人、婴幼儿、孕产妇及患有其他疾病患者的用药特点。

【实训内容】

1. 进行抗菌药物使用情况调查。
2. 正确评价常用抗菌药物药物的处方。
3. 针对特定病例,拟订合理的药物治疗方案。

【实训步骤】

1. 用药调查

(1) 方法:分组到医院、药店或社区卫生服务站进行抗菌药物使用情况调查。

(2) 门诊处方抗菌药物的使用情况调查:从成人普通处方中随机抽样 100 张处方;设定为每病例一张处方,填写门诊处方用药情况调查表(表 1),并统计每次就诊平均用药品种数、每张门诊处方平均用药金额、就诊使用抗菌药物的百分率、就诊使用注射剂的百分率、每张抗菌药物处方平均用药金额。

(3) 住院患者抗菌药物的使用情况调查:从出院患者病历中随机抽取 30 份,填写住院患者抗菌药物使用情况调查表(表 2),并统计住院患者使用抗菌药物的百分率。

(4) 汇总调查结果。

2. 分组讨论　根据调查数据,重点分析抗菌药物使用药情况,提出合理用药建议。

3. 汇报答辩　在总结讨论结果的基础上每组推出 1 位同学代表,参加班级汇报答辩,指导教师进行点评。

4. 完成实训测试和实训报告。

【实训提示】

1. 抗菌药物应用的基本原则

(1) 诊断为细菌性感染者,方有指征应用抗菌药物。诊断不能成立者,以及病毒性感染者,均无指征应用抗菌药物。

(2) 抗菌药物品种的选用原则上应根据细菌药物敏感试验的结果而定。对于危重患者、无药敏试验条件者可根据经验给予抗菌药物治疗,并根据疗效及时调整治疗方案。

（3）按照药物的抗菌作用特点及其体内过程特点选择用药。

（4）应根据病原菌、感染部位、感染严重程度和患者的生理、病理情况制定抗菌药物治疗方案，包括抗菌药物的选用、剂量、给药次数、给药途径、疗程及联合用药等。

2. 抗菌药物的联合应用的指征

（1）原菌尚未查明的严重感染，包括免疫缺陷者的严重感染。

（2）单一抗菌药物不能控制的混合感染，两种或两种以上病原菌感染。

（3）单一抗菌药物不能有效控制的感染性心内膜炎或败血症等重症感染。

（4）需长程治疗，但病原菌易对某些抗菌药物产生耐药性的感染。

（5）联合用药时宜选用具有协同或相加抗菌作用的药物联合，通常采用两种药物联合。此外必须注意联合用药时应将毒性大的抗菌药物剂量减少，从而减少其毒性反应。

3. 抗菌药物预防性应用原则

（1）有针对性地预防特定病原菌感染，可能有效；但禁用于常规预防感染。

（2）预防在一段时间内发生的感染可能有效；长期预防用药，常不能达到目的。

（3）病毒性疾病、免疫缺陷、应用糖皮质激素等患者，预防用药应尽量不用或少用。

（4）外科手术应根据手术野有否污染或污染可能，决定是否预防用抗菌药物。

清洁手术：手术野为人体无菌部位，通常不需预防用抗菌药物。但下列情况可考虑预防用药：手术范围大、时间长、异物植入、涉及重要脏器，一旦感染将造成严重后果者和免疫功能低下等高危人群。

清洁-污染手术：与外界相通的组织和器官以及开放性骨折或创伤手术时，由于手术部位存在大量人体寄殖菌群，手术时可能污染手术野引致感染，需用抗菌药物预防。

术前已存在细菌性感染的手术：属抗菌药物治疗性应用范畴。

4. 抗菌药物分级管理原则　根据疗效、安全性、细菌耐药性、药品价格等因素，将抗菌药物划分为非限制使用、限制使用和特殊使用三级，实行分级管理。轻度与局部感染患者应首先选用非限制使用抗菌药物治疗；严重感染、免疫功能低下者合并感染或病原菌只对限制使用抗菌药物敏感时，可选用限制使用抗菌药物治疗；特殊使用抗菌药物的选用应从严控制。

临床医师可开具非限制使用抗菌药物处方；应用限制使用抗菌药物治疗时，应经主治医师以上专业技术职务的医师同意并签名；应用特殊使用抗菌药，应具有严格临床用药指征，经专家会诊同意，处方需经高级专业技术职务医师签名。

紧急情况下临床医师可以越级使用高于权限的抗菌药物，但仅限于1天用量。

【实训思考】

患者，女，13岁。10日前在村卫生室诊断为"急性菌痢"。先后应用了氧氟沙星、庆大霉素、氨苄西林、头孢唑林等多种抗菌药物，症状有所缓解，连续用药5天后病情又出现反复，持续高热，腹泻频繁，为黏液性血便，故转院。体检：体温38℃，脉搏129次/分，血压90/60mmHg，腹膨隆，叩鼓音，肝肋下1cm。大便常规：WBC（+++），RBC（+++）。入院后第2日大便中发现灰白色膜状物，病理报告为坏死组织及纤维蛋白渗出物，粪便培养报告有难辨梭状芽胞杆菌生长。诊断为假膜性肠炎。

（1）治疗用药是否合理？

（2）连续使用多种抗菌药物后病情为何反而加重？

（3）为何发生假膜性肠炎？如何处理？

【实训报告】

1．书面讨论抗菌药物使用情况的调查分析结果。

2．回答实训思考中提出的问题。

3．写出实训体会。

【实训测试】　1～4为单项选择题，5、6为多项选择题，7～10为简答题。

题型	问题	标准分	实得分
1 单选	扁桃体化脓最常见的病原体是 A．大肠埃希菌　　B．流感杆菌　　C．葡萄球菌 D．链球菌　　　　E．厌氧菌	1	
2 单选	对肠杆菌科细菌和铜绿假单胞菌等革兰阴性杆菌具强大抗菌活性、对葡萄球菌属亦有良好作用的氨基糖苷类抗生素不包括 A．链霉素　　B．庆大霉素　　C．妥布霉素 D．阿米卡星　　E．奈替米星	1	
3 单选	MRSA即 A．甲氧西林耐药凝固酶阴性葡萄球菌 B．甲氧西林耐药葡萄球菌　　C．苯唑西林耐药葡萄球菌 D．耐青霉素肺炎链球菌　　　E．艰难梭菌	1	
4 单选	主要由肝脏清除并对肝脏有一定毒性的药物是 A．红霉素　　B．克林霉素　　C．阿奇霉素 D．麦迪霉素　　E．红霉素酯化物	1	
5 多选	可用于支原体、衣原体、立克次体感染的抗生素是 A．磺胺嘧啶　　B．环丙沙星　　C．阿奇霉素 D．四环素　　E．利福平	1	
6 多选	青霉素的适应证有 A．破伤风　　B．气性坏疽　　C．肺炎球菌肺炎 D．淋病　　E．梅毒	1	
7 简答	抗菌药物的分级和分级依据是什么？	2	
8 简答	简述无指征使用抗菌药物的危害和原因。	3	
9 简答	手术患者如何预防性使用抗菌药物？	4	
10 简答	妊娠期应用抗菌药物需考虑哪些因素？	4	
	答题流畅	1	
总分		20	

表1 门诊处方用药情况调查表 *

填表日期：＿＿年＿＿月＿＿日　　　　填表人：

序号	年龄	诊断	药品品种数	抗菌药使用情况 **						处方金额（元）
				通用名	规格	包装	数量	用法/用量	用药途径 ***	
1										
2										
…										
…										
…										
99										
100										

100张处方统计分析

A 处方用药总品种数＝　　　B 平均用药品种数（A/100）＝

C 使用抗菌药物的处方数＝　　D 就诊使用抗菌药物的百分率（C/100）＝　 %

E 处方总金额＝　　　　　F 处方平均金额（E/100）＝

G 使用抗菌药物的处方总金额＝　　H 每张抗菌药物处方平均金额（G/C）＝

注：* 从门诊成人普通（除急诊、老年、传染、儿科、中药）处方，随机抽样100张处方，填写表1。

** 本项统计的抗菌药物，包括抗生素类和合成抗菌药物类，抗皮肤感染药、抗眼科感染药及抗菌药的复方药。不含植物成分的抗菌药、抗结核病药、抗麻风病药、抗真菌药、抗病毒药、抗寄生虫药。

***1. 口服；2. 肌内注射；3. 静脉注射；4. 外用；5. 其他

表2 住院患者抗菌药物使用情况调查表

序号＿＿　调查日期：＿＿年＿＿月＿＿日　调查人：＿＿　病历号：＿＿

1	基本情况	性别：男 女　年龄：＿＿岁　入院时间＿＿＿＿出院时间＿＿＿＿
2	诊断	1.　　　　2.　　　　3.
3	过敏史	青霉素类 头孢菌素类 氨基糖苷类 四环素类 大环内酯类 喹诺酮类 磺胺类 其他
4	科别	内 外 妇 儿 中医 眼科 口腔 耳鼻喉 ICU 其他
5	用药目的	□治疗　感染 有（诊断）　　　无 △预防 未用药
6	围手术期用药时间	手术名称＿＿＿＿＿＿　　切口类别 I/II/III 术前用药时间≤2h ＞2h 未用 术中追加 有/无 手术持续时间＿＿＿ 术后停药时间≤24h ＞24h ≤48h ＞48h 3～7天 ＞7天
7	用药情况 治疗在□√ 预防在△√	通用名　用法用量　用药频数　总用量　起止时间（年月日） □△ □△ □△ □△ □△ □△ □△ 累计使用抗菌药＿＿＿种＿＿＿天

续表

8	费用(元)	住院总费用：　　　　住院药品总费用：　　　　住院抗菌药物总费用：
9	治疗 用药前	体温：　　白细胞：　　ALT：　　AST：　　BUN：　　Cr： 病原检测：做（检出/未检出）　未做　药敏试验：做（相符/不相符）　未做
10	治疗 用药后	体温：　　白细胞：　　ALT：　　AST：　　BUN：　　Cr： 病原检测：做（检出/未检出）　未做　药敏试验：做（相符/不相符）　未做
11	抗感染 治疗结果	治愈　　好转　　　无效　　　死亡　　　继发（医院）感染　　　有/无
12	用药合理性 （小组意见） 合理○ 不合理◇	○◇适应证　　○◇病原学检测　　○◇药敏试验　　○◇药物选择 ○◇用法用量　　○◇用药途径　　　○◇治疗用药疗程 ○◇联合用药（品种多/有拮抗/无指征/增加毒性/理论上无协同） 围手术期用药时间（○◇术前　　　○◇术中　　　○◇术后） ○◇发生ADR处治　　　◇频繁换药　　　◇禁忌证
13	用药合理性 （教师评价） 合理○ 不合理◇	○◇适应证　　○◇病原学检测　　○◇药敏试验　　○◇药物选择 ○◇用法用量　　○◇用药途径　　○◇治疗用药疗程 ○◇联合用药（品种多/有拮抗/无指征/增加毒性/理论上无协同） 围手术期用药时间（○◇术前/○◇术中/○◇术后） ○◇发生ADR处置　　　◇频繁换药　　　◇禁忌证
14	备注	

表2填写说明：

1. 基本情况：在性别项上划"√"，年龄填实足年龄，入院及出院时间填年、月、日。

2. 诊断：填写本次住院的最后诊断。

3. 过敏史：既往对某一抗菌药发生过过敏反应，即在该药上划"√"。

4. 科别：指该患者所属科室。妇科不含分娩和计划生育手术。

5. 用药目的：指本次使用抗菌药物的目的，在治疗与预防项选一项划"√"，并在感染有与无选一项划"√"，同时写明感染诊断。

预防：针对有或无潜在感染的危险因素而使用抗菌药物，以防止感染的发生。包括无感染指征但有污染的伤口、伴有免疫缺陷疾病或严重并发症、手术操作可能污染（如手术时间长、手术部位受损严重、各种介入性操作等）以及老年人、营养不良、长期使用激素或抗生素及长期进行放疗、化疗的人。

治疗：指使用抗菌药物医治细菌性感染。即实验室检查证实有细菌感染；有明确的感染部位、性质和诊断（如外科伤口感染的局部表现红、肿、热、痛等以及感染的伤口存在）。

6. 围手术期用药：手术名称：本次住院所做手术名称。

切口类别：Ⅰ.指非感染性手术切口，手术中未发现炎症，也未进入呼吸道、消化道、生殖道或泌尿道。Ⅱ.指清洁-污染之间切口，是在控制条件下侵入呼吸道、消化道、生殖道或泌尿道的手术，且未发生意外的污染。Ⅲ.指污染切口，此类切口包括开放性新鲜伤口或肠道有渗出物，在炎症部位附近开刀，原有创伤、坏死组织，内脏穿孔，附近有感染组织。

术前用药时间：手术开始之前用药时间，三项中选一项"√"。

术中追加：手术过程中是否使用抗菌药物，二项选一项"√"。

术后停药时间：手术结束后继续使用抗菌药物的停药时间，三组中选一组中的一项"√"。

手术持续时间：从手术开始到手术结束所用时间。

7. 用药情况：填写所用药物的通用名、用法用量、用药频数、总用量、用药起止时间、累计使用抗菌药物种数及天数。

11. 抗感染治疗结果：在疗效结果中选一项"√"。选择"预防"用药者仅在继发感染"有/无"上选一项"√"，其他四种结果不必"√"。

12.13. 用药合理性评价：参考评价标准（请结合患者病情，参照抗菌药物临床应用指导原则和表3，个别具体情况，与指导教师讨论后判断），评价结果逐项"√"。

表3 围手术期患者抗菌药物使用合理性评价标准

		合理	不合理
适应证		有	无
术前给药时间		术前 2h 内	术前 >2h 或术后
术中追加		手术时间≥3h 即追加	手术时间 >4h 未追加
术后用药	Ⅰ类切口	不用或 24h 内停药	时间 >24h
	Ⅱ类切口	用药 48h 内停药	时间 >48h
	Ⅲ类切口	用药 3～7 天	时间 >7 天
联合用药		有指征,两种药物有协同作用	无指征或使用不正确
药物选择		正确	不正确
用药途经		正确	不正确
用法用量		正确	不正确
发生 ADR		正确处置	处治不当,病情加重

（吴争鸣）

模块五　社会实践

实训二十二　参观医院药房和社会药房

【实训目的】

1. 熟悉医院药房、社会药房工作的基本流程。

2. 了解医院药房、社会药房中药学服务的相关内容。

【实训内容】

1. 参观医院门诊药房。

2. 参观医院住院药房。

3. 参观社会药房。

【实训步骤】

以班级为单位,分为若干组,每组5～10人。

1. 在带教教师的带领下,分别参观医院门诊、住院药房和社会药房,见习工作流程。

2. 根据实训目的分组讨论,每组推选1名同学就参观和讨论情况汇报发言。

3. 实训指导教师总结点评。

【实训提示】

医院药房和社会药房是药学专业学生的工作场所。通过参观,熟悉药房的基本情况及药品调剂过程、药品营销过程、用药咨询等药学服务的开展情况,为学生尽快适应工作岗位奠定了基础。

1. 门诊药房工作流程　收方→审方→计价→调配→包装标示→核对→发药→指导用药。

要求:门诊药房工作一定要有高度责任心。收方人员收方后首先应按"处方制度"的有关规定进行详细的核查,审查无误才能调配;划价人员应熟记各类药品的价格、剂量及主要用途,划价不准确可使患者产生不信任感;调配处方时要细心、准确,禁止用手直接接触药物,注意检查药品有效期,严防把过期药品发给患者,麻醉药品、毒性药品、精神药品的处方调配发放,要严格按此类药品管理的有关规定执行;发药前核对药名、品名、剂量、患者姓名、门诊号,经核对无误后,将患者姓名、用法及注意事项写在药袋和瓶签上,并耐心向取药人员交代清楚有关注意事项。

2. 住院药房工作流程　①处方调配程序:收方→审方→计价→调配→核对→发药。②医嘱调配程序:医嘱→处理医嘱→核对发药单→调配→核对→发给病房护士。

要求:医嘱分长期和临时医嘱,发药人员应严格按照医嘱的药品名称、数量、剂量、给药次数发药;发药实行核对制度,老人、儿童用药的剂量必须特别注意,如因病情需要剂量超过常用量时,医师在超过剂量下签字。防止配伍禁忌和不合理用药,核对医师是否签字。如发现问题应立即与医师联系,问明原因,商定办法,不可随意处理;临时口服与非口服药医嘱核对无误后开始调配药品,调配完毕后在发药单上签字;发药单与药品一起交窗口核对人员核对,窗口核对人员核对无误后交领药人员,并需双方签字以备查询;对出院患者发药时,应将患者姓名、用药方法及注意事项详细写在药袋或瓶签上,并耐心向患者交代清楚;麻醉药品、毒性药品、精神药品的处方调配发放,要严格按此类药品管理有关规定执行;对有效期药品,应注意检查,严防把过期失效药品发给患者。定期检查病房小药柜的管理情况,如有问题及时解决。

3. 社会药房工作流程　问病→推荐用药→配方售药→用药指导→售后服务。

要求:①问病:通过询问等方法,了解患者基本情况及病情;②推荐用药:根据患者对疾病症状的描述,推荐最佳用药方案;③配方售药:根据医生处方进行调配或销售推荐用药,注意检查药品有效期,严防把过期药品发给患者;④用药指导:根据药物说明书向患者交代用药剂量、服药时间、药物间的相互影响、不良反应等;⑤售后服务:为患者建立药历,随访用药者疗效和不良反应,及时进行用药咨询。

【实训思考】

1. 试比较医院药房、社会药房的工作流程有何异同。

2. 试述药房工作人员在药学服务中的职责。

【实训报告】

1. 回答实训思考中提出的问题。

2. 写出参观体会。

【实训测试】

药房收方发药操作技能评定

项目	评定内容	要求	标准分	实得分
职业素养	着装	衣帽整洁,形象良好	0.5	
	服务态度	热情有效地与患者沟通	0.5	
	工作用语	服务用语规范	1	
处方解读	处方组成	正确解读处方	2	
	药用拉丁语缩写	正确识别拉丁语缩写	2	
处方审核	四查十对	四查十对正确	2	
	药物配伍	药物相互作用分析正确	2	
处方调配	调配程序	调配程序正确	2	
	调配操作	调配药品正确	2	
		正确填写药品包装袋	2	
		调配速度快	1	
用药指导	交代药物用法、用量、注意事项	指导患者用药正确	2	
		指导患者用药全面	1	
合计得分			20	

(石少婷)

模块六 用药咨询和用药指导实训

实训二十三 用药咨询和用药指导

【实训目的】

1. 学会面向社区开展正确的用药咨询服务,指导患者合理用药。

2. 掌握用药咨询、用药指导的基本程序和注意事项。

【实训内容】

以小组为单位,面向社区开展用药咨询、用药指导活动。

【实训步骤】

1. 走访患者

(1) 方法:5~8人为一个小组,到社区走访典型患者,进行用药咨询和用药指导,并对活动内容做详细记录。

(2) 用药咨询、用药指导内容

1) 向患者详细询问病情及诊治过程;

2) 评价药物治疗的合理性;

3) 讲授安全用药知识,提供用药指导。

2. 讨论 回校后,对实训内容在班级组织一次汇报和答辩。各组同学在预先充分讨论的基础上推选1名代表参加,同组同学可作补充。指导教师在汇报和答辩结束时进行总结,指出各组咨询和指导的成功和不足之处,并现场评分。

【实训提示】

用药咨询一般来自于患者、医师、护士及公众,以被动咨询居多,亦为被动用药指导;用药指导多为主动向社区人员讲授安全用药知识,通过询问患者的主要症状、诊疗经过指导患者合理用药,亦为主动咨询。

1. 用药咨询提示 患者用药咨询的主要内容有:

(1) 药品名称:包括商品名、通用名、别名。

(2) 药品适应证:患者病情是否为药品的适应证。

(3) 药品使用方法:包括口服药品的正确服用方法、服用时间和服用时需要注意的问题;栓剂、气雾剂等剂型的正确使用方法;如何避免漏服药物,漏服后可采取的补救方法。

(4) 药品用量及用法:包括首次剂量、维持剂量、每日用药次数、用药间隔时间及疗程。

(5) 药品疗效:包括起效时间、用药后的预计疗效、作用维持时间等。

（6）药品不良反应及药物相互作用。

（7）其他：如是否属于医疗保险报销药品、是否有替代药物、药品价格、药品的贮存和有效期、药品的鉴定辨识等。

2．用药指导提示　特殊情况下的用药指导主要有：

（1）患者同时使用了两种或两种以上含有同一成分的药品；合并用药较多时；正在使用的药物中有配伍禁忌或配伍不当时（必要时应及时联系该医师以避免发生医疗纠纷）。

（2）患者用药后出现了不良反应；既往曾有过药物不良反应史；患者所用的药品近期发现有严重或罕见的不良反应。

（3）患者依从性不好时。

（4）根据病情需要，使用了非药品说明书中的用法、用量时；超越说明书范围的适应证；药品说明书在近期有修改的（如商品名、剂量、适应证、不良反应、禁忌证、有效期、贮存条件等）。

（5）需要进行 TDM 的患者。

（6）使用了麻醉药品、精神药品或其他特殊药物（如抗生素、抗真菌药、激素、镇静催眠药、抗精神病药等）。

（7）其他情况，如同一种药品有多种适应证且用药剂量相差较大时；使用需特殊贮存条件的药品或临近有效期的药品时等。

3．用药咨询与用药指导时应注意的问题

（1）特殊人群：对老年人解释时语速宜慢，可适当采用图片形式或使用通俗例子以方便其理解和记忆；对女性患者要注意询问是否打算受孕或已经妊娠、是否正在哺乳；对小儿要问清年龄、体重；患者的疾病状况是否影响到药物的代谢和排泄等。

（2）特殊患者：应尽量为其提供书面材料，如第一次用药的患者、使用治疗窗窄的药物如地高辛、茶碱等的患者、用药依从性不好的患者等。

（3）解释技巧：对于患者的咨询，尽量使用通俗易懂的医学术语来解释，使用描述性语言以便患者能正确理解，必要时可口头与书面解释方式并用。

（4）保护隐私：尊重患者的意愿，保护患者的隐私，对患者的信息资料保密。

（5）实事求是：对于患者咨询的问题，能够当场给予解答的就及时回答不拖延，不能当场答复或不十分清楚的问题，不要冒失地回答，要待进一步查询相关资料后尽快给予正确的答复。

【实训思考】

1．开展用药咨询、用药指导服务的意义是什么？

2．在用药咨询和用药指导工作中药师应具备哪些素质及工作技巧？

【实训报告】

1．根据用药咨询、用药指导的社区实训病例，制定出该患者的药物治疗方案，对不合理的方案进行调整，并写出应对患者进行的用药指导。

2．回答实训思考中提出的问题。

3．写出实训体会。

【实训测试】

1．咨询、指导的态度和蔼亲切，语言通俗，气氛融洽（4分）。

2. 咨询、指导要点清楚、全面（8分）。

3. 能够制定及调整相应的给药方案（8分）。

（张　健）

参 考 文 献

1. 李俊. 临床药物治疗学. 北京：人民卫生出版社, 2007
2. 姜远英. 临床药物治疗学. 第3版. 北京：人民卫生出版社, 2011
3. 王秀兰, 张淑文. 临床药物治疗学. 第8版. 北京：人民卫生出版社, 2007
4. 胡晋红. 临床药物治疗学. 北京：高等教育出版社, 2009
5. 廖瑞芳, 姚继红. 临床药物治疗学. 北京：科学出版社, 2009
6. 葛均波, 徐永健. 内科学. 第8版. 北京：人民卫生出版社, 2013
7. 江开达. 精神病学. 第2版. 北京：人民卫生出版社, 2010
8. 陈新谦, 金有豫, 汤光. 新编药物学. 第17版. 北京：人民卫生出版社, 2010

目标检测参考答案

第二章 药物治疗的基本程序及其原则

一、选择题
（一）单项选择题

1. A　　2. A　　3. C　　4. D　　5. C　　6. B

（二）多项选择题

1. ABD　　2. ABCD　　3. ABCDE　　4. ABCDE

二、问答题（略）

三、计算题

要点：由公式 2-1 可知，$D = \dfrac{\overline{C}_{ss} \cdot K \cdot V_d \cdot \tau}{F} = \dfrac{40 \times 0.2 \times 30.5 \times 6}{0.3} = 4880\text{mg} = 4.88\text{g}$

第三章 药品不良反应

一、选择题
（一）单项选择题

1. D　　2. C　　3. D　　4. B　　5. A　　6. A

（二）多项选择题

1. CD　　2. ABC

二、问答题（略）

三、实例分析

1. 要点：本病例中，虽然患者经过皮肤过敏试验，显示阴性，但患者在用药过程中出现的症状是过敏性休克，根据分类的标准，过敏性休克属于 B 型不良反应。

2. 要点：硫酸链霉素是具有耳毒性的氨基糖苷类抗生素，老年人由于排泄功能减退，应减少用药剂量。而本病例中，给予患者正常成年人的用药剂量，即可能造成患者药物蓄积中毒，引起耳毒性。

第四章 药物相互作用

一、选择题
（一）单项选择题

1. A　　2. D　　3. B　　4. A　　5. C　　6. D

（二）多项选择题

1．ABCD　　2．ABE　　3．ABCD

二、问答题（略）

三、实例分析

1．要点：甲苯磺丁脲是降糖药，氯霉素抑制肝药酶的活性，导致甲苯磺丁脲血药浓度升高，降糖作用加强，患者出现的症状属于低血糖症状。应当立即静脉注射 50% 葡萄糖。

2．要点：华法林属于双香豆素类抗凝血药，血浆蛋白结合率高，阿司匹林可置换与血浆蛋白结合的华法林，使血液中游离型的华法林浓度大幅度提高，抗凝作用增强，引起了出血。

第五章　疾病对临床用药的影响

一、选择题

（一）单项选择题

1．A　　2．D　　3．D　　4．D

（二）多项选择题

1．BCDE　　2．BCE　　3．AB　　4．ABCDE　　5．ABC

二、问答题（略）

三、实例分析

1．已知 $D=500\text{mg}, \tau=12\text{h}, CL_{cr}=38\text{ml/min}$

从表 5-1 中查得 $K=0.25(\text{h}^{-1}), \alpha=0.0024, K_{nr}=0.01(\text{h}^{-1})$

$$\hat{K}=K_{nr}+\alpha \cdot CL_{cr}=0.01+0.0024\times38=0.101(\text{h}^{-1})$$

$$\hat{\tau}=\frac{K}{\hat{K}}\cdot\tau=\frac{0.25}{0.101}\times12=29.7(\text{h})$$

$$\hat{D}=\frac{\hat{K}}{K}\cdot D=\frac{0.101}{0.25}\times500=202(\text{mg})$$

该肾功能减退患者，如仍维持 500mg 给药剂量时，给药间隔时间应调整为 30 小时；如仍按每 12 小时给药一次，则剂量应改为每次 200mg。

2．已知患者年龄 $A=57$ 岁，体重 $W=85\text{kg}$，血清肌酐 $S_{cr}=4.4\text{mg/dl}$，从表 5-1 中查得青霉素 $K=1.4\text{h}^{-1}, \alpha=0.0137, K_{nr}=0.03\text{h}^{-1}$

根据公式：

（1）$CL_{cr}=\frac{(140-A)\cdot W}{72S_{cr}}=(140-57)\times85/(72\times4.4)=22.3(\text{ml/min})$

（2）$\hat{K}=K_{nr}+\alpha\cdot CL_{cr}=0.03+0.0137\times22.3=0.34(\text{h}^{-1})$

（3）$\hat{D}=\frac{\hat{K}}{K}\cdot D=0.34/1.4\times2400=583（万 U）\approx600（万 U）$

故该肾功能减退患者，剂量应改为每天 600 万 U。

第六章　特殊人群用药

一、选择题

（一）单项选择题

1．D　　2．B　　3．B　　4．A　　5．D

（二）多项选择题

1．ACDE　　2．ABCDE

二、问答题（略）

三、实例分析

1. 要点：选择适宜的给药途径对于小儿来说非常重要，经胃肠给药较安全，应尽量采用口服给药，静脉用药能达到快速控制病情的效果，但不是不管病情的轻重一概用之。患儿的轻度腹泻，不需要静脉用药，只要口服一些药加上饮食的调整，疾病会很快治愈的。因患儿年龄较小，自控能力差，盲目选择静脉用药可能会造成不必要的皮肉之苦和精神上的惊吓，有相对的危险性。

2. 要点：普萘洛尔为β受体拮抗药，可作用支气管平滑肌引起收缩，呼吸道阻力增高，致哮喘加剧。

第七章　神经系统疾病的药物治疗

一、选择题

（一）单项选择题

1．B　　2．A　　3．C　　4．A　　5．B

（二）多项选择题

1．ABCD　　2．ABE

二、问答题（略）

三、实例分析

1. 要点：由于此患者处于急性期，所以建议：①在卧床休息、维持水、电解质平衡的基础上，及时补液或给予适当的升压药物如多巴胺、间羟胺等控制血压。②使用脱水药如甘露醇，主要降低颅内压防止脑水肿。③应用抗凝血药如肝素、阿司匹林等进行抗凝治疗，目的是防止血栓扩展和新血栓形成。

2. 要点：根据患者的发病情况和临床症状，考虑为癫痫大发作。治疗药物的选择：若患者处于大发作状态可选用苯妥英钠或苯巴比妥控制症状；若已有癫痫病史，预防发作则选用丙戊酸钠，但必须定期检查肝功能。选药依据是：①根据癫痫发作类型和脑电图特征合理选用抗癫痫药物。②全面性强直 - 阵挛发作（大发作）可选用卡马西平、苯妥英钠、苯巴比妥等。③苯妥英钠通过阻滞钠离子和钙离子内流，抑制癫痫灶及其周围神经元放电。

第八章　精神疾病的药物治疗

一、选择题

（一）单项选择题

1．A　2．B　3．C　4．B　5．D　6．C　7．A　8．B　9．D　10．C

（二）多项选择题

1．ABCDE　　2．ABCDE　　3．DE　　4．ABCDE

二、问答题（略）

三、实例分析

1．要点：此患者以被害妄想、幻听为主要临床表现，可选择第一代抗精神病药物如氯丙嗪、奋乃静、氟奋乃静、氟哌啶醇、三氟拉嗪等，也可选择第二代抗精神病药物如利培酮、奥氮平、氯氮平、喹硫平等。

2．要点：此患者为双相情感障碍，目前处于急性躁狂发作，宜选用心境稳定剂如锂盐治疗。因锂盐起效较慢，开始可合用苯二氮䓬类药物或抗精神病药，以迅速控制兴奋症状，待病情稳定后逐渐减量、停药。

第九章　心血管系统疾病的药物治疗

一、选择题

（一）单项选择题

1．D　2．B　3．D　4．C　5．B　6．C　7．D　8．C　9．D　10．C

（二）多项选择题

1．ABCDE　　2．ABCD　　3．ABD　　4．ABCD　　5．ABCDE

6．ABCD　　7．ABDE　　8．BCDE　　9．ABCDE　10．BE

二、问答题（略）

三、实例分析

1．要点：患者具有典型的劳力性心绞痛表现，诊断明确。必须进行正规的药物治疗，改善心肌供血，预防动脉硬化的发生与发展，控制高血压。治疗方案：

（1）发作时治疗：①休息；②药物治疗：硝酸甘油 0.5mg，舌下含化；或者硝酸异山梨酯 10mg，舌下含化。（理由：起效快，能迅速缓解症状）

（2）缓解期药物治疗：福辛普利 10mg，1 次 / 日；硝酸异山梨酯 10mg，3 次 / 日；美托洛尔 25mg，2 次 / 日；阿司匹林 75mg，1 次 / 晚；氟伐他汀 20mg，1 次 / 晚。（理由：福辛普利、美托洛尔可以抗心绞痛和降血压，故首选。硝酸异山梨酯可扩张冠脉，增加心肌供血。氟伐他汀可改善冠心病的预后，阿司匹林可以防止血栓形成）

2．要点：该患者诊断明确，有明显的高血压病史和症状，血压 160/100mmHg，需进行药物联合降压治疗。考虑患者用卡托普利有刺激性咳嗽，因此，应更换其他降压药。加之患者有血糖高，故应避免用噻嗪类利尿药，并加用降血糖药物。推荐：硝苯地平 10mg，3 次 / 日；吲达帕胺 2.5mg，1 次 / 日；格列本脲 5mg，3 次 / 日。并嘱患者定期测血压、血糖，以便调整药物，尤其是应注意口服降糖药带来的低血糖反应。

3．要点：该患者用药 2 周后出现心率减慢，Ⅱ度房室传导阻滞，是药物引起的不良反应。β 受体拮抗药对缺血的心肌有保护作用，而地高辛具有正性肌力作用，故用于心力衰竭时两者有协同作用。但两者都能减慢心肌的自律性和传导性，加之患者是老年人，肾功能退化，有潜在地高辛中毒的危险因素，地高辛持续用药 1 周以上就易导致不良反应发生。故对老年人，两药联合要格外慎重。

第十章　呼吸系统疾病的药物治疗

一、选择题

（一）单项选择题

1. D　　2. B　　3. A　　4. A　　5. D

（二）多项选择题

1. BCDE　　2. ABCE

二、问答题(略)

三、实例分析

1. 要点：此患者因肺部无明显阳性体征，所以考虑为急性上呼吸道感染。由于治疗上呼吸道感染的药物主要是中西医药复方制剂，治疗时应综合考虑患者的临床症状特点、药物作用特点、经济因素等来选择合适的复方制剂。该患者的临床表现主要是咳嗽、咳痰、恶寒、发热、声嘶，咽部充血，扁桃体Ⅱ度肿大。所以建议选用清开灵胶囊或双黄连口服液，合用六神丸、板蓝根冲剂。选药依据是：辛凉解表、清热解毒、抗病毒。

2. 要点：患者为支气管哮喘急性发作，且与过敏原有关，所以治疗时为缓解哮喘可选用沙丁胺醇气雾剂，或氨茶碱静脉滴注（也可以稀释后缓慢静脉注射）。选药依据是：①沙丁胺醇选择性激动支气管平滑肌上的 β_2 受体，激活腺苷酸环化酶，增加 cAMP 的合成，提高细胞内 cAMP 的浓度，而解除支气管平滑肌的痉挛，缓解呼吸困难。②氨茶碱通过抑制磷酸二酯酶（PDE），减少 cAMP 的水解，而解除支气管平滑肌的痉挛，缓解呼吸困难。③这些药物可在数分钟内起效，迅速缓解症状。

第十一章　消化系统疾病的药物治疗

一、选择题

（一）单项选择题

1. B　　2. C　　3. B　　4. B　　5. A

（二）多项选择题

1. ABC　　2. ABE　　3. ABCD　　4. ABCE　　5. ABC

二、问答题(略)

三、实例分析

要点：

（1）此患者的胃酸反流频繁，若想治愈或减轻症状，必须有效地抑制胃酸分泌。常用的抑酸药有 H_2 受体拮抗药（H_2RA）：西咪替丁、雷尼替丁、法莫替丁；质子泵抑制药（PPI）：奥美拉唑、兰索拉唑、泮托拉唑，能持久地抑制胃酸分泌，能很好地治疗 GERD 患者。抗酸药可缓解患者轻微症状，但作用持续时间短，不能治愈食管炎，只能作为辅助用药。促胃肠动力药如莫沙必利。

（2）胸骨后灼烧感（一般指胃灼热）是胃食管反流病的典型症状，它是由于胃肠道内容物反流引起食管黏膜发生炎症所引起的。脂肪含量高的食物（如冰激凌）能导致胃食管反流病症状的出现，因为这些食物可降低食管下括约肌的压力，其他食物如辛辣类、洋葱、柠檬汁和咖啡通过直接刺激黏膜而加重胃食管反流病。食管反流的症状可发生在仰卧或弯腰时。吞咽唾液、饮水、服用抗酸药（氢氧化铝凝胶）往往可以缓解疼痛。

患者饭后躺在沙发上和晚上睡觉时出现的胃灼热、饭后不久就反胃以及与此相关的症状,都与胃食管反流病相符合。患者餐后饮两瓶啤酒,晚饭后吃巧克力冰激凌,并且在这些行为后出现与此相关的短暂性食管性疼痛,这些都符合GERD的表现。

第十二章　血液系统疾病的药物治疗

一、选择题

(一)单项选择题

1. C　2. B　3. B　4. A　5. A　6. B　7. C　8. B　9. C　10. A
11. B　12. B　13. D　14. C　15. A　16. A　17. B　18. B　19. A
20. A　21. D　22. A　23. C

(二)多项选择题

1. ABE　2. ABCDE　3. ABCDE　4. ABC　5. BC
6. ABCDE　7. BCD　8. ABCDE　9. ABCDE　10. ABCDE

二、问答题(略)

三、实例分析

1. 要点:此时应选用大剂量糖皮质激素给患者退热。白血病患者在化疗过程中出现高热,可能由机体免疫力降低,并发感染所致,也可能由于大剂量化疗,大量白细胞细胞被破坏,导致发热。此时,除应用抗生素抗感染外,还应给予大剂量糖皮质激素,如地塞米松5～10mg静脉注射。糖皮质激素对各种原因所致的炎症均有效,有抗毒、抗休克作用,还可刺激骨髓造血功能,增加血小板、纤维蛋白原、中性粒细胞数量,有助于止血。而阿司匹林能抑制血小板聚集,增加出血。

2. 46支

第十三章　泌尿系统疾病的药物治疗

一、选择题

(一)单项选择题

1. B　2. B　3. C　4. D　5. A　6. A　7. B　8. A　9. A　10. D
11. A　12. B　13. D　14. B

(二)多项选择题

1. ABCE　2. ABCD　3. CD　4. BD　5. ABCE
6. BC　7. ABCDE　8. ABCD

二、问答题(略)

三、实例分析

要点:合适,慢性肾炎高血压首选ACEI。合用利尿剂,降压效果增强,并减少不良反应。

第十四章　变态反应性疾病的药物治疗

一、选择题

(一)单项选择题

1. A　2. B　3. A　4. A　5. D

（二）多项选择题

1．ABCD　　2．ABCE　　3．ABCDE

二、问答题（略）

三、实例分析

要点：根据此患者的表现，过敏性鼻炎、过敏性哮喘的可能性较大。一旦确诊，可进行脱敏治疗、抗过敏治疗、对症治疗，必要时可用糖皮质激素等。

第十五章　自身免疫性疾病的药物治疗

一、选择题

（一）单项选择题

1．B　　2．B　　3．A　　4．C　　5．B　　6．D　　7．A　　8．D

（二）多项选择题

1．ABCDE　　2．ACE　　3．AB　　4．AC

二、问答题（略）

三、实例分析

要点：患者诊断明确，选择糖皮质激素治疗是正确的。但选择地塞米松治疗不妥，尤其是静脉注射。因该药血浆半衰期较长，作用强度较大，故对需长疗程糖皮质激素治疗的患者不宜选用。本例患者由于长期应用地塞米松，机体防御功能明显受到抑制，诱发了严重的感染，最终感染不能控制，导致死亡。

第十六章　内分泌代谢疾病的药物治疗

一、选择题

（一）单项选择题

1．B　　2．C　　3．D　　4．A　　5．C　　6．D　　7．D　　8．D　　9．A　　10．C

（二）多项选择题

1．ABCE　　2．ABCDE　　3．ABC　　4．ABCDE　　5．ACE

二、问答题（略）

三、实例分析

1．要点：此患者以高代谢综合征为主要临床表现，且 T_3、T_4 均升高，TSH 降低，甲亢的诊断已明确。目前需要减少甲状腺激素的生成，缓解甲亢的代谢、神经系统的症状，可选择硫脲类抗甲状腺药，如丙硫氧嘧啶或甲巯咪唑。若患者心率快可加用普萘洛尔治疗。

2．要点：该患者为 T1DM，说明体内胰岛素分泌绝对不足，需胰岛素终身替代治疗。剂型：短效或超短效胰岛素。用法：每日皮下注射三次，均安排在餐前 15～30 分钟。用量：按每千克体重 0.6～0.8U 计算。治疗中应密切监测血糖变化。

第十七章　病毒感染性疾病的药物治疗

一、选择题

（一）单项选择题

1．A　　2．D　　3．B　　4．A

（二）多项选择题

1. BC　　2. CD　　　3. ABDE　　　4. ABCDE　　　5. ABCD

二、问答题（略）

三、实例分析

要点：

1. 诊断病毒性肝炎，乙型，慢性中度。依据：①病原学检查 HBsAg、HBeAg、抗 -HBc 均阳性。消化道症状，肝功能异常，病程达 2 年。②既往病史 2 年前感乏力、食欲减退，肝功能检查发现转氨酶升高，诊断为急性肝炎。③肝功能异常 ALT＞正常值 3 倍以上；球蛋白明显升高，白蛋白下降。④有慢性肝病体征巩膜轻度黄染，颜面及颈部有数枚蜘蛛痣，肝在肋下 1.5cm，质软，压痛，表面光滑，脾可及 0.5cm，质软，压痛等。

2. ①适当休息、营养；②积极抗病毒治疗；③给予维生素类药物和适当的护肝药。

第十八章　疼痛的药物治疗

一、选择题

（一）单项选择题

1. D　　2. C　　3. C　　4. B

（二）多项选择题

1. ABCD　　2. ACE

二、问答题（略）

三、实例分析

要点：此患者为中度疼痛，按癌性疼痛三阶梯治疗方案，小剂量吗啡无效，应逐步增大剂量，直到疼痛得到满意的控制，但防止发生过量中毒；同时应配合抗焦虑药等辅助治疗，积极防治不良反应和并发症。

第十九章　抗菌药物的合理应用

一、选择题

（一）单项选择题

1. C　　2. C　　3. D　　4. A

（二）多项选择题

1. ABDE　　2. ABC　　　3. BCD　　　4. CD　　　5. CDE

二、问答题（略）

三、实例分析

要点：

（1）此患者诊断正确，但首次治疗药物的抗菌谱与泌尿系统常见的感染细菌关联度不高，选择不合理。

（2）新发现症状在治疗 4 周后出现，对症治疗无效，换药后缓解并消失，可能与较长时间应用克林霉素的不良反应有关。

实训测试参考答案

实训一　处　方　调　配

1. B　　2. C　　3. C　　4. B　　5. ACD　　6. ABCE

实训二　处　方　分　析

1. E　　2. B　　3. C　　4. C

实训三　癫痫的药物治疗方案制定与评价

1. A　　2. D　　3. B　　4. A　　5. ABCDE　　6. ABC

实训四　抑郁症的药物治疗方案制定与评价

1. C　　2. E　　3. C　　4. B　　5. E　　6. ABCDE

实训五　失眠的药物治疗方案制定与评价

1. D　　2. A　　3. ABCE　　4. ABCDE　　5. ABCDE

实训六　冠心病的药物治疗方案制定与评价

1. D　　2. A　　3. D　　4. B　　5. ABCDE　　6. ABCDE

实训七　高血压的药物治疗方案制定与评价

1. B　　2. C　　3. B　　4. E　　5. D　　6. AC　　7. ABCDE

实训八　支气管哮喘的药物治疗方案制定与评价

1. A　　2. C　　3. E　　4. D　　5. ABCDE　　6. ABE

实训九　肺结核的药物治疗方案制定与评价

1. A　　2. B　　3. B　　4. D　　5. ABCE　　6. ABDE

实训十　消化性溃疡的药物治疗方案制定与评价

1. C　　2. A　　3. B　　4. D　　5. ABD　　6. ABCE

实训十一　缺铁性贫血的药物治疗方案制定与评价

1. C　　2. A　　3. B　　4. C　　5. B　　6. ABCD

实训十二　泌尿道感染的药物治疗方案制定与评价

1. A　　2. B　　3. B　　4. A　　5. BCDE　　6. BCD

实训十三　荨麻疹的药物治疗方案制定与评价

1. A　　2. B　　3. C　　4. ACDE　　5. ABCE　　6. BD　　7. ABCDE

实训十四　类风湿关节炎的药物治疗方案制定与评价

1. B　　2. E　　3. A　　4. D　　5. AB　　6. AC

实训十五　系统性红斑狼疮的药物治疗方案制定与评价

1. D　　2. D　　3. D　　4. A　　5. BCDE　　6. BCDE

实训十六　甲状腺功能亢进的药物治疗方案制定与评价

1. E　　2. C　　3. D　　4. D　　5. ABCDE　　6. BCDE

实训十七　糖尿病的药物治疗方案制定与评价

1. D　　2. E　　3. C　　4. B　　5. ABCDE　　6. ACE

实训十八　普通感冒的药物治疗方案制定与评价

1. E　　2. C　　3. A　　4. C　　5. BE　　6. ABCDE

实训十九　头痛的药物治疗方案制定与评价

1. D　　2. C　　3. C　　4. B　　5. B　　6. ABCE　　7. ABC

实训二十一　抗菌药物的合理应用

1. D　　2. A　　3. B　　4. E　　5. CDE　　6. ABCDE

临床药物治疗学教学大纲

（供药品经营与管理专业用）

一、课程任务

临床药物治疗学是高职高专院校药品经营与管理专业的一门专业课程。本课程是研究合理选用药物预防、治疗疾病的理论和方法的一门科学，主要内容包括药物治疗的基本过程及其原则、药物不良反应、药物相互作用、疾病对临床用药的影响、特殊人群用药及常见病、多发病的药物治疗原则、药物治疗的具体方法与注意事项。本课程的主要任务是使学生具有将药物治疗与临床紧密结合的能力以及有意识地将所学医药知识运用于临床药物治疗的能力，能从疾病出发、从患者出发，制定个体化药物治疗方案，保证临床用药安全、有效、经济、适当，以获得最佳的治疗效果且承受最低的治疗风险，为学生从事药品经营和使用奠定坚实的基础，同时也为学生今后提高职业技能、增强继续学习和适应职业变化的能力奠定基础。

二、课程目标

（一）知识目标

1．掌握药物治疗的基本过程及其原则、药物不良反应、药物相互作用、疾病对临床用药的影响、特殊人群用药等药物治疗的基本知识；

2．掌握常见病、多发病的常用治疗药物，掌握药物合理选择、合理使用的原则、具体方法和注意事项；

3．熟悉常见病、多发病的常用治疗药物的作用及药物相互作用；

4．了解常见病、多发病的一般治疗原则。

（二）技能目标

1．学会制定和评价常见疾病症状的药物治疗方案、正确推荐和介绍非处方药、进行用药咨询和用药指导，培养学生运用知识的能力；

2．熟练掌握处方调配和处方分析，培养学生的动手能力和分析问题、解决问题的能力。

（三）职业素质和态度目标

1．注重理论联系实际，用发展的眼光看待临床用药，不断获取新的药物治疗知识；

2．具有科学严谨的工作态度、良好的职业道德和行为规范。

三、教学时间分配

教学内容	学时数		
	理论	实践	合计
理论			
一、绪论	1		1
二、药物治疗的基本程序及其原则	3		3
三、药品不良反应	2		2
四、药物相互作用	2		2
五、疾病对临床用药的影响	2		2
六、特殊人群用药	2		2
七、神经系统疾病的药物治疗	2		2
八、精神疾病的药物治疗	2		2
九、心血管系统疾病的药物治疗	4		4
十、呼吸系统疾病的药物治疗	3		3
十一、消化系统疾病的药物治疗	2		2
十二、血液系统疾病的药物治疗	2		2
十三、泌尿系统疾病的药物治疗	2		2
十四、变态反应性疾病的药物治疗	1		1
十五、自身免疫性疾病的药物治疗	2		2
十六、内分泌代谢疾病的药物治疗	2		2
十七、病毒感染性疾病的药物治疗	2		2
十八、疼痛的药物治疗	2		2
十九、抗菌药物的合理应用	2		2
实训			
一、处方调配		1	1
二、处方分析		1	1
三、癫痫的药物治疗方案制定与评价		(1)	(1)
四、抑郁症的药物治疗方案制定与评价		1	1
五、失眠的药物治疗方案制定与评价		1	1
六、冠心病的药物治疗方案制定与评价		1	1
七、高血压的药物治疗方案制定与评价		1	1
八、支气管哮喘的药物治疗方案制定与评价		1	1
九、肺结核的药物治疗方案制定与评价		(1)	(1)
十、消化性溃疡的药物治疗方案制定与评价		1	1
十一、缺铁性贫血的药物治疗方案制定与评价		1	1
十二、泌尿道感染的药物治疗方案制定与评价		1	1
十三、荨麻疹的药物治疗方案制定与评价		1	1

教学内容	学时数		
	理论	实践	合计
十四、类风湿关节炎的药物治疗方案制定与评价		1	1
十五、系统性红斑狼疮的药物治疗方案制定与评价		(1)	(1)
十六、甲状腺功能亢进的药物治疗方案制定与评价		(1)	(1)
十七、糖尿病的药物治疗方案制定与评价		1	1
十八、普通感冒的药物治疗方案制定与评价		1	1
十九、头痛的药物治疗方案制定与评价		1	1
二十、非处方药的推荐和介绍		1	1
二十一、抗菌药物的合理应用		1	1
二十二、参观医院药房和社会药房		2	2
二十三、用药咨询和用药指导		1	1
合计	40	20	60

四、教学内容与要求

单元	教学内容	教学要求	教学活动参考	参考学时	
				理论	实践
一、绪论	(一)临床药物治疗学的研究内容与主要任务	熟悉	理论讲授 多媒体演示 讨论	1	
	(二)临床药物治疗学的发展概况	了解			
	(三)药物治疗的过程与药物的治疗效应	熟悉			
	(四)临床药物治疗学与药学服务	了解			
二、药物治疗的基本程序及其原则	(一)药物治疗的基本程序	熟悉	理论讲授 多媒体演示 讨论	3	
	(二)药物治疗方案的制定	掌握			
	(三)药物处方	掌握			
	(四)患者的依从性和用药指导	掌握			
三、药品不良反应	(一)药品不良反应的分类及其发生的原因		理论讲授 多媒体演示 讨论	2	
	1.药品不良反应的分类	掌握			
	2.药品不良反应发生的原因	熟悉			
	(二)药品不良反应因果关系评定依据和评定方法				
	1.药品不良反应因果关系评定依据	了解			
	2.药品不良反应因果关系评定方法	了解			
	(三)药品不良反应监测和报告				
	1.药品不良反应监测	熟悉			
	2.药品不良反应报告	熟悉			
	(四)药品不良反应的防治原则	熟悉			

续表

单元	教学内容	教学要求	教学活动参考	参考学时	
				理论	实践
四、药物相互作用	(一)体外药物相互作用	熟悉	理论讲授 多媒体演示 讨论	2	
	1. 分类				
	2. 常见注射剂配伍变化发生原因				
	3. 注射剂配伍变化的预测				
	(二)药动学方面的相互作用	掌握			
	1. 吸收过程的药物相互作用				
	2. 分布过程的药物相互作用				
	3. 代谢过程的药物相互作用				
	4. 排泄过程的药物相互作用				
	(三)药效学方面的相互作用	掌握			
	1. 协同作用				
	2. 拮抗作用				
五、疾病对临床用药的影响	(一)疾病对药动学的影响	熟悉	理论讲授 多媒体演示 讨论	2	
	1. 疾病对药物吸收的影响				
	2. 疾病对药物分布的影响				
	3. 疾病对药物代谢的影响				
	4. 疾病对药物排泄的影响				
	(二)疾病对药效学的影响	了解			
	1. 疾病引起受体数目改变				
	2. 疾病引起机体对药物的敏感性改变				
	3. 疾病引起受体后效应机制改变				
	(三)疾病状态下的临床用药	掌握			
	1. 肝脏疾病时的临床用药				
	2. 肾脏疾病时的临床用药				
六、特殊人群用药	(一)妊娠期和哺乳期妇女用药		理论讲授 多媒体演示 示教	2	
	1. 妊娠期药动学特点	熟悉			
	2. 药物在胎盘的转运	熟悉			
	3. 胎儿药动学特点	熟悉			
	4. 妊娠期用药的基本原则	掌握			
	5. 妊娠期慎用的药物	掌握			
	6. 哺乳期用药	掌握			
	(二)小儿用药				
	1. 小儿的生理特点及其对药动学和药效学的影响	熟悉			

续表

单元	教学内容	教学要求	教学活动参考	参考学时 理论	参考学时 实践
六、特殊人群用药	2．小儿用药的基本原则	掌握			
	3．小儿慎用的药物	掌握			
	4．小儿用药剂量的计算方法	掌握			
	（三）老年人用药				
	1．老年人生理特点及其对药动学和药效学的影响	熟悉			
	2．老年人用药的基本原则	掌握			
	3．老年人慎用的药物	掌握			
七、神经系统疾病的药物治疗	（一）脑血管病	掌握	理论讲授 多媒体演示 讨论	2	
	（二）癫痫	掌握			
	（三）帕金森病	掌握			
八、精神疾病的药物治疗	（一）精神分裂症	掌握	理论讲授 多媒体演示 讨论	2	
	（二）心境障碍	掌握			
	（三）焦虑症	掌握			
九、心血管系统疾病的药物治疗	（一）冠心病	掌握	理论讲授 多媒体演示 讨论	4	
	（二）高血压	掌握			
	（三）高脂血症	掌握			
	（四）心力衰竭	掌握			
	（五）心律失常	掌握			
十、呼吸系统疾病的药物治疗	（一）急性上呼吸道感染	掌握	理论讲授 多媒体演示 讨论	3	
	（二）肺炎	掌握			
	（三）支气管哮喘	掌握			
	（四）肺结核	掌握			
十一、消化系统疾病的药物治疗	（一）消化性溃疡	掌握	理论讲授 多媒体演示 讨论	2	
	（二）胃食管反流病	掌握			
	（三）急性胃肠炎	掌握			
十二、血液系统疾病的药物治疗	（一）缺铁性贫血	掌握	理论讲授 多媒体演示 讨论	2	
	（二）巨幼细胞贫血	掌握			
	（三）再生障碍性贫血	掌握			
	（四）白细胞减少症和粒细胞缺乏症	掌握			
	（五）白血病	掌握			
十三、泌尿系统疾病的药物治疗	（一）急性肾小球肾炎	掌握	理论讲授 多媒体演示 讨论	2	
	（二）慢性肾小球肾炎	掌握			
	（三）泌尿道感染	掌握			

续表

单元	教学内容	教学要求	教学活动参考	参考学时 理论	参考学时 实践
十四、变态反应性疾病的药物治疗		掌握	理论讲授 多媒体演示 讨论	1	
十五、自身免疫性疾病的药物治疗	(一)类风湿关节炎	掌握	理论讲授 多媒体演示 讨论	2	
	(二)系统性红斑狼疮	掌握			
十六、内分泌代谢疾病的药物治疗	(一)甲状腺功能亢进症	掌握	理论讲授 多媒体演示 讨论	2	
	(二)糖尿病	掌握			
	(三)骨质疏松症	掌握			
	(四)痛风	掌握			
十七、病毒感染性疾病的药物治疗	(一)病毒性肝炎	掌握	理论讲授 多媒体演示 讨论	2	
	(二)获得性免疫缺陷综合征	掌握			
十八、疼痛的药物治疗	(一)疼痛治疗的基础知识	掌握	理论讲授 多媒体演示 讨论	2	
	(二)慢性疼痛的药物治疗	掌握			
十九、抗菌药物的合理应用	(一)抗菌药物体内过程的特点	熟悉	理论讲授 多媒体演示	2	
	(二)细菌耐药现象及预防	了解			
	(三)抗菌药物的不良反应及防治	掌握			
	(四)抗菌药物应用的基本原则	掌握			
	(五)抗菌药物的联合应用	熟悉			
	(六)抗菌药物的预防应用	熟悉			
	(七)抗菌药物的给药方法	熟悉	讨论		
实训	一、处方调配	熟练掌握	技能实践		1
	二、处方分析	熟练掌握	技能实践		1
	三、癫痫的药物治疗方案制定与评价	学会	技能实践		(1)
	四、抑郁症的药物治疗方案制定与评价	学会	技能实践		1
	五、失眠的药物治疗方案制定与评价	学会	技能实践		1
	六、冠心病的药物治疗方案制定与评价	学会	技能实践		1
	七、高血压的药物治疗方案制定与评价	学会	技能实践		1
	八、支气管哮喘的药物治疗方案制定与评价	学会	技能实践		1
	九、肺结核的药物治疗方案制定与评价	学会	技能实践		(1)
	十、消化性溃疡的药物治疗方案制定与评价	学会	技能实践		1
	十一、缺铁性贫血的药物治疗方案制定与评价	学会	技能实践		1

续表

单元	教学内容	教学要求	教学活动参考	参考学时 理论	参考学时 实践
实训	十二、泌尿道感染的药物治疗方案制定与评价	学会	技能实践		1
	十三、荨麻疹的药物治疗方案制定与评价	学会	技能实践		1
	十四、类风湿关节炎的药物治疗方案制定与评价	学会	技能实践		1
	十五、系统性红斑狼疮的药物治疗方案制定与评价	学会	技能实践		(1)
	十六、甲状腺功能亢进的药物治疗方案制定与评价	学会	技能实践		(1)
	十七、糖尿病的药物治疗方案制定与评价	学会	技能实践		1
	十八、普通感冒的药物治疗方案制定与评价	学会	技能实践		1
	十九、头痛的药物治疗方案制定与评价	学会	技能实践		1
	二十、非处方药的推荐和介绍	学会	技能实践		1
	二十一、抗菌药物的合理应用	学会	技能实践		1
	二十二、参观医院药房和社会药房	熟悉	见习		2
	二十三、用药咨询和用药指导	学会	技能实践		1

五、大纲说明

（一）适用对象与参考学时

本大纲供高职高专院校药品经营与管理专业教学使用，总学时为60学时，其中理论教学40学时，实践教学20学时。各学校可根据专业培养目标、专业知识结构需要、职业技能要求及学校实训条件自行调整学时。

（二）教学要求

1. 本课程对理论部分教学要求分为掌握、熟悉、了解3个层次。掌握：指学生对所学的知识和技能能熟练应用，能综合分析和解决工作中实际问题；熟悉：指学生对所学的知识基本掌握和会应用所学的技能；了解：指对学过的知识点能记忆和理解。

2. 本课程注重培养学生的实践能力，在实践技能方面设计了熟练掌握、学会2个层次。熟练掌握：指学生能独立、正确、规范地完成处方调配和处方分析。学会：指学生能根据患者的病理、生理特征，正确选择和使用药物，制定个体化的药物治疗方案，并能评价药物治疗方案；能正确推荐和介绍非处方药；能有效地进行用药咨询和用药指导。

（三）教学建议

1. 本大纲力求体现"以就业为导向、以职业能力培养为主线、突出实践能力培养"的高等职业教育理念，并贯穿始终。基础理论知识贯彻"实用为主，必需、够用和管用为度"的原则，注重教学过程的实践性、开放性和职业性，加强实验、实训、实习三个关键环节。教学内容与全国卫生专业技术资格考试、国家职业资格考试的内容有效衔接，培养学生的职业能力，为"双证书"奠定基础。

2．课堂教学应针对临床药物治疗学学科的特点，"以例释理"，将基础理论融入临床案例中，同时采用实物、多媒体等直观教学的形式，以增加学生的感性认识，提高课堂教学效果；注意药物治疗学的新进展，适时引起新的教学内容，培养学生关注临床用药进展的意识和不断获取药物治疗新知识的能力，使学生适应未来职业的要求。

3．实践教学应结合职业要求，内容上保证与理论课程的衔接和照应，把握两者的内在联系；注重培养学生的基本操作技能，实践训练时多给学生提供动手的机会，提高学生实际动手的能力和分析问题、解决问题及独立工作的能力；指导学生深入到病房、医院药房、社会药房进行实践，参加用药讨论和药物治疗方案的制定，学习和了解临床用药的现状，学会在实践中观察学习，从而增强学生的职业能力和继续学习的能力。

4．学生的知识水平和能力水平，应通过平时达标训练、作业（实验报告）、操作技能考核、考试和综合实训等多种形式综合考评，使学生更好地适应职业岗位培养的需要。

临床药物治疗学教学大纲

（供药学专业用）

一、课程任务

临床药物治疗学是高职高专院校药学专业的一门专业方向课程。本课程是研究合理选用药物预防、治疗疾病的理论和方法的一门科学，主要内容包括药物治疗的基本过程及其原则、药物不良反应、药物相互作用、疾病对临床用药的影响、特殊人群用药及常见病、多发病的药物治疗原则、药物治疗的具体方法与注意事项。本课程的主要任务是使学生具有将药物治疗与临床紧密结合的能力以及有意识地将所学医药知识运用于临床药物治疗的能力，能从疾病出发、从患者出发，制定个体化药物治疗方案，保证临床用药安全、有效、经济、适当，以获得最佳的治疗效果且承受最低的治疗风险，为学生从事药品使用奠定坚实的基础，同时也为学生今后提高职业技能、增强继续学习和适应职业变化的能力奠定基础。

二、课程目标

（一）知识目标

1. 掌握药物治疗的基本过程及其原则、药物不良反应、药物相互作用、疾病对临床用药的影响、特殊人群用药等药物治疗的基本知识；

2. 掌握常见病、多发病的常用治疗药物，掌握药物合理选择、合理使用的原则、具体方法和注意事项；

3. 熟悉常见病、多发病的常用治疗药物的作用及药物相互作用；

4. 了解常见病、多发病的一般治疗原则。

（二）技能目标

1. 学会制定和评价常见疾病症状的药物治疗方案、正确推荐和介绍非处方药、进行用药咨询和用药指导，培养学生运用知识的能力；

2. 熟练掌握处方调配和处方分析，培养学生的动手能力和分析问题、解决问题的能力。

（三）职业素质和态度目标

1. 注重理论联系实际，用发展的眼光看待临床用药，不断获取新的药物治疗知识；

2. 具有科学严谨的工作态度、良好的职业道德和行为规范。

三、教学时间分配

教学内容	学时数		
	理论	实践	合计
理论			
一、绪论	1		1
二、药物治疗的基本程序及其原则	2		2
三、药品不良反应	1		1
四、药物相互作用	1		1
五、疾病对临床用药的影响	2		2
六、特殊人群用药	2		2
七、神经系统疾病的药物治疗	1		1
八、精神疾病的药物治疗	1		1
九、心血管系统疾病的药物治疗	3		3
十、呼吸系统疾病的药物治疗	2		2
十一、消化系统疾病的药物治疗	2		2
十二、血液系统疾病的药物治疗	1		1
十三、泌尿系统疾病的药物治疗	2		2
十四、变态反应性疾病的药物治疗	1		1
十五、自身免疫性疾病的药物治疗	1		1
十六、内分泌代谢疾病的药物治疗	2		2
十七、病毒感染性疾病的药物治疗	1		1
十八、疼痛的药物治疗	1		1
十九、抗菌药物的合理应用	1		1
实训			
一、处方调配		1	1
二、处方分析		1	1
三、癫痫的药物治疗方案制定与评价		(1)	(1)
四、抑郁症的药物治疗方案制定与评价		(1)	1
五、失眠的药物治疗方案制定与评价		1	1
六、冠心病的药物治疗方案制定与评价		(1)	1
七、高血压的药物治疗方案制定与评价		1	1
八、支气管哮喘的药物治疗方案制定与评价		(1)	1
九、肺结核的药物治疗方案制定与评价		(1)	(1)
十、消化性溃疡的药物治疗方案制定与评价		1	1
十一、缺铁性贫血的药物治疗方案制定与评价		(1)	1
十二、泌尿道感染的药物治疗方案制定与评价		(1)	1
十三、荨麻疹的药物治疗方案制定与评价		1	1

续表

教学内容	学时数		
	理论	实践	合计
十四、类风湿关节炎的药物治疗方案制定与评价		(1)	1
十五、系统性红斑狼疮的药物治疗方案制定与评价		(1)	(1)
十六、甲状腺功能亢进的药物治疗方案制定与评价		(1)	(1)
十七、糖尿病的药物治疗方案制定与评价		(1)	1
十八、普通感冒的药物治疗方案制定与评价		1	1
十九、头痛的药物治疗方案制定与评价		1	1
二十、非处方药的推荐和介绍		(1)	1
二十一、抗菌药物的合理应用		1	1
二十二、参观医院药房和社会药房		2	2
二十三、用药咨询和用药指导		1	1
合计	28	12	40

四、教学内容与要求

单元	教学内容	教学要求	教学活动参考	参考学时	
				理论	实践
一、绪论	(一)临床药物治疗学的研究内容与主要任务	熟悉	理论讲授 多媒体演示 讨论	1	
	(二)临床药物治疗学的发展概况	了解			
	(三)药物治疗的过程与药物的治疗效应	熟悉			
	(四)临床药物治疗学与药学服务	了解			
二、药物治疗的基本程序及其原则	(一)药物治疗的基本程序	熟悉	理论讲授 多媒体演示 讨论	2	
	(二)药物治疗方案的制定	掌握			
	(三)药物处方	掌握			
	(四)患者的依从性和用药指导	掌握			
三、药品不良反应	(一)药品不良反应的分类及其发生的原因		理论讲授 多媒体演示 讨论	1	
	1.药品不良反应的分类	掌握			
	2.药品不良反应发生的原因	熟悉			
	(二)药品不良反应因果关系评定依据和评定方法				
	1.药品不良反应因果关系评定依据	了解			
	2.药品不良反应因果关系评定方法	了解			
	(三)药品不良反应监测和报告				
	1.药品不良反应监测	熟悉			
	2.药品不良反应报告	熟悉			
	(四)药品不良反应的防治原则	熟悉			

续表

单元	教学内容	教学要求	教学活动参考	参考学时 理论	参考学时 实践
四、药物相互作用	(一)体外药物相互作用	熟悉	理论讲授 多媒体演示 讨论	1	
	1. 分类				
	2. 常见注射剂配伍变化发生原因				
	3. 注射剂配伍变化的预测				
	(二)药动学方面的相互作用	掌握			
	1. 吸收过程的药物相互作用				
	2. 分布过程的药物相互作用				
	3. 代谢过程的药物相互作用				
	4. 排泄过程的药物相互作用				
	(三)药效学方面的相互作用	掌握			
	1. 协同作用				
	2. 拮抗作用				
五、疾病对临床用药的影响	(一)疾病对药动学的影响	熟悉	理论讲授 多媒体演示 讨论	2	
	1. 疾病对药物吸收的影响				
	2. 疾病对药物分布的影响				
	3. 疾病对药物代谢的影响				
	4. 疾病对药物排泄的影响				
	(二)疾病对药效学的影响	了解			
	1. 疾病引起受体数目改变				
	2. 疾病引起机体对药物的敏感性改变				
	3. 疾病引起受体后效应机制改变				
	(三)疾病状态下的临床用药	掌握			
	1. 肝脏疾病时的临床用药				
	2. 肾脏疾病时的临床用药				
六、特殊人群用药	(一)妊娠期和哺乳期妇女用药		理论讲授 多媒体演示 示教	2	
	1. 妊娠期药动学特点	熟悉			
	2. 药物在胎盘的转运	熟悉			
	3. 胎儿药动学特点	熟悉			
	4. 妊娠期用药的基本原则	掌握			
	5. 妊娠期慎用的药物	掌握			
	6. 哺乳期用药	掌握			
	(二)小儿用药				
	1. 小儿的生理特点及其对药动学和药效学的影响	熟悉			

单元	教学内容	教学要求	教学活动参考	参考学时 理论	参考学时 实践
六、特殊人群用药	2．小儿用药的基本原则	掌握			
	3．小儿慎用的药物	掌握			
	4．小儿用药剂量的计算方法	掌握			
	（三）老年人用药				
	1．老年人的生理特点及其对药动学和药效学的影响	熟悉			
	2．老年人用药的基本原则	掌握			
	3．老年人慎用的药物	掌握			
七、神经系统疾病的药物治疗	（一）脑血管病	掌握	理论讲授 多媒体演示 讨论	1	
	（二）癫痫	掌握			
	（三）帕金森病	掌握			
八、精神疾病的药物治疗	（一）精神分裂症	掌握	理论讲授 多媒体演示 讨论	1	
	（二）心境障碍	掌握			
	（三）焦虑症	掌握			
九、心血管系统疾病的药物治疗	（一）冠心病	掌握	理论讲授 多媒体演示 讨论	3	
	（二）高血压	掌握			
	（三）高脂血症	掌握			
	（四）心力衰竭	掌握			
	（五）心律失常	掌握			
十、呼吸系统疾病的药物治疗	（一）急性上呼吸道感染	掌握	理论讲授 多媒体演示 讨论	2	
	（二）肺炎	掌握			
	（三）支气管哮喘	掌握			
	（四）肺结核	掌握			
十一、消化系统疾病的药物治疗	（一）消化性溃疡	掌握	理论讲授 多媒体演示 讨论	2	
	（二）胃食管反流病	掌握			
	（三）急性胃肠炎	掌握			
十二、血液系统疾病的药物治疗	（一）缺铁性贫血	掌握	理论讲授 多媒体演示 讨论	1	
	（二）巨幼细胞贫血	掌握			
	（三）再生障碍性贫血	掌握			
	（四）白细胞减少症和粒细胞缺乏症	掌握			
	（五）白血病	掌握			
十三、泌尿系统疾病的药物治疗	（一）急性肾小球肾炎	掌握	理论讲授 多媒体演示 讨论	2	
	（二）慢性肾小球肾炎	掌握			
	（三）泌尿道感染	掌握			

单元	教学内容	教学要求	教学活动参考	参考学时	
				理论	实践
十四、变态反应性疾病的药物治疗		掌握	理论讲授多媒体演示讨论	1	
十五、自身免疫性疾病的药物治疗	(一)类风湿关节炎	掌握	理论讲授多媒体演示讨论	1	
	(二)系统性红斑狼疮	掌握			
十六、内分泌代谢疾病的药物治疗	(一)甲状腺功能亢进症	掌握	理论讲授多媒体演示讨论	2	
	(二)糖尿病	掌握			
	(三)骨质疏松症	掌握			
	(四)痛风	掌握			
十七、病毒感染性疾病的药物治疗	(一)病毒性肝炎	掌握	理论讲授多媒体演示讨论	1	
	(二)获得性免疫缺陷综合征	掌握			
十八、疼痛的药物治疗	(一)疼痛治疗的基础知识	掌握	理论讲授多媒体演示讨论	1	
	(二)慢性疼痛的药物治疗	掌握			
十九、抗菌药物的合理应用	(一)抗菌药物体内过程的特点	熟悉	理论讲授多媒体演示	1	
	(二)细菌耐药现象及预防	了解			
	(三)抗菌药物的不良反应及防治	掌握			
	(四)抗菌药物应用的基本原则	掌握			
	(五)抗菌药物的联合应用	熟悉			
	(六)抗菌药物的预防应用	熟悉			
	(七)抗菌药物的给药方法	熟悉	讨论		
实训	一、处方调配	熟练掌握	技能实践		1
	二、处方分析	熟练掌握	技能实践		1
	三、癫痫的药物治疗方案制定与评价	学会	技能实践		(1)
	四、抑郁症的药物治疗方案制定与评价	学会	技能实践		(1)
	五、失眠的药物治疗方案制定与评价	学会	技能实践		1
	六、冠心病的药物治疗方案制定与评价	学会	技能实践		(1)
	七、高血压的药物治疗方案制定与评价	学会	技能实践		1
	八、支气管哮喘的药物治疗方案制定与评价	学会	技能实践		(1)
	九、肺结核的药物治疗方案制定与评价	学会	技能实践		(1)
	十、消化性溃疡的药物治疗方案制定与评价	学会	技能实践		1
	十一、缺铁性贫血的药物治疗方案制定与评价	学会	技能实践		(1)

续表

单元	教学内容	教学要求	教学活动参考	参考学时 理论	参考学时 实践
实训	十二、泌尿道感染的药物治疗方案制定与评价	学会	技能实践		(1)
	十三、荨麻疹的药物治疗方案制定与评价	学会	技能实践		1
	十四、类风湿关节炎的药物治疗方案制定与评价	学会	技能实践		(1)
	十五、系统性红斑狼疮的药物治疗方案制定与评价	学会	技能实践		(1)
	十六、甲状腺功能亢进的药物治疗方案制定与评价	学会	技能实践		(1)
	十七、糖尿病的药物治疗方案制定与评价	学会	技能实践		(1)
	十八、普通感冒的药物治疗方案制定与评价	学会	技能实践		1
	十九、头痛的药物治疗方案制定与评价	学会	技能实践		1
	二十、非处方药的推荐和介绍	学会	技能实践		(1)
	二十一、抗菌药物的合理应用	学会	技能实践		1
	二十二、参观医院药房和社会药房	熟悉	见习		2
	二十三、用药咨询和用药指导	学会	技能实践		1

五、大纲说明

（一）适用对象与参考学时

本大纲供高职高专院校药学专业医院药学方向教学使用，总学时为 40 学时，其中理论教学 28 学时，实践教学 12 学时。各学校可根据专业培养目标、专业知识结构需要、职业技能要求及学校实训条件自行调整学时。

（二）教学要求

1. 本课程对理论部分教学要求分为掌握、熟悉、了解 3 个层次。掌握：指学生对所学的知识和技能能熟练应用，能综合分析和解决工作中实际问题；熟悉：指学生对所学的知识基本掌握和会应用所学的技能；了解：指对学过的知识点能记忆和理解。

2. 本课程注重培养学生的实践能力，在实践技能方面设计了熟练掌握、学会 2 个层次。熟练掌握：指学生能独立、正确、规范地完成处方调配和处方分析。学会：指学生能根据患者的病理、生理特征，正确选择和使用药物，制定个体化的药物治疗方案，并能评价药物治疗方案；能正确推荐和介绍非处方药；能有效地进行用药咨询和用药指导。

（三）教学建议

1. 本大纲力求体现"以就业为导向、以职业能力培养为主线、突出实践能力培养"的高等职业教育理念，并贯穿始终。基础理论知识贯彻"实用为主，必需、够用和管用为度"的原则，注重教学过程的实践性、开放性和职业性，加强实验、实训、实习三个关键环节。教学内容与全国卫生专业技术资格考试、国家职业资格考试的内容有效衔接，培养学生的职业能力,为"双证书"奠定基础。

2. 课堂教学应针对临床药物治疗学学科的特点,"以例释理",将基础理论融入临床案例中,同时采用实物、多媒体等直观教学的形式,以增加学生的感性认识,提高课堂教学效果;注意药物治疗学的新进展,适时引起新的教学内容,培养学生关注临床用药进展的意识和不断获取药物治疗新知识的能力,使学生适应未来职业的要求。

3. 实践教学应结合职业要求,内容上保证与理论课程的衔接和照应,把握两者的内在联系;注重培养学生的基本操作技能,实践训练时多给学生提供动手的机会,提高学生实际动手的能力和分析问题、解决问题及独立工作的能力;指导学生深入到病房、医院药房、社会药房进行实践,参加用药讨论和药物治疗方案的制定,学习和了解临床用药的现状,学会在实践中观察学习,从而增强学生的职业能力和继续学习的能力。

4. 学生的知识水平和能力水平,应通过平时达标训练、作业(实验报告)、操作技能考核、考试和综合实训等多种形式综合考评,使学生更好地适应职业岗位培养的需要。